临床医学检验诊断学

曹元应　等◎主编

中国出版集团

世界图书出版公司

广州·上海·西安·北京

图书在版编目（CIP）数据

临床医学检验诊断学 / 曹元应等主编. —广州：
世界图书出版广东有限公司，2014.2（2025.1重印）
ISBN 978-7-5100-5585-0

Ⅰ.①临…　Ⅱ.①曹…　Ⅲ.①医学检验　Ⅳ.①R446

中国版本图书馆 CIP 数据核字（2014）第 004837 号

临床医学检验诊断学

策划编辑　　刘婕妤
责任编辑　　曾跃香
出版发行　　世界图书出版广东有限公司
地　　址　　广州市新港西路大江冲25号
http://www.gdst.com.cn
印　　刷　　悦读天下（山东）印务有限公司
规　　格　　787mm × 1092mm　1/16
印　　张　　24
字　　数　　614 千
版　　次　　2014年2月第1版　　2025年1月第2次印刷
ISBN　978-7-5100-5585-0/R · 0246
定　　价　　98.00 元

前　言
Preface

　　临床医学检验是将患者的血液、体液、分泌物、排泄物和脱落物等标本,通过目视观察、物理、化学、仪器或分子生物学方法检测,并强调对检验全过程(分析前、分析中、分析后)采取严密质量管理措施以确保检验质量,从而为临床、为患者提供有价值的实验资料。临床检验应提供有临床价值的并且尽可能准确的结果,以使临床医生能对患者的疾病做出正确的诊断和及时的治疗,并为观察疗效、推测预后以及疾病的预防等提供有关信息;同时,还应为临床提供必要的咨询,正确解释检测结果并最大限度地利用各种信息。

　　为了适应检验诊断学科发展的需要,笔者查阅了许多国内外相关文献,在总结自身多年临床经验的基础上,集思广益,编著了这部《临床医学检验诊断学》。全书共分为26章,主要内容包括白细胞检验、红细胞检验、血小板检验、肝功能检验、肾功能检验、血液流变学检验、血脂类测定、无机离子检验、血液气体分析、自身抗体测定、心脏疾病的相关检验、内分泌激素检验、常见病原体检测、病毒血清学检验、血型血清学检查、采供血与输血检查、骨髓细胞形态学、脑脊液检验、泪液检验、唾液检验、羊水检查、尿液检验、生殖系统体液检验及粪便检查。全书资料翔实、内容丰富。

　　本书在编写过程中参阅了大量国内外文献,在此一并向原著作者表示感谢。本书编者对编写内容虽经过了反复研究和讨论,并反复审阅,几经修改,但由于时间仓促加之水平有限,书中亦难免有挂一漏万甚至错讹之处,企盼读者批评指正,以便共同提高。

《临床医学检验诊断学》编委会

2014 年

目　　录

第一章

绪　　论

第一节　临床检验项目的选取

在临床工作中如何识别疾病，能否对疾病做出正确诊断是其为重要的。为提高临床医生的诊断水平，纠正过度依赖于各种诊断试验的倾向，不仅需要进一步提高病史采集和体格检查的质量，还要加强正确选用诊断试验和科学评价实验结果的能力培养。为避免凭经验选择诊断试验的盲目性或过分机械地用文献资料中指定的正常值来评价试验结果的片面性，特别是对于某些疾病至今还无理想的诊断金标准时，我们应如何正确地开展诊断工作呢？

在疾病的诊断策略上，应认识所使用的诊断试验的适用范围、局限性并能解释试验结果的不确定性，要求能够合理地选择并安排好不同检查项目的先后次序，防止遗漏关键的检查项目，简化诊断步骤，缩短确诊时间，减少有创性检查的不合理使用及可能带来的并发症，从而达到提高及时诊断的水平、有效降低误诊率和漏诊率、降低诊疗费用和改善患者预后的目的。为此，应很好地掌握与熟练运用流行病学和循证医学的诊断策略与方法技术，这已成为今后临床工作中十分重要的发展要求。

一、概　　述

临床工作中医生常常需要借助患者的临床症状、体征、实验室化验和影像学检查等结果对患者的病情做出判断，那么这些诊断方法的结果是否真实可靠呢？目前在日常诊断中可利用的临床检查项目已有成百上千项，并且每年都在增加相当数量的应用最新技术开展的检测法，要想有效利用这些临床检查项目，有必要将每个项目的特性进行客观评价和比较，正确把握其在诊疗过程中的有效利用。

在对这些诊断方法进行评价时，通常将这些诊断方法称为"诊断试验"。广义的诊断试验包括了实验室检查、各种影像诊断、超声波诊断及放射性核素检查、纤维内镜及病理学检查等各种诊断检查方法。

对诊断试验评价可正确认识其临床应用价值。临床的诊断技术在不断地发展，但是这些新的诊断技术和方法必须经过科学的评价，才能正确地应用于临床实践，以不断提高诊断效率和水平。如癌胚抗原（CEA）开始应用于临床时被认为对结肠癌的诊断有很高的价值，但以后发现其他恶性肿瘤也有这种抗原，并且在非肿瘤的吸烟者中也有近20%的阳性率，其临床价值在开始报道时并非是作者的有意夸大，主要是因为缺乏科学的评价方法。

临床上诊断试验应用在多种场合：

（1）筛检：在人群中进行筛检，主要是查找可疑患者，尽可能早发现患者。用于筛检的诊断试验应有较高的灵敏度和特异度，试验方法需简便、价廉和安全，易为受检查者所接受。

（2）诊断疾病：诊断假设建立以后，可能有几个诊断，为了排除某病的可能性，需要选择灵敏度高的试验，此时，假阴性率降低，试验阴性结果有助于排除诊断，如排除腰椎间盘突出症时使用同侧直腿抬高试验（SLR），其灵敏度较高，为80%，而特异度低，为40%。要肯定该病的存在，则需要选择特异度高的试验，此时，假阳性率降低，试验阳性结果有助于肯定诊断，如诊断腰椎间盘突出症时检查对侧SLR，其灵敏度很低，为0.25，但特异度高，为0.90。

（3）治疗效果评价与随访：在评价治疗效果及监测药物不良反应时，需要诊断试验的重复性好，即有较高的精密度。临床医生在对患者应用诊断试验前，应首先考虑该项检查对患者是否必要，该项检查或试验的结果是否会影响到对患者的治疗，患者的现有病情、已患疾病及已有的治疗对检查结果的影响。

近年，随着循证医学理念的兴起，越来越多的医务人员开始思考：哪些检验项目可提供最好的证据？这项检验项目结果是否真实可靠？检测的结果是否可用于患者的医疗服务？而临床流行病学工作者需要考虑的则是通过严格评价，在获得最佳证据之后，去制订检验项目组合的指南，为临床医师提供更好的实验室诊断指标。

在选择诊断试验时应考虑到该诊断试验的诊断结果的真实性、可靠性；实施时的费用、可行性、是否简便安全舒适以及能改善患者最后结局的程度；在临床应用中还需考虑该诊断试验检查时所需的时间及得到结果报告所需的时间。

二、检验项目评价的类别及其等级关系

从循证医学的角度看，检验项目的评价类别包括技术和诊断性能评价，对诊断决策、治疗决策和患者诊治结果的影响的评价，以及经济效能评价等。

（1）技术性能评价：对检验方法的灵敏度、准确度、精密度、分析测量范围等技术性能指标进行逐一评价或验证。这是传统的方法学评价内容。

（2）诊断性能评价：即方法的临床灵敏度、临床特异度、阳性似然比、阴性似然比、阳性预测值、阴性预测值等诊断性能的评价和系统评价。在循证医学和临床流行病学教科书里多有具体的评价方法。

（3）结果评价：结果评价强调从患者和社会角度来评价，患者能否由于某检验项目的应用而最后受益。评价内容包括：某检验项目的应用是否有助于临床医师决策？患者是否减少了就医的次数？是否减少了医疗用药？缩短了住院日？是否减少了不适当的额外检查？减少了再次入院次数？能否早期出院返回工作岗位？寿命是否得到延长、生活质量有无改善？某疾病的发生率或死亡率是否有所下降？结果评价是在技术和诊断性能之上的更高级的评价。可通过对大量人群的追踪、随访调查或标准设计的随机对照试验或对大样本研究的综合分析结果来进行评价。

（4）经济性能的评价：评价某试验检查的成本-效益，即是否该检验项目的收益大于支出；成本-效果，即如何以尽可能低的成本获得最理想的结果；成本-效用，即健康结果的质量评价。

从以上的评价内容来看，技术性能和诊断性能的评价是检验项目严格评价的基础；检验结果直接影响着临床决策和对患者的诊断结果；经济学评价是技术性能、临床效能和健康结果相关信息的综合分析，其相互之间的等级关系见图1-1。

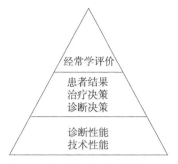

图 1-1 检验项目评价的等级关系

三、病史、查体和检验在诊断中的作用

选择检验项目时,必须依据病史和查体结果并联系既往的经验做出初步的诊断假设;然后依据这些诊断假设通过演绎－归纳方法有针对性地选择应进行的诊断试验项目并予以实施,根据检查结果对系列假说逐一进行排除,最后得出可能的诊断(见图 1-2)。

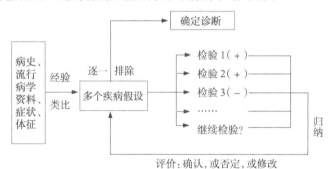

图 1-2 检验在诊断流程中的运用归纳

在此过程中,一定注意不可漏掉重要的检查项目或拖延了宝贵的时间,致使患者的健康甚至生命受到损害和威胁。要努力克服临床诊断过分依赖各种诊断试验项目的不良习惯。应强调指出,认真、准确地采集病史是最基础的诊断步骤。研究结果表明,许多情况下仅依靠临床病史即可做出初步诊断。如 Hampton 等证实,在心脏科门诊中约有 83% 的新患者是仅靠病史就做出了诊断,而仅靠查体或检验做出诊断的只有 9%。Sandler 在更大范围的一项比较研究中发现,在全部转诊病例中,约有 27% 的消化道问题、67% 的心脏问题仅依靠病史就做出了诊断,合计约占转诊诊断的 56%;其余靠查体确定诊断的约占 17%;靠常规检验确定诊断的约占 5%;靠特殊检查确定诊断的约占 18%。

(曹元应　张建军　房功思)

第二节　临床检验结果正常与否的判定及其影响因素

临床上最常遇到的必须回答的问题之一是:该现象(患者的症状、体征、诊断试验结果等)是正常还是异常? 因为对病情进一步研究、治疗或观察都基于此。如果正常与异常区分得很清楚,没有重叠,这个问题就不难解决。但实际情况是正常与异常有一部分重叠,而更常见的是只有一个分布,异常者只是在此分布曲线的一端。

一、正常值的判定

医学上对正常值范围的传统概念是指正常人解剖、生理、生化等各种数据的波动范围。这些数据不仅因人而异，即使同一个人，还会因机体内外环境的改变而改变，因此，需要有一个正常波动范围。现代医学对正常值的概念有了很大的发展，如预防医学实践着眼于群体，制订不同性别、年龄儿童发育评价标准，制订食品、水、空气的卫生标准及有害物质的允许浓度，作为保护健康的安全界限。

制订正常值，常以"正常人"为对象，这与医学上的健康含义不同，"正常人"不是指机体任何器官、组织的形态及功能都正常的人，而是排除了影响所研究指标的疾病和有关因素后，所确定的同质人群。为此，有的学者提出以"参考值"，"习惯范围"和"参考值范围"等词来代替"正常值"一词。

需要注意的是参考值虽可区别健康与异常，但参考值与病理值之间仍然存在着交叉现象，而且生理与病理的划分也不能单靠几个数据来决定，所以诊断学上的根本问题仍未解决，因此，有人提出医学决定水平这一概念。

二、医学决定水平的概念

为了提高诊断指的临床使用效果，不但要研究健康者的参考值，还要研究其他各种无关疾病患者的参考水平以及有关的疾病在不同病情时的数据。Bernett 首先提出医学决定水平的概念。其目的是在应用各项目结果时，能有比较一致的见解。医学决定水平的应用可以克服只使用参考值的缺点。

所谓医学决定水平就是指该项结果如高于或低于某个值，就应该采取一定的措施。一个检测结果所产生的价值在于能对患者处理提供依据。医学决定水平把试验结果类型分为三种情况：第一种是应进一步检查；第二种是采取治疗措施；第三种是对预后进行估计。例如 HCO_3^-的参考值是 23 ～ 30mmol/L，当测定结果≤6.0mmol/L 时，通常伴有严重的代谢性酸中毒，估计血液 pH 值＜7.1，属于临床急症抢救范围，提示必须采取适当的治疗措施；如果 HCO_3^-≥33mmol/L时，应考虑鉴别是代谢性碱中毒还中呼吸性酸中毒，要结合临床及测定血液 pH 值。如果 HCO_3^-≤20mmol/L，也应结合临床寻找原因。因此，HCO_3^-的医学决定水平为 6.0mmol/L、20mmol/L及 33mmol/L。

同样白细胞总数的参考值为 $(4.0 ～ 10.0) \times 10^9$个/L，当白细胞低于 4.0×10^9个时，应进一步检查白细胞减少的原因；如果化疗患者的白细胞总数低于 3.0×10^9个/L，提示临床应立即停止治疗；如果中性粒细胞绝对值低于 $(1.5 ～ 2.0) \times 10^9$个/L 时，临床上可诊断为粒细胞减少症，应积极采取抢救措施。以上例子对医学决定水平的概念介绍较为合理，也有助于临床应用。但在真正建立各项试验的医学决定水平时还十分复杂，在推广中也存在一些问题。

三、正常参考值的确定方法

（一）将普通作为正常

通常临床医师把常见的作为正常，而把罕见情况作为异常。此时常在频数分布上选取一个任意的截断点（临界点，cut-off point）作为正常与异常的区分。通常以平均值之上或之下 2 个标准差作为截断值。如果为正态分布，则通常有 2.5%的人被确定为异常。如果不是正态分布则可以用百分位数法。如果用双侧检验则从 2.5 百分位数到 97.5 百分位数为正常值,如单侧检验,测量数值过大为不正常,则上限定于第 95 百分位数作为截断值;如果测量数值过小为不正常,则定在第 5 百分位数,其下为异常。那么在人群中不正常者即被确定占 5%。

这种分法是人为的,没有生物学基础。而且有些情况,如血压、血清胆固醇,在正常值范围内也随着数值的上升而心血管疾病的危险性在上升,大部分冠心病死亡者的血清胆固醇是在"正常"值范围,只有少部分是在高水平。

(二)异常与疾病相联系

第二个标准是按正常健康者与患者的分布,选取一个明确的截断点以区分正常与异常。但是,常常这两者有相当的重叠,有时几乎不能明确分开。几乎永远有一些正常人在截断点的患者侧(假阳性,误诊),而有一些患者在截断点的正常人侧(假阴性,漏诊)。这种情况可以用灵敏度、特异度表示。根据需要漏诊率(或误诊率)哪个小,而定截断值。另外,可用绘制 ROC 曲线法,选取其左上角拐弯点作截断值,既考虑到灵敏度,又考虑到特异度,故可将该点作为区别正常与异常的界限,作为制订正常参考值的依据。还可以约登指数最大时的测量值为正常或异常的分界点。

(三)按可治疗界限划分

由于上述两种分法区分正常与异常的困难,引出用人群调查的方法确定参考值范围。如用随机对照试验来确定区分标准,即根据在什么标准时进行治疗可以利大于弊。这种方法是在临床实践中摸索出来的。

在临床上一个诊断试验的测定值达到什么水平才需要治疗,常根据人群调查中得到的数据来判断。例如,血清胆固醇水平超过 6.5mmol/L 时,发生冠心病的危险性显著升高,而低于此水平危险就不显著,故将血清胆固醇水平定为超过 6.5mmol/L 为异常。

又如治疗高血压标准从 1955 年至 1999 年曾有过几次变动。关于舒张压正常值范围 20 世纪 60 年代中期定为 14.0kPa,70 年代又定为 12.0kPa,英国医学研究理事会认为按 12.0kPa 可能有些治疗过度。但 WHO 关于高血压的诊断标准还是定为收缩压≥18.6kPa(140mmHg)及/或舒张压≥11.97kPa(90mmHg)。确定诊断标准时应参考其可否减少病死率及(或)发生并发症为依据。此外,还应参考其费用、效益等。

影响正常参考值的因素是多种多样的。如在选择制定参考值研究对象时,不可将研究指标主观地划一个标准来区分正常人和患者;同时还要保证研究对象的同质性,所谓"同质"是对限定的因素严加控制;再者,需注意研究对象的代表性,即应遵守在一个相应的整体中采用随机抽样的原则和方法来确定研究对象。除此而外,研究正常值时,还须判明影响某指标正常值的生理因素和环境因素,如性别,年龄,民族,职业,女性的月经期、妊娠和哺乳的影响,以及测定的时间和地区因素的影响。如有性别和年龄差异,应分别制订不同性别和年龄的正常值。其他影响因素还有技术操作和仪器设备、样本含量,系统误差和随机误差等。

在制订参考值标准时,研究对象须排除的因素有饮食、饮酒、吸烟、营养状况、高血压、肥胖症、月经期、妊娠期、哺乳期、口服避孕药、正在用药、滥用药物、近期住院、近期输血、环境污染、某种职业等。再者选择的对象应尽可能和临床的患者年龄分布情况相似,有的项目还要考虑儿童和老年,一般不要选择住院或门诊患者作为参考个体。为了确保参考数值的可靠性,应至少取 120 个参考个体。

临床中应用正常值范围时常习惯引用文献或商品试剂盒所提供的参考值,这是欠妥的。因为这些参考值是来自不同实验室、不同地区、不同人群、不同仪器的结果,因此,应用前需加以验证,有条件者也可建立自己实验室的参考值。

总之,临床医师在使用正常值范围时应当注意正常值的含义,制订正常值的对象,何种检测方法及参考的范围是多少等因素,因为这些均会影响到正常值的参考价值。

(贺猛)

第三节 检验医师在检验与临床的桥梁作用

Section 3

医学实验室,又称为临床实验室,是以为诊断、预防、治疗人体疾病或评估人体健康提供信息为目的,对来自人体的材料进行生物学、微生物学、免疫学、化学、血液学、生物物理学、细胞学、病理学或其他检验的实验室。实验室可以提供其检查范围内的咨询服务,包括解释结果和为进一步的适当检查提供建议。根据标本处理过程,临床实验室(即检验科)的工作可分为检验前、检验中、检验后三个阶段,即从实验的选择、患者准备、标本采集与运送、标本处理到结果报告和解释,由临床医护、标本运送者、实验室工作人员等协作完成的工作。检验医师在整个过程中作为临床和检验的桥梁,发挥着重要作用。

一、检验医师在检验前的桥梁作用

检验前也称为分析前,指从临床医师开医嘱到分析检验程序启动时的步骤,包括实验选择、标本采集、标本运输、标本处理、标本在实验室内传递以及患者准备等。以上每个操作的正确实施,是检测结果准确的前提。检验前工作的核心是获得合格的检测标本,检验医师的作用有以下几点。

(一)制定原始样品采集手册,并开展培训,以获得合格的检测标本

为了获得合格标本,需制定原始样品采集手册供临床医师、护士、标本运送者使用。原始样品采集手册通常包括实验室开设项目目录;申请单的填写(含临床资料填写要求);患者准备;不同项目、部位标本的采集时机、采集方法、采集量及采集次数;所用容器及添加剂;采集者身份标志方法;标本运送要求(温度、运送时间、安全运送的方法等)、延迟运送时标本的贮藏方法;已检样品的存放;申请附加检验项目的时间限制;标本标志方法;标本接收或拒收标准等。

标本的质量是保证检验结果准确性的前提。标本的采集常由临床医师或护士完成,尽管有些医院已在病房等标本采集、运送点发放了原始标本采集手册,但仍然经常出现不合格标本,因此,检验医师需根据实际情况,定期向医务人员培训原始样品采集手册中的相关内容,保证其正确执行原始样品采集手册,以获得合格的检测标本。

(二)定期进行质量评估,并向临床反馈,不断提高标本质量

标本质量评估指标内容如下:

(1)适宜的标本量:静脉、脑脊液等标本采集量,以既不过多也不过少为宜。量过少影响检测或复查,如脑脊液常需行常规检查、生化检查、微生物检查,微生物检查还需接种多种培养基等,标本量过少甚至难以完成所申请的项目。有时标本量影响检测结果,如:血培养阳性率与采集的血量有关,合格的血量可保障血培养阳性率。然而,标本量过多也不经济,有时因病情复杂,检查项目多,抽血次数多,甚至可能导致医源性贫血。因此,最好定期评估标本量,并及时调整。

(2)标本采集次数:如发热待查患者血培养应在不同部位采集两套,每套包括需氧培养瓶、厌氧培养瓶各一个,如此采集有助于提高检测阳性率,亦有助于判断污染。一般情况下,腹泻患者大便培养标本不多于 2 份,2 次以上的大便培养对提高阳性率意义不显著。

(3)标本的质量:如痰液显微镜检查白细胞、上皮细胞数量,评价痰液质量;静脉血标本溶血情况。

(4)血液、体液、尿标本等的污染率。

检验医师需采取各种方式反馈标本质量评估结果,必要时对相关人员进行培训,以便不断提高标本质量。

（三）采取多种沟通形式，以使临床医师能正确选择检测项目，提高临床诊疗水平

近年来，实验诊断学理论及技术迅速发展，新技术、新项目不断应用于临床，临床医师难免在检查项目的选择、方法学评估、临床意义、结果筛释、标本种类、采集方法、重复次数等方面存在疑问，检验医师需提供咨询服务和建议，介绍最新的临床诊断和治疗技术，尤其是特殊检查项目或用于诊断和治疗的新项目。例如：HIV 基因分型、表型分型及 PCR 检测因子 VLeiden 基因变异，评估血栓形成危险性，该分子诊断试验对艾滋病患者的诊疗具有良好的成本效益。随着实验诊断水平的提高，此类咨询服务将会越来越重要。

有时，临床医师申请实验室检查的目的在于鉴别诊断或排除诊断，在这种情况下，检验医师需选择检测项目组合，综合分析、评价各项目的检测结果，为临床提供鉴别诊断、排除诊断的依据。

（四）检验医师承担检验项目的临床应用管理

一般而言，检验项目的临床应用管理主要涉及微生物学、血液学及分子病理学，目的是管理在医学及经济学上影响医疗质量和成本的特殊试验，避免过度使用实验室服务，导致不必要的成本增加。

检验项目临床应用的总体管理服务是一个计划、组织、指导、帮助、控制的过程。检验医师提供主动服务，确定检验项目临床应用的政策及规程，并对检测项目进行预审核、即时审核及回顾性审核，以建立成本－效益控制。

当临床医师（常为住院临床医师）申请检测成本高、标本量小、需外送的检测项目时，检验医师应根据已有政策及医学知识分析后决定拒收或接收，这是降低实验室外送标本成本的有效途径。研究发现，许多不合适的检验申请与打字错误有关，约占外送申请的 40%。医院信息化系统，如项目申请输入的自动化系统，将在优化个体化患者服务中起重要作用。

二、检验医师在检验中的桥梁作用

检验结果的准确性除依赖于标本质量、相关的临床资料外，还与方法学、检验过程、人员、试剂、仪器、结果的报告等有关。检验过程涉及方法确认和验证、标准化操作、生物参考区间的确定、实验室内部质量控制体系、测量系统校准和验证等方面。检验医师参与并管理检验中的每一个环节，如常规监督测量系统校准和验证，以确保结果的溯源性，或参比到一个自然常数或其他规定的参考值，提高结果的准确性；制订实验室检测程序的方案和内容，确保其适宜性，并方便操作；制订检验方法的质量保证和质量控制体系，确保检验方法的有效性，以达到检测目的和要求；确定质量保证标准以及各检测结果的最终报告。

（一）选择检验项目及方法以前，与临床医师讨论

随着科学技术及医学的发展，新的技术和新的诊断指标不断出现。在建立新方法，开展新检测项目以前，检验医师应首先与相关专业的临床医师讨论其诊断意义，再进行方法学评价，保证结果达到检测要求后，方可用于临床诊断。在此后的使用过程中，检验医师还需进行随访，综合分析临床诊断、治疗效果以及实验室检测结果，评价检测结果的可信性和技术的准确性，以调整检验过程（包括检验前、中、后全过程），确保检验方法的有效性，以达到检测目的和要求。

（二）生物参考区间应具有临床适用性

检验医师应定期评审实验室所开展检验项目的生物参考区间，必要时进行调整。当怀疑某一特定生物参考区间不再适用于参考人群时，应开展调查；当实验室更改检验程序或检验前程序时，应评审生物参考区间；当开设新项目时，应验证生物参考区间的适用性。检验医师在生物参考区间更改前应与临床医师讨论，更改后进行随访。

（三）危急项目的管理应满足临床要求

检验医师应定期评估危急项目，并就危急项目的设定、危急值、危急检测的标本周转时间、危急报告方式的确定等与临床医师讨论，最大程度满足临床需要。此外，检验医师应重点关注实验室工作人员实际工作情况，确保其规范地执行危急项目操作规程。

（四）检验项目检验周期应与临床医师讨论确定

检验医师应与临床医师讨论检验项目的检验周期、报告时间，以满足临床需要。

（五）特殊项目的日常检测，为临床诊断提供依据

某些具有诊断意义的检测项目，如骨髓检查、细胞学检查等，需由检验医师签发诊断性报告，作为临床诊断的依据。

（六）在结果报告中附加解释性评论和（或）描述性分析，以帮助临床诊断

一般检测项目及检测结果由检测者直接报告，但某些特殊检测项目常与特定临床表现有关，检验医师应在结果报告中附有解释性的评论和描述性分析，有时需要参考患者的病史或与临床医师讨论，针对性地给出诊断性报告和解释。

此外，某些特殊检测结果也需要检验医师结合患者病史评价其符合性后才能发送。如果经分析发现因受干扰物质或其他非正常因素影响而造成检测结果不能客观反映患者病情时，检验医师应在报告中附注相应的解释或评价，以免误导临床判断。

以下复杂的检测项目，即使检测结果在正常范围内，通常也需要附有解释性的评论和描述性分析：血红蛋白电泳、蛋白电泳及定量、蛋白转印技术检测血液或其他体液蛋白、血小板聚集试验、荧光法检测非感染性抗体筛选、荧光法检测非感染性抗体滴度、血清免疫电泳、其他体液免疫电泳、二维免疫电泳、标本暗视野检查、包涵体或寄生虫染色涂片检测、除尿液外所有体液光学显微镜下晶状体鉴定，以及核酸分子诊断、纤维蛋白溶酶或凝血异常筛选、蛋白转印技术组织蛋白分析等。

三、检验医师在检验后的桥梁作用

检验后程序也叫分析后期，指检验后的全部过程，包括系统性评审、结果报告与传递、规范化的报告格式和结果解释等。检验医师必须具备临床知识和实验室诊断的临床应用知识，临床医师亦需充分了解检验结果的临床意义和局限性，才能充分利用检验结果为疾病诊断、控制、预防服务。检验医师和临床医师讨论并解释检验结果，有助于提高疾病诊疗效率，也可促进相互学习和丰富知识。

检验医师的大量咨询工作在分析后期。向临床医师提供咨询服务。检验医师就患者情况向临床医师提供咨询服务，这种咨询服务不同于常规的检验医师与临床医师的交流，仅在以下情况下实施：①应患者主治医师要求；②与异常实验结果相关的临床表现；③保存于患者病历中的叙述性结果报告；④检验医师给出临床判断的解释性结果报告。

向患者及家属提供咨询服务。检验医师对患者的诊断、治疗、随访等方面的医学观点及判断常通过外科、肿瘤科等临床医师表达，很少直接向患者及家属提供咨询。然而，在有些情况下，许多检验医师，尤其有专科背景的检验医师对患者及家属所关心的问题可能具有更丰富的知识，并且理解更透彻，能向患者或家属提供更好的咨询服务，如对前列腺和泌尿外科病理熟悉的检验医师可能比普通外科医师或泌尿外科医师能更好地解释前列腺特异性抗原水平与组织活检结果的关系。在疾病治疗方面，检验医师能根据最新的医学知识提出更客观、更好的治疗建议，而不存在专业偏差或经济利益。此外，在医学新领域，如在肿瘤和其他疾病的危险性评估、预防医学中，检验医师在分子遗传学等领域的知识很可能使之成为直接向患者及其家属提供选择特殊实验室检查并对结果进行解释的最适宜的专科医师。

在实验室中,检验医师通常是实验室负责人或至少参与实验室管理,负责实验过程的选择和确定,包括实验所发现问题的报告、实验步骤;建立和修订实验操作规程和实验室制度,主动参与实验室日常管理,处理重要的实验室问题(如人力资源管理、运作计划、预算和资金管理)、质量控制和质量保证问题,实验室认可相关事宜;根据技术的进步及临床医师的需要研发或引进新项目或新方法。此外,培训实验室技术人员及住院医师是检验医师的一项重要工作,培训方式包括个别指导、讲座、讨论会等。

总之,检验医师在实验室内,参与日常工作和管理,制定实验室操作规程和管理方案,保障检测结果的准确性。为临床提供有效的诊断信息。在临床上,发挥其实验诊断医师、咨询医师的作用,采取提供咨询、应邀会诊、组织或参加病例讨论会、学习交流会、印发宣传资料等多种形式向临床介绍实验室诊断相关理论及技术,为临床诊疗提供建议。就新方法新项目的引进、生物参考区间确定、危急项目管理、标本周转周期、申请单/报告单格式等与临床医师讨论,以满足临床需要。当发现少见结果、难以解释的结果时,查阅资料,组织病例讨论,或进行深入研究,公开发表论文,以引起更多临床医师的警惕和关注。

作为检验与临床的桥梁,检验医师必将推动检验医学的迅速发展。

(贺猛)

第二章

临床血液学检验概述

第一节　血液生理概述

Section 1

血液是由多种成分组成的红色浓稠液体,主要由红细胞、白细胞、血小板及血浆所组成。离体后的血液自然凝固后,所分离出来的黄色透明液体为血清(不含纤维蛋白原)。血液加抗凝剂后所分离出来的黄色透明液体称血浆。血浆中水分占91%～92%,固体成分占8%～9%,其中包括:①蛋白质约占7%,如白蛋白、球蛋白、纤维蛋白原、凝血酶原等;②无机盐类:占0.9%,包括钠、钾、氯、钙、镁、磷等;③其他,如非蛋白氮(尿素、肌酸、尿酸、肌酐等)、脂肪、胆固醇、葡萄糖、激素、维生素、抗体、酶等。

正常人全身血量占人体重量的6%～8%,男性比女性略高,其中血浆约占总血量的55%,血细胞(主要为红细胞)约占总血量的45%。

血液的pH值相当恒定,正常人pH值为7.34～7.44。

血液的比重,正常男性为1.055～1.063,正常女性为1.051～1.060,血浆的比重均为1.024～1.028。血液的比重决定于所含红细胞的百分比,并和红细胞内所含的血红蛋白量有关;血浆的比重则和血浆内蛋白质等固体成分的浓度有关。

血液的红色来自红细胞内的血红蛋白,动脉血富有氧气,故颜色鲜红。静脉血因含较多的二氧化碳,故呈暗红色。

血液通过循环系统与全身组织器官密切联系,并参与机体各项功能活动,维持正常的新陈代谢和内外环境的平衡。

一、血液功能

(1)运输功能:血液将氧和进入消化道的各种营养成分如葡萄糖、氨基酸、脂类、矿物质等成分运送到各个组织;同时将二氧化碳、尿素、尿酸、肌酸和其他废物输送到排泄器官,排出体外。

(2)协调和保卫功能:如血液将各种激素、酶类输送到有关组织器官,实现对全身各组织器官功能活动的协调。血液中的抗体可以抵抗病菌,白细胞具有强大的吞噬作用,是人体抗感染的重要武器。

(3)调节体温:血液的主要成分是水分,由于水具有高度贮热和较高的温热传导能力,能防止体温急骤变化,从而达到调节体温的目的。

(4)维护机体内环境稳定:如维护酸碱度、渗透压及水分平衡,使各组织器官有一个适宜而稳定的理化环境,各种功能活动得以顺利进行。

造血系统如果出现各种疾患,常可影响全身组织器官,反之各组织器官的病变也可直接或间接地引起血液发生相应的病理改变。因此,血液检验不仅是诊断各种血液病的主要依据,而且也为其他系统疾病的诊断和鉴别诊断提供许多重要信息,是临床检验中最常用、最重要的基本内容之一。

二、血液组成成分

(1)血细胞(45%):①红细胞;②白细胞:嗜中性粒细胞、嗜酸性粒细胞、嗜碱性粒细胞、淋巴细胞、单核细胞;③血小板。

(2)血浆(55%):①水(91%~92%);②固体成分(8%~9%):A.血浆蛋白:纤维蛋白原、球蛋白、白蛋白;B.非蛋白氮(尿素、尿酸、肌酸等)、葡萄糖、脂类、激素;C.胆固醇、抗体、酶、维生素等;D.无机盐:钾、钠、氯、钙、镁、磷、铁等。

(贺猛)

第二节 血液标本的采集与抗凝

一、血液标本的采集

临床血液检验,因检验方法和目的不同,所需的血量亦不相同,因而血液采集的方法也不一样,最多用的有毛细血管采血法、静脉采血法和动脉采血法三种。动脉采血一般由临床医师或护士采集,下面介绍前两种采血法。

(一)毛细血管采血法

多用于细胞计数、血红蛋白测定以及用血量极少的检验。

1.采血部位

成人可从手指或耳垂采血,婴幼儿则可在足跟或大趾上采血。因耳垂部位的血液循环比手指差,且容易受外界气温影响,采血条件也不及手指恒定,血细胞数和血红蛋白含量都高于静脉血和指血,故一般不主张用耳垂血做血常规检查。世界卫生组织(WHO)推荐取左手无名指指端内侧血液做血常规检验。

2.采血方法

先用75%乙醇棉球消毒局部皮肤,待干后用左手拇指和食指固定采血部位,右手持采血针迅速穿刺组织约3mm,待血液自行流出后,用消毒干棉球擦去第一滴血,如出血不畅,可在针刺四周稍稍加压(切忌用力挤压,以免组织液混入影响检验结果)。以后流出的血液用血红蛋白吸管吸取所需量血液做检验用。采血顺序依次为血小板计数、红细胞计数、血红蛋白检验、白细胞计数和血型等。

(二)静脉采血法

血沉、红细胞比积、生化、免疫、血液细菌培养等检查需血量较多,可采用静脉血。

1.采血部位

一般采用肘窝或肘前静脉,如肘部静脉不明显,可改用手背静脉或下肢踝部静脉,必要时也可从股静脉采血。小儿在必要时可用外颈静脉,但因危险以少用为宜。

2.采血方法

(1)根据需血量可选用 2ml、5ml、10ml 一次性注射器。如果用玻璃注射器应配 6～9 号针头,用前必须严格消毒灭菌,并以高压消毒为宜。因为煮沸消毒含有水分,易发生溶血影响检验结果。

(2)在穿刺部位:先用 2.5%碘酒从内向外进行皮肤消毒,待稍干,再用 75%乙醇棉球由内向外拭去碘迹,在穿刺上端扎上止血带,并嘱患者紧握拳头,使穿刺血管凸起,便于穿刺。

(3)左手拇指固定静脉,右手持注射器,使针头斜面和针筒刻度向上,顺静脉走向进行刺入,当注射器内有回血时,用手缓慢抽动注射器的针筒,使血液徐徐流出,至所需量后,压上消毒干棉球,迅速拔出注射器,去掉止血带,放松拳头,于穿刺部位继续压干棉球数分钟,以防出血。

(4)取下针头,将血液沿试管壁徐徐注入事先准备好的干燥试管或盛有抗凝剂的容器中(如为抗凝血,则应轻摇混匀数分钟,防止血液凝固)。

(5)如果使用玻璃注射器,采血完毕后,应立即用清水冲洗注射器,以免血液凝固后难以拔出针筒。

3.注意事项

(1)静脉采血要仔细检查针头是否安装结实,针筒内是否有空气和水分。所用针头应锐利、通气,针筒不漏气。

(2)采血前应向患者耐心解释,消除不必要的恐惧心理,静坐 5～10min 后再采血,如果患者在采血过程中发生眩晕等情况,应立即拔出针头,使其平卧休息。

(3)采血时穿刺不宜过深,以免穿破血管,造成皮下血肿。

(4)采血时只能向外抽(慢慢抽),不允许向内推,否则会推进空气,形成气栓造成危险。

(5)要注意核对采血试管的编号与化验单的编号及姓名。

(6)采好的血标本要放于阴凉处,不要放在强阳光下照射。

二、血液的抗凝

用物理或化学方法,除掉或抑制血液中的某些凝血因子,阻止血液凝固,称为抗凝。能够阻止血液凝固的化学试剂或物质,称为抗凝剂或抗凝物质。

常用的抗凝剂有以下几种。

(一)枸橼酸钠

分子式为 $Na_3C_6H_5O_7$,一般常用 $Na_3C_6H_6O_7 \cdot 2H_2O$,或 $Na_3C_6H_5O_7 \cdot 11H_2O$,分别配成 31.3g/L 和 38g/L 的水溶液。其原理是枸橼酸钠能与血液中的钙离子形成可溶性螯合物,从而阻止血液凝固,9 份血液加入 1 份该抗凝剂即可阻止血液凝固,其抗凝能力为 1：9,一般用于红细胞沉降率和凝血象测定,因其毒性小,也用于输血。

(二)乙二胺四乙酸二钠(EDTA-Na_2)

EDTA-Na_2 能与血液中的钙离子结合成螯合物,从而阻止血液凝固,对血细胞形态和血小板计数影响很小,适用于多项血液学检查,尤其是血小板计数。常配成 12～15g/L 水溶液,取 0.5ml 放入试管中,在室温或温箱中待干后备用。

(三)肝　　素

是一种含硫酸基团的黏多糖,带有强大的负电荷,具有加强抗凝血酶 III(AT-III)灭活丝氨酸蛋白酶的作用,从而阻止凝血酶的形成,并有阻止血小板聚集等多种抗凝作用。将粉剂配成 1g/L 的水溶液,取 0.5ml 放入玻璃试管中置 37～50℃烘干后,可使 5ml 血液不凝固。

（四）草酸钾（$K_2C_2O_4$）

草酸钾可与血液中的钙离子形成草酸钙沉淀，从而阻止血液凝固。应用时，先配成 100g/L 的水溶液，分装在干净的小瓶中，每瓶 0.1ml。置于烤箱内（＜ 80℃）或阳光下干燥，可使 5ml 血液不凝固，该抗凝血不适于做钾钠测定，由于可使红细胞缩小 60%，也不适于做红细胞压积测定和观察红细胞形态。

（五）**双草酸盐抗凝剂**

100ml 双草酸盐抗凝剂中含草酸钾 0.8g，草酸铵 1.2g，通常取此液 0.2 ～ 0.5ml 于小瓶中，在 80℃以下烘干备用。

草酸钾可使红细胞缩小，草酸铵可使红细胞胀大，二者适当混合后，恰好不影响红细胞形态和体积，适用于红细胞比积、血细胞计数、血液指数计算、网织红细胞计数等检查。但双草酸盐可引起血小板聚集，并影响白细胞形态，故不用于血小板计数和白细胞分类计数。

（六）**脱纤维蛋白血**

将血液注入含适量玻璃珠的三角瓶中徐徐摇动，使纤维蛋白全部黏附于玻璃珠上，使血液不能凝固。这种方法分离的抗凝血叫脱纤维蛋白血。

（贺猛）

第三章

白细胞检验

第一节 白细胞概述

循环血液中的白细胞包括嗜中性粒细胞、嗜酸性粒细胞、嗜碱性粒细胞、淋巴细胞、单核细胞五种。

一、嗜中性粒细胞

中性粒细胞来源于骨髓造血干细胞,根据其功能和形态特点,人为地将粒细胞的成熟过程划分为干细胞池、生长成熟池和功能池三个阶段。前两个阶段在骨髓中增殖分化,后一个阶段是指成熟的粒细胞在血液或组织中发挥作用的阶段。干细胞池的细胞形态目前尚未阐明。生长成熟池中的嗜中性粒细胞已经可以从细胞形态上加以辨认。一个原粒细胞经 3 ～ 5 次分裂,经过早幼粒细胞阶段最后可增殖为 8 ～ 32 个中幼粒细胞。中幼粒细胞再经晚幼粒细胞最后形成成熟的分叶核粒细胞,晚幼粒细胞和成熟粒细胞不再有细胞分裂功能。成熟后的分叶核粒细胞并不立即释放至外周血中,而是在骨髓贮存池中贮留 3 ～ 5d(贮存池中的粒细胞数量可为外周血中的 15 ～ 20 倍),然后释放至外周血进入功能池。进入外周血的粒细胞约半数随着血液循环运行(即循环粒细胞池),其余则附着于小静脉或毛细血管管壁上(即边缘粒细胞池)。循环池和边缘池的粒细胞经常随机交换,形成动态平衡。中性粒细胞在贮留时间为 10 ～ 12h,半衰期为 6 ～ 7h,平均为 6.3h。然后在毛血管丰富的脏器如肺、肝、脾、消化道等以随机方式逸出血管壁进入组织(组织粒细胞池)。组织中的粒细胞约是血管内的 20 倍。进入组织的粒细胞不再返回血液循环,在组织中的生存期为 1 ～ 3d。衰老死亡的中性粒细胞主要在单核—巨噬细胞系统被破坏,少数通过唾液、痰液、消化道、泌尿生殖道排出。从外周血中消亡的中性粒细胞则由骨髓贮存池中的成熟粒细胞释放加以补充,维持循环血液中细胞数量的相对恒定。正常情况下,每小时约有 10% 的粒细胞进行更新。

中性粒细胞具有趋化、变形、黏附、吞噬和杀菌等多种功能,在机体防御和抵抗病原菌侵袭过程中起着重要作用。能趋化中性粒细胞的物质有 C_{3a}、C_{5a}、C_{567}、细菌释放的代谢产物、病毒感染的细胞或坏死组织的分解产物等。当病原菌感染时,成熟的中性粒细胞在趋化物质的作用下,以手镜形移动方式趋向炎性病灶区。与病原菌接触后,中性粒细胞的胞膜向内陷入,病原菌被逐渐陷进细胞内,形成吞噬体。吞噬体与粒细胞胞浆中的溶酶体颗粒接触后相互融合,溶酶体释放酶类物质和蛋白质,起到杀死病原菌的作用。

二、嗜酸性粒细胞

嗜酸性粒细胞(EosimopHil,E)的增殖和成熟过程与中性粒细胞相似。但成熟的嗜酸性粒细胞在外周血中很少,仅为全部白细胞的 $0.005 \sim 0.05$,绝对值不超过 $0.5 \times 10^9/L$(500 个/mm³),约占白细胞总数的 1%,大部分存在于骨髓和组织中。

嗜酸性粒细胞与免疫系统之间有着密切的关系,它可以吞噬多种物质,如酵母细胞壁,带有抗体的红细胞、抗原抗体复合物、细菌等。异物被吞噬后,被嗜酸性颗粒中的过氧化物酶氧化分解。嗜酸性粒细胞的趋化因子主要有 C_{3a}、C_{5a}、C_{567}(其中以 C_{5a} 最为重要)、免疫复合物、寄生虫、某些细菌、肿瘤细胞及从肥大细胞或嗜碱性粒细胞来的组胺等。

三、嗜碱性粒细胞

嗜碱性粒细胞(BasopHil,B)仅占白细胞总数的 $0 \sim 0.01$。它也是由骨髓干细胞所产生。主要生理功能是参与超敏反应。嗜碱性粒细胞表面有 IgE 的 Fc 受体,当与 IgE 结合后即被致敏,再受相应抗原攻击时即引起颗粒释放反应。嗜碱性颗粒中含有多种活性物质,如组胺、肝素、慢反应物质、嗜酸性粒细胞趋化因子、血小板活化因子等。组胺能使小动脉和毛细血管扩张和增加其通透性。它反应快而作用时间短,故又称快反应物质。肝素具有抗凝作用;慢反应物质与前列腺素有关,它可以改变血管的通透性,并使平滑肌收缩,特别是使支气管和细支气管的平滑肌收缩。从而引起支气管哮喘发作;嗜酸性粒细胞趋化因子则对嗜酸性粒细胞起正向趋化作用;血小板活化因子能使血小板释放 5-羟色胺。嗜碱性粒细胞对各种血清因子、细菌、补体和激肽释放酶等物质有趋化作用。

四、淋巴细胞

淋巴细胞(LympHocyte,L)在人体中分布较广,成人的淋巴细胞总量约占体重的 1.5%。淋巴细胞因发育和成熟的途径不同,可分为胸腺依赖淋巴细胞(T淋巴细胞)和骨髓依赖淋巴细胞(B淋巴细胞)两种类型,T淋巴细胞的前体细胞依赖胸腺发育为有功能活性的 T 淋巴细胞,参与细胞免疫功能。占血液中淋巴细胞的 $50\% \sim 70\%$,寿命较长,可存活数月甚至数年。T淋巴细胞主要参加淋巴细胞的再循环,再循环活动具有加强免疫反应、散布记忆细胞、充实淋巴组织、使进入体内的抗原与抗原反应细胞广泛接触等作用。B淋巴细胞的前体细胞则是通过骨髓(胎儿期是在肝)发育成熟为 B 淋巴细胞,参与体液免疫功能。占血液中淋巴细胞的 $15\% \sim 30\%$,寿命较短,仅存活 $4 \sim 5d$。B淋巴细胞经抗原激活后转化为浆细胞前体。浆细胞在形态上与淋巴细胞不同,属骨髓依赖淋巴细胞分化来的终末细胞,在体液免疫中发挥重要作用。另外,还有非 T 非 B 淋巴细胞,即 K 细胞和 NK 细胞,它们分别执行着不同的功能。

五、单核细胞

单核细胞(Monocyte,M)与中性粒细胞有共同的前体细胞即粒一单核细胞系祖细胞(CFU-GM)。有人认为 CFU-GM 在低水平的集落刺激因子影响下,向单核细胞系分化。经原单核细胞、幼单核细胞阶段发育为成熟的单核细胞而进入血液。成熟的单核细胞在血液中仅逗留 $1 \sim$

3d 即逸出血管进入组织或体腔内,转变为巨噬细胞,形成单核－巨噬细胞系统。血液中的单核细胞在功能上还不成熟。进入组织转变为巨噬细胞,其功能才完全趋于成熟。巨噬细胞体积增大,细胞表面微绒毛增多,有免疫球蛋白的 Fc 受体,胞浆中颗粒和线粒体数目增多,这些颗粒大部分是溶酶体。吞噬细胞的吞噬功能很强,能活跃地吞噬经过调理作用的生物体(如细菌),为单核－巨噬细胞系统的主要功能期。

单核－巨噬细胞系统的功能主要有以下几个方面:①诱导免疫反应。通过吞饮或吞噬可溶性抗原或颗粒性抗原,在溶酶体酶的作用下,将抗原分解,然后通过递质,将抗原提供给淋巴细胞,以激活淋巴细胞在特异性免疫中起作用。②吞噬和杀灭某些病原体,如病毒、疟原虫、结核杆菌、隐球菌、布氏杆菌等。被吞噬的微生物,除通过溶酶体酶的作用破坏外,还可通过巨噬细胞内产生的 H_2O_2 所杀灭。③吞噬衰老或异常红细胞,清除损伤组织及死亡细胞,清理炎症反应场所。④抗肿瘤活性,实验证明激活的巨噬细胞在体外对肿瘤细胞的生长有抑制作用,也有杀灭肿瘤细胞的能力。⑤对白细胞生成的调节,单核细胞和巨噬细胞可产生集落刺激因子。目前认为,单核细胞和巨噬细胞在中性粒细胞和单核细胞生成中可能起反馈性调节作用。

(杜江东　陈磊)

第二节　白细胞计数
Section 2

一、原　　理

(一)普通光学显微镜法
在显微镜下,观察、识别和计数经染色(常用瑞氏染色法)的血涂片中的白细胞,换算成百分率。如已知白细胞计数值,则可计算出每升血液中各类白细胞的绝对浓度。

(二)血液分析仪法
1.三分群仪器
用 coulter 电阻抗原理,按细胞的不同体积分出淋巴细胞群、单个核细胞群和嗜中性粒细胞群;仪器可显示各群细胞的百分率、绝对值和相应的直方图。

2.五分类仪器
多综合采用电学和流式细胞术,或再结合细胞化学技术,按细胞体积、内外结构的特征识别出正常血液中嗜中性、嗜酸性、嗜碱性粒细胞以及淋巴细胞、单核细胞;仪器可显示五类细胞的百分率、绝对值和相应的散点图;仪器对血液中的异常细胞可做出报警。

二、参　考　值

见表 3-1。

表 3-1　五种白细胞正常百分数和绝对值

细胞类型		百分数(%)	绝对值($\times 10^9$/L)
嗜中性粒细胞(N)	杆状核(St)	0～5	0.04～0.05
	分叶核(Sg)	50～70	2～7
嗜酸性粒细胞(E)		0.5～5	0.05～0.5
嗜碱性粒细胞(B)		0～1	0～0.1
淋巴细胞(L)		20～40	0.8～4
单核细胞(M)		3～8	0.12～0.8

三、临床意义

(一)嗜中性粒细胞(N)

在外周血中可分为中性杆状核粒细胞(NST)和中性分叶核粒细胞(NSG)两类。

1.嗜中性粒细胞增多

嗜中性粒细胞增多常伴随白细胞总数的增多。在生理情况下,下午较早晨为高,妊娠后期及分娩时,剧烈运动或劳动后,饱餐或淋浴后,高温或严寒等均可暂时性增高。病理性增多见于:①急性感染。特别是化脓性球菌感染。②严重组织损伤及大量血细胞破坏。如严重外伤,较大手术后,大面积烧伤,急性心肌梗死(心绞痛时不增高)及严重的血管内溶血。③急性大出血,特别是内出血早期诊断。④急性中毒。如糖尿病酮症酸中毒、尿毒症和妊娠中毒症;急性化学药物中毒,如急性铅、汞中毒等。⑤白血病及恶性肿瘤。恶性肿瘤如肝癌、胃癌。

2.嗜中性粒细胞减少

$< 4 \times 10^9/L$ 称白细胞减少。当嗜中性粒细胞绝对值 $< 1.0 \times 10^9/L$,称为粒细胞减少症,$< 0.5 \times 10^9/L$ 时称为粒细胞缺乏症。主要见于:①感染。特别是革兰阴性杆菌感染如伤寒、副伤寒;某些病毒感染性疾病如流感、淋病、病毒性肝炎、水痘、风疹;某些原虫感染如疟疾和黑热病。②血液系统疾病。再生障碍性贫血,低增生性白血病、恶性组织细胞病、巨幼细胞贫血、严重缺铁性贫血、阵发性睡眠性血红蛋白尿,以及骨髓转移癌等。③理化损伤。X线、γ射线,放射性核素;苯、铅、汞以及氯霉素、磺胺类药、抗肿瘤药、抗糖尿病及抗甲状腺药。④单核-巨噬细胞系统功能亢进。各种原因引起的脾脏肿大如门脉性肝硬化、淋巴瘤。⑤自身免疫性疾病。如系统性红斑狼疮等。

(二)嗜酸性粒细胞(E)

1.嗜酸性粒细胞增多

①过敏性疾病。支气管哮喘、药物过敏反应、荨麻疹、食物过敏、血管神经性水肿、血清病等。②寄生虫病。血吸虫病、肺吸生病、蛔虫病、钩虫病等。③皮肤病。如湿疹、剥脱性皮炎、天疱疮、银屑病等。④血液病。如慢性粒细胞白血病、嗜酸粒细胞白血病、淋巴瘤、多发性骨髓瘤、嗜酸性粒细胞肉芽肿等。⑤某些恶性肿瘤。如肺癌等。肿瘤治疗有效往往伴随着嗜酸性粒细胞增多的改善。⑥某些传染病。如猩红热时反而增多。

2.嗜酸性粒细胞减少

见于伤寒、副伤寒初期、大手术、烧伤等应激状态或长期应用肾上腺皮质激素后,其临床意义甚小。

(三)嗜碱性粒细胞(B)

1.嗜碱性粒细胞增多

①过敏性疾病。结肠炎、药物、食物、吸入物超敏反应、红斑及类风湿性关节炎等。②血液病。如慢性粒细胞白血病、嗜碱性粒细胞白血病以及骨髓增殖性疾病的骨髓纤维化等。③恶性肿瘤。特别是转移癌时。④其他。如糖尿病、水痘、流感、天花、结核等。

2.嗜碱性粒细胞减少

无临床意义。

(四)淋巴细胞

1.淋巴细胞增多

①感染性疾病。病毒感染如风疹、麻疹、流行性腮腺炎、传染性单核细胞增多症、传染性淋巴细胞增多症、病毒性肝炎及肾病综合征出血热等。此外,某些杆菌,如百日咳鲍特杆菌、结核

分枝杆菌、布氏杆菌及梅毒螺旋体、弓形体等。②淋巴细胞性恶性疾病。急性和慢性淋巴细胞白血病、淋巴肉瘤白血病、毛细胞白血病等。③其他。自身免疫性疾病、肿瘤、慢性炎症、GVHR或 GVHD 等。

2.淋巴细胞减少

主要见于接触放射线及应用肾上腺皮质激素、烷化剂、抗淋巴细胞球蛋白和先天性免疫缺陷性疾病和获得性免疫缺陷综合征。

（五）单核细胞

1.单核细胞增多

生理性增多见于婴幼儿及儿童。病理性增多见于：①某些感染。如感染性心内膜炎、疟疾、黑热病、急性感染恢复期、活动性肺结核等。②某些血液病。如单核细胞白血病、粒细胞缺乏恢复期、多发性骨髓瘤、恶性组织细胞病、淋巴瘤、骨髓增生异常综合征等。

2.单核细胞减少

无临床意义。

（杜江东　陈磊）

第三节　白细胞形态检查

Section 3

一、原　　理

用普通光学显微镜观察染色后的血涂片白细胞形态，识别和判断红细胞是否正常。通常在白细胞分类计数时同时进行检查。

二、参　考　值

（一）嗜中性粒细胞

包括嗜中性杆状核粒细胞和嗜中性分叶核粒细胞两类。细胞呈圆形，直径为 10～13μm。胞质丰富，染粉红色，含较多细小均匀的淡粉红色中性颗粒。胞核染为深紫红色，染色质紧密成块状，核形弯曲呈杆状的称杆状核，有时核弯曲盘绕而呈分叶核的称分叶核，通常为 2～5叶，叶之间以细丝相连，一般以 2～3 叶居多。

（二）嗜酸性粒细胞

细胞呈圆形，直径为 13～15μm。胞质内充满粗大、整齐、均匀、紧密排列的砖红色或鲜红色嗜酸性颗粒，折光性强。胞核多为两叶，呈眼镜状，深紫色。

（三）嗜碱性粒细胞

细胞呈圆形，直径为 10～12μm。胞质紫红色，内有少量粗大但大小不均、排列不规则的黑蓝色嗜碱性颗粒，常覆盖于核面上。胞核一般为 2～3 叶，因被颗粒遮盖，核着色较浅而使分叶模糊不清。

（四）淋巴细胞

胞体呈圆形或椭圆形，胞核呈圆形或椭圆形，深紫色，染色质粒密聚集成块状。大淋巴细胞直径 10～15μm，占 10%，胞质量丰富，呈蔚蓝色，内含少量紫红色嗜天青颗粒；小淋巴细胞直径为 6～10μm,占 90%,胞质很少,甚至完全不见,呈深蓝色。

（五）单核细胞

胞体直径为 14～20μm,呈圆形或不规则形。胞核大,核形不规则,肾形、马蹄形,常折叠扭曲,淡紫红色,染色质细致,疏松如网状;胞质较多,染淡蓝或灰蓝色,内含较多的细小灰尘样的紫红色颗粒。

三、临床意义

外周血白细胞异常形态如下。

（一）嗜中性粒细胞的核象变化

1.核左移

常见于各种病原体所致的感染,如急性化脓性感染、急性失血、急性中毒及急性溶血反应等。核轻度左移伴白细胞总数及嗜中性粒细胞百分率增高者,表示感染轻,患者的抵抗力强;核明显左移伴白细胞总数及嗜中性粒细胞增多者,表示感染严重;核显著左移但白细胞总数不增高或降低者,常表明感染极度严重。机体反应性低下,见于伤寒、败血症等情况时。在白血病和类白血病反应,也可出现核极度左移现象。

2.核右移

此时常伴白细胞总数的减少。主要见于巨幼细胞贫血及造血功能衰退,也可见于应用抗代谢药物如阿糖胞苷或 6-巯基嘌呤等。在炎症恢复期,出现一过性的核右移是正常现象。如在疾病进展期突然出现核右移变化,则表示预后不良。

（二）嗜中性粒细胞形态异常

1.嗜中性粒细胞的中毒性改变

包括大小不匀、中毒颗粒、空泡形成、杜勒小体、核变性;主要见于严重传染性疾病,如猩红热、各种化脓性感染、败血症、恶性肿瘤、中毒及大面积烧伤等。

2.巨多分叶核嗜中性粒细胞

见于巨幼细胞贫血或应用抗代谢药物治疗后。

3.棒状小体

见于急性粒细胞白血病和急性单核细胞白血病,而在急性淋巴细胞白血病则阴性。

4.遗传性异常形态变化

①Pelgei-Huet 畸形,也称家族性粒细胞异常,常见于常染色体显性遗传性缺陷、某些感染、白血病和骨髓增生异常综合征等。②Chediak-Higashi 畸形。见于染色体隐性遗传性疾病。患者易感染,常伴白化病。③Alder-Reilly 畸形。患者常伴有脂肪软骨营养不良或遗传性黏多糖代谢障碍。④May-Hegglin 畸形。患者粒细胞终身含有淡蓝色包涵体,形态与 Dohle 小体相似。

（三）异型淋巴细胞

见于传染性单核细胞增多症,病毒性肝炎、流行性出血热、湿疹、过敏性疾病等病毒性感染。Downey 按其形态特征将异型淋巴细胞分三型:I 型泡沫型（浆细胞型）、II 型不规则型（单核细胞型）、III 型幼稚型。

（陈磊 杜江东）

第四章
Chapter 4

红细胞检验

第一节　红细胞计数
Section 1

一、红细胞概述

正常红细胞为两面双凹的圆盘形,无核,平均直径为 7.2μm,厚 2μm,边缘较厚,呈橘黄色,中央较薄呈草绿黄色,侧面观察呈哑铃形。在高渗溶液中,红细胞皱缩成锯齿形,在低渗溶液中,红细胞膨胀,甚至破裂,血红蛋白逸出成影红细胞。

红细胞的主要生理功能是从肺部携带氧气输送至全身各组织,并将组织中的二氧化碳运送到肺而呼出体外,这一功能主要是通过红细胞内的血红蛋白来完成的。血红蛋白分子量约为 64.458,每个红细胞内约含 2.8 亿个血红蛋白分子,占红细胞重量的 32%～ 36%,或占红细胞干重的 96%。每克血红蛋白可携带氧 1.34ml。

红细胞的平均生存时间为 120d,因此,成人体内每天约有 1/120 的红细胞因衰老死亡,同时又有相应数量的红细胞生成进入血液循环,以维持动态平衡。衰老红细胞破坏后释放出的血红蛋白在单核－巨噬细胞系统内降解为铁、珠蛋白和胆色素。释出的铁进入全身铁代谢池供机体重新利用;珠蛋白肽链被分解为氨基酸参与氨基酸代谢;胆色素则经肝代谢通过粪便和尿液排出体外。多种原因可造成红细胞生成和破坏的平衡遭到破坏,使红细胞数量减少或增多,从而引起贫血或红细胞增多症。或者使红细胞在质量方面发生改变。通过对红细胞和血红蛋白数量的检查,以及对红细胞形态学或生化改变的检查,对诊断和鉴别某些疾病具有重要的意义。

二、红细胞目视计数法

红细胞计数有显微镜计数法、光电比浊法、血细胞计数仪计数法等多种方法,现介绍目视计数法。

（一）原　　理

用等渗稀释液将血液稀释一定倍数,充入计数池中,然后在显微镜下计数一定体积内的红细胞数,再换算成每升血液内的红细胞数。

（二）器　材

1.显微镜

2.微量吸管

有 10μl 和 20μl 两个刻度，市场有售。

3.计数板

由一厚玻璃板制成，中央分为上下两个相同的计数池，每个计数池的面积是 9mm²，盖上盖玻片后，因有空间，形成刻度域内的标准体积。计数室网格有许多种，现国内通用改良牛鲍（Neubauer）型，其计数池的结构如下：

每个计数池分 9 个大方格，每个大方格的边长为 1mm，面积为 1mm²，四个角的四个大方格用单线分为 16 个中方格，供计数白细胞用。中央的一个大方格，用双线划分为 25 个中方格，每个中方格又用单线划成 16 个小方格，共 400 个小方格，供计数红细胞和血小板用，加盖玻片后，盖片与计数池底距离为 0.1mm，充液后每个大格容积为 0.1mm²。

计数池和盖玻片在使用前应用清洁、干燥、柔软的纱布或丝绸制品（以后者为好）拭净，特别注意不用手指接触使用面玻璃，以防污染油腻，否则充液时易起气泡。

（三）试　剂

1.赫姆（Hayem）液

氯化钠：1.0g。

结晶硫酸钠（Na₂SO₄·10H₂O）：5.0g（或无水硫酸钠：2.5g）。

HgCl₂：0.5g。

蒸馏水：加至 200ml。

其中氯化钠的作用是调节渗透压，硫酸钠可防止细胞黏连，$HgCl_2$ 为防腐剂。溶解后加 20g/L 伊红水溶液 1 滴，过滤后备用。

2.0.85%生理盐水

（四）方　法

（1）取小试管 1 支，加红细胞稀释液 1.99ml。

（2）用微量吸管准确吸取末梢血 10μl。

（3）擦去吸管外余血，轻轻吹入稀释液底部，再轻吸上层稀释液涮洗 2～3 次，立即混匀。

（4）将计数池和盖玻片用软布擦净，将盖玻片覆盖于计数池上。

（5）用吸管取已混匀的红细胞悬液，充入计数池中。

（6）置 2～3min，待红细胞下沉后，先用低倍镜观察计数池内红细胞分布是否均匀（如不均匀，应重新冲池），然后再用高倍镜依次计数中央大方格中的 5 个中方格（四角和中央）内的红细胞总数。

（五）计　算

5 个中方格内红细胞总数 × 5 × 10 × 200 × 10⁶ ＝ 5 个中方格内红细胞数 × 10⁶ ＝红细胞数/L

式中："×5"表示将 5 个中方格内红细胞数折算成 25 个中方格，即一个大方格中红细胞数；"×10"表示将一个大方格容积 0.1μl 折算为 1μl；"×200"表示红细胞计数时的稀释倍数；"×10⁶"表示出μl 换算成 L。

（六）正常参考值

成人男性：(4～5.5)×10¹²/L，平均 4.83×10¹²/L。

成人女性：(3.5～5.0)×10¹²/L，平均 4.33×10¹²/L。

新生儿：(6.0～7.0)×10¹²/L。

三、红细胞计数的质量控制

造成红细胞计数不准确的原因主要有两类：一类是技术误差，另一类是固有误差。

（一）技术误差

（1）采血部位应无冻疮、水肿、发绀、炎症等，否则可影响结果，使标本失去代表性。

（2）稀释倍数要准确。造成稀释倍数不准确的常见原因有：①稀释液或者血液吸取不准确；②吸血时吸管内有气泡；③未擦去吸管外血；④血液加入稀释液时冲混悬液，血被吸管带出；⑤稀释液放置时间过长，蒸发浓缩。

（3）操作时动作要快，太慢或者吸管内残余乙醇，都可使血液凝固。冷凝集的血样很易发生冷凝集，应将血细胞悬液温至45～50℃，趁热离心沉淀，除去大部分上清液后再用30℃的温盐水恢复至2ml，混匀后抓紧时间计数。

（4）混合悬液时用力均匀，过猛会产生大量气泡，使气泡与溶液中细胞分布不均，造成计数不准。

（5）充液时应一次充满计数池，如充液不足、外溢、断续充液、产生气泡等会影响计数结果。

（6）计数池内细胞分布不均，当各个大方格内细胞数有明显差异时，应重新充液。

（7）误认，如将污染的酵母菌等误认为红细胞。

（8）应使用经校正的微量吸管和计数盘计数（校正方法见后）。

（9）当白细胞计数很高时（$> 100 \times 10^9/L$），应从红细胞计数中减去白细胞数报告。

（二）固有误差

任何一个技术熟练者，用同一标本同一仪器连续多次充液、计数后其结果也会有一定差异，这种由于每次细胞分布不可能完全相同所造成的误差叫固有误差或计数域误差。根据统计学研究，计数任何区域的细胞数（m），有95%的机会落在$m \pm 2S$的范围内，$S = \sqrt{M}$。

如以变异百分率CV表示，则$CV = \frac{S}{M} \times 100 = \frac{\sqrt{M}}{M} \times 100M$表示计数区域内细胞计数的均值。研究证明，血细胞在计数室内的分布符合泊松分布，红细胞计数的分布域误差$S = 0.92\sqrt{M}$，将其代入上式得$CV = \frac{0.95}{\sqrt{M}} \times 100\%$。

由此可知，红细胞计数的变异系数与$\sqrt{M}$负相关，即计数的均值越小越不精密，为了提高计数的可靠性，严重贫血的患者可扩大计数区域或缩小稀释倍数，否则，计数值的可靠性差。

（三）红细胞计数的质量要求

1.两差比值评价法

在细胞计数的评价中，多应用两差比值（r）评价法。

两差比值（r）评价法主要有以下两个方面的应用：

（1）评价工作人员细胞计数的质量得分，让被考核者对同一标本，用同一计数板进行前后两次细胞计数，用上述公式求出r值，求出该工作人员的质量得分（20.1为失分系数，$40/1.99 = 20.1$）。

（2）对同一患者在治疗前后进行细胞计数来判断疗效。$r > 2$表示疗效显著。

2.变异系数评价法

见生化质控部分。RCV≤8%（4%～8%）。

四、血红蛋白吸管的质量鉴定（水银称重法）

血红蛋白吸管和血细胞计数板是细胞计数中影响检验结果的主要因素，因此，在细胞计数前必须对血红蛋白吸管和计数板进行质量鉴定，鉴定合格后方可使用。

血红蛋白吸管的质量鉴定方法如下：

将干燥洁净的 20μl 吸管用胶塞与 1ml 注射器乳头部紧密接通。把注射器活栓抽出约 1cm，再将吸管尖插入水银中，准确吸取水银至 20μl 刻度处，注入已知重量的称量瓶内。在分析天平上准确称出水银重量，同时用校准的 0～50℃ 的水银温度计测定水银温度，然后求出血红蛋白吸管的容积。每支吸管重复测定 3 次，然后求出血红蛋白吸管的容积和误差。

注意事项：

（1）所用的水银应为新开封的 AR 级试剂，吸取水银时不可用手直接触摸水银瓶，称量结果应保留小数点后 4 位数字。

（2）因水银能溶解多种金属，操作过程中严防其他金属污染。

（3）水银是剧毒品，并有挥发性，务必谨慎操作，及时加盖，防止水银污染台面及衣物。

五、血细胞计数板的质量鉴定

（一）原　　理

0.3g/L 酚红碱性溶液在 559nm 有很宽的线性范围（稀释数百倍仍呈线性），并且显色稳定，分别测定计数池和比色皿的吸光度即可求出计数池的深度及其误差。

（二）仪　　器

721 或 751 分光光度计，光径 10mm 标准比色皿（误差 < 50/μm），待测计数板并配备自制比色架。

（三）试　　剂

1.00.3g/L 酚红溶液

取 0.03g 酚红溶解于 0.1mol/L 碳酸钠溶液 100ml 中摇匀，过滤后备用。

2.稀释酚红溶液

准确吸取 0.3g/L 的酚红溶液 1ml，加入已校准的 100ml 容量瓶中，以 0.1mol/L 碳酸钠溶液稀释至刻度。

（四）测　　定

用潮湿棉棒轻轻擦拭计数池两侧的盖片支面和盖玻片，迅速用推压法加合格专用盖玻片，使其固定（翻转计数板 2～3 次，盖玻片不脱落），向计数池内充入蒸馏水，置专用比色架上用 559mm 调 0 点（光束垂直射入盖玻片面），取出计数板擦净用同样方法滴入 0.3g/L 酚红溶液，测其吸光度，重复 2 次求其吸光度均值，然后用 10mm 光经比色皿在同样条件下测稀释酚红吸光度，重复 2 次，求吸光度均值（水调"0"）。

（马芳军）

第二节 血红蛋白测定

Section 2

一、血红蛋白生理概要

血红蛋白是由珠蛋白和亚铁血红素组成的结合蛋白质。每个血红蛋白分子有 4 条多肽链，每条折叠的多肽链中，包裹一个亚铁血红素。亚铁血红素由原卟啉和一个铁原子组成。血红蛋白分子量为 64458D。

每分子血红蛋白中的 4 个亚铁血红素含有 4 个 Fe^{2+} 原子，可结合 4 个氧分子。因此，64 458g 血红蛋白，含铁 4×55.84，可结合 $4 \times 22.4L$ 氧，即每克血红蛋白含铁 3.47mg（即铁占 0.347%），可结合氧 1.38ml。

血红蛋白除能与氧结合形成氧合血红蛋白（HbO_2）外，尚能与某些物质作用形成多种血红蛋白衍生物。它们具有特定的色泽和吸收光谱，在临床上，可用以诊断某些变性血红蛋白血症或作血红蛋白的定量测定。

氧合血红蛋白（HbO_2）：呈鲜红色，在 578nm（黄光）和 540nm（绿光）处，有两条吸收光带。

还原血红蛋白（Hbred）：呈暗红色，只有在 556nm 处（黄绿光之间）有一条吸收光带。

碳氧血红蛋白（HbCO）：在 CO 中毒时，CO 与血红蛋白牢固结合，形成樱红色 HbCO，它有两条吸收光谱，分别位于 572nm（黄光）和 535nm（绿光）处。

高铁血红蛋白（Hi）：多种氧化物均可将血红蛋白氧化成高铁（Fe^{3+}）血红蛋白，而失去带氧能力。高铁血红蛋白呈红褐色，有 634nm、578nm、540nm 和 500nm 四条吸收光带。

氰化高铁血红蛋白（HiCN）：呈棕红色，位于 540nm 处有一较宽的吸收光带。因其呈色稳定，可用以作为测定血红蛋白的一种方法。

二、氰化高铁血红蛋白测定法

血红蛋白测定方法很多，如比色法、比重法、血氧法、血铁法等，国际血液学标准化委员会推荐氰化高铁血红蛋白为首选测定法。现就氰化高铁血红蛋白（HiCN）法介绍如下：

（一）原　　理

血红蛋白被高铁氰化钾氧化为高铁血红蛋白，新生成的高铁血红蛋白再与氰结合成稳定的棕红色的 HiCN，在规定的波长和液层厚度条件下，具有一定的吸光系数，根据吸光度，可求得血红蛋白浓度。

HiCN 转化液：

氰化钾（KCN）：0.05g。

高铁氰化钾[$K_3Fe(CN)_6$]：0.2g。

磷酸二氢钾（KH_2PO_4）：0.14g。

Triton-x-100（或其他非离子型表面活性剂）：1.0ml。

蒸馏水：加至 1 000ml。

纠正 pH7.0 ～ 7.4。

此液为淡黄色透明液体，可储存在棕色瓶中放室温保存。变混、变绿后都不可再用。

非离子型表面活性剂可加速溶血和缩短转化时间，防止因血浆蛋白改变引起的混浊。

（二）方　　法

取 HiCN 转化液 5ml，加外周血 20μl，混匀后静置 5min，用光径 1.0 cm、波长 540nm 的分光光度计测定吸光度 OD（以水或稀释液调"0"），求得每升血液中血红蛋白含量。

（三）计　　算

实际工作中可用直接坐标纸以血红蛋白克数为横坐标，OD 值为纵坐标作成曲线，或者事先列成换算表直接从表上查出血红蛋白浓度。

（四）正常参考值

成人男性：120 ～ 160g/L。

成人女性：110 ～ 150g/L。

新生儿：170 ～ 200g/L。

（五）注意事项

（1）分光光度计必须校正波长和灵敏度，540nm 波长位置必须正确。目前市场上有测定血红蛋白的专用仪器。

（2）HiCN 试剂色泽稳定，分装于棕色瓶中冷藏可长期保存。

（3）比色杯内径要准确，即 1.000 ± 0.005cm（需用内卡钳测定），无合格比色杯时，应乘以校正系数。

（4）HiCN 不能偏酸，也不宜用聚乙烯瓶盛装，否则 KCN 易分解。

（5）高丙种球蛋白血症、高白细胞、白血病等疾病可出现混浊，可按 15 ～ 50g/L 的比例加入氯化钠防止，但不能防止因有核红细胞引起的混浊。

（6）HiCN 转化液的毒性问题：转化液中，氰化钾是剧毒药品，在配制和保存过程中必须谨慎，防止污染，但因转化液中所含氰化钾浓度很低，需 600 ～ 1 000ml 才能对人体产生毒性反应，致死量为 4 000ml，所以，一般对工作人员不会造成伤害，但是为了安全，此液积存过多时，应进行除毒处理。其方法是在 HiCN 废液中加等量自来水混合，在每升稀释废液中加次氯酸钠 35ml，混匀，敞开存放 15h，再排入下水道。

三、血红蛋白测定的质量控制

血红蛋白测定的质量控制除了所用量器必须事先校准外（允许误差，5ml 吸管为 2.5%，血红蛋白吸管为 1%），还要进行下面几项质量控制。

（一）仪器的线性校正

取 50g/L、100g/L、150g/L、200g/L 的 HiCN 标准参考液，在入 540nm 测出其 A 值（以 HiCN 转化液为空白），标准状态下其值应分别为 0.135、0.271、0.407、0.543，或者将一血红蛋白含量较高的样品，分别稀释成 1/4、1/2、3/4 和原液四个梯度进行线性校正，仪器在 200g/L 范围内应有良好线性，重复性试验 CV 应≤2%。

（二）比色皿的光径和透光度标准

比色皿的光径和透光度应符合下述标准：光径 1cm 的比色皿误差应＜ 0.005cm。

检验比色皿的透光度可用下述方法校正：用 2mg/L 伊文蓝水溶液装入同规格的各个比色皿内，先以 1 号比色皿为基准，在 X600 ～ 610nm 将透光度调至 50%T，分别测定其他各比色皿的透光度。然后以 2 号比色皿作基准进行测定，依此类推，交替测定。各比色皿之间的透光度差在 0.5%T 以下者为合格。

（三）质控物的应用

用来校准仪器和控制实验准确度的制品称为参考品；用于控制实验精密度的制品称为质控品（物）。

血红蛋白测定的质控物和校准物国内都有商品供应,但新购的这些物品在使用前应检验是否符合下列标准:

(1)HiCH 卫生部级参考液,图形扫描符合 ICSH 文件规定,A540/A504 = 1.590～1.630,A750≤0.002,随机取 10 支做精密度试验,其变异系数应≤0.5%,以 WHO HiCN 参考品为标准做准确度试验,其测定值与定值之差≤0.5%,细菌培养阴性,稳定性要达到 3 年定值不变,参考液应放棕色瓶内,每瓶不得少于 10ml。

(2)HiCH 工作标准液,准确度测定值与定值之差≤1%,稳定性符合出厂说明,其他质量要求同上。

(3)质控物的应用,每天随患者标本一起测定,并将测定结果填入质控图。

(四)质控要求

手工操作 OCV≤3%,RCV≤6%,EQADI≤2。

四、红细胞计数和血红蛋白测定的临床意义

通常情况下,单位容积血液中红细胞数量与血红蛋白量大致呈平行的相对应关系。健康成人的红细胞数与血红蛋白量的比例固定,两者测定的意义大致相同。但在某些情况下,特别是在红细胞内血红蛋白浓度发生改变的贫血时,两者的减少程度往往不会一致。如小细胞低色素性贫血时,血红蛋白的降低程度较红细胞明显,大细胞性贫血时,红细胞数量减少程度比血红蛋白下降程度明显,因此,同时对患者的红细胞和血红蛋白量进行比较,对诊断就更有意义。

(一)红细胞及血红蛋白增多

是指单位容积血液中红细胞数及血红蛋白量高于正常参考值高限。一般来讲,经多次检查,成年男性红细胞 > 6.0×10^{12}/L,血红蛋白 > 170g/L;成年女性红细胞 > 5.5×10^{12}/L,血红蛋白 > 160g/L,即认为红细胞血红蛋白增多,一般分为相对增多和绝对增多两类。

1.相对增多

指因血浆容量减少,造成红细胞数量相对增加。见于严重呕吐、腹泻、大量出汗、大面积烧伤、慢性肾上腺皮质功能减退、尿崩症、甲状腺功能亢进症危象、糖尿病酮症酸中毒等疾病。

2.绝对增多

临床上称为红细胞增多症,是一种由多种原因引起红细胞增多的症候群。按发病原因可分为继发性和原发性两类。

(1)继发性红细胞增多症:是一种非造血系统疾病,发病的主要原因是血液中促红细胞生成素增多。

①促红细胞生成素代偿性增加:因血氧饱和度减低,组织缺氧所引起。红细胞增多的程度与缺氧程度成正比。见于胎儿及新生儿,高原地区居民,严重的慢性心肺疾患,如阻塞性肺气肿、肺源性心脏病、发绀型先天性心脏病以及携氧能力低的异常血红蛋白病等。②促红细胞生成素非代偿性增加:这类患者无血氧饱和度减低,组织无缺氧,促红细胞生成素增加与某些肿瘤或肾脏疾患有关,如肾癌、肝细胞癌、子宫肌瘤、卵巢癌、肾胚胎瘤、肾盂积水、多囊肾等。

(2)原发性红细胞增多症:即真性红细胞增多症,是一种原因未明的以红细胞增多为主的骨髓增殖性疾病,目前认为是多能造血干细胞受累所致。其特点是红细胞持续性显著增多,其至可达(7～10)× 10^{12}/L,血红蛋白 180～240g/L,全身总血容量也增加,白细胞和血小板也有不同程度增多。本病属慢性病和良性增生,但具有潜在恶性趋向,部分病例可转变为白血病。

(二)红细胞及血红蛋白减少

指单位容积循环血液中红细胞数、血红蛋白量都低于正常参考值低限,通常称为贫血。临

床上根据血红蛋白减低的程度将贫血分为 4 级：①轻度：血红蛋白＜参考值低限至 90g/L；②中度：90～60g/L；③重度：60～30g/L；④极重度：＜30g/L。造成红细胞及血红蛋白减少的原因有生理性减少和病理性减少两大类。

1.生理性减少

出生后 3 个月至 15 岁的儿童，因身体生长发育迅速，而红细胞生成相对不足，红细胞及血红蛋白可较正常成人低 10%～20%。妊娠中、后期的孕妇血浆容量增加，使血液稀释，表现出不同程度的贫血；老年人因骨髓造血功能降低，导致红细胞及血红蛋白减少，统称为生理性贫血。

2.病理性减少

按照病因和发病机制进行分类，可将贫血分为红细胞生成减少性贫血、红细胞破坏过多性贫血和失血性贫血三大类。

注意：红细胞与血红蛋白测定只是反映单位容积血液中的测定值，在判断检验结果时必须注意一些可能影响检验结果的因素，如患者全身血液总容量有无改变和全身血浆容量有无改变。在大量失血早期，主要变化是全身血容量减少，而此时血液浓度改变很少，从红细胞计数和血红蛋白检验结果很难反映贫血的存在，在各种原因引起的失水或水滞留时，引起血浆容量减少或增加，造成血液浓缩或稀释，均可使红细胞计数和血红蛋白测定值随之增大或减少；另外，患者的性别、年龄、精神因素以及居住地海拔的差异等因素也应进行综合分析，如当感情冲动、兴奋、恐惧、冷水浴刺激时均可使肾上腺素增多导致红细胞和血红蛋白暂时增多。

（马芳军）

第三节　红细胞比积测定（Hct）

红细胞比积是指单位体积血液中红细胞所占的比积。

一、Wintrobe 法

（一）原　　理

将一定量的抗凝血液，经过一定速度和时间离心沉淀后，沉下压实的红细胞体积与全血体积之比即为红细胞比积或红细胞压积。

（二）器　　材

(1)红细胞比积管（Wintrobe管）：为一长 11cm、内径 2.5mm、容量约 0.7ml 的平底厚壁玻璃管，管上有 100mm 刻度，其读数一边由下而上，供测红细胞比积用，另一边由上而下，供测血沉用。

(2)长毛细吸管：吸管的细长部分必须超过 11cm 管端方可到红细胞比积管的底部（亦可用 1ml 注射器和长穿刺针头代替）。

（三）抗 凝 剂

(1)双草酸盐抗凝剂。

(2)肝素抗凝剂。

(3)EDTA-Na_2。

（四）方　　法

(1)抽取静脉血 2ml，注入事先已烘干的双草酸盐或者肝素抗凝瓶中，立即混匀。

(2)用长毛细吸管吸取混匀的抗凝血，插入温氏管底部，然后将血液缓慢注入至刻度"0"处。

注意不能有气泡。然后用小橡皮塞塞紧管口。

（3）将灌好血的离心管以相对离心力 2 264g，水平离心 30min。

（4）记录红细胞层的高度，再离心 10min，至红细胞不再下降为止，以升/升（L/L）为单位报告结果。

（5）离心后血液被分为五层，由上至下各层成分分别为：①最上层为血浆；②白色乳糜层为血小板；③灰红色层为白细胞和有核红细胞；④紫黑红色层是氧合血红蛋白被白细胞代谢还原所致的红细胞；⑤最下层是带氧红细胞层，读红细胞柱的高度以紫黑红色层红细胞表面为准，结果乘以 0.01，即为每升血液中红细胞比积。

二、微量离心法

（一）操　作
（1）使用虹吸法采外周血充进毛细血管内。
（2）把毛细管的一端插入橡皮泥中，封口。
（3）用高速离心机以 12 000 转/min 离心 5min。
（4）取出，量取血液总长度和压实的红细胞长度。
（5）计算压实红细胞所占的百分率。
（二）正常参考值
男性：0.42 ～ 0.49L/L（42%～ 49%）。
平均：0.456L/L（45.6%）。
女性：0.37 ～ 0.43L/L（37%～ 43%）。
平均：0.40L/L（40%）。
（三）临床意义
红细胞比积减少见于各种贫血。由于贫血种类不同，红细胞比积减少的程度并不与红细胞计数减少程度完全一致。由红细胞比积、红细胞计数及血红蛋白检验 3 个实验结果可以计算出平均红细胞容积，平均红细胞血红蛋白含量及平均红细胞血红蛋白浓度，从而进行贫血的形态学分类，有助于各种贫血的鉴别。

红细胞比积增多见于：①各种原因所致的血液浓缩，如大量呕吐、大手术后、腹泻、失水、大面积烧伤等，通过测定比积来决定是否需要静脉输液及输液量；②真性红细胞增多症和继发性红细胞增多症，有时可高达 0.80L/L 左右。

三、红细胞比积测定的质量控制

（一）Wintrobe 法
红细胞比积测定方法很多，其中最准确的方法是放射性核素测定法，该法被 ICSH 定为参考方法，但因该法不易推广，常规应用较多的是 Wintrobe 法和微量离心法，前者因夹杂血浆量大渐趋淘汰，WHO 将微量离心法作为常规首选方法向世界各国推广，该法的主要优点是用血量少，夹杂的血浆量少，方法快（微量离心法测定结果比 Wintrohe 法平均低 0.01 ～ 0.02）。

（1）双草酸盐抗凝剂对细胞有轻微缩小作用，且只能维持 3h。而肝素对红细胞体积作用甚微，可忽略不计。EDTA-Na$_2$ 抗凝剂在室温下可维持红细胞体积 48h 不变。本试验所用抗凝剂应以不影响红细胞体积为首选。

（2）静脉取血时，当针刺入血管后，应立即除去止血带再抽血，以防血液淤积浓缩。

（3）离心管和注射器必须洁净干燥，防止溶血，如有溶血现象时应加以注明，特别是溶血性贫血患者。

（4）离心条件要恒定，因为红细胞压缩程度受相对离心力大小和离心时间的影响较大。本试验要求相对离心力 2 264g，离心 30min。

相对离心力（RCF）（G）＝ $1.18 \times 10^{-5} \times$ 有效离心半径（cm）$\times$ 2/min

有效离心力半径指从离心机的轴心至红细胞层中点的距离。如离心机有效半径不足或患者红细胞增多或离心机转速不足，均可使相对离心力降低，必须适当延长离心时间，或提高离心速度加以纠正。

（二）微量离心法

（1）采血部位仍以红细胞计数的采血部位为宜，但刺血应稍深，以血液能自动流出为宜，取第二滴血检验。

（2）橡皮泥封管口底面应平，确实封严封牢，以深入毛细血管内 2mm 左右为宜。

（3）离心力以 10 000 ～ 15 000g，5min 为宜，当 Hct ＞ 0.5 时应再离心 5min。

（4）如使用静脉血测定，采血时最好不使用压脉带，用较粗采血针和较大血容器，以便血液能与空气充分混合，防止 $HbCO_2$ 对 Hct 产生影响。

（5）进行双份试验，双份试验结果之差应≤0.01。

（黄兴福）

第四节　红细胞参数平均值的计算

将测得的红细胞数量、血红蛋白量和红细胞比积 3 项数据，按以下公式可以计算出红细胞的 3 个平均值。

一、平均红细胞容积

平均红细胞容积（MCV）指每个红细胞的平均体积，以飞升（fl）为单位（$1L = 10^{15}fl$）。

二、平均红细胞血红蛋白量

平均红细胞血红蛋白量（MCH）指每个红细胞内所含血红蛋白的平均量，以皮克（pg）为单位（$1g = 10^{12}pg$）。

三、平均红细胞血红蛋白浓度

平均红细胞血红蛋白浓度（MCHC）指每升 RBC 中平均所含血红蛋白浓度，以 g/L 为单位。

（一）正常参考值

320 ～ 360g/L。

（二）临床意义

根据上述 3 项红细胞平均值可进行贫血的形态学分类。

贫血的形态学分类取决于红细胞计数、血红蛋白量和红细胞比积测定的准确性。目前临床上已广泛应用血细胞多参数自动测量仪,上述各项红细胞平均值可通过测量仪内部的微电脑运算,直接获得结果。另外,以上数值只是表示红细胞的平均值,正常细胞性贫血并不意味着患者的红细胞形态就无改变。例如溶血性贫血、急性白血病贫血的形态学分类属正常细胞性贫血,但其红细胞可能有明显大小不匀和异形红细胞。在大细胞性贫血时也可能有小细胞存在,在小细胞贫血时也可以出现一些大红细胞或异常红细胞,这些只有在血涂片中才能观察到。因此,计算红细胞平均值具有一定局限性,必须进行血液涂片来观察红细胞形态才能得出完整的概念。

(梁雪岩)

第五节 红细胞形态异常

Section 5

各种贫血时,不仅红细胞数量和血红蛋白含量降低,而且红细胞形态和着色也会有不同程度的改变。这种形态改变可反应贫血的性质和骨髓造血功能,对贫血的诊断、鉴别诊断有一定的参考价值。

一、大小异常

正常红细胞大小基本一致,直径为 6 ~ 9μm,各种贫血时,红细胞的大小可以发生改变,出现红细胞大小不均现象。红细胞直径 > 10μm 者为大红细胞; > 15μm 者为巨红细胞; < 6μm 者称为小红细胞。

(一)小红细胞

红细胞直径 < 6μm。见于低色素性贫血,主要是缺铁性贫血。在贫血严重时,因血红蛋白合成不足,细胞体积变小,中央淡染区扩大,红细胞呈小细胞低色素性。球形细胞的直径也 < 6μm,但其厚度增加,血红蛋白充盈良好,中央淡染区消失。

(二)大红细胞

红细胞的直径 > 15μm。见于溶血性贫血、急性失血贫血,也可见于巨幼红细胞性贫血。

(三)巨红细胞

红细胞的直径 > 15μm。常见于叶酸和(或)维生素 B_{12} 缺乏所致的巨幼红细胞性贫血。巨细胞常呈椭圆形,内含血红蛋白量高,中央淡染区常消失。见于巨幼细胞性贫血、肝脏等疾病。

(四)红细胞大小不均

红细胞大小悬殊,直径可相差一倍以上。这种现象见于病理造血,反映骨髓中红细胞系增生明显旺盛。在增生性贫血如低色素性贫血、溶血性贫血、失血性贫血等贫血程度达中度以上时,均可见不同程度的红细胞大小不均,在巨幼红细胞性贫血时尤为明显。

二、形态异常

贫血患者不仅有红细胞和血红蛋白数量的减少,也常有红细胞质量的改变,这些改变可从染色后的血涂片上反映出来。对贫血的病因分析具有一定的意义。因此,在贫血病例的诊断中,不仅要进行红细胞数和血红蛋白量的测定,还应仔细观察红细胞的形态有无改变。

(一)球形红细胞

红细胞直径通常 < 6μm,厚度通常 > 2.9μm。在涂片上显示细胞体积小,着色深,中央淡染区消失,呈小球状。主要见于遗传性球形红细胞增多症、自身免疫性溶血性贫血、异常血红蛋白病(Hbs 及 Hbc)等。此种细胞在涂片中占 20% 以上时具有参考价值。但在发生急性溶血后球形细胞可以大量破坏,使其比例降低。

(二)椭圆形红细胞

红细胞的横径缩短,长径增大,横径/长径 < 0.78,呈卵圆形。正常人外周血涂片中最多不超过 15%。当这种细胞高达 25%～50% 时具有诊断价值。遗传性椭圆形红细胞增多症,一般可高达 25%～50%。巨幼红细胞性贫血时也可达 25%。

(三)口形红细胞

红细胞中央淡染区呈扁平裂缝状,宛如微张开口的嘴。正常人血涂片中此种细胞 < 4%,在遗传性口形红细胞增多症、播散性血管内凝血(DIC)及乙醇中毒时口形红细胞明显增多。

(四)靶形红细胞

此种红细胞比正常红细胞偏薄,中央淡染区扩大,中心部位又有少许血红蛋白存留而深染,部分可与周围的血红蛋白连接,形似射击的靶子。在地中海贫血、异常血红蛋白病(血红蛋白 C、D、E、S 病)等疾病中,靶形红细胞常在 20% 以上。在缺铁性贫血、溶血性贫血、阻塞性黄疸或脾切除后也可见到少量靶形红细胞。

(五)镰形红细胞

该细胞形如镰刀状,也可呈麦粒状或冬青叶状,见于镰形红细胞性贫血(HbS 病)。由于该种细胞内存在着异常血红蛋白 S(HbS),在缺氧情况下,HbS 分子易于聚合成长形或尖形的螺旋状结晶体,使细胞膜发生变形,红细胞变成镰形。这种变化是可逆的,当 HbS 与氧结合时,镰变的红细胞又恢复正常形状。因此,查这种镰形细胞需将血液制成湿片,然后加入还原剂如偏亚硫酸氢钠或亚硫酸氢钠后用盖片加封(红细胞镰变试验)才能观察到。

(六)泪滴形红细胞

细胞呈泪滴状或手镜状。骨髓纤维化时此种细胞明显增多,海洋性贫血、溶血性贫血时也可见到该细胞。

(七)棘形红细胞

细胞外周呈钝锯齿状突起。棘形红细胞增多症(遗传性β-脂蛋白缺乏症)时,该细目可高达 70%～80%,脾切除术后、乙醇中毒性肝脏疾病、尿毒症等也可见到该细胞。

(八)红细胞形态不整(红细胞异形症)

系指红细胞发生各种明显的形态学异常改变而言。红细胞可呈梨形、泪滴形、新月形、长圆形、哑铃形、逗点形、三角形、盔形以及球形、靶形等。见于红细胞因机械或物理因素所致的破坏。播散性血管内凝血、血栓性血小板减少性紫癜、恶性高血压、心血管创伤性溶血性贫血及严重烧伤等。

(九)锯齿细胞

此种细胞形态和皱缩的红细胞相似,主要见于尿毒症、丙酮酸激酶缺乏症和阵发性睡眠性血红蛋白尿症等。

三、染色异常

红细胞着色深浅取决于所含血红蛋白量的多少。正常红细胞在 Wright 染色的血涂片中呈淡橘红色圆盘状,中央有生理性淡染区,通常称正常色素性红细胞。该细胞除见于正常人外,再生障碍性贫血、急性溶血性贫血、急性失血性贫血和白血病等患者的红细胞也属正常色素性。染色反应异常有以下几种:

（一）低色素性

红细胞染色过浅，中央淡染区扩大，红细胞内血红蛋白含量明显减少。常见于缺铁性贫血、海洋性贫血、铁粒幼细胞性贫血，也可见于某些血红蛋白病。

（二）高色素性

红细胞着色深，中央淡染区消失，其平均血红蛋白含量增高。常见于巨幼红细胞性贫血和球形红细胞增多症。

（三）嗜多色性（多染色性）

红细胞呈淡灰蓝或灰红色。是一种刚脱核而未完全成熟的红细胞，体积较正常红细胞稍大，胞浆中嗜碱性着色物质是少量残留的核糖体、线粒体等成分。有人认为这种细胞经活体染色后即为网织红细胞。在正常人外周血中可见到少量（约占1%）。其增多反映骨髓造血功能活跃，红细胞系增生旺盛。见于各种增生性贫血。

四、结构异常

（一）嗜碱性点彩

Wright染色血涂片中，红细胞胞浆内见到散在的、大小和数量不等的深蓝色颗粒，故又称点彩红细胞。该颗粒是因为胞浆中的核糖体发生聚集变性所致，正常人很少，约为0.01%。在增生性贫血、巨幼红细胞性贫血及骨髓纤维化等疾病时增多。铅、汞、锌、铋等重金属中毒时，因红细胞膜受重金属损伤，胞浆中的核糖体发生聚集变性，该细胞明显增多，常作为重金属中毒诊断的重要指标之一。

（二）Howell-Jolly（染色质小体）

该细胞中含有紫红色圆形小体，大小不等，数量不一。此小体可能是幼红细胞在核分裂过程中出现的一种异常染色质，或是核染色质的残留部分。常见于溶血性贫血、巨幼红细胞性贫血、脾切除术后、红白血病或其他增生性贫血。

（三）Cabot环

在红细胞中出现的一种紫红色呈圆形或"8"字形红细线状环。有人认为该环是核膜的残留物，现认为可能是纺锤体的残余物或者是由于胞浆中的脂蛋白变性所致，常与Howell-Jolly小体同时出现。见于溶血性贫血、恶性贫血、巨幼细胞性贫血、脾切除后或铅中毒等。

（四）有核红细胞

正常成人外周血中不能见到，在出生1周之内的新生儿外周血中可见到少量。成人外周血中出现有核红细胞均属病理现象。可见于以下几种情况：

(1)增生性贫血：最常见于各种溶血性贫血、急性失血性贫血、巨幼红细胞性贫血、严重的低色素性贫血。以出现晚幼红细胞或中幼红细胞为多见。外周血中出现有核红细胞表示骨髓中红细胞系增生明显活跃。

(2)红血病、红白血病：骨髓中幼稚红细胞异常增生并释放入血，以原红细胞、早幼红细胞为多见。

(3)髓外造血：骨髓纤维化时，脾、肝、淋巴结等组织恢复胚胎时期的造血功能，这些组织因缺乏对血细胞释放的调控能力，幼稚血细胞大量进入外周血。各发育阶段的幼红细胞都可见到，并可见到幼稚粒细胞及巨核细胞。

(4)其他：如骨髓转移癌、严重缺氧等。

（马芳军）

第六节 网织红细胞计数

一、网织红细胞计数方法

(一)原 理

网织红细胞内尚存在嗜碱性的RNA残余物质,以煌焦油蓝或新亚甲蓝等染料做活体染色后,这些物质即发生沉淀并被染色。

(二)试 剂

1.10g/L煌焦油蓝乙醇溶液

取煌焦油蓝(灿烂甲酚蓝)1g,置于乳钵中研碎,溶于100ml无水乙醇中,过滤后备用。

2.10g/L煌焦油蓝等渗盐水溶液

取煌焦油蓝1g、枸橼酸钠0.4g、氯化钠0.85g,溶于双蒸馏水100ml中,过滤后备用。

3.新亚甲蓝溶液

取新亚甲蓝0.5g、草酸钾1.4g、氯化钠0.8g,溶于100ml双蒸馏水中备用。

(三)操 作

1.玻片法

(1)于清洁玻片的一端,滴加煌焦油蓝乙醇溶液一小滴,使其蒸发干,形成一层薄膜。

(2)取血一小滴,加于煌焦油蓝膜上,迅速用推玻片之一角将血与煌焦油蓝充分混合。为防止蒸发,可将推片的一端覆盖在血液与煌焦油蓝的混合液上,待2～4min。

(3)用推玻片推成薄膜,复染(或不复染)后计数。

(4)在油镜下,选择红细胞分布均匀网织红细胞染色较好部分,计数1000个红细胞中的网织红细胞数,除以10即为网织红细胞百分数。

为了便于计数,可在目镜中加入网格计数器(或用一圆形有色的塑料片,在中心挖一长、宽各约4mm的小方孔),以缩小视野。

(5)网织红细胞绝对值的计算:

$$网织红细胞数/\mu l = \frac{网织细胞\% \times 红细胞数\mu l}{100}$$

2.试管法

将等量血液与染液(煌焦油蓝盐水溶液或新亚甲蓝溶液)混合于一小试管内,10～15min后制成薄的涂片后镜检。镜检方法同上。

(四)正常参考值

百分数成人:0.005～0.015(0.5%～1.5%)。

新生儿:0.02～0.06(2%～6%)。

绝对值:(24～84)×10⁹/L[(2.4万～8.4万)/μl]

(五)临床意义

1.反映骨髓的造血功能

网织红细胞的增减能反映骨髓造血功能,对贫血的诊断和鉴别诊断有重要参考价值。

(1)网织红细胞增多:表示骨髓造血功能旺盛。溶血性贫血时由于大量网织红细胞进入血液循环,网织红细胞百分数可增至0.06～0.08或者更多。急性大溶血时,可高达0.20或更高,严重者甚至可在0.40～0.50以上。急性失血性贫血时网织红细胞也可明显增高。缺铁性贫血和巨幼红细胞性贫血时,网织红细胞正常或轻度增高,有时甚至轻度减少。

（2）网织红细胞减少：表示骨髓造血功能低下，见于再生障碍性贫血。典型的病例常低于0.005，甚至为0；绝对值低于$15 \times 10^9/L$（1.5万/μl）常作为诊断再生障碍性贫血的标准之一。某些慢性再生障碍性贫血病例，因骨髓中尚有部分代偿性造血灶，其网织红细胞可正常或略增高。但给予各种抗贫血药物治疗后，网织红细胞仍不见增高。在骨髓病性贫血（如急性白血病）时，因骨髓中异常细胞的大量浸润，使红细胞增生受到抑制，造成网织红细胞减少。

2.作为贫血治疗的疗效观察和治疗性试验的观察指标

缺铁性贫血和巨幼细胞性贫血患者在治疗前，网织红细胞仅轻度增高（也可正常或轻度减少）。当给予铁剂或叶酸治疗后，用药3～5d网织红细胞便开始上升，7～10d达高峰，一般增至0.06～0.08，甚至可达0.10以上。治疗2周左右网织红细胞逐渐下降，而红细胞及血红蛋白则逐渐增高。这一现象称为网织红细胞反应，可以作为贫血治疗的疗效判断指标。临床上也有应用网织红细胞的反应观察缺铁性贫血和巨幼红细胞性贫血诊断的治疗性试验，即上述两种贫血患者的诊断尚未明确者，可相应地给以铁剂或叶酸。如用药后出现网织红细胞反应，就可帮助确定为某种贫血的诊断，或做出鉴别诊断。如有肠道吸收功能障碍的病例，则可应用注射剂进行试验，因此，治疗性试验是临床上确诊这两种贫血的一项简单而可靠的方法。

3.作为观察病情的指标之一

溶血性和失血性贫血患者在治疗过程中，连续进行网织红细胞计数，可以作为判断病情变化的参考指标。如治疗后网织红细胞逐渐降低，表示溶血或出血已得到控制。如网织红细胞持续不减低，甚至更见增高者，表示病情未得到控制，甚至还在加重。

二、网织红细胞计数的质量控制

网织红细胞计数（RC）虽然试管法重复性较好，但因为玻片法染色能力强而稳定，WHO推荐玻片法。

（一）玻片法注意事项

（1）用煌焦油蓝乙醇染液时，应待乙醇挥发干燥后才能加血液，否则可使血液凝固。

（2）试管法染液与血液的比例以1：1为宜，严重贫血患者可适当增加血的比例，制片时血膜不宜太薄，否则会造成网织红细胞分布不均。

（3）染色时间一定要充足，混合后不能立即涂片，气温低时，染色时间要适当延长。特别是应用煌焦油蓝乙醇染液，将血液与煌焦油蓝混合后，在防蒸发的条件下（置于有湿润纸片的平皿内，温育10～20min后推片）染色效果更好。

（4）用瑞氏染液复染后，可使网织红细胞更为清晰，但可降低检验结果，故一般不需复染。

（二）计数结果的校正（网织红细胞成熟指数：RPI）

网织红细胞计数是根据它与成熟红细胞之比计数出来的，贫血患者由于红细胞数量减少必然导致网织红细胞计数增加，此项误差可用红细胞比积进行校正。但是正常人血循环中网状结构消失约1d时间，而贫血患者，由于红细胞生成素增加，骨髓往往将网织红细胞提前释放入血，造成网织红细胞在血中的成熟时间显著延长，致使血中网织红细胞数量增加，为了消除这部分假阳性增加的网织红细胞，Finch提出在贫血时用网织红细胞生成指数（RPI）加以校正。

$$RPI = \frac{测定值}{成熟指数 \times 0.45}$$

网织红细胞成熟指数与贫血严重程度呈正相关，与Hct呈负相关。

（三）网织红细胞的标准误和可信限

（1）标准误（Sp）的计算与白细胞分类计数的标准误相同。

（2）95%的可信限为$p \pm 1.96Sp$，p为测定值（%）。

（四）质控要求

（1）做正常对照试验，新配制的试剂应随临床标本一起染色检验，网织红细胞结构应清晰易辨，结果在正常范围，否则说明本试验不成功，应仔细查找原因，重新配制试剂。

（2）可用两差比值（r）法评价计数精密度

$$r = \frac{|P1 - P2|}{\sqrt{\dfrac{P1(1-P1) + P2(1-P2)}{n}}}$$

式中 P1、P2 为两次计数的网织红细胞结果，n 为计数的红细胞总数（两次检查应一致），要求 r＜2。

（马芳军）

第七节 红细胞沉降率测定

一、Westergren 法

将抗凝血置于特制的血沉管中，观察红细胞在一定时间内沉降的距离，称为红细胞沉降率，简称血沉（ESR）。红细胞沉降率测定有多种方法，WHO（LAB/86.3）推荐 Westergren 法，现将该法介绍如下。

（一）原　　理

抗凝血置于特制的血沉管中，垂直竖立 1h，观察红细胞下沉的速度，用血浆段的高度（mm）来表示。影响 ESR 的因素很多，其中最重要的因素是红细胞缗钱状的形成。因为红细胞形成缗钱状或凝集成团后总面积减少，所承受的血浆阻力也减少，下降的速度要比单个分散的红细胞快得多。影响缗钱状形成的主要因素如下：

1.血浆中各种蛋白的比例

一般认为，血沉加快主要是血浆中各种蛋白成分比例的改变，而与总蛋白浓度无关。白蛋白带负电荷，球蛋白与纤维蛋白原带正电荷，正常情况下，血浆蛋白所带的正、负电荷呈平衡状态，而红细胞因细胞膜表面的唾液酸而带负电荷，彼此排斥间距约为 25nm，较为稳定。如血浆中纤维蛋白原或球蛋白含量增加或白蛋白含量减少，改变了电荷的平衡，致使红细胞表面的负电荷减少，容易使红细胞形成缗钱状而血沉加快。相反，如血浆纤维蛋白原减少或白蛋白增加时，血沉减慢。现已公认，血浆中带有正电荷的不对称的大分子物质纤维蛋白原是最强有力的促缗钱状聚集的物质，其次为了球蛋白，再次为α、β球蛋白。此外，胆固醇、甘油三酯也有促进红细胞形成缗钱状的作用，而白蛋白及磷脂酰胆碱有抑制的作用。

2.红细胞的数量和形状

正常情况下，红细胞沉降率和血浆回流阻逆力保持一定的平衡状态，如红细胞数量减少，会造成总面积减少，所承受的血浆逆阻力也减少，因此，血沉加快。但数量太少则影响聚集成缗钱状，使血沉的加快与红细胞减少程度不成比例；反之红细胞增多时血沉减慢。红细胞直径愈大血沉愈快，球形红细胞不易聚集成缗钱状，血沉减慢。

3.血沉管的位置

血沉管倾斜时，红细胞沿管壁一侧下沉，而血浆沿另一侧上升，使血沉加快。

（二）试剂及材料

（1）10⁹mmol/L 枸橼酸钠（32g/L，$Na_3C_6H_5O_7 \cdot 2H_2O$，AR）。

（2）魏氏血沉管：长 300 ± 1.5mm，内径 2.5 ～ 2.7mm（误差不得超过 ± 0.05mm），管上刻有 200mm 刻度，可容血液 1ml 左右。

（3）血沉管架。

（三）操　　作

（1）取枸橼酸钠抗凝剂 0.4ml，加入玻璃小瓶中。

（2）取静脉血 1.6ml 立即加入上述玻璃小瓶中混匀。

（3）用魏氏血沉管吸血到刻度"0"处，管内不应有气泡。

（4）把血沉管垂直固定在血沉架上，1h 后读取红细胞沉降的毫米数，即为红细胞沉降率。

（四）正常参考值

男性：0 ～ 15mm/h。

女性：0 ～ 20mm/h。

（五）临床意义

血沉的改变无特异性，不能单独依靠血沉诊断某种疾病，但对疾病的变化发展鉴别诊断和疗效观察有一定参考价值。

1.生理性变化

正常成年男性血沉沉降率变化不大。新生儿因纤维蛋白原含量低，血沉较慢。12 岁以下的儿童、妇女月经期、妊娠 3 个月以上、老年人等血沉稍快。高原地区居民因有代偿性红细胞增多，故血沉低于平原地区居民。

2.病理性变化

（1）血沉增快。帮助观察结核等疾病的动态：急性细菌性炎症时，血中急性期反应物质迅速增多，包括 α_1 胰蛋白酶、α_2 巨球蛋白、C 反应蛋白、转铁蛋白、纤维蛋白原等。这些物质均能在不同程度上促进红细胞聚集，故在炎症发生后 2 ～ 3d 即可出现血沉增快。风湿热变态反应性结缔组织炎症活动期血沉增快，病情好转时血沉减慢，可能与血中白蛋白降低有关。慢性炎症如结核病变呈活动性时，血中纤维蛋白原及球蛋白含量增加，血沉明显增快。病变渐趋静止，血沉也逐渐恢复正常；病变再活动时，血沉又可增快。

组织损伤及坏死：范围较大的组织损伤或手术创伤常致血沉增快，如无并发症，一般 2 ～ 3 周内恢复正常。缺血性组织坏死如心肌梗死、肺梗死时，常于发病 2 ～ 3d 后血沉增快，可持续 1 ～ 3 周。心绞痛时血沉正常，故血沉测定可作为心肌梗死和心绞痛的鉴别参考。组织损伤或坏死引起血沉增快的机制大致与急性炎症相同。

恶性肿瘤：增长快速的恶性肿瘤血沉多明显增快，可能与 α2 巨球蛋白和纤维蛋白原增高以及肿瘤组织坏死、继发感染、贫血等因素有关。肿瘤经手术切除或有效化疗、放疗后血沉渐趋正常，复发或转移时又增快。良性肿瘤血沉多属正常。

各种原因所致的高球蛋白血症：如多发性骨髓瘤、巨球蛋白血症、恶性淋巴瘤、风湿性及类风湿性关节炎）、亚急性细菌性心内膜炎等疾病所致的高球蛋白血症时，血沉常明显增快。慢性肾炎、肝硬化时常因白蛋白减少、球蛋白增高，导致血沉明显增快。在多发性骨髓瘤、巨球蛋白血症时，因血中异常免疫球蛋白大量增多引起血液黏滞度增高出现高黏滞性综合征时，红细胞沉降率反而受抑制，血沉可不增快甚至减慢。

贫血：贫血患者血红蛋白低于 90g/L 时，血沉可轻度增快，并随贫血加重而增快。但严重贫血时，因红细胞过少不易形成缗钱状聚集，故血沉的加快并不与红细胞的减少成正比。遗传性球形红细胞增多症、镰形细胞性贫血、红细胞异形症等，因异形红细胞不易聚集成缗钱状，故虽有贫血而血沉加快并不明显，镰刀形红细胞性贫血患者的血沉甚至很慢。

高胆固醇血症：如动脉粥样硬化、糖尿病、肾病综合征、黏液性水肿、原发性家族性高胆固醇血症等，血沉均见增快。

（2）血沉减慢：一般临床意义较小。在红细胞数量明显增多或纤维蛋白原含量严重降低时，血沉可减慢。

（3）红细胞的数量和形状：正常情况下，红细胞沉降率和血浆回流阻逆力保持一定的平衡状态，如红细胞数量减少，会造成总面积减少，所承受的血浆逆阻力也减少，因此，血沉加快。但数量太少则影响聚集成缗钱状，使血沉的加快与红细胞减少程度不成比例。反之红细胞增多时血沉减慢。红细胞直径愈大血沉愈快，球形红细胞不易聚集成缗钱状，血沉减慢。

（4）血沉管的位置：血沉管倾斜时，红细胞沿管壁一侧下沉，而血浆沿另一侧上升，使血沉加快。

综上所述，红细胞沉降率测定在临床诊断上虽有一定参考价值，但并无特异性。临床上一般用于以下情况：①动态观察病情变化，如风湿热、结核病、心肌梗死等疾病活动时血沉增快，病情好转或静止时，血沉多较前减慢或恢复正常。②用作良性肿瘤与恶性肿瘤的鉴别：良性肿瘤血沉多正常，而恶性肿瘤则有不同程度增快，晚期或有转移时常明显增快。③反映血浆中球蛋白增高，从而可以对一些可以导致高球蛋白血症的疾病进行分析、诊断与鉴别诊断。

二、红细胞沉降率的质量控制

血沉管与血沉架要符合标准，血沉管长 $300 \pm 1.5mm$，内径 $2.55 \pm 0.15mm$。同一管内孔径不均一性误差应 $< \pm 0.05mm$，上下口等大、等圆，平整光滑与长轴垂直，血沉管外刻度 $0 \sim 200mm$，误差 $< \pm 0.35mm$，最小分值为 $1mm$，彼此相差 $< 0.2mm$，管壁外应有魏氏（Westergren）标志。

（1）抗凝剂浓度必须准确，浓度增加会使血沉减慢，最好每周配制一次，置冰箱中保存。血与抗凝剂的比例（4 : 1）要准确，抽血应在 30s 内完成，不得混入消毒剂，要避免形成凝块，因为血液凝固会使血浆纤维蛋白原减少，血沉减慢。

（2）注射器、试管、血沉管要干燥洁净，避免溶血。不得有血浆蛋白和洗涤剂残留物，有人主张不用重铬酸钾硫酸清洗液和去污剂清洗用过的血沉管，而用丙酮—水系统处理。

（3）抽血后应尽快进行检验，最长不应超过 2h，置 4℃冰箱最长不应超过 6h，EDTA-K_2抗凝血（1.5mg/ml 血）4℃不应超过 24h。

（4）血沉管应完全直立，倾斜会加速红细胞沉降。经研究，血沉管倾斜 3°，沉降率可增加30%，所以血沉架必须保证垂直竖立。

（5）温度可影响红细胞沉降率。温度高则沉降快，反之则慢。要求室温在 15 ～ 25℃内进行检验。

（6）避光，避振动，避通风环境。

（马芳军）

第八节 一氧化碳血红蛋白定性测定

一、原 理

一氧化碳与血红蛋白结合后，形成樱桃红色的一氧化碳血红蛋白，它对碱抵抗力较正常血红蛋白强。

二、试　剂

50g/L NaOH。

三、操　作

(1)取试管 2 支,各加蒸馏水 3～5ml,一管加患者血液 3 滴,另一管加正常人对照血 3 滴,混匀。此时,如患者血中有一氧化碳,则血液呈樱桃红色。

(2)每管各加 50g/L NaOH 1 滴,轻轻混合,正常对照管呈绿褐色,如患者血液中有一氧化碳血红蛋白,则溶血液仍呈樱桃红色,为阳性,如与正常对照色泽一致为阴性。

四、附　注

(1)观察结果须及时,否则樱桃红色逐渐褪去,不易分辨。

(2)本试验敏感性较差,血液中一氧化碳含量到一定程度时才显阳性。如患者事先已采取通气措施,血中一氧化碳含量下降,该试验可呈阴性,但临床症状、体征仍可能存在。

五、临床意义

一氧化碳血红蛋白定性试验主要用于诊断急性煤气中毒。

(梁雪岩)

第五章

Chapter 5

血小板检验

第一节 血小板数量和功能检查

一、血小板计数

(一)显微镜计数法

可分为间接法和直接法2大类。目前常用的是直接测定法。

1.实验原理

将血液用适当的稀释液做一定的稀释后,注入计数池计数,再算出血液中血小板的数量。

2.试剂与器材

(1)试剂:稀释液的种类很多,但归纳起来,不外包括抗凝剂、小板固定血剂、防腐剂、溶血剂、染料、等渗剂等。良好的血小板稀释液应该具备的条件是:①能有效地阻止血凝。②尽快地将血小板固定,阻止血小板聚集和形态的改变。③溶血稀释液要求红细胞破坏完全。④试剂组成简单,易于保存,不生长细菌。

许汝和氏稀释液:尿素(GR或AR):10g;福尔马林:0.1ml;枸橼酸钠:0.5g;蒸馏水加至100ml溶解后过滤,冰箱保存。

草酸铵稀释液:草酸铵 1g;EDTA-Na$_2$:0.012g;蒸馏水加至100ml用数层滤纸过滤清亮后使用。此液对红细胞破坏力极强,血小板形态清楚。如只用草酸铵,不加 EDTA,则易产生草酸钙结晶。

(2)显微镜。

(3)改良氏计算板。

(4)微量采血管,分 10 ~ 20μl 刻度。

3.操作方法

①清洁小试管中加入血小板稀释液 0.38ml。②先让手指指端或耳垂温暖充血(冬天热敷),常规皮肤消毒,待干后深刺,使血自然流出,擦去初出现的少量血。③用微量吸管迅速准确吸取自然流出的第一滴血液 20μl。擦去管外附着的血液,置于血小板稀释液内,立即混匀,置室温下 10 ~ 30min。④取上述混匀的血小板悬液一滴,加入红细胞计数池内静置 10 ~ 15min,使血小板自然下沉。⑤用高倍镜计数中央一个大方格(400 个小格)的血小板数乘以 200 即为 1μl 中的血小板数,最后算出每升血小板数。

4.质量控制

血小板计数的质量控制较为困难,除在操作过程中注意减少的血小板的聚集解体,排除干扰物质外,可用血片观察血小板与红细胞的密度比例,估计血小板的量,做间接质控,属于经验性的质控,也可以各实验室总结经验,建立自己的室内对照数据,即每个视野血小板相当每升全血中血小板浓度。

5.正常参考区间

血小板:$(100 \sim 300) \times 10^9/L$。

6.临床意义

血小板的数量和功能与止凝血机制有密切关系,血小板的计数每升超过 $800 \times 10^9/L$ 为血小板增多,$(80 \sim 100) \times 10^9/L$ 间为血小板减少状态;少于 $80 \times 10^9/L$ 为血小板减少。

(1)血小板减少:骨髓巨核细胞增生性血小板减少,特发性血小板减少症、脾功能亢进班替氏综合征、肝硬化、淋巴病、结节病、黑热病等,血栓性血小板减少。其他,如先天性或新生儿血小板减少症、大量出血等。

继发性巨核细胞减少性血小板减少。骨髓发育不全或被异常组织浸润,如再生障碍性贫血、白血病、放射病、淋巴肉瘤、骨髓纤维化、何杰金氏病、结核及癌肿瘤转移等。营养缺乏,如坏血病、恶贫、肝炎、部分巨幼贫。理化因素所致的骨髓抑制,如严重感染(败血症、细菌性心内膜炎、伤寒等病),苯、砷、金制剂中毒,放射线及过度的镭照射,抗癌、抗甲状腺病、噻嗪类利尿剂等。

(2)血小板增多:原发性血小板增多症,真性红细胞增多症,慢性粒细胞白血病,骨髓纤维化,淋巴网状细胞瘤,类风湿性关节炎,急性出血,急性肾炎或肾病综合征,恶性肿瘤,结缔组织疾病,淀粉样变性,急性化脓性感染等。

(二)电子仪器自动计数法

电子血球自动计数仪,在检测 RBC、WBC 的同时可以检测 BPC/L 的计数结果,BPC 平均体积和宽度等自动描绘出曲线图,准确省时。但部分电子自动计数仪的结果略高,各地应结合本地的实际情况,定出自己的正常参考范围。

二、平均血小板体积(MPV)测定

血小板平均体积(MPV)代表单个血小板的平均容积。

(一)原　　理

由血液分析仪计数血小板时直接导出平均血小板的大小。

(二)参　考　值

$7 \sim 11$ fl。

(三)临床意义

MPV 结合 PLT 有以下作用:

1.鉴别血小板减少原因

当血小板减少因骨髓造血功能低下所致时,则 MPV 减少;当血小板减少因在周围血破坏引起时,MPV 增大;当血小板分布异常致血小板减少时,MPV 正常。

2.判断骨髓造血功能是否恢复

MPV 增大骨髓造血功能衰竭时,MPV 与血小板同时持续下降;造血功能抑制越严重,MPV 越小;当造血功能恢复时,MPV 增大常失于血小板升高。

3.其　　他

①MPV 增大。见于骨髓纤维化,原发性血小板减少性紫癜,血栓性疾病及血栓前状态、脾切除、慢性粒细胞白血病、巨大血小板综合征、镰细胞性贫血等。②MPV 减小。见于脾亢、化疗后、再生障碍性贫血、巨幼细胞贫血等。

三、血块退缩试验(CRP)

(一)实验原理

血液凝固后,由于血小板收缩蛋白的作用,使血小板收缩,伸出伪足,搭在纤维蛋白网上并发生收缩,使血块变小,有利于止血。当血小板数正常时,可根据血块收缩程度初步判断血小板的功能有无异常。本实验是血小板数量和功能双关的筛选试验。

1.常用方法

(1)操作方法:取静脉血 1.0ml,置于 0.6cm×8.0cm 的洁净干燥试管中,于 37℃水浴或保温箱中静置,分别于 0.5～24h 观察血块收缩情况。

(2)结果判断:①完全收缩血块与试管分离,血清析出量占全血量的 40%～50%。②部分收缩血块大部分收缩,但尚有部分血块黏附于血管壁,血清量＜40%。③收缩不良血块略有收缩,有少量血清析出。④不收缩血块维持原样,无血清析出。

(3)定量法:①取血 5ml 沿管壁缓慢注入 10ml 刻度离心管中。②将软木塞中插一根长约 14cm 下端膨大的玻璃棒塞于管口,使玻棒膨出部插入血液内,置 37℃水箱中。③血液凝固 1h 后,将血块轻轻提起,于管壁上轻轻挤压后弃之,以 3 000r/min 离心 5min,减去管底的有形成分,即为 5ml 全血的血清量。④计算。

$$血块收缩率(\%) = \frac{血清量(ml)}{全血量(ml)} \times 100$$

(二)质量控制

试管必须清洁,否则血液将黏附于管壁上,温度应恒定(37℃),过高或过低均使血块收缩时间延长。

(三)临床意义

正常血液凝固后,于 0.5～1h 开始收缩,24h 内完全收缩。血块收缩率为 48%～64%,平均为 54.7%。血块收缩不良或完全不收缩,见于血小板减少症、血小板无力症、低纤维蛋白血症等。

四、血小板第 3 因子有效活性测定(PF3aT)

(一)实验原理

PF3 参与内源性凝血活酶形成,它在白陶土刺激下可在血小板中释放出来,并吸附在白陶土表面。测定患者和正常对照富血小板血浆的白陶土再钙化时间,可推测 PF3 的有效活性。

(二)试　　剂

(1)10⁹mmol/L 枸橼酸钠溶液。

(2)40g/L 白陶土生理盐水悬液。

(3)0.035mol/L 氯化钙溶液、3.88g 无水氯化钙加蒸馏水至 1 000ml。

(4)PRP(富血小板血浆)、PPP(穷血小板血浆)制备(见 PAgT)。

(三)操作方法

取硅化试管 4 支,各管混匀后,置 37℃水浴预热 2min,各管加白陶土悬液 0.2ml,继续温育

20min。其间摇动数次，然后各管加 0.2ml 0.035mol/L 氯化钙溶液，立即开动秒表，记录每管白陶土颗粒由于聚集开始变粗的时间。

（四）质量控制

（1）血液与抗凝剂混匀后立即离心。

（2）PRP 调至（200～250）×10⁹/L，PPP 调至（10～20）×10⁹/L 为宜。

（3）终点时应严格掌握出现纤维蛋白丝时间。

（五）临床意义

第 1 管比第 2 管凝固时间延长 5s 以上，表示患者血小板中 PF3 有效活性缺陷，常见于血小板无力症、先天性 PF3 缺乏症等。第 1、2 管正常，第 3 管延长，说明患者 PF3 正常，但血浆中有凝血因子缺陷，如因子Ⅷ和/或Ⅸ缺乏。第 4 管为正常对照。

五、血小板相关抗体测定（双抗体夹心 ELISA 法）

（一）实验原理

过量的特异性纯化抗体包被于聚丙烯酰胺微量反应板上，加入待检标本，若待检标本的血小板表面有 IgA、IgG、IgM 时，则与包被上的抗体形成复合物，再加入酶标抗体进行固相放大，最后在底物还原下显色，其反应强度与血小板相关 Ig 量成正比，查标准曲线，求其含量（ng/10⁷ 血小板）。

（二）试　剂

（1）纯化的抗人 IgG、IgM、IgA 抗体。

（2）5% EDTA-Na₂ 抗凝剂。

（3）Hank'S 液

A 液：NaCl 80g，KCl 4.0g，EDTA-Na₂ 760mg，加水 500ml，氯仿 1～2ml 即可，冰箱保存。

B 液：①Na₂HPO₄·12H₂O 1.52g，KH₂PO₄ 0.6g，葡萄糖 10.0g，加水 400ml；②0.4%酚红以 0.05mol/L NaOH 溶解，取 50ml。将①、②混合，加水至 500ml，氯仿 1～2ml，4℃保存。临用时取 A 液 10ml，B 液 10ml，加水 180ml，用 2.8%Na₂SO₄ 调 pH 至 7.4。

（4）FiCOll 泛影葡胺液（上海试剂二厂）。

（5）血小板洗涤液（0.01mol/L PB，pH6.5 含 0.9mmol/L EDTA-Na₂、0.1%BSA）。

A 液：（0.2mol/L Na₂HPO₄）称 Na₂HPO₄·12H₂O 7.16g，加水至 100ml。

B 液：（0.2mol/L NaH₂PO₄）称 NaH₂PO₄·2H₂O 3.12g，加水至 100ml。

使用时，取 A 液 37.5ml，B 液 62.5ml，EDTA-Na₂ 670mg，BAS 200mg，加水至 200ml。

（6）红细胞溶解液：草酸铵 2g，EDTA-Na₂ 0.372g，加水至 200ml。

（7）血小板悬浮稀释液（0.01mol/L PB，pH 7.4，含 4g/dl PEG6000，0.05% TWeen20）。

①0.2mol/L PB（pH7.4），称 Na₂HPO₄·12H₂O 58g，NaH₂PO₄·2H₂O 5.93g，溶于蒸馏水并加至 1 000ml。②稀释液 0.2mol/L PB（pH7.4）50ml，NaCl 8.77g，PEG6000 40g，TWeen20 0.5g，加水至 1 000ml。

（8）10%Triton-x-100。

（9）包被液 0.1mol/L（pH9.6）碳酸盐缓冲液 NaHCO₃ 8.401g，加水至 1 000ml。取 100ml，称 Na₂CO₃ 10.6g，加水至 1 000ml 滴定，使 pH 为 9.6。

（10）反应板洗涤液（0.05% TWeen20-TBS）Tris 18g ＋ NaCl 35g，加水至 400ml，用浓盐酸调 pH 至 7.4，加水至 500ml，即为浓缩 6 倍之 TBS，临用前 6 倍稀释。0.05% TWeen20-TBS，取 TBS 500ml，加 0.25ml TWeen20 即成。

（11）底物[0.1mol/L（pH4.6）枸橼酸缓冲液]：0.1mol/L 枸橼酸 10.3ml，加 0.1mol/L 枸橼酸钠 9.7ml，混合而成。10mg 邻苯二胺加入 10ml pH4.6 的 0.1mol/L 枸橼酸缓冲液，临用前加 50μl 3% H_2O_2。

（三）操作方法

1.抗体包被

将纯化的抗人 IgG（IgA、IgM）用包被液稀释成该批药盒规定的工作浓度，加入 40 孔板内，0.1ml/孔，在 37℃中 3h 后移置 4℃过夜，用反应洗涤液洗 2 次，甩干，室温中充分干燥，存于密封的塑料袋，－20℃保存，可用半年。

2.血小板破碎液制备

取静脉血 6～7ml，用 5% EDTA-Na$_2$ 按 1∶9 抗凝，以 Hank's 液对半稀释，加 3ml 血小板分离液（Ficoll 泛影葡胺液 10ml ＋ 9%葡聚糖 400ml 中，取 0.8ml ＋ 3.5mgEDTA-Na$_2$，比重 1.07 上层）1 500r/min 离心 20min，吸去血小板界面层于另一试管，加入同体积血小板洗涤液，3 000r/min，离心 5min，洗涤血小板 4 次，洗毕，血小板悬浮于 0.5ml 血小板悬浮稀释液中，计数血小板（150～200）×10^9/L。按 1∶10 加入 10% Triton-x-100，在－20℃下 30min，3 000r/min 离心 5min，吸取上层液，立即测定或贮存于－20℃，于 2 周内测定。所用试管均需硅化。

3.检　　测

用上述血小板破碎液加至已包被抗体的酶标反应板中，每孔 0.1ml，置于 37℃下 1.5h，洗涤 3 次，甩干后加底物 0.1ml/孔，置于 37℃下 20min，加终止液 50μl/孔，在 420nm 处测其 A 值。

4.制　　备

标准曲线取市售的参考血清，按其 IgG、IgM、IgA 含量，以血小板悬浮稀释液倍比稀释成不同浓度，每孔加 0.1ml 代替血小板破碎液如上操作。根据不同稀释度的 A 值制作标准曲线或求出直线回归方程。

5.计　　算

以标准曲线所含 IgG、IgM、IgA 量的对数为横坐标，相应各孔的 A 值为纵坐标，在对数纸上绘制标准曲线。根据测定孔 A 值计算 PAIgG、PAIgM、PAIgA 的含量，以 ng/10^7 血小板表示，或根据回归方程求出相应的含量。

（四）质量控制

必须选用亲合力强、效价高的抗体做包被或酶标用，严格掌握终止反应的时间。

（五）临床意义

正常 PAIgG ＜ 78.2ng/10^7 血小板；PAIgM ＜ 21.67ng/10^7 血小板；PAIgA ＜ 17.04ng/10^7 血小板。PAIgG 测定主要用于原发性血小板减少性紫癜（ITP）的诊断。90%以上的 ITP 患者 PAIgG 增高，以慢性型增高更为显著。如同时测定 PAIgG、PAIgM、PAIgA 和 PAC$_3$，则阳性率可达 100%。PAIgG 阴性者，ITP 的可能性很小。作为观察疗效和估计预后的指标，ITP 患者皮质醇激素治疗有效时，PAIgG 下降，在 2 周内下降者预后较好，如 PAIgM 显著升高则预后不良。有助于研究其他疾病的免疫机理，如系统性红斑狼疮、Evan 综合征、慢性活动性肝炎、再生障碍性贫血、多次输血、良性单株高丙球蛋白血症、恶性淋巴瘤、多发性骨髓瘤、急性白血病、免疫复合物病等，其 PAIg 亦有不同程度升高，但其程度远较 ITP 为低。

六、血小板相关补体（PAC）测定（放射免疫竞争法）

（一）实验原理

纯化的补体成分固相化，同时加入待测血小板与 ^{125}I 标记的抗相应补体抗体。如待测血小板上补体量越高,则结合至固相补体的抗体就越少,检测结果的放射活性就越低,查标准曲线即可求出血小板相关补体的含量。

(二)试 剂

(1)纯化人补体 C_3、C_9。

(2)^{126}I 标记的抗人补体 C_3、C_9。

(三)操作方法

1.包 被

纯化人补体 C_3、C_9 分别以碳酸盐缓冲液(0.1mol/L,pH9.6)稀释至 1.5μg/ml,以 50μl/孔包被于聚丙乙烯塑料软板,置于 4℃下过夜。次日用 PBS-0.1%BSA 洗涤 1 次,加 PBS-1%BSA 200μl/孔,室温密封 2h。

2.血小板破碎液制备

方法同前,使血小板含量为 $100 \times 10^9/L$。

3.竞 争 法

检测上述软板洗涤一次,加倍比稀释的血小板破碎液(原液 1∶16)50μl/孔,然后分别加入 ^{126}I 标记的抗人 C_3、C_9 抗体(2万～3万 CPM/孔),混匀后置于 4℃下 15h,再洗涤 6 次,剪下孔底放入塑料测定管进行 Y 计数。

4.标准曲线

用一系列稀释的纯化补体 C_3 及 C_9(C_3 为 20μg/ml～78.1ng/ml,C_9 为 5μg/ml～19.5ng/ml),替代血小板破碎液如上操作。以 CPM 为纵坐标,补体含量为横坐标,绘制标准曲线。

5.计 算

根据血小板测得的 CPM 值,查标准曲线,计算出相应 PAC_3 及 PAC_9 含量,以 ng/10^7 血小板表示。

(四)临床意义

正常 PAC_3 和 PAC_9 参考值分别为 17.6±6.8ng/10^7 血小板和 9.9±2.6ng/10^7 血小板。其值变化与血小板呈负相关,与 PAIgG 和 PAIgM 呈正相关,PAC 与 PAIg 同时测定可提高 ITP 诊断的敏感性,有助于 ITP 发病机制的研究。PAC_9 阳性,说明其血小板上存在补体的攻膜单位,提示有血管内溶血小板机制存在。

七、抗血小板膜糖蛋白(GP)Ⅱb/Ⅲa 自身抗体测定(ELISA 法)

(一)实验原理

ITP 是一种自身免疫性疾病,其主要抗血小板自身抗体为 GPⅡb/Ⅲa。用抗 GPⅡb/Ⅲa 单克隆抗体包被于酶标反应板,加入待测血清或血浆,再加入酶标抗人 IgG,底物显色,如待检标本中有 GPⅡb/Ⅲa 自身抗体则呈阳性。

(二)试 剂

1.抗 GPⅡb/Ⅲa 单克隆抗体

如 SZ-21、SZ-22。

2.抗 凝 剂

10^9mmol/L 枸橼酸钠,测定标本用;EDTA-Na_2 2.1g 及 NaCl 0.7013g 加水至 100ml 为收集血小板标本抗凝用。

3.包被缓冲液

同血小板相关抗体测定。

4.反应板洗涤液（0.05%TWeen20-TBS）

同上。

5.血小板洗涤液（TEN缓冲液）

Tris 1.214g，EDTA-Na₂ 0.2233g，NaCl 8.766g，加水至 1 000ml 用 1mol/L HCl 调 pH7.4。抗原稀释液 0.3%BSA-0.5%NP40-TBS BSA 300mg，NP-40 50μl 加 TBS 至 100ml（按抗原量多少配）。

6.封闭液（0.3%BSA-TBS）

0.3g BSA-TBS 至 100ml。

7.抗原洗涤液 0.5%NP40-TBS。

8.待检稀释血浆取

PPP 用封闭液做 1：4 稀释。

9.底　　物

同血小板相关抗体测定。

10.终止液（1mol/L NaF）

4.199g NaF 用 pH4.6 的 0.1mol/L 枸橼酸盐缓冲液稀释至 100ml。

11.血小板蛋白溶解液

取 10 个正常人的 O 型血，每人 2ml，加 EDTA-Na₂ 抗凝（1：9），混合后以 800r/min 离心 10min，取上层 PRP，2 500r/min 离心 10min，弃上清，沉淀用 TEN 缓冲液洗 3 次，最后悬浮于 TEN 液中，调血小板至 10⁹/ml，加入终浓度为 1.0%NP40（即 10ml 血小板悬液中加至 100mlNP40），置于 4℃下 1h 后离心，1 000r/min 离心 20min，去除细胞骨架。临用前，以 0.3%BSA-0.5%NP40-TBS 将上清液稀释 5 倍，即为血小板蛋白溶解液。

（三）操作方法

1.包　　被

用包被缓冲液稀释单抗为 20μg/ml，加入酶标反应板，100μl/孔，置于 37℃下 2h 后移至 4℃过夜，次日甩干用洗涤液洗 2 次，加封闭液 100μl/孔，置于 37℃下 2h。抗原包被加血小板溶解液 100μl/孔，置于 37℃下 2h 后移至 4℃过夜，用抗原洗涤液洗 1 次，再用洗涤液洗 2 次，最后用封闭液洗 1 次，用以测定或封干，密封干燥保存到 -20℃下。

2.测　　定

加待检稀释血浆 100μl/孔，置于 37℃下 3.5h，用洗涤液洗 2 次，封闭液洗 1 次。加酶标抗体 100μl/孔，置于 37℃下 2h，用洗涤液洗 5 次甩干。加底物 200μl/孔，置于 37℃下 20min，加 50μl/孔终止液，终止反应。在 450nm 处用酶标仪比色。

（四）结果判断

待测血浆所测 A 值与阴性对照血浆（正常人混合血浆）A 值之比若大于正常人比值均数＋2SD 者为阳性。

（五）质量控制

每次加入洗液在孔中至少应保留 3min，每块板均应做正常对照，每份标本应做平行孔，并用 1 孔加 0.3%BSA-TBS 调零点。

（六）临床意义

正常 GPⅡb(SZ-22)132±11%，GPⅢa(SZ-21)129±11%。抗 GPⅡb/Ⅲa 自身抗体测定有助于诊断 ITP，因 25.0%～44.4% ITP 患者抗 GPⅡb/Ⅲa 阳性，约 10%的患者抗 GPⅡb 和 Ⅲa 同时阳性。还有助于判断 ITP 患者的疗效和预后。ITP 患者抗 GPGPⅡb/Ⅲa 持续阳性疗效差或易复发，发病半年内不能转阴者大多为慢性。血小板同种抗原 PLA、YuK 及 BAK 系统均位于 GPⅡb/Ⅲa 上，故此法亦适用于血小板同种抗体的测定，为诊断新生儿同种免疫性血小板减少症与输血后紫癜的主要指标。

（曹元应　张建军　房功思）

第二节　出血时间测定
Section 2

一、原　　理

出血时间(BT)是指皮肤受特定条件外伤后,从出血到停止出血所需的时间,用来测定皮肤毛细血管的止血功能。出血时间测定能反映皮肤毛细血管与血小板的相互作用,包括血小板黏附、血小板活化和释放以及血小板聚集等。

二、器　　材

采血针、干净滤纸片、秒表。

三、操　　作

(1)用手轻轻揉擦耳垂使其温暖,然后常规消毒。

(2)以拇指和食指抓住耳垂稍拉紧,用消毒采血针在已消毒的耳垂刺一深为 2～3mm 的伤口并开动秒表,让血液自然流出,不需加压。

(3)每隔 0.5min 用干净滤纸与血液相贴,直至血液不再流出为止,并记录停止出血时间或计数滤纸上的出血点,将出血点数除以 2,即可算出出血时间。

四、正常参考值

1～3min。

五、注意事项

(1)采血部位要温暖,避开充血、水肿、冻伤等处,血液应自动流出。

(2)试验前 1 周内不能服用抗血小板药,如阿司匹林等,以免影响结果。

(3)穿刺伤口应标准,太浅或太深,皮肤的自然弹性可使刺口封闭而不出血,影响结果。

(4)穿刺到扩张的小静脉时,出血时间可较一般稍长,而局部血管舒缩性异常时,由于血管收缩可无出血。

(5)滤纸吸血液时,应避免与伤口接触,更不要挤压。

(6)出血时间超过 10min 时,应以消毒棉球压住伤口,停止测定,记录中注明＞10min。

(7)两测耳垂的结果往往不一致,必要时需多次检查。

六、临床意义

(一)出血时间延长

见于血小板数量异常,如血小板减少症和血小板增多症;血小板质量缺陷,如先天性和获得性血小板病以及血小板无力症等。也见于某些凝血因子缺乏,如血管性假血友病(VWD)、低(无)纤维蛋白原症和 DIC 等。还见于血管性疾病,如遗传性出血性毛细血管扩张症。

(二)出血时间缩短

见于某些严重的高凝状态和血栓形成。

(曹元应　房功思　张建军)

第三节　凝血时间测定

一、原　　理

血液离体后与异物表面接触,一系列凝血因子被激活,最后使纤维蛋白原转变为纤维蛋白,血液产生凝固。凝血时间(CT)是测定从血液离体至完全凝固所需的时间。其时间的长短取决于内源凝血系统中各种凝血因子的联合活力,也与实验过程中的各种因素如玻片清洁度、温度等因素有关,故它是一种简单而不太敏感的凝血过筛试验。

二、器　　材

采血针,清洁玻片,秒表。

三、操　　作

(1)按毛细血管采血法耳垂采血或指尖采血 2 大滴,分别置于洁净之玻片两端(直径约 5mm),并立即开动秒表。

(2)每隔 0.5min 用针尖挑动血滴 1 次,观察有无凝固的细丝,发现有细丝挑起,立即记录时间,另一滴作为最后挑起纤维丝的对照。

(3)正常参考值。玻片法:2 ～ 4min。

(4)注意事项:①本法在操作过程中,因有组织液渗入,所以不能反映Ⅷ、Ⅸ、Ⅺ、Ⅻ因子的缺乏。②温度越低,凝血时间越慢;温度愈高,凝血时间愈快。③血滴不宜过小,以免蒸发干涸。④挑动太勤,易破坏凝固的纤维蛋白丝状结构,从而造成不凝假象。⑤勿用力挤压取血或用玻片刮取血液,以免影响结果。

四、临床意义

内源性凝血系统中一个或数个凝血因子的缺乏皆可引起凝血时间的延长,如血浆凝血因子缺乏而致凝血活酶生成不佳,尤其是严重的Ⅷ、Ⅸ、Ⅺ、Ⅻ因子缺乏,严重的Ⅴ、Ⅹ因子缺乏,高度的凝血酶原或纤维蛋白原严重减少等。

其次,血循环中有抗凝物质。如应用叶素、双香豆素治疗时,抗AHG和纤溶活力增强时凝血时间都会延长。

凝血时间缩短见于血液呈高凝状态,特别是DIC早期、高血糖和高脂血症、组织液混入过多等。

(曹元应　张建军　房功思)

第四节　血块收缩时间测定

Section 4

一、原　　理

血液凝固后,血小板伸出伪足附着于纤维蛋白丝上,通过血小板膜下微丝的收缩蛋白作用使纤维蛋白网收缩,析出血清,血块缩小。观察血液凝固后血块退缩的情况,可间接了解血小板的数量、功能是否正常。

二、方　　法

静脉采血1～2ml,轻轻注入0.7×8cm的洁净干燥的玻璃试管中,加塞静置37℃水浴箱孵育,在30min、1h及24h分别观察血块收缩情况。

(1)完全退缩:血块退缩很紧,并大部分脱离管壁,析出大量血清,血块体积相当于血量的1/3～1/2。

(2)部分退缩:血块收缩后体积约占血量的1/2,但血块大部分附着于试管壁上。

(3)收缩不良:血块略有收缩,大部分黏附着管壁,在管底和血块边缘可见极少量血清。

(4)血块不收缩,血块完全无收缩。

三、报告方式

以1h、2h、24h血块收缩情况报告。

四、正常参考值

正常＜30～60min开始收缩,18～24h达到完全收缩。

五、临床意义

血块收缩不良或不收缩见于血小板减少性紫癜、原发性出血性血小板增多症、血小板无力症、纤维蛋白原或凝血酶原明显减少以及红细胞增多症。

六、注意事项

(1)试管一定要十分清洁、干燥。

(2)在纤维蛋白溶解亢进的病例,由于形成的纤维蛋白迅速溶解,血块收缩与纤维蛋白溶解同时进行,往往只见到下沉的红细胞而不见血块,这种情况应做出报告供临床参考。

(3)严重贫血时,由于红细胞很少,往往表现为过度收缩。

(曹元应　张建军　房功思)

第六章

肝功能检验

第一节　概　　述

　　肝脏结构复杂,承担着人体最重要的代谢功能。除了在糖类、脂类、蛋白质、维生素和激素等物质代谢中有重要功能外,还有分泌、排泄、生物转化、调节机体血容量、维持体液平衡和免疫吞噬功能。正常情况下,肝脏的各种代谢反应在神经体液的调节下能互相配合有条不紊地进行,当受到体内外各种致病因子侵犯时,其结构和功能将受到不同程度的损害,从而引起相应的代谢紊乱。临床实验室通过对某些生物化学指标检测,可直接或间接评估肝脏的代谢功能,这对肝胆疾病的诊断、鉴别诊断、预后判断、病程监测及疗效观察等都有非常重要的作用。

一、肝脏基本功能

(一)糖代谢作用

1.肝糖原的合成与分解

　　进餐后,葡萄糖通过门静脉进入肝脏,一部分通过肝静脉进入血液循环,使血糖浓度升高,一部分在肝脏经过磷酸化后氧化分解供能或者合成糖原储存。空腹时,肝糖原分解成葡萄糖并释放入血液,维持血糖的恒定。

2.糖异生

　　因为肝脏储存糖原的量有限,当空腹十几小时以后,储存的这些糖原就会耗尽。肝脏具有将乳酸、甘油、生糖氨基酸等非糖物质转化成葡萄糖的能力,尤其是在空腹或饥饿时糖异生的作用明显增强,因此,禁食24h以后,血糖的浓度仍可维持正常。

(二)脂类代谢作用

1.胆固醇转化作用

　　肝脏能将胆固醇转化为胆汁酸,胆汁酸是胆汁的主要成分。胆汁酸盐不仅可以作为乳化剂乳化脂类,同时还可以激活肠胰脂酶促进脂类的消化吸收。

2.脂肪酸合成和分解

　　肝脏含有丰富的脂肪酸β-氧化和脂肪酸合成的酶类,因此,肝脏既是脂肪酸氧化的主要器官,同时也是脂肪酸合成的主要器官,还可以对外源性脂肪酸碳链的长度及饱和程度进行调整。

3.胆固醇合成和代谢

　　人体血液中的胆固醇除了很少一部分来自食物外,绝大部分由机体自身合成,身体的许多组织器官都可以合成胆固醇,但是以肝脏合成为主。血浆中游离的胆固醇还可通过肝脏中的卵磷脂—胆固醇酰基移换酶(LCAT)的作用,接受卵磷脂分子上的脂肪酸形成胆固醇酯.因此,当肝功能障碍时虽然血浆中胆固醇的总量不一定有什么变化,但是胆固醇酯必然减少。血液中的胆固醇,除了极少一部分直接排入胆道外,80%以上是经过肝脏转变为胆汁酸盐后排入胆道的,所以当胆道阻塞时,血浆中的胆固醇及胆固醇酯都会升高。

4.磷脂和脂蛋白合成

磷脂是构成人体细胞的重要成分,血液中的脂类在运输和转化方面都与肝脏有十分重要的关系。血液中的脂肪酸无论是从脂库动员的脂肪酸还是从乳糜微粒或极低密度脂蛋白中释放的脂肪酸,均能与血浆清蛋白结合成脂肪酸清蛋白复合物进行运输,而血浆清蛋白是由肝细胞合成的。

5.脂质运输和转化

三磷脂酰甘油、胆固醇及胆固醇酯、磷脂等这些脂类物质在肝脏按不同的比例与载脂蛋白结合成极低密度脂蛋白和高密度脂蛋白参与脂类的运输和转化。

（三）蛋白质代谢作用

1.蛋白质合成

人体细胞都有合成蛋白质的能力,但是肝细胞合成蛋白质的能力最强,所有的白蛋白、纤维蛋白原和凝血酶原都在肝脏内合成,球蛋白有部分在肝脏合成,而且肝脏蛋白质的代谢十分活跃,在肌肉组织中蛋白质的半衰期为180d,而肝内蛋白质的半衰期只有10d,由此可见,肝内蛋白质的更新速度远远大于肌肉组织。因此,肝脏对维持血浆蛋白质的恒定具有十分重要的作用。

2.氨基酸分解和合成

肝脏可以根据机体需要合成一些非必须氨基酸,并可将多余的氨基酸转变成糖、脂肪酸或氧化成二氧化碳、水及各种含氮化合物,由于肝内含有十分丰富的与氨基酸代谢有关的酶,所以氨基酸的转氨基、脱氨基及脱羧基作用以及个别氨基酸特异的代谢过程都能在肝内进行。

3.清除蛋白毒性代谢产物

蛋白质所含的氨基酸可在肝内进行转氨基作用、脱氨基作用及脱羟基作用。体内氨基酸代谢脱下的氨基转变为氨,成为一种有毒物质,肝脏可将有毒的氨通过鸟氨酸循环合成为尿素而达到解毒的目的。肝脏有严重病变时,脱氨基作用等反应速度降低,合成尿素的能力发生障碍,使血液中的氨浓度增高,易引起神经系统症状。

（四）维生素代谢作用

肝脏对维生素有吸收、储存和转化等重要作用。肝脏分泌的胆汁酸盐可协助脂溶性维生素的吸收。在胆道完全梗阻时,可能会引起因维生素K的吸收障碍而引起出血。肝脏还是储存维生素A、维生素D、维生素E、维生素K和维生素B_{12}的主要场所,肝脏储存的维生素A约占体内总量的95%。除此之外,肝脏还直接参与维生素的代谢过程,如肝脏不仅能将某些无活性的维生素原转变为有活性的维生素,而且还能将某些维生素合成某些酶,参与全酶的组成。

（五）激素代谢作用

人体内的各种激素都保持着一定的浓度,浓度过高或过低都会导致机体的代谢紊乱,这种浓度的维持,一方面受着机体本身的控制,另一方面,激素在发挥其调节作用后便在体内灭活,肝脏是激素灭活的主要场所,其灭活过程调控着激素的作用时间与强度,在正常情况下,各种激素的生成与灭活处于一种平衡状态。

（六）生物转化作用

在日常生活中,有许多非营养性物质由体内外进入肝,其中包括物质代谢中产生的各种生物活性物质、代谢终产物以及由外界进入机体的各种异物(如药物、食物添加剂、农药及其他化学物品)、毒物及从肠道吸收的腐败产物等。它们均可在肝内进行代谢转变,而易于排出体外。通常将这种非营养物质在体内的代谢转变,称为生物转化。肝脏在生物转化中起着非常重要的作用。某些毒物,往往经过肝的生物转化转变为无毒或毒性小的、易于排泄的物质,所以既往曾将此种作用称为"解毒作用"。但值得注意的是,由于某些物质通过肝的生物转化其毒性反而增强或溶解度反而降低而不易排出,所以不能将肝的生物转化一概称为"解毒作用"。

正常情况下,肝脏的各种代谢反应相互配合有条不紊地进行,当受到体内外各种致病因子侵犯时,其功能将受到不同程度的损害,而引起相应的代谢紊乱。临床上通过不同的理化检查方法,可检测肝脏受损的程度,从而辅助诊断肝脏疾病。

二、肝功能常用检测指标

由于肝脏具有多种代谢功能,因此,肝功能检查的方法虽然很多。但是,到目前为止,没有一项单独的检测指标可以全面反映肝功能的状况。现在的肝功能检验一般是根据肝脏所具有的一些主要功能和基本病理过程相结合作一系列的项目组合,然后根据这些检验结果再进行综合分析判断。如果所选择的这些项目中有一项或者多项结果异常,再进一步做病原学检查或病因学分析。目前,肝功能检验指标通常包括以下几种:

(一)反映肝脏合成功能的检验指标

肝脏可以合成多种蛋白质,其中白蛋白、纤维蛋白原、凝血酶原等全部在肝细胞中合成;凝血因子中除组织因子和第Ⅷ因子外均由肝细胞合成;在血清球蛋白中,全部的α_1球蛋白、α_2球蛋白以及部分β球蛋白、γ-球蛋白也是由肝细胞合成的。因此,当肝细胞损害时,蛋白质合成的数量和质量就会发生变化,严重或长期的慢性肝病会导致白蛋白、前白蛋白、纤维蛋白原、铜蓝蛋白、转铁蛋白、α-抗胰蛋白酶及各种凝血因子等显著减少。因此,在反映肝脏合成功能方面,目前一般多选择血清蛋白质检验,如血清总蛋白、白蛋白、球蛋白、蛋白电泳、凝血因子、纤维蛋白原等检验。通过血清蛋白质的数量和质量变化来帮助分析肝脏的合成功能,分析肝脏受损的程度。

(二)反映肝细胞破坏程度的检验指标

肝脏可以合成多种酶,如丙氨酸氨基转移酶、天门冬氨酸氨基转移酶、甘露醇脱氢酶、亮氨酸氨基肽酶等。有些酶在肝细胞中的含量是血清中含量的几百倍甚至上千倍,当肝细胞有损伤或者发生通透性改变时,这些酶在血清中的浓度就会突然增高。一般来讲,其增高程度与肝细胞的破坏程度成正比,通过选择性地进行这些酶类检验来识别肝细胞的破坏程度和通透性改变状况。目前选择最多的检验指标是丙氨酸氨基转移酶、天门冬氨酸氨基转移酶、碱性磷酸酶和γ-谷氨酰基转移酶等。

(三)反映肝内外胆管阻塞的检验指标

主要有血清碱性磷酸酶、γ-谷氨酰基转移酶、铜蓝蛋白、胆红素以及胆汁酸检验等。

(四)反映肝脏纤维化的检验指标

主要有血清单胺氧化酶、腺苷脱氨酶、层黏连蛋白、Ⅳ型胶原、透明质酸、血清蛋白电泳等检验。

(杜江东)

第二节　肝脏实质病变酶学

Section 2

一、丙氨酸氨基转移酶

肝脏内含有丰富的酶系统，以维持机体的正常生理代谢过程。不少酶是由肝脏合成并由肝胆系统排泄，当肝脏有病时，可由于酶生成亢进或释出异常，引起血清内酶的活性改变，这些改变在一定程度内反映了肝脏的功能状况。

人体转氨酶的种类甚多，而以血清丙氨酸氨基转换酶（ALT）、血清门冬氨酸氨基转换酶（AST）活性最强。这两种酶广泛存在于机体组织细胞内，以肝脏、心脏、肾脏及骨骼肌中较多。在肝脏中 ALT 含量较高，主要存在于肝细胞浆内；AST 以心肌细胞内含量最高，但在肝细胞内含量也较多，在肝细胞内此酶主要存在于肝细胞的线粒体内，当肝细胞损害时，此两种转氨酶较多地释放在血液中，使血清中两种酶活性增高。

目前在实验室 ALT 的检测方法主要有三种，即速率法、丙酮酸氧化酶比色法及赖氏比色法。其中应用最多最广的 ALT 测定法是速率法，该法是国际临床化学联合会（IFCC）的推荐方法。以下主要介绍速率法及赖氏比色法以供参考。

（一）速　率　法

原理：在 ALT 速率法测定中酶偶联反应式为：

$$L-\text{丙氨酸} + \alpha\text{-酮戊二酸} \xrightarrow{ALT} \text{丙酮酸} + L-\text{谷氨酸}$$

$$\text{丙酮酸} + NADH + H^+ \xrightarrow{LDT} L-\text{乳酸} + NAD^+$$

上述偶联反应中，NADH 的氧化速率与标本中酶活性呈正比，在 340nm 波长处 NADH 呈现特征性吸收峰，而 NAD^+ 则没有。因此，可在 340nm 监测吸光度的下降速率（$-\triangle A/min$），计算出 ALT 的活性单位。

1.单试剂法

血清与（试剂成分完整的）底物溶液混合，ALT 催化反应立即开始，在波长 340nm，比色杯光径 1.0 cm，37℃经 90s 延滞期后连续监测吸光度下降速率。根据线性反应期吸光度下降速率（$-\triangle A/min$），计算出 ALT 活力单位。

（1）试剂。

①试剂成分和在反应液中的参考浓度：

pH：7.15 ± 0.05。

Tris-HCl 缓冲液：100mmol/L。

L-丙氨酸：500mmol/L。

α-酮戊二酸：15mmol/L。

NADH：0.18mmol/L。

磷酸吡哆醛：0.1mmol/L。

乳酸脱氢酶：1 700 U/L。

②市售 ALT 底物的复溶及保存。

按试剂盒说明书规定操作。但起始吸光度（A）必须 > 1.2A，试剂空白测定值必须 < 5U/L。达不到要求者，示为此试剂已不合格，不能使用。

（2）操作。

具体操作程序根据各医院拥有的自动分析仪型号及操作说明书而定。

①血清稀释度以 100μl 血清加 1 000μl ALT 底物溶液为例,稀释倍数为 11。血清占总反应液体积分数为 0.0909。

②主要参数。

系数:1 768。

孵育时间:90s。

连续监测时间:60s。

比色杯光径:1.0cm。

波长:340nm。

吸样量:500μl。

温度:37℃。

(3)计算。

$$ALT(U/L) = \triangle A/min \times \frac{10^6}{\varepsilon} \times \frac{TV}{SV} = \triangle A/min \times \frac{10^6}{6\ 220} \times \frac{1.1}{0.1} = \triangle A/min \times 1\ 768$$

式中,6 220 为 NADH 在 340nm 波长、比色杯光径 1.0 cm 时的摩尔吸光度。

2.双试剂法

血清与(缺少α-酮戊二酸的)底物溶液混合,在 37℃下保温 5min,使样品中所含的α-酮酸(如丙酮酸)引起的副反应进行完毕,然后加入α-酮戊二酸启动 ALT 的催化反应,在 340nm 波长处连续监测吸光度下降速率。根据线性期吸光度下降速率(−△A/min),计算出 ALT 活力单位。

(1)试剂。

①试剂Ⅰ。

Tris 缓冲液:100mmol/L。

L-丙氨酸:500mmol/L。

NADH:0.18 mmol/L。

LDH:1 700 U/L。

pH:7.15 ± 0.05。

磷酸吡哆醛(P5'P):0.1mmol/L。

②试剂Ⅱ。

α-酮戊二酸:15mmol/L。

(2)操作:血清 100μl,加试剂Ⅰ1 000μl,混匀,在 37℃下温育 5min。然后加入试剂Ⅱ100μl,混匀,启动 ALT 催化反应。在波长 340nm,光径 1.0 cm,延滞期 30 s,连续监测吸光度下降速率约 180 s。根据线性期的−△A/min,计算出 ALT 活力。

(3)计算:血清稀释倍数为 12,血清占反应液体积分数为 0.0833。

$$ALT(U/L) = \triangle A/min \times \frac{10^6}{6\ 220} \times \frac{1.2}{0.1} = \triangle A/min \times 1\ 929$$

(4)参考值:酶测定温度 37℃,底物溶液中不含 P-5'-P 成分。健康成人 ALT 的参考值为:男性 5 ～ 40U/L,女性 5 ～ 35U/L。

(5)附注。副反应:血清中存在的α-酮酸(如丙酮酸)能消耗 NADH。

丙酮酸 ＋ NADH ＋ H$^+$ $\xrightarrow{LDT}$ 乳酸 ＋ NAD

血清中谷氨酸脱氢酶(GLDH)增高时,在有氨存在的条件下,亦能消耗 NADH。

α-酮戊二酸 ＋ NADH ＋ H$^+$ ＋ NH$_4^+$ $\xrightarrow{GLDH}$ L-谷氨酸 ＋ NAD$^+$ ＋ H$_2$O

上述副反应都能消耗 NADH,使 340nm 处吸光度下降值(−△A/min)增加,使测定结果偏高。因此,在单试剂法中要有足量的 LDH(如 2 000U/L,Scandinavia 法;1 200V/L,IFCC),才能保证α-酮酸(尤其当遇到丙酮酸含量升高的标本)引起的副反应在规定的延滞期内进行完毕。

这样 LDH 含量高,试剂成本提高。目前推荐双试剂法,因孵育期长能有效地消除干扰反应,提高测定准确性,是 ALT 测定的首选方法。双试剂法可适当地降低试剂中 LDH 的用量。至于 NH_4^+ 的干扰,除严重肝病时血清谷氨酸脱氢酶活性增高和血氨增高时外,一般说血清中 NH_4^+ 的含量甚微,此干扰反应不大,但 LDH 原试剂往往是用饱和硫酸铵配制的,厂方在使用前必须经过严格的脱氨处理。

在 AACC 或 IFCC 推荐的试剂盒中含有 p-5'-p,这是转氨酶的辅基,能使血清中 ALT 发挥最大活性。文献报告,某些病理状态下,血清中存在脱辅基的 ALT 酶蛋白,当使用含 p-5'-p 的底物时可使血清 ALT 活性提高 7%~55%。变化幅度之大小与血清中原有 p-5'-p 含量有关,健康人血清中 p-5'-p 含量适中,底物中 p-5'-p 对增高 ALT 活性作用不大。但肾脏病患者血清 p-5'-P 水平偏低,底物中 p-5'-P 可显著提升血清 ALT 活性。

ALT 测定中有的用磷酸盐缓冲液,有的用 Tris 缓冲液。有报告:①NADH 在 Tris 缓冲液中稳定性较高;②p-5'-P 在 Tris 缓冲液中,显示出更有效的激活作用,而磷酸盐缓冲液有延缓 p-5'-p 与脱辅基酶蛋白的结合作用。

试剂空白测定值以蒸馏水代替血清,测定 ALT 活性单位,规定测定值 < 5U/L。试剂空白的读数是由于工具酶中的杂酶及 NADH 自发氧化所引起。在报告结果时应扣去每批试剂的试剂空白测定值。

正常 ALT 水平新生儿比成年人约高 2 倍,出生后约 3 个月降至成年人水平。新生儿,尤其是未成熟儿,肝细胞膜通透性较大,ALT 从肝细胞膜通透性较大,ALT 从肝细胞渗入血浆,使血清 ALT 水平升高。

酶速率法测定中,要求使用的分光光度计,带宽≤6nm,比色杯光径 1.0 cm,具有 30℃ 或 37℃ 恒温装置,能自动记录吸光度的动态变化。

血清不宜反复冰冻保存,以免影响酶活性。血清置 4℃ 冰箱一星期,酶活性元显著变化。不推荐冰冻保存 ALT 测定标本。

宜用血清标本。草酸盐、肝素、枸橼酸盐虽不抑制酶活性,但可引起反应液轻度浑浊。红细胞内 ALT 含量为血清中 3～5 倍,应避免标本溶血。尿液中含有少量(或没有)ALT,不推荐分析尿液中 ALT 活性。

(二)赖氏比色法

1.原　　理

ALT 在适宜的温度及 pH 条件下作用于丙氨酸及α-酮戊二酸组成的基质,生成丙酮酸及谷氨酸,反应至所规定时间后加入 2,4-二硝基苯肼-盐酸溶液终止反应,同时 2,4-二硝基苯肼与酮酸中羰基加成,生成丙酮酸苯胺。苯胺在碱性条件下呈红棕色,根据颜色深浅确定其酶的活力强弱。

2.试　　剂

(1) 0.1mol/L 的磷酸盐缓冲液(pH7.4):称取磷酸氢二钠(AR)11.928g、磷酸二氢钾(AR)2.176g,加少量蒸馏水溶解并稀释至 1 000ml。

(2) ALT 底物液:称取 DL-丙氨酸 1.79g、α-酮戊二酸 29.2mg 于烧瓶中,加 0.1mol/L 磷酸盐缓冲液(pH7.4)约 80ml 煮沸溶解后,待冷,用 1mol/L NaOH 调 pH 至 7.4(约加 0.5ml),再加缓冲液到 100ml 混匀,加氯仿数滴防腐,贮于冰箱内。

(3) 2,4-二硝基苯肼溶液:称取 2,4-二硝基苯肼 19.8mg,用 10mol/L 盐酸 10ml 溶解后,加蒸馏水至 100ml,保存于棕色瓶中备用,此液可保存 3 个月。

(4) 0.4mol/L 的氢氧化钠溶液。

(5) 丙酮酸标准液(2μmol/ml)精确称取纯丙酮酸钠 22.0mg 于 100ml 容量瓶中,加 0.1mol/L。

磷酸盐缓冲液至刻度,因丙酮酸不稳定,故此液应新鲜配制。

3.操　　作

按表6-1操作。

表6-1　丙氨酸转氨酶测定(赖氏法)操作程序

试剂(ml)	测定(U)	对照(C)
血清	0.1	0.1
ALT 底物	0.5	—
置 37℃水浴 30min		
2,4-二硝基苯肼	0.5	0.5
ALT 底物液	—	0.5
置 37℃水浴 20min		
NaOH 0.4mol/L	5.0	5.0

混匀10min后,用500nm波长比色,以蒸馏水调零点,读取吸光度,用测定管吸光度减去对照管吸光度查校正曲线得 ALT 活力单位。

4.校正曲线绘制

按表6-2操作。

表6-2　校正曲线绘制操作程序

试剂(ml)	对照	1	2	3	4
丙酮酸标准液	0	0.05	0.10	0.15	0.20
ALT 底物液	0.50	0.45	0.40	0.35	0.30
0.1mol/L 磷酸	0.1	0.1	0.1	0.1	0.1
盐缓冲液相当于 ALT 酶活力单位	0	28	57	97	150

置 37℃水浴 5min,各管加 2,4-二硝基苯肼溶液 0.5ml,混匀,再在 37℃水浴放置 20min,各管加 0.4mol/L 氢氧化钠溶液 5ml,混匀,10min后,以蒸馏水调零点,用 500nm 波长比色,读取各管吸光度读数。各管吸光度减去对照管吸光度,然后以各管对应的单位为横坐标,以相应的吸光度值为纵坐标绘制成校正曲线。

5.附　　注

(1)本比色法是对照卡门分光光度法来定单位的。

(2)ALT 只作用于 L-丙氨酸,若用 L-丙氨酸只取 DL-丙氨酸的一半即可。

(3)测定结果超过 150U 时,应将血清稀释后再测定,将结果乘以稀释倍数。

(4)在本方法中,L-丙氨酸及α-酮戊二酸的最终浓度分别为 833mmol/L 及 1.67mol/L。根据乒乓机制动力学方程计算其反应速度是最大速度的60.1%(按30℃时,KmA、KmB的值为21.9mol/L、0.67mmol/L 计算的)。而 Bergmey 法上述二者的最终浓度为 500mmol/L、15mmol/L,反应速度是最大速度的90%。由此可以看出赖氏法的主要缺点是基质浓度太低。

(5)血清中的 ALT 在室温(25℃)可保存 2d,在冰箱(0～4℃)可保存 1 周,冷冻(－25℃)可保存 1 个月。

6.参　考　值

25U/L 以下。

7.临床意义

肝脏中此酶含量最多,其次,按顺序为肾脏、心脏、骨骼肌和其他器官。此酶主要用于诊断肝脏疾病,急性肝炎黄疸前期,药物中毒性肝细胞坏死 ALT 可明显增高;肝癌、肝硬化、慢性肝炎 ALT 中度增高;阻塞性黄疸,胆管炎 ALT 可轻度增高;无黄疸性肝炎此酶增高,可能是唯一异常的肝功能项目。但其他肝外疾病如心肌梗死、心肌炎、心力衰竭时的肝脏淤血、脑出血、骨髓肌疾病、多发性肌炎、肌营养不良,以及某些药物如异烟肼、甲巯咪唑等,也可导致血清 ALT 增高。所以,应多方面分析综合考虑,绝不能一发现谷丙转氨酶增高就诊断为肝炎。

二、天门冬氨酸氨基转移酶

(一)速率法

1.单试剂法

(1)原理:在血清天门冬氨酸氨基移换酶(AST)速率法测定中酶偶联反应式为:

L-天门冬氨酸＋α-酮戊二酸 $\xrightarrow{ALT}$ 草酰乙酸＋L-谷氨酸

草酰乙酸＋NADH＋H$^+$ $\xrightarrow{MDH}$ L-苹果酸＋NAD$^+$

在 340nm 波长下,监测 NADH 的氧化速率,即吸光度的下降速率与 AST 活性呈正比。

血清与(试剂成分完整的)底物溶液混匀,酶促反应立即开始,在波长 340nm,比色杯光径 1.0 cm,37℃经 90 s 延滞期后连续监测吸光度下降速率。根据线性反应期吸光度下降速率 $(-\triangle A/min)$,计算出 AST 活力单位。

(2)试剂:试剂成分和在反应液中的参考浓度。

Tris 缓冲液:80mmol/L。

L-门冬氨酸:240mmol/L。

α-酮戊二酸:12mmol/L。

NADH:0.18mmol/L。

磷酸吡哆醛:0.1mmol/L。

苹果酸脱氢酶:1 600U/L。

乳酸脱氢酶:2 500U/L。

pH:7.65。

市售 AST 底物的复溶及保存:按试剂盒说明书规定。但起始吸光度必须＞ 1.2A,试剂空白测定值必须＜ 5U/L。达不到要求者,表明此试剂已不合格,不能使用。

(3)操作:具体操作程序根据各医院拥有的自动分析仪型号及操作说明书而定。

血清稀释度:以血清 100μl,加预温 AST 底物 1 000μl 为例,血清稀释倍数为11,血清占反应液体积分数为 0.0909。

主要参数:

系数:1 768。

孵育时间:90s。

连续监测时间:60s。

比色杯光径:1.00cm。

波长:340nm。

吸样量:500μl。

温度:37℃。

(4)计算。

$$AST(U/L) = \triangle A/min \times \frac{10^6}{6\ 220} \times \frac{1.1}{0.1} = A/min \times 1\ 768$$

式中 6 220 为 NADH 在 340nm 的摩尔吸光度。

2.双试剂法

(1)原理:酶偶联反应式同单试剂法。血清与(缺少α-酮戊二酸的)底物溶液混合,在37℃下保温 5min,使样品中所含内源性α-酮酸引起的副反应进行完毕。然后,加入α-酮戊二酸启动 AST的催化反应,在波长340nm处连续监测吸光度下降速率,根据线性反应期吸光度下降速率(－△A/min),计算出 AST 活力单位。

(2)试剂。

试剂I:

Tris 缓冲液:80mmol/L。

L-门冬氨酸:240mmol/L。

NADH:0.18mmol/L。

磷酸吡哆醛:0.1mmol/L。

苹果酸脱氢酶:600U/L。

乳酸脱氢酶:900U/L。

pH:7.65 ± 0.05。

试剂Ⅱ:

α-酮戊二酸 12mmol/L。

(3)操作:血清 100μl,加试剂 I 1 000μl,混匀,在37℃下温育 5min。然后,加入试剂Ⅱ 100μl,混匀,启动 AST 催化反应。在波长340nm,比色杯光径 1.0 cm,延滞期 30 s,连续监测吸光度下降速率约180s。根据线性反应期吸光度下降速率(－△A/min),计算出 AST 活力单位。

(4)计算:血清稀释倍数为 12,血清占反应液体积分数为 0.0833。

$$AST(U/L) = △A/min × \frac{10^6}{6\ 220} × \frac{1.1}{0.1} = A/min × 1\ 929$$

(5)参考值:酶测定温度37℃,底物中不加 p-5'-p 时健康成年人为 8 ~ 40U/L。IFCC,反应温度37℃,试剂中含 p-5'-p,国外健康成年人参考值为:男性 13 ~ 40U/L,女性 10 ~ 28U/L。

(二)赖 氏 法

1.原 理

AST 催化门冬氨酸与α-酮戊二酸间的氨基移换反应,生成草酰乙酸和谷氨酸。

L-门冬氨酸＋α-酮戊二酸 $\xrightarrow{AST}$ 草酰乙酸＋L-谷氨酸

经 60min 反应后,加入2,4-二硝基苯肼终止反应,并与反应液中的二种α-酮酸生成相应的2,4-二硝基苯腙。在碱性条件下,两种苯肼的吸收光谱曲线有差别,在 500 ~ 520nm 处差异最大,草酰乙酸生成的苯胺的呈色强度显著高于α-酮戊二酸苯胺。据此可用比色法测定 AST 活力。

2.试   剂

(1)0.1mol/L 磷酸盐缓冲液,pH7.4。

(2)1mmol/L 2,4-二硝基苯肼溶液。

(3)0.4mol/L 氢氧化钠溶液。

(4)2mmol/L 丙酮酸标准液。

(5)AST 底物溶液(DL-门冬氨酸 200mmol/L,α-酮戊二酸 2mmol/L);称取α-酮戊二酸 29.2mg 和 DL-门冬氨酸 2.66g,置于一小烧杯中,加入 1mol/L 氢氧化钠约 1.5ml,溶解后加 0.1mol/L 磷酸盐缓冲液约 80ml,用 1mol/L NaOH 调节至 pH7.4,然后将溶液移入 100ml 容量瓶中,用磷酸盐缓冲液稀释至刻度,放置冰箱保存。上述前四种试剂与 ALT 比色法相同。

3.操   作

同 ALT 比色测定法,但酶反应作用时间改为 60min,查 AST 校正曲线。

4.校正曲线绘制

按表6-3向各管加入相应试剂。其余步骤同ALT校正曲线的绘制。

表6-3 AST各标准管配制(ml)

试剂	管号				
	0	1	2	3	4
0.1mol/L 磷酸盐缓冲液	0.10	0.10	0.10	0.10	0.10
2mol/L 丙酮酸标准液	0	0.05	0.10	0.15	0.20
底物缓冲液	0.50	0.45	0.40	0.35	0.30
相当于酶活力(卡门单位)	0	24	61	114	190

5.参 考 值

健康成年人血清AST为8～28卡门单位。

6.附 注

(1)本法的缺点是当标本AST活性高时,草酰乙酸对AST显示反馈抑制,使测定结果偏低。酮血症中乙酰乙酸及β-羟基丁酸,因设对照管不会引起测定结果假性增高。

(2)若用L-门冬氨酸,称量为1.33g。

(3)注意事项同ALT测定的附注。

7.临床意义

(1)AST在心肌细胞内含量较多,当心肌梗死时,血清中AST活力增高,在发病后6～12h之内显著增高,在48h达到高峰,在3～5d恢复正常。血清中AST也可来源于肝细胞,各种肝病可引起血清AST的升高,有时可达1 200U,中毒性肝炎还可更高。

(2)肌炎、胸膜炎、肾炎及肺炎等也可引起血清AST的轻度增高。

(3)临床上还可通过计算AST/ALT对肝病进行诊断和鉴别诊断。

三、γ-谷氨酰转肽酶(γ-GT)

L-γ谷氨酰基移换酶(GGT)是催化L-γ氨酰基移换反应的一种酶,γ-谷氨酰的天然供体为谷胱甘肽(GSH),天然受体是L-氨基酸,在体内主要功能是参与"L-γ谷氨酰循环",与氨基酸通过细胞膜的转运及调节GSH的水平有关。人体各器官中GGT含量按下列顺序排列:肾、前列腺、胰、肝、盲肠和脑。在肾脏、胰腺和肝脏中,此酶含量之比为100∶8∶4。肾脏中GGT含量最高,但肾脏疾病时,血液中该酶活性增高却不明显。有人认为,肾单位病变时,GGT经尿排出,测定尿中酶活力可能有助于肾脏疾患。GGT 在体外测定方法为连续监测法与重氮反应比色法。底物多用人工合成的如γ-谷氨酰-萘胺或γ-谷氨酰-对硝基苯胺等为供体,甘氨酰甘氨酸(双甘肽)为受体,最适pH因底物缓冲液种类而异。

(一)L-γ-谷氨酰-3-羧基-对硝基萘胺为底物的速率法

1.原 理

本法以溶解度较大的L-γ-谷氨酰-3-羧基-对硝基苯胺为底物,双甘肽为γ-谷氨酰基的受体。在GGT的催化下,谷氨酰基转移到双甘肽分子上,同时释放出黄色的2-硝基-5-氨基苯甲酸,引起405～410nm处吸光度的增高。吸光度增高速率与GGT活性呈正比关系。

2.试 剂

(1)试剂成分和在反应液中的终末浓度。

pH(37℃):7.7。

甘氨酰甘氨酸缓冲液:150mmol/L。

L-γ-谷氨酰-3-羧基-对硝基苯胺:6mmol/L。

样品体积分数:0.0909(1:11)。

(2)甘氨酰甘氨酸缓冲液(206.3mmol/L):2.73g甘氨酰甘氨酸(双甘肽,MWl32.1)溶于80ml蒸馏水中,用2mol/L氢氧化钠溶液调节至pH7.7(37℃),转移入100ml容量瓶中,待温度平衡至20℃后,再加水至100ml刻度。置2~8℃保存,可稳定2周。

(3)启动试剂(33mmol/LL-γ-谷氨酰-3-羧基-对硝基苯胺)0.229gL-γ-谷氨酰-3-羧基-对硝基苯胺(单氨盐,含1分子水,MW346.3)溶于15ml蒸馏水中,转移入20ml容量瓶中,待温度平衡至20℃后,再加水至20ml刻度。置2~8℃保存,可稳定1周。

3.操　　作

(1)主要参数。

温度:37℃。

波长:410nm。

带宽:≤2nm。

比色杯光径:1.0cm。

孵育时间:180s。

延滞时间:60s。

监测时间:180s。

读数点:≥6。

系数:1 159。

(2)操作步骤。

2ml底物溶液,温浴至37℃。加0.25ml血清,混匀,孵育180s,使反应杯中溶液的温度达到37℃。加0.5ml启动试剂,混匀,延滞时间60s,然后监测吸光度(升高速率)180s。在此期间,吸光度读数点≥6。

4.计　　算

$$GGT(U/L) = \triangle A/min \times \frac{10^6}{9\,490} \times \frac{2.75}{0.25} = \triangle A/min \times 1\,159$$

式中,9 490为2-硝基-5-氨基苯甲酸在405nm处的摩尔吸光度。

5.参　考　值

(1)男性:11~50U/L(37℃)。

(2)女性:7~32U/L(37℃)。

6.附　　注

(1)对硝基苯胺的吸收峰在380nm。L-γ-谷氨酰-3-羧基-对硝基苯胺的吸收峰在波长310nm,但在380nm处仍保持较高的吸光度。在波长405~410nm处,L-γ-谷氨酰-3-羧基-对硝基苯胺的吸光度降到最低,而对硝基苯胺仍保持一定的吸光度,两者吸光度差值(AA)最大,所以测定波长选择在405~410nm。需要注意的是,405nm波长正好处在对硝基苯胺吸光度的误差,所以分光光度计的波长要准确。各实验室要经常用标准对硝基苯胺溶液校准摩尔吸光度。

(2)L-γ-谷氨酰-3-羧基-对硝基苯胺由于分子中具有羧基,因此,它的溶解度比L-γ-谷氨酰-3-羧基-对硝基苯胺的溶解度大得多。因此,容易配制底物溶液,又没有明显的自然水解,所测得的GGT活力较高,该底物在临床检验中已经推广应用。由于酶动力学的复杂性,同时有几个"最适方法"被推荐是不足为奇的。根据计算机进行"应答面方法学"处理,在下列范围内的测定条件,均能得到较大的GGT活力:pH7.8~8.5,双甘肽100~250mmol/L,L-γ-谷氨酰-3-羧基-对硝基苯胺6.6~10.2mmol/L,Tris-HCl缓冲液100mmol/L,反应液中血清与试剂的体积比例为 1 : 11。用含羧基底物所测得的参考值要比用不含羧基底物所测得的参考值要高一些，原因是含羧基底物的溶解度大，能配制较高浓度的底物溶液。

（3）甘氨酸对 GGT 反应有抑制作用，所用的双甘肽制剂中不应含有甘氨酸。D-γ-谷氨酰对硝基苯胺只有 L 型立体异构物的 30% 酶反应活性。要注意不同批号底物之间对测定结果有无差异。

（4）2-硝基-5-氨基苯甲酸的摩尔吸光度在波长 405nm 处为 9 490，在波长 410nm 处为 7 908。由于各仪器的性能与精度有差别，建议各实验室应自行测定摩尔吸光度。

（5）试剂中的游离对硝基苯胺和其他不纯物质对酶活性有抑制作用。如果试剂空白过高，表示该试剂已不能应用。

（6）红细胞中 L-γ-谷胺酰基移换酶含量低，溶血标本对测定结果影响不大。酶活力超过 1 000U 时，血清可用 150mmol/L NaCl 稀释后再测定。

（7）血清中 GGT 的活力，在室温或 4℃ 可稳定 7d；在冷冻状态下可稳定 2 个月。

（二）重氮试剂比色法

1.原　　理

γ-谷氨酰-α-萘胺在γ-谷氨酰转肽酶作用下发生转肽作用，释放出α-萘胺与重氮试剂作用，生成红色化合物（N-α-萘胺偶氮苯磺酸），其色度深浅与酶活力成正比。

2.试　　剂

（1）pH9.0 硼酸缓冲液。

（2）基质液（10μmol/m1）称取γ-谷氨酰-α-萘胺 54.2mg 加 pH9.0 硼酸缓冲液 20ml，加热助溶，冷却后保存冰箱备用，可用 1 周。注意加热时间不要过长，溶解后即置于冷水中冷却，防止基质分解。

（3）重氮试剂：①11.6mmol/L 氨基苯磺酸溶液，称取对氨基苯磺酸 2g，溶于 400ml 蒸馏水中，加热助溶，冷却后加冰醋酸 200ml，再加蒸馏水稀释至 1 000ml。②14mmol/L 亚硝酸钠溶液，此液应经常新鲜配置，置冰箱内保存，一般可用 1 周。临用前（1）、（2）以 29 : 1 混合，不可久贮。

（4）α-萘胺标准液（2μmol/L）称取α-萘胺 143mg 溶于 10ml 无水乙醇中，加蒸馏水至 500ml。临用前配制。

3.操　　作

按表 6-4 操作。

表 6-4　γ-谷氨酰转移酶测定操作程序

试剂(ml)	测定(U)	空白(B)
基质液	0.5	0.5
37℃水浴 3min		
血清	0.1	—
37℃水浴 12min		
血清	—	0.1
重氮试剂	10.0	10.0

室温放置 10min 后，用 520nm 波长比色，以蒸馏水调"0"点，读取各管吸光度，以测定管吸光度减去空白管吸光度查校正曲线。

4.校正曲线绘制

取α-萘胺标准液（2μmol/L）用 pH9.0 硼酸缓冲液稀释至每毫升含 0.1、0.2、0.3、0.4、0.5、0.6μmol/L α-萘胺，用此系列制备校正曲线，按表 6-5 操作。

表 6-5　校正曲线绘制操作程序(ml)

试剂	管号						
	空白	1	2	3	4	5	6
不同浓度的α-萘胺标准液	—	0.5	0.5	0.5	0.5	0.5	0.5
pH9.0 硼酸缓冲液	0.6	0.1	0.1	0.1	0.1	0.1	0.1
重氮试剂	10.0	10.0	10.0	10.0	10.0	10.0	10.0
相当于γ-GT 活力单位	0	50	100	150	200	250	300

混匀放置 10min,用 520nm 波长以空白调"0"点,读取各管吸光度,绘制成曲线。

5.单位定义

每 100ml 血清 37℃作用 2h,释放出 1μmolα-萘胺为 1 活力单位。

6.附　　注

超过 300U 要将血清稀释后重做,结果乘以稀释倍数。

7.参 考 值

50U 以下。

8.临 床 意 义

GGT 主要用于诊断肝脏疾病。原发性肝癌、胰腺癌和乏特壶腹癌时,血清 GGT 活力显著升高,特别在诊断恶性肿瘤患者有无肝转移和肝癌术后有无复发时,阳性率可达 90%。嗜酒或长期接受某些药物如苯巴比妥、苯妥因钠、安替比林者,血清 GGT 活性常常升高。口服避孕药会使 GGT 值增高 20%。但是,GGT 作为肝癌标志物的特异性较差,急性肝炎、慢性肝炎活动期、阻塞性黄疸、胆道感染、胆石症、急性胰腺炎时都可升高。

四、血清α-L-岩藻糖苷酶活性

血清α-L-岩藻糖苷酶(AFU)测定有荧光法和比色法二类。荧光法的底物为 4-甲基伞形酮α-L-岩藻吡喃糖苷,方法灵敏度高,但需专门的仪器,常规应用有困难。比色法常用的底物是对硝基酚α-L-岩藻吡喃糖苷(PNP-F),适用于手工法测定,同时设定血清空白管以除去胆红素引起的负干扰,但自动分析则难以做到。有人将此法改为速率法,灵敏度很低,常出现负值。新底物 2-氯-4-硝基酚α-L-岩藻糖吡喃苷(CNP-F),经 AFU 水解释放出的 CNP(pKa5.5),在 AFU 活性测定的最适 pH4.8 介质中有较大的离解度,具有相当高的显色强度,适合速率法测定。

(一)速 率 法

1.原　　理

血清中 AFU 催化 2-氯-对硝基酚α-L-岩藻吡喃苷(CNP-F)水解生成 2-氯-对硝基酚(CNP),自动分析仪用 405nm 或 410nm 波长监测 CNP 的生成速率(吸光度增高速率),计算出 AFU 活性。

2.试　　剂

5mmol/L CNP-F 底物溶液 160mg CNP-F 溶于 100mmol/L 柠檬酸磷酸氢二钠缓冲液(pH4.8)100ml 中。

3.操　　作

自动分析仪参数设定:

方法速率法:

温度:37℃。

主波长:405nm 或 410nm。

次波长:500nm。

样品体积:25μl。

试剂体积:225μl。

延迟时间:90s。

测定时间:90s。

因素 K:2 127(405nm)、2 214(410nm)。

4.计　算

$$AFU(U/L) = \triangle A/min \times \frac{10^6}{4\,700} \times \frac{250}{25} = \triangle A/min \times 2\,127$$

式中,ε＝本测定条件下的摩尔吸光度,405nm 为 4 700,410nm 为 4 516。

5.参考区间

健康成年人血清 AFU 活性为 27.1 ± 12.8 U/L。不同年龄和性别间无显著性差异。

6.附　注

本法(y)与 PNP-F 终点法(x)比较有良好相关:y = 3.823x − 3.884,r = 0.950,n = 32。批内 CV < 2.6%,线性范围为 244.5U/L。胆红素 250mg/L、血红蛋白 230mg/L、抗坏血酸 6g/L 对测定无明显干扰。

（二）终点法

1.原　理

对硝基苯酚α-L-岩藻糖苷在 AFU 催化下水解,生成α-L-岩藻糖和对硝基苯酚,后者在碱性溶液中呈黄色。

2.试　剂

(1)0.1mol/L 醋酸盐缓冲液。

醋酸钠(NaAc · 3H₂O)13.61g,氯化钠 5.85g,冰醋酸 3.0ml,加蒸馏水溶解后在 pH 计下用冰醋酸或氢氧化钠调节 pH 至 5.0,加蒸馏水至 1L,冰箱保存。

(2)0.2mol/L 甘氨酸缓冲液。

甘氨酸 15.01g,氯化钠 5.85g,1mol/L 氢氧化钠 192.2ml,加蒸馏水至 1L。在 pH 计下用氢氧化钠或盐酸调节至 pH 10.7,冰箱保存。

(3)1.5mmol/L 对硝基苯酚-α-L-岩藻糖苷(底物溶液)

精确称取对硝基苯酚-α-L-岩藻糖苷 42.8g,溶于 100ml 0.1mol/L 醋酸盐缓冲液中,冰箱保存。

3.操　作

按表 6-6 操作。

表 6-6　血清 AFU 操作程序

加入物(ml)	测定管	对照管	空白管
血清	0.10	0.10	
蒸馏水			0.10
醋酸缓冲液		1.0	
底物溶液(37℃)	1.0		1.0

上述各管混匀,置 37℃水浴中准确保温 60min,立即向各管中加入 0.2mol/L 甘氨酸缓冲液 2ml,混匀,终止酶促反应并显色。分光光度波长 405nm,比色杯光径 1.0 cm,空白管调"0"处,分别读取测定管吸光度 Au 和对照管吸光度 Ac。测定管净吸光度△A ＝ Aᵤ － Ac。

4.计　算

$$AFU(U/L) = \triangle A \times \frac{10^6}{18\,600} \times \frac{1}{60} \times \frac{3.1}{0.1} = \triangle A \times 27.77$$

上述条件下,对硝基苯酚的摩尔吸光度为 18 600L/(cm · mol)。

单位定义:上述条件下,每分钟产生 1μmol/L 的 PNP 为 1 个酶活性单位。

5.参考区间

健康人血清 AFU 水平呈正态分布,男女间无显著差异。酶活性为 6.9 ± 3.4U/L(2s),$n = 128$。

6.附　注

(1)0.1mol/L 醋酸盐缓冲液和 0.1mol/L 柠檬酸盐缓冲液的最适 pH 均为 5.0(手工法),需严格控制。

(2)本法的线性范围≤48U/L,酶促反应的线性时间为 60min。

(3)批内 CV1.41%,批间 CV2.20%。

(4)原文测定结果以"nkat/L"表示,鉴于目前酶活性仍以"U/L"报告,因此,AFU 亦以"U/L"较妥。二者的换算系数为 16.67,即 1U/L = 16.67nkat/L。

7.临床意义

(1)原发性肝癌(PHC)患者血清中 AFU 活性不仅显著高于正常对照,而且也显著高于转移性肝癌、胆管细胞癌、恶性间皮瘤、恶性血管内皮细胞瘤、肝硬化、先天性肝囊肿和其他良性肝占位性病变。一般认为,AFU 的敏感性高于甲胎蛋白(AFP),特异性则差于 AFP。AFU 与 AFP 无明显相关,二者联合监测可提高肝癌的检出率,特别是对 AFP 阴性和小细胞肝癌的诊断价值更大。

慢性肝炎和肝硬化患者血清 AFU 亦增加,但一般仅轻度升高,且随疾病的治愈和好转而下降;PHC 患者的血清 AFU 持续升高,幅度较大,有助于鉴别诊断。

血清 AFU 活性与转移性肝癌患者原病灶是否在消化道、PHC 患者肿瘤转移与否及分化程度无关。血清 AFU 还可作为 PHC 术后监测、追踪观察的较理想指标,其变化与病情严重程度相平行,且早于临床表现 1 ～ 2 个月,故可作为 PHC 疗效和预后判断的指标。

(2)血清 AFU 随妊娠周数的增加而增加,在自然分娩后或人工终止妊娠后,迅速下降,5d 后降至正常水平。

(3)有人认为 AFU 与 Ca125 对于卵巢上皮癌的灵敏度和特异性基本一致,尚待更多研究证实。

(黄兴福)

第三节　胆汁淤积为主酶学

Section 3

一、碱性磷酸酶

碱性磷酸酶(ALP)是催化有机单磷酸酯水解的非特异性酶类,其最适 pH 为 8.6 ～ 10.3,分布于很多组织的细胞膜上,以小肠黏膜和胎盘最高,肾和骨骼次之,肌肉和红细胞中无活性。ALP 的生理功能至今尚未了解,不同组织中的 ALP 可能有不同的功能。如小肠 ALP 可能参与脂肪和钙、磷的吸收,肾和肝中的 ALP 分别与重吸收和排泄功能有关;而骨中的 ALP 可能在成骨过程中起一定作用。

(一)速率法

1.原　理

以磷酸对硝基苯酚(4-NPP)为底物,2-氨基-2-甲基-1-丙醇(AMP)或二乙醇胺(DEA)为磷酸酰基的受体物质,增进酶促反应速率。4-NPP 在碱性溶液中为无色,在 ALP 催化下,4-NPP 分裂出磷酸基团,生成游离的对硝基苯酚(4-NP),后者在碱性溶液中转变成醌式结构,呈现较深的黄色。在波长405nm处监测吸光度增高速率,计算ALP活性单位。

2.试　　剂

(1)1.8mol/L 2-氨基-2-甲基-1-丙醇(AMP)缓冲液(PH10.3)称取160gAMP(MW89.14),加1mol/L盐酸320ml,混合,加约500ml新煮沸(去CO_2)并已冷却的蒸馏水,调节pH至10.3±0.02(30℃),再以上述蒸馏水稀释至1 000ml,置紧塞瓶中,防止吸收CO_2,放冰箱中保存(室温中约可稳定2个月)。

(2)氯化镁贮存液(10.5mmol/L)称取0.21g氯化镁(MgCl·$6H_2O$,MW203.31),溶于水中并稀释到100ml,室温稳定1个月。

(3)31.5mmol/L磷酸对硝基苯酚溶液:精确称取磷酸对硝基苯酚二钠盐(含6分子结晶水,MW为371.15)120.8mg,溶于100ml蒸馏水中,置棕色瓶内放冰箱保存。

(4)底物缓冲液(0.84mol/L AMP,15mmol/L 4-NPP,0.5mmol/L $MgCl_2$,pH10.3)根据当天测定标本的需要量,取1.8mol/L AMP缓冲液10份、31.5mmol/L 4-NPP溶液10份和10.5mmol/L $MgCl_2$溶液1份混合,置37℃预温待用。

3.操　　作

以半自动分析仪为例。

(1)血清稀释度血清0.02ml,加37℃预温底物溶液1.0ml,立即吸入自动分析仪。血清稀释倍数为51。

(2)主要参数。

系数:2 757。

孵育时间:30s。

连续监测时间:60s。

波长:405nm。

吸样量:500μl。

温度:37℃。

4.计　　算

$$ALT(U/L) = \triangle A/min \times \frac{10^6}{18\ 500} \times \frac{1.02}{0.02} = \triangle A/min \times 2\ 757$$

式中18 500是对硝基苯酚在0.84mol/L AMP缓冲液(pH10.0,25℃)中的摩尔吸光度。

5.参考值

(1)37℃,女性:1～12岁<500U/L;>15岁,40～150U/L。

(2)37℃,男性:1～12岁<500U/L;12～15岁<750U/L;>25岁,40～150U/L。

6.附　　注

(1)ALP能水解多种天然存在的或合成的有机磷酸酯(底物)。在体内,ALP的真正底物尚不清楚。ALP先天缺陷的个体,尿中大量排出磷酸乙醇胺,推测它可能是一种真正的生理性底物。

(2)在大多数ALP测定方法中,释放出的磷酸酰基转移给水分子生成磷酸,此时ALP的酶促反应属水解类反应。使用某些氨基醇缓冲液时,ALP的催化速率增强。常用于ALP测定的缓冲液可归类为三种:惰性型,如碳酸盐缓冲液和巴比妥缓冲液;抑制型,如甘氨酸缓冲液;激活型,如AMP、Tris和DEA等缓冲液。激活型缓冲液,缓冲物质作为酶的一种底物(磷酸酰基的受体),参与磷酸酰基的移换反应,因此,能增进酶促反应速率。使用最适浓度的激活型缓冲液时,所测的ALP活性要比使用惰性型缓冲液(如碳酸盐缓冲液)时高2～6倍,DEA的激活作用比AMP的激活作用更强。因此,用不同缓冲液测定ALP活性时,其参考值不同。

（3）血清置室温（25℃），ALP活性显示轻度升高。例如，室温置6h，酶活性约增高1%，置1～4d，酶活性增高3%～60%。血清贮放冰箱（4℃），酶活性亦出现缓慢的升高。冷冻血清，ALP活性降低，但当血清复温后，酶活性会慢慢恢复。质控血清或冻干质控血清亦呈现类似的ALP活性升高现象。

（4）ALP活性与血清在反应液中所占体积分有关。已发现当血清体积分数从1∶26减低到1∶51时，测出的酶活性随之增高。但低于1∶51时，酶活性没有进一步增加。这一效应的原因还不清楚，可能是因为在较高稀释度下ALP多聚体解聚所致。

（5）用血清或肝素抗凝血浆测定：抗凝剂如草酸盐、枸橼酸盐和EDTANa$_2$能抑制ALP活性，不能使用这类抗凝血浆做ALP活性测定。

（6）做摩尔吸光系数校正用的标准物对硝基苯酚必须达到的规格：①色泽：无色到淡黄色；②熔点：113～114℃；③含水量：< 0.1g/100g4-NP；④摩尔吸光度：溶于10mmol/LNaOH中，波长401nmNaOH中，波长401nm，24℃，ε＝(18380 ± 90)L/(mol · cm)。

（7）磷酸对硝基苯酚必须达到的规格①酶水解转换率（4-NPP→ 4-NP）必须＞98%；②4-NPP的摩尔吸光度：311nm波长，10mmol/L NaOH介质，25℃，ε＝(9 867 ± 76)L/(mol · cm)；③游离4-NP < 0.3mmol/L 4-NPP；④无机磷酸盐< 10mmol/L 4-NPP。

（二）比 色 法

1.原　　理

在pH10的反应液中，碱性磷酸酶催化磷酸苯二钠水解，生成游离酚和磷酸，酚在碱性溶液中与4-氨基安替比林结合，并经铁氰化钾氧化生成红色的醌的衍生物，根据红色深浅计算酶活力的高低。

2.试　　剂

（1）0.1mol/L 碳酸盐缓冲液（pH10.0）溶解无水碳酸钠6.36g、碳酸氢钠3.36g、4-氨基安替比林1.5g于800ml蒸馏水中，将此溶液转入1 000ml容量瓶内，加蒸馏水至刻度，置棕色瓶中贮存。

（2）20mmol/L 磷酸苯二钠溶液先将500ml蒸馏水煮沸消灭微生物，迅速加入磷酸苯二钠2.18g（磷酸苯二钠如含2分子结晶水，则应称取2.54g），冷却后加氯仿2ml防腐，置冰箱保存，称为底物溶液。

（3）铁氰化钾溶液：分别称取铁氰化钾2.5g，硼酸17g，分别溶于400ml蒸馏水中，然后将二液混合，再加蒸馏水至1 000ml，置棕色瓶中避光保存，如出现蓝绿色即弃去。

（4）酚标准贮存液（1mg/ml）：建议购买商品标准液，若自行配制，方法如下。重蒸馏苯酚1.0g于0.1mol/L盐酸中，并用0.1mol/L盐酸稀释至1L。

（5）酚标准应用液（0.5mg/ml）：酚标准贮存液5ml，加蒸馏水至100ml，此液只能保存2～3d。

3.操　　作

取16 mm × 100 mm试管，按表6-7进行编号与测定。

表6-7　血清碱性磷酸酶测定步骤

加入物(ml)	测试管	对照管
血清	0.1	
碳酸缓冲液	1.0	1.0
37℃水浴 5min		
底物浓度（预温至37℃）	1.0	1.0
混匀，37℃水浴准确保温 15min		
铁氰化钾溶液	3.0	3.0
血清		0.1

各管即混立匀,在波长510nm,以蒸馏水调"0"点,读取各管吸光度。测定管吸光度减去对照管吸光度,查校正曲线,求出酶活力单位。

金氏单位定义:反应温度37℃,100ml血清与底物作用15min,产生1mg酚为1个金氏单位。

4.校正曲线

按表6-8操作。

表6-8　校正曲线绘制操作步骤

加入物	管号					
	0	1	2	3	4	5
酚标准应用液	0	0.2	0.4	0.6	0.8	1.0
蒸馏水	1.1	0.9	0.7	0.5	0.3	0.1
铁氰化钾溶液	3.0	3.0	3.0	3.0	3.0	3.0
相当于金氏单位	0	10	20	30	40	50

各管立即混匀,在波长510nm,以零号管调"0"点,读取各管吸光度,并和相应酶活力单位绘制校正曲线。

5.参 考 值

(1)成人3～13金氏单位。

(2)儿童5～30金氏单位。

6.附 　 注

(1)铁氰化钾溶液中加入硼酸有稳定显色作用。

(2)底物中不应含有游离酚,如空白管显红色,说明磷酸苯二钠已开始分解,应弃去不用。

(3)加入铁氰化钾化必须迅速混匀,否则显色不充分。

(4)黄疸血清及溶血血清分别做对照管,一般血清标本可以共用对照管。

7.临床意义

(1)ALP广泛存在于身体各器官,尤以肠上皮、成骨细胞、肝脏、胎盘、白细胞含量较高。正常人血清中ALP主要来自肝和骨骼。ALP测定主要用于诊断肝胆和骨骼系统疾病。

(2)黄疸患者同时测定ALP和ALT活性有助于黄疸的鉴别诊断。有人统计80%梗阻性黄疸患者ALP活性高于30金氏单位,ALT仅轻度增高。ALT活性很高,ALP正常或稍高则说明是肝细胞性黄疸。ALP明显增高,胆红素不高多为肝内局限性胆道阻塞,常见于肝癌。毛细胆管性肝炎时ALP和ALT活力都明显增高,诊断较为困难。溶血性黄疸时ALP正常。

(3)成骨细胞中含有丰富的ALP,很多骨骼疾病时血中ALP升高,不少学者认为在骨骼疾患时ALP升高与其说与某种疾病有关,还不如说是反映了成骨细胞功能亢进。任何引起成骨细胞增生和活动旺盛的因素都可以使血清ALP活力增高。例如:儿童在生理性的骨骼发育期,ALP活力可比正常人高1～2倍。

(4)在畸形性骨炎、维生素D缺乏病、软骨病、骨恶性肿瘤、转移性癌肿和甲状旁腺功能亢进时血清ALP都可有不同程度增高。

(5)ALP增高是检测维生素D缺乏病一个很敏感的指征。在临床症状尚不明显、血清钙浓度正常时,ALP就已增高。它又可作为维生素D缺乏病疗效指标,接受有效治疗后ALP迅速下降。

(6)偶见血清ALP下降,可见于甲状腺功能低下、恶性贫血等,但无临床意义。临床上罕见的有先天性ALP缺乏或减少症,可引起骨中矿物质严重缺乏,并易发生骨折。

二、乳酸脱氢酶

乳酸脱氢酶(LDH)催化反应是无氧酵解中的最终产物。LDH 广泛存在于各种组织中,以肝、心肌、肾脏、骨骼肌、胰腺、肺最多,组织中酶活力约为血清的 1 000 倍,故少量的组织坏死而释放的酶即可使血清 LDH 活力增高。因其分布广泛,特异性差,心肌梗死、肝炎、肝硬化、肾脏疾病、恶性肿瘤、某些贫血患者均增高。在心肌梗死患者中 LDH 8 ～ 18h 开始超过参考上限,24 ～ 72h 达高峰值,6 ～ 10 d 恢复正常,所以此酶与 CK 相比增高出现较慢,阳性率也较低,但维持时间长,故仍作为诊断心肌梗死的一个有用指标。LDH 的同工酶分布大致可将组织分为三类:①以 LDH_1 为主,此类组织以心肌为代表,其 LDH_1 活力占该组织酶总活力一半以上;肾、胰、膈肌与红细胞次之;②以 LDH_5 为主,以肝脏为代表,其 LDH_5 占该组织总活力的一半以上,皮肤、骨髓、关节滑液、白细胞、血小板和胆汁次之;③LDH_3 为主:以肺、脾为代表,脑、肠、淋巴液与内分泌腺等次之。

乳酸脱氢酶活性的测定方法有两种:①根据从乳酸氧化成丙酮酸的正向反应,乳酸和 NAD 作为酶底物,在 340nm 波长监测吸光度上升速率,称 LD-L 法;②根据从丙酮酸还原成乳酸的逆向反应,丙酮酸和 NADH 作为酶底物,在 340nm 波长监测吸光度下降速率,称 LD-P 法。340nm 波长吸光度上升或下降速率与标本中 LDH 活性呈正比关系。

(一)乳酸为底物的速率法

1.原　　理

乳酸脱氢酶催化反应式:

$$L\text{-乳酸} + NAD^+ \xrightarrow{LDH} 丙酮酸 + NADH + H^+$$

在反应过程中,乳酸氧化成丙酮酸,同时 NAD^+ 还原成 NADH,引起 340nm 吸光度的升高。吸光度升高速率与标本中 LDH 活性呈正比关系。

2.试　　剂

(1)试剂成分和在反应液中的终末浓度。

甲基葡糖胺:325mmol/L。

L-(＋)-乳酸盐:50mmol/L。

$\beta\text{-NAD}^+$:10mmol/L。

样品体积分数:0.0435(1 ∶ 23)。

(2)底物溶液:373.8mmol/L 甲基葡糖胺,57.5mmol/L 乳酸锂。甲基葡糖胺(N-methyl-D-glucamine,MWl95.22)7.30g,乳酸锂(MW96.01)0.552g,溶于 80ml 蒸馏水中,用 2mol/L 盐酸溶液调节 pH 至 9.4(37℃),转移入 100ml 容量瓶中,再加水至 100ml。保存在 2 ～ 8℃,可稳定 1 个月。

(3)启动试剂:115mmol/L NAD 溶液。此溶液由 36.23mmol/L NAD 游离酸和 78.78mmol/L NDA 锂盐组成的混合液。

3.操　　作

(1)主要参数。

温度:37.0℃。

波长:340nm。

带宽:≤2nm。

比色杯光径:1.0cm。

孵育时间:180s。

延滞时间:90s。

监测时间:180s。

读数点:≥6。

系数:3697.7。

(2)操作步骤。

2.0ml 底物溶液,温浴至 37℃。

加 0.10ml 血清,混匀,孵育 180s,使反应杯中溶液的温度达到 37℃。

加 0.20ml 启动试剂,混匀,延滞时间 90s,然后监测吸光度(升高速率)180s。在此期间,吸光度读数点≥6。

4.计　算

$$LD(U/L) = \triangle A/min \times \frac{10^6}{6\,220} \times \frac{2.3}{0.1} = \triangle A/min \times 3\,697.7$$

5.参　考　值

109 ~ 245U/L。

6.附　注

(1)乳酸脱氢酶是临床上应用较多的一种脱氢酶,属于氧化还原酶类,催化乳酸氧化成丙酮酸,NAD 为氢的受体。正向反应(乳酸→丙酮酸)最适 pH 为 8.8 ~ 9.8,逆向反应(丙酮酸→乳酸)最适 pH 为 7.4 ~ 7.8。最适 pH 随着酶的来源、反应温度以及底物和缓冲液浓度的不同而有所差异。根据正向反应所建立的 LDH 速率法测定,是以 L-乳酸盐和 NAD 为底物,在 340nm 监测吸光度增高速率,简称 LD-L 法。根据逆向反应所建立的 LDH 速率法测定,是丙酮酸和 NADH 为底物,在 340nm 监测吸光度下降速率,简称 LD-P 法。两法相比,LD-L 法的主要优点有:①乳酸盐和 NAD^+ 底物液的稳定性比丙酮酸盐和 NADH 底物液的稳定性大,试剂若冰冻保存,前者可稳定 6 个月以上,而后者只能保存数天;②保持线性速率反应的线性范围(吸光度对监测时间 t 作图)较宽;③重复性比 LD-P 法好。由于逆向反应速度比正向反应速度快,所以测定方法不同,正常值也有差别。LD-P 法的参考值约 2 倍于 LD-L 法。

(2)不同的 LD 同工酶对冷的敏感性有差异。LD_4 和 LD_5 对冷特别不稳定,组织提取液如果储放－20℃过夜,LD_4 和 LD_5 将丧失全部活性。加入 NAD^+ 或谷胱甘肽可以阻止活性丧失,在血清中白蛋白和其他蛋白分子的巯基能延缓 LD_4 或 LD_5 的失活作用。血清标本应存放在室温中,室温存放 2 ~ 3d 将不出现活性的丧失。如果血清标本必须存放较长时间,应加入 NAD(10mg/ml)或谷胱甘肽(3.1mg/ml)后保存于 4℃环境中以降低 LD_4 和 LD_5 的失活速率。

(3)用血清或肝素抗凝血浆测定 LDH 活性的效果令人满意,草酸盐抗凝剂对 LDH 活性有抑制作用。

(4)标本应严格避免溶血。

(二)丙酮酸为底物的速率法

1.原　理

乳酸脱氢酶催化:

丙酮酸 + NADH + H^+ $\xrightarrow{LDH}$ L-乳酸 + NAD^+

在反应过程中,丙酮酸还原成乳酸,同时 NADH 氧化成 NAD^+,引起 340nm 吸光度的下降,吸光度下降速率与标本中 LD 活性呈正比关系。

2.试　剂

(1)试剂成分和在反应液中的参考浓度。

Tris 缓冲液:50mmol/L。

EDTA-Na_2:5mmol/L。

丙酮酸:1.2mmol/L。

NADH：0.2mmol/L。

温度：37℃。

pH（反应混合液37℃）：7.4。

（2）Tris-EDTA缓冲液（pH7.4,37℃）：称取Tris6.8g（56mmol/L），EDTA-Na₂2.1g（5.6mmol/L），溶于约900ml蒸馏水中，温热至37℃，pH计下用1mol/L HCl（约加47ml）调节至pH7.4，再加水至1 000ml。

（3）0.2mmol/L NADH（Tris-EDTA）缓冲液：称取β-NADH（二钠盐，MW = 709.4）14.2mg，溶于100ml Tris-EDTA缓冲液中，置棕色瓶放冰箱保存，称NADH-Tris-EDTA缓冲液。

（4）14mmol/L丙酮酸溶液：称取154mg丙酮酸钠（MW = 110.06），溶于100ml蒸馏水中，4℃保存，可稳定20d。

3. 操　　作

在光径1.0 cm比色杯中，加入血清50μl，和2.0ml NADH-Tris-EDTA缓冲液混匀，37℃预温5min（消除血清标本中内源性α-酮酸对NADH的消耗）。再加入0.2ml丙酮酸溶液（已预温），混匀，立即记录340nm吸光度的下降速率（－△A/min）。

4. 计　　算

$$LDH(U/L) = △A/min × \frac{10^6}{6\ 220} × \frac{2.25}{0.25} = △A/min × 7\ 235$$

5. 参 考 值

200～380U/L。

6. 附　　注

（1）本法检测线性高达3 000U/L（37℃），超过此值，血清最好用50g/L白蛋白溶液或Tris-EDTA缓冲液适当稀释，得出结果乘以稀释倍数。本法的大多数实验数据是在37℃下获得，但只要建立相应的参考值范围在30℃亦能获得满意的结果。

（2）当有微量金属离子存在时，NADH的稳定性较差，试剂中加入EDTA以结合金属离子，增加NADH的稳定性。

（3）在37℃、pH7.4时，Tris缓冲液具有适宜的缓冲液容量。NADH在Tris-EDTA-HCl缓冲液中的稳定性比在磷酸缓冲液中大。用Tris-EDTA-HCl缓冲液配制10mmol/L NADH溶液，可于－20℃存放2周，4℃存放1周或25℃存放24 h。

（4）关于预孵育期：有学者认为，内源性反应不会显著改变△A/min值；另有学者认为需要3～5min预孵育期。最好根据自己的实验确定。

7. 临床意义

乳酸脱氢酶增高主要见于心肌梗死、肝炎、肺梗死、某些恶性肿瘤、白血病等。某些肿瘤转移所致的胸腹水中乳酸脱氢酶活力往往升高。目前，常用于心肌梗死、肝病和某些恶性肿瘤的辅助诊断。

三、5'-核苷酸酶

血清5'-核苷酸酶（5'-NT）存在于肝脏和各种组织中，催化5'-核苷酸水解。5'-NT是一种对底物特异性要求不高的酶，可作用于多种核苷酸，最常用的底物是AMP。然而，AMP是一种有机磷酸酯，它也受到血清中非特异性（碱性）磷酸酶（ATP）的水解。因此，测定血清5'-NT活性时，必须采用一种方法校正非特异性磷酸酶水解底物的影响。如在速率法中，由于ALP能与β-甘油磷酸钠有高度的亲和力而结合成复合物，阻止了ALP对AMP的水解；钼蓝显色法则是采用了选择性抑制剂(如镍离子)的方法。

（一）速率法

1. 原　　理

一磷酸腺苷＋H_2O $\xrightarrow{5'\text{-}NT}$ 腺苷＋pi

腺苷＋H_2O 次黄苷＋NH_3

$N_3\alpha$-酮戊二酸＋$NADH^+$＋H $\xrightarrow{\text{谷氨酸脱氢酶}}$ L-谷氨酸＋NAD^+

在波长340nm处监测吸光度下降速率，计算出5'-核苷酸酶活性。

为避免碱性磷酸酶的干扰，在底物中加入过量的β-甘油磷酸钠(β-GP)。当β-GP浓度为AMP浓度的50～100倍时，由于碱性磷酸酶对β-GP亲和力高而生成ALP-β-GP复合物，此时碱性磷酸酶仅水解β-GP而不水解AMP。5'-NT不水解β-GP，仅水解AMP，因此，在本反应体系中的反应速率，仅代表5'-NT的反应速率。

2. 试　　剂

(1)底物缓冲液：称取22.9g三乙醇胺盐酸盐，29g氯化钠，361mg α-酮戊二酸，19.5g β-甘油磷酸钠（含$5H_2O$)，溶解在800ml蒸馏水中，用1mol/L氢氧化钠调节pH至7.2，再加水至1L。分装后贮存于－20℃保存，可稳定6～12个月。

(2)氯化锰溶液0.1mol/L：称取9.895g氯化锰（含10分子结晶水)，溶于蒸馏水中，并加至500ml。置冰箱中约可保存3周。

(3)谷氨酸脱氢酶制剂保存在50%甘油中。含量约为450U/ml，在4℃可稳定6～12个月。

(4)腺苷脱胺酶制剂保存在50%甘油中。含量约为220U/mg，在4℃可稳定6～12个月。

(5)NADH溶液(14mmol/L)。称取NADH-Na_2 10mg，溶于1ml水中，用前配制。

(6)AMP溶液(20mmol/L)。称取998mg一磷酸腺苷二钠盐溶于100ml水中，分装后贮存在－20℃冰格中，可保存6个月。

(7)底物应用液底物缓冲液2.42ml，0.1mol/L氯化锰溶液30μl，谷氨酸脱氢酶制剂50μl，腺苷脱氨酶制剂5μl，NADH溶液50μl，临用前混匀。

3. 操　　作

根据实验室自动分析仪的性能和试剂盒的说明书，设定测定参数，下列参数仅供参考。

波长：340nm。

比色杯光径：10mm。

温度：37℃。

血清：30μl。

底物应用液：255μl。

温育时间：20min。

监测空白反应速率5min，计算出空白△A/min。

20mmol/L AMP溶液：15μl。

温育时间：4min。

注：监测反应速率5min，计算出测定△A/min。

4. 计　　算

血清5'-核苷酸酶(U/L)＝(测定△A/min－空白△A/min)$\times \dfrac{10^6}{6\,220} \times \dfrac{300}{30}$＝(测定△A/min－空白△A/min)×1 608

5. 参 考 值

健康成年人血清5'-核苷酸酶活性为0～11U/L。

6.附　注

(1)在测定空白反应速率前,如果底物应用液的吸光度已降至1.0以下,可加入适当量NADH溶液(最多为50µl),以补偿NADH的消耗。

(2)应检查AMP试剂中是否含有过量的氨和腺苷,可将20mmol/L AMP溶液15µl加入至底物应用液255µl和水30µl中,混匀后在340nm的吸光度下降不应超过0.08。

(3)如果标本中氨含量过高,可以用阳离子交换剂除去氨离子。

(4)采血后应在1h内分离血清。乳糜血会干扰测定,标本在4℃可贮存4d,在－20℃下可稳定数月。血清不应放置室温下,因为不仅酶活性不稳定,而且会导致产生更多量的氨干扰测定。由于红细胞内含有较大量的5'-核苷酸酶,因此,溶血会使测定结果升高。

7.临床意义

5'-NT广泛存在于肝脏和各种组织中。血清中此酶活力增高主要见于肝胆系统疾病,如阻塞性黄疸、原发及继发性肝癌等,且其活力变化通常与ALP的活力变化相平行。但骨骼系统的疾患,如肿瘤转移、畸形性骨炎、甲状旁腺功能亢进、维生素D缺乏病等,通常ALP活力增高,而5'-NT正常。所以,对ALP活力增高的患者,测定5'-NT有助于临床判断ALP活力增高是肝胆系统疾病还是骨骼系统疾病所引起。

(二)钼蓝显色法

1.原　理

5'-核苷酸酶(5'-NT)催化5'-磷酸腺苷(AMP)水解,生成腺苷和磷酸。测定产物无机磷的含量,代表5'-NT的活力。因碱性磷酸酶(ALP)亦催化AMP水解,利用5'-NT被镍离子(Ni^{2+})抑制,而ALP不被Ni^{2+}抑制的特点去除ALP的干扰。测定管不含Ni^{2+},产生的磷由5'-NT及ALP活力所致;对照管含Ni^{2+},产生的磷仅由ALP活力所致。测定管与对照管产生磷的差值代表5'-NT的活力。锰离子(Mn^{2+})为激活剂,铜离子(Cu^{2+})可促进呈色反应。

2.试　剂

(1)0.04mol/L巴比妥缓冲液(pH7.5):称取巴比妥钠8.25g,溶于140ml 0.2mol/L盐酸中,调pH至7.5(37℃),以蒸馏水稀释到1L。

(2)10mmol/L 5'-AMP底物液:称取5'-AMP 347mg(或5'-AMP · H_2O 365mg),溶于18ml 0.1mol/L氢氧化钠中,加蒸馏水至100ml,置冰箱保存。如用二钠盐,称取391mg,直接溶于蒸馏水中,稀释至100ml。

(3)0.1mol/L氯化镍溶液:称取氯化镍($NiCl_2$ · $6H_2O$)2.4g,以蒸馏水溶解并稀释至100ml。

(4)20mml/L硫酸锰溶液:称取硫酸锰(Mn-SO_4 · H_2O)0.338g,以蒸馏水溶解并稀释到100ml。

(5)100g/L三氯醋酸。

(6)2.4mol/L醋酸盐缓冲液(pH4.0):称取硫酸铜($CuSO_4$ · $5H_2O$)2.5g,醋酸钠(CH_3COONa · $3H_2O$)46g,加2mol/L醋酸(冰醋酸115ml,以蒸馏水稀释至1L)至1L,以结晶醋酸钠或冰醋酸调pH至4.0。

(7)50g/L钼酸溶液:称取5g钼酸铵[$(NH_4)6MO_7O_{24}$ · $4H_2O$],溶于蒸馏水中,稀释到100ml。

(8)还原剂:称取2g米吐尔(硫酸对甲基氨基酚),溶于80ml蒸馏水中,再加入无水亚硫酸钠5g(或Na_2SO_4 · $7H_2O$ 10g),加蒸馏水至100ml,过滤后贮存棕色瓶中置冰箱保存,如变为棕色且有沉淀,表明还原性降低,应重配。

(9)磷标准贮存液(6mmol/L):精确称取磷酸二氢钾(KH_2PO_4)0.408g,以蒸馏水溶解并稀释至500ml,加数滴氯仿防腐。

(10)0.06mmol/L磷标准应用液:取磷标准液贮存液1ml,加100g/L三氯醋酸溶液至100ml,4℃保存,可稳定4周。

3.操　　作

按表 6-9 进行操作。

表 6-9　5'-NT 测定步骤(ml)

加入物	测试管	对照管
血清	0.2	0.2
巴比妥缓冲液	1.5	1.3
硫酸锰溶液	0.1	0.1
氯化镍溶液		0.2
混匀,置 37℃水浴保温 5min		
5'-AMP 底物液	0.2	0.2
混匀,置 37℃水浴 60min		
三氯醋酸溶液	2.0	2.0

充分混匀,离心取上清液,另取 4 只试管,按表 6-10 继续操作。

表 6-10　5'-NT 测定操作步骤(续)

加入物(ml)	测试管	对照管	标准管	空白管
测试管上清液	2.0	—	—	—
对照管上清液	—	2.0	—	—
磷标准应用液	—	—	1.0	—
蒸馏水	—	—	1.0	1.0
三氯醋酸溶液	—	—	—	1.0
醋酸盐缓冲液	3.0	3.0	3.0	3.0
钼酸铵溶液	0.5	0.5	0.5	0.5
还原剂	0.5	0.5	0.5	0.5

混合后,5min 比色,颜色至少可稳定 30min,在 680nm 波长,以蒸馏水调"0"处,读取各管吸光度。

4.单位定义

每升血清在 37℃下与底物作用,每分钟产生 1μmol 磷酸(以磷计)为一个 5'-NT 活力单位。

5.计　　算

$$5'\text{-NT}(U/L) \times \frac{测试管吸光度 - 对照管吸光度}{标准管吸光度 - 空白管吸光度} \times 0.06 \times \frac{1}{60} \times \frac{1\,000}{0.1} = \frac{测试管吸光度 - 对照管吸光度}{标准管吸光度 - 空白管吸光度} \times 10$$

6.参　考　值

2 ～ 17U/L,儿童结果稍低。

7.附　　注

(1)用血浆测定可引起浑浊,与金属离子螯合的抗凝剂会干扰锰的激活作用。

(2)本法酶促反应时间也可用 30min。

8.临床意义

同速率法。

四、腺苷脱氨酶测定

腺苷脱氨酶(ADA)系一种氨基水解酶,可将腺苷水解为次黄苷和氨,该酶以同工酶的形式广泛分布于肝、小肠黏膜、脾、肾、肺、心、肌肉和淋巴细胞等中,在氨基酸分解代谢中起重要作用,并与核酸代谢和机体的免疫功能密切相关。

血清 ADA 的测定一般利用其水解酶的特性,以腺嘌呤核苷为底物,水解后产生次黄嘌呤和氨,再用波氏显色反应测定氨的含量,从而计算出 ADA 的活性。

参考范围:$0 \sim 25U/L$。

临床上测定血清 ADA 主要用于肝胆疾病的诊断和鉴别诊断,ADA 升高可见于急性肝实质损伤、慢性活动性肝炎、肝硬化等。与转氨酶相比,ADA 在慢性肝脏疾病时阳性率和升高幅度远远高于转氨酶。在黄疸的鉴别诊断中,肝细胞性黄疸 ADA 明显升高,而阻塞性黄疸一般不升高。

渗出液 ADA 测定在鉴别诊断上有重要参考价值,尤其对诊断结核性渗出液的特异性和敏感性较其他方法好。结核性胸、腹水 ADA 活性显著升高,而癌性胸、腹水 ADA 活性不高,血清 ADA 活性在两者中无明显差别。

脑脊液中 ADA 测定也具有鉴别诊断意义,结核性脑膜炎 ADA 显著升高,颅内肿瘤及中枢神经系统白血病轻度升高,病毒性脑炎不升高。

此外,血清 ADA 升高还可见于传染性单核细胞增多症、粟粒性肺结核、伤寒等。

(贺猛)

第四节　肝脏纤维化为主酶学

Section 4

反映肝纤维化为主的酶类,主要有单胺氧化酶(MAO)、β-脯氨酸羟化酶(β-PH)等。

一、单胺氧化酶

单胺氧化酶(MAO)为反映肝纤维化的酶,MAO 大致可分为两类:一类存在于肝、肾等组织的线粒体中,以 FAD 为辅酶,对伯、仲、叔胺均能氧化,参与儿茶酚胺的分解代谢;另一类存在于结缔组织,是一种细胞外酶,无 FAD 而含有磷酸吡哆醛,只对伯胺起作用,受山嵛豆素及β-氨基丙晴的抑制,催化胶原分子中赖氨酰或羟赖氨酰残基的末端氧化成醛基。血清中 MAO 和结缔组织中的MAO性质相似,能促进结缔组织的成熟,在胶原形成过程中,参与胶原成熟的最后阶段架桥形成,使胶原和弹性硬蛋白结合。

(一)速率法

1.原　　理

$C_6H_5\text{-}CH_2\text{-}NH_2 + O_2 + H_2O \xrightarrow{MAO,pH9} C_6H_5CHO + H_2O_2 + NH_3$

$NH_3 + \alpha\text{-}酮戊二酸 + NADH + H^+ \xrightarrow{GLDH} 谷氨酸 + NAD^+$

在 340nm 波长下监测 NADH 吸光度的下降速率($\triangle A/min$),计算 MAO 活性。

注:反应式中,$C_6H_5\text{-}CH_2\text{-}NH_2$ 为苄胺,$C_6H_5\text{-}CHO$ 为苄醛。

2.试　　剂

(1)R_1 试剂:100mmol/L Tris-HCl 缓冲液,14mmol/L α-酮戊二酸,3mmol/L EDTA-Na$_2$,

0.25mmoll/L NADH,5mmol/L ADP,GLDH（＞3 000U/L）和稳定剂。

R₁试剂用蒸馏水溶解,pH 为（8.9 ± 0.05）。

（2）R₂试剂:10mmol/L 苄胺（水溶液）。

3.操　　作

（1）单试剂法:R₁试剂和R₂试剂按 5 ∶ 1 混合,放置 37℃下稳定 30min 后应用,样品与试剂体积比为 1 ∶ 10。速率法（吸光度下降型）,温度 37℃,主波长 340nm,次波长 410nm（可以不用）,比色杯光径 1.0cm,样品量 25μl,试剂量 250μl,孵育时间 180 ～ 300s,连续监测时间 180s,F 为 1 768,线性 0 ～ 100U/L。

（2）双试剂法:速率法（吸光度下降型）,温度 37℃,主波长 340nm,次波长 410nm,比色杯光径 1.0cm,样品量 25μl,试剂量 50μl,混匀,孵育时间 180 ～ 300s,再加 R₂ 试剂 200μl,混匀后 60s,开始连续监测 180s,F 为 1 768,线性 0 ～ 100U/L。

（3）注意:详细操作方法,须根据自动分析仪和试剂盒说明书。

4.计　　算

$$MAO(U/L)＝\triangle A/min \times \frac{10^6}{6\ 220} \times \frac{275}{25}＝\triangle A/min \times 1\ 768$$

5.附　　注

（1）本法是测定 MAO 催化单胺氧化脱氨反应中产生的氨。试剂中若有氨污染,将造成测定结果假性增高。因此,试剂必须经过脱氨处理,尤其苄胺和 GLDH 需经 sephadex-25 脱氨处理后方可使用。

（2）要求用新鲜血清,当日测定。肝素抗凝血浆对测定有干扰。

（3）本法反应液的 pH 为 8.9 ± 0.05,pH 过低易产生非特异性反应,pH 过高对 GLDH 活性有抑制作用。

（4）重金属离子对 MAO 活性有抑制作用,需加入 EDTA 络合金属离子。

6.临床意义

（1）MAO 为广泛分布于肝、肾、胃、小肠和脑组织中的酶,在细胞内定位于线粒体膜外。血清 MAO 活性测定是检查肝纤维化病变的重要指标。纤维化发生在汇管区之间或汇管中心区之间时,MAO 活性明显增高,阳性率达 80%以上;在假小叶周围有广泛纤维化形成时,则几乎全部增高,且升高幅度最大。纤维化病变侵入肝实质内时,升高率仅为 30%。

（2）血清中 MAO 和结缔组织中的 MAO 性质相似,能促进结缔组织的成熟,在胶原形成过程中,参与胶原成熟的最后阶段架桥形成,使胶原和弹性硬蛋白结合。因此,临床上测定血清 MAO 主要用于诊断肝硬化。

（二）醛苯腙法

1.原　　理

底物苄胺在 MAO 作用下氧化生成苄醛,苄醛与二硝基苯肼反应生成醛苯腙,在碱性溶液中呈红棕色,在 470nm 比色测定。

2.试　　剂

（1）磷酸盐缓冲液（pH7.4,50mmol/L）:①50mmol/L 磷酸二氢钾:称取 KH_2PO_4 3.4g,以蒸馏水溶解并稀释到 500ml。②50mmol/L 磷酸氢二钠:称取 Na_2HPO_4 7.11g 或 $Na_2HPO_4 \cdot 12H_2O$ 17.91g,以蒸馏水溶解并稀释到 1L。③取①液 80ml,②液 420ml,混合,即为 pH7.4,50mmol/L 磷酸盐缓冲液。

（2）苄胺缓冲液（50mmol/L）:称取苄胺盐酸盐（MW＝143.62）718mg,以 pH7.4 磷酸盐缓冲液溶解到 100ml,此为底物。置棕色瓶 4℃保存。

（3）二硝基苯肼溶液（0.75mmol/L）:称取分析纯 2,4-二硝基苯肼（DHPH）14.9mg,加入 10mol/L

盐酸10ml,完全溶解后,用蒸馏水稀释到100ml,保存于棕色瓶中。

(4)氢氧化钠溶液(1.25mol/L)内含5g/LTriton-x-100。

(5)苄醛标准液(0.5mmol/L):称取苯甲醛26.5mg,以蒸馏水缓慢溶解并稀释至500ml,棕色瓶保存。

3. 操　作

按表6-11操作。

表6-11　血清MAO测定醛苯腙法操作步骤

加入物(ml)	测定管(U)	对照管(C)
血清	0.2	0.2
50mmol/L PB	0.5	0.5
50mmol/L 苄胺缓冲液	0.05	—
混匀,37℃水浴2h		
0.75mmol/L DHPH	0.5	0.5
50mmol/L 苄胺缓冲液	—	0.05
混匀,37℃水浴2min		
1.25mol/L NaOH	2.0	2.0

混匀,470nm波长,1cm光径比色杯,以蒸馏水调零比色。根据(Au－Ac)之差值在校正曲线上查出MAO活力单位。酶活力高于300U者,将标本稀释后重新测定。

4. 参考值

＜36U/ml。

5. 单位定义

在37℃,1ml血清中MAO 1h催化底物产生1nmol/L苄醛为1U。

6. 校正曲线的制作

按表6-12加入有关试剂后,再从加DNPH步骤开始操作。

表6-12　测定醛苯腙法校正曲线制作表

加入物	管号								
	B	1	2	3	4	5	6	7	8
0.5mmol/L 苄醛(ml)	0	0.01	0.02	0.04	0.08	0.12	0.16	0.20	0.24
50mmol/L PB,pH7.4(ml)	0.75	0.74	0.73	0.71	0.67	0.63	0.59	0.55	0.51
相当于苄醛 nmol/管	0	5	10	20	40	80	80	100	120
相当于MAO单位[nmol/(h·ml)]	0	12.5	25	50	100	150	200	250	300

7. 附　注

(1)胆红素浓度在43～257μmol/L、血红蛋白浓度在0.5～4g/L对MAO活力无影响。

(2)校正曲线制作各管中苄醛纳摩数乘以2.5得MAO单位数。

$$MAO[U/ml 或 nmol/(h·ml)]=苄醛(nmol)\times\frac{1}{0.2}\times\frac{1}{2}$$

式中,0.2是样品用量(ml)数,2是催化反应(2h)。

(3)若需将上述习惯用的单位变换为国际单位,需乘以$\frac{1}{60}$(U/L＝上述单位$\times\frac{1}{60}\times1\,000\times$ $\frac{1}{1\,000}$)。

（4）苄胺的终浓度为 3.33mmol/L，是 Km 的 25 倍。

8.临床意义

同速率法。

二、β-脯氨酸羟化酶（β-PH）

脯氨酸羟化酶（PH）是胶原合成的关键酶，由α、β亚单位构成四聚体。肝硬化患者肝活组织中，PH 含量明显升高。血清 PH 检测较为困难，因有活性的 PH 四聚体不到 10%，且血中存在抑制物。应用 RIA 法测定血清免疫性 PH（SIRPH）发现，其水平与肝组织中 PH 活性相关，但特异度不高。有人应用 PHB 亚单位单抗测定血清免疫性 PH 亚单位（SIRPH），认为可提高特异度。

（贺猛）

第七章

肾功能检验

第一节　血清尿素(Urea)测定

Section 1

一、脲酶－波氏比色法测定血清(浆)尿素

(一)原　　理

首先用尿素酶水解尿素(urea),产生 2 分子氨和 1 分子二氧化碳。氨在碱性介质中与苯酚及次氯酸反应,生成蓝色吲哚酚(此过程需用亚硝基铁氰化钠催化)。吲哚酚生成量与尿素含量成正比,在 630nm 测定吸光度。

(二)主要试剂

1.酚显色剂

苯酚 10g,亚硝基铁氰化钠(含 2 分子水)0.05g,溶于 1 000ml 去氨蒸馏水中,冰箱中可保存 60d。

2.碱性次氯酸钠溶液

氢氧化钠 5g 溶于去氨蒸馏水中,加"安替福民"8ml,再加蒸馏水至 1 000ml,置棕色瓶内,冰箱保存可稳定 2 个月。

3.尿素酶标准应用液

尿素酶(比活性 3 000 ～ 4 000U/g)0.2g 悬浮于 20ml 50%(V/V)甘油中,置冰箱内可保存 6 个月。以 10g/L EDTA · Na$_2$ 溶液(pH 6.5)稀释 100 倍可得尿素酶标准应用液。

4.尿素标准应用液

干燥纯尿素 0.6g 溶解于去氨蒸馏水中并稀释至 100ml,加 0.1g 叠氮钠防腐,置冰箱内可稳定 6 个月。以去氨蒸馏水稀释 20 倍得到 5mmol/L 标准应用液。

(三)操作步骤

(1)取试管 3 支,分别标明测定管、标准管和空白管,各加尿素酶应用液 1.0ml。

(2)每管分别加入血清、尿素标准应用液、蒸馏水 10μl,混匀。

(3)置 37℃ 水浴 15min,向每管迅速加入酚显色剂 5ml,混匀。

(4)置 37℃ 水浴 20min,使呈色反应完全。空白管调"0",波长 560nm 读取各管吸光度。

(四)计　　算

$$尿素(mmol/L) = \frac{测定管吸光度}{标准管吸光度} \times 标准液浓度$$

（五）参考范围

成年人：2.9 ～ 8.2mmol/L。

（六）评　　价

(1)空气中氨对试剂或玻璃器皿的污染或使用铵盐抗凝剂可使结果偏高。

(2)高浓度氟化物可抑制尿素酶,引起结果假性偏低。

(3)尿素酶水解尿素产生氨的速率,也可用电导的方法进行测定,适用于自动分析仪。

二、二乙酰一肟显色法测定血尿素

（一）原　　理

在酸性反应环境中加热,二乙酰一肟产生二乙酰,二乙酰和尿素缩合,生成红色的色素原二嗪,称为 Fearon 反应。540nm 波长测定吸光度。

（二）主要试剂

1.酸性试剂

在三角烧瓶中加蒸馏水约 100ml,然后加入浓硫酸 44ml 及 85%磷酸 66ml,冷至室温;加入硫氨脲 50mg 及硫酸镉(CdSO$_4$ · 8H$_2$O)2g,溶解后以蒸馏水定容至 1L,置棕色瓶放冰箱保存,可稳定半年。

2.二乙酰一肟溶液

二乙酰一肟 20g 加蒸馏水约 900ml,溶解后再用蒸馏水定容至 1L,置棕色瓶中,冰箱内可保存半年。

3.尿素标准应用液

同脲酶－波氏比色法测定血清(浆)尿素。

（三）操作步骤

(1)取试管 3 支,标明测定管、标准管和空白管,分别加血清、尿素标准应用液、蒸馏水 20μl。

(2)各管依次加入二乙酰一肟溶液 0.5ml、酸性试剂 5ml,混匀。

(3)置沸水浴中加热 12min,取出,置冷水中冷却 5min,以空白管调"0",540nm 波长读取标准管及测定管吸光度。

（四）计　　算

$$血清尿素(mmol/L)=\frac{测定管吸光度}{标准管吸光度}×标准液浓度$$

（五）参考范围

成年人：2.9 ～ 8.2mmol/L。

（六）评　　价

(1)本法易受煮沸时间和煮沸时液体蒸发量的影响,因此,测定用试管规格和煮沸时间应与制作标准曲线时完全一致,以减少误差。

(2)二乙酰一肟法试剂中加入硫胺脲和镉离子,目的是增进显色强度和色泽稳定性,但仍有轻度褪色现象(每小时 < 5%),故显色冷却后应及时比色。

(3)血清(浆)中尿酸、肌酐、氨基酸(瓜氨酸除外)等诸多含氮物质对本试验无干扰。

三、酶耦联速率法测定血尿素

（一）原　　理

尿素在尿素酶催化下，水解生成氨和二氧化碳，氨在α-酮戊二酸和还原型辅酶Ⅰ存在下，经谷氨酸脱氢酶（GLDH）催化生成谷氨酸，同时还原型辅酶Ⅰ被氧化成氧化型辅酶Ⅰ。还原型辅酶Ⅰ在340nm波长处有吸收峰，其吸光度下降速率与待测样品中尿素的含量成正比。

（二）主要试剂

不同试剂盒有差异，但主要为 Tris-琥珀酸缓冲液、尿素酶、谷氨酸脱氢酶、还原型辅酶Ⅰ（NADH）、α-酮戊二酸和 ADP 等。

（三）操作步骤

（1）取试管 3 支，标明测定管、标准管和空白管，分别加血清、尿素标准液、去氨蒸馏水 15μl。

（2）以上各管依次逐管加入已预温的酶试剂 1.5ml，混匀后立即在分光光度计上监测吸光度的变化，自动计算△A/min。

（四）计　　算

$$尿素（mmol/L）=\frac{测定\triangle A/min - 空白\triangle A/min}{标准\triangle A/min - 空白\triangle A/min} \times 标准液浓度$$

（五）参考范围

成年人：2.9 ～ 8.2mmol/L。

（六）评　　价

（1）耦联速率法必须具备自动生化分析仪，或有连续监测吸光度变化功能和恒温装置的分光光度计。自动生化分析仪预置下列测定参数：二点法，温度 37℃，波长 340nm，延迟时间 30s，读数时间 30s。

（2）氨可干扰该法测定，标本严重溶血及血氨升高可产生正干扰。但上机测定因标本被大量稀释，溶血、脂血、黄疸及其他含氮化合物对结果影响不大。

（3）本法是目前自动生化分析仪上常用的测定方法，适用于各种类型的生化分析仪，其测定程序及其参数可参照仪器及所用试剂设置。

（马芳军）

第二节　血清肌酐（SCr）测定

Section 2

一、去蛋白终点法测定血清（浆）肌酐

（一）原　　理

血清（浆）中的肌酐（Cr）与碱性苦味酸盐反应，生成橘红色的苦味酸肌酐复合物（Jaffe 反应），在 510nm 波长处比色测定。

（二）主要试剂

1.40mmol/L 苦味酸溶液

苦味酸 9.3g，溶于 500ml 80 ℃蒸馏水中，冷却至室温，加蒸馏水定容至 1L。以酚酞作指示剂，用 0.1mmol/L 氢氧化钠滴定至溶液变红（＞pH8.4）时，用蒸馏水稀释至 0.04mmol/L，贮存于

棕色瓶中。

2.35mmol/L 钨酸溶液

(1)100ml 蒸馏水中,加入 1g 聚乙烯醇,加热助溶(勿煮沸),冷却。

(2)300ml 蒸馏水中,加入 11.1g 钨酸钠,使完全溶解。

(3)300ml 蒸馏水中,缓慢加入 2.1ml 浓硫酸,冷却。

将(1)液加入(2)液中,再与(3)液混匀,蒸馏水定容至 1L,室温至少可稳定 1 年。

3.肌酐标准应用液

肌酐 113mg 用 0.1mol/L 盐酸溶解并定容至 100ml,冰箱内保存可稳定 1 年。以 0.1mol/L 盐酸稀释 1 000 倍得肌酐标准应用液,置冰箱内保存。

(三)操作步骤

(1)于一试管中加入血清(或血浆)0.5ml,35mmol/L 钨酸溶液 4.5ml,充分混匀沉淀蛋白,3 000 r/min 离心 10min,取上清液备用。

(2)取试管 3 支,标明测定、标准和空白,分别加血清无蛋白滤液、肌酐标准应用液、蒸馏水 3.0ml。

(3)每管分别加入 40mol/L 苦味酸溶液 1.0ml,混匀。

(4)每管分别加入 0.75mol/L 氢氧化钠溶液 1.0ml,混匀。

(5)室温放置 15min,以空白管调零,510nm 波长分光光度计比色,读取各管吸光度。

(四)计 算

$$血清(浆)肌酐(μmol/L) = \frac{测定管吸光度}{标准管吸光度} \times 标准液浓度$$

(五)参考范围

①成年男性:44 ~ 133μmol/L(0.5 ~ 1.5mg/dl);②成年女性:70 ~ 10⁶μmol/L(0.8 ~ 1.2mg/dl);③儿童:35 ~ 10⁶μmol/L(0.4 ~ 1.2mg/dl)。

(六)评 价

(1)血清(浆)标本若当时不测定,可于冰箱保存 3d,若要保持较长时间,宜 - 20℃保存。轻微溶血标本对测定肌酐无影响。

(2) 去蛋白终点法温度升高时,可使碱性苦味酸溶液显色增深,但标准与测定的增深程度不成比例,因此,测定时各管温度均需平衡至室温。

二、速率法测定血肌酐

(一)原 理

标本中肌酐与碱性苦味酸盐反应生成橘红色苦味酸肌酐复合物(Jaffe 反应),在 500nm 比色测定。由于标本中肌酐与苦味酸形成复合物的速度与干扰物假肌酐不同,以及肌酐的反应速度与浓度成正比的原理,选择适宜的速率监测时间,可以提高肌酐测定的特异性,称为速率法或动力学法测定血肌酐。

(二)主要试剂

同内生肌酐清除率试剂。

(三)操作步骤

(1)标准管和测定管分别加入肌酐标准应用液或血清 100μl。

(2)各加入碱性苦味酸溶液 1.0ml。

(3)以空白管调零,510nm 波长分光光度计比色,在试剂与样品(或标准液)混合后,25℃(或

30℃、37℃)反应20s,测定吸光度 $A_{1测}$ 或 $A_{3标}$,准确反应至60s时,读取吸光度 $A_{2测}$ 或 $A_{2标}$。

（四）计　算

$$肌酐(\mu mol/L)=\frac{A_{2测}-A_{1测}}{A_{2标}-A_{1标}}\times 标准液浓度$$

（五）参考范围

①成年男性:62～115μmol/L(0.7～1.3mg/dl);②成年女性:53～97μmol/L(0.6～1.1mg/dl)。

（六）评　价

(1)维生素 C、丙酮酸、丙酮、乙酰乙酸、甲基多巴以及高浓度葡萄糖、蛋白质和一些抗生素(如青霉素 G、头孢噻吩、头孢西丁、头孢唑啉)等也能与苦味酸反应生成红色,这些不是肌酐的物质称为假肌酐。

(2)干扰 Jaffe 反应的非肌酐色原性物质有两类:一类为快速反应假肌酐物质,在20s内即完成反应;另一类为慢反应假肌酐物质,混合后80～100s才开始反应。利用肌酐与假肌酐反应时间的差异,设置20s延迟期,并选择速率测定时间在20～60s,可有效排除这两类假肌酐物质干扰,提高本法的特异性。

(3)胆红素和半胱氨酸等可抑制 Jaffe 反应,使测定结果偏低。

(4)该法成本低廉,操作简便,可去除假肌酐的影响,不需去蛋白与处理,已成为肌酐测定的常规分析法。

(马芳军)

第三节　血清尿酸(SUA)测定

Section 3

一、磷钨酸还原法测定血清尿酸

（一）原　理

去蛋白血滤液中的尿酸(UA)在碱性溶液中被磷钨酸氧化生成尿囊素及二氧化碳,磷钨酸在此反应中则被还原成钨蓝。钨蓝生成量与标本中尿酸含量呈正比,可进行比色测定。

（二）主要试剂

1.磷钨酸应用液

钨酸钠 50g 溶于约 400ml 蒸馏水中,加浓磷酸 40ml 及玻璃珠数粒,煮沸回流 2h,冷却至室温,用蒸馏水定容至 1L,贮存在棕色瓶中。取 10ml 磷钨酸贮存液,以蒸馏水稀释至 100ml 得磷钨酸应用液。

2.3mol/L 钨酸钠溶液

钨酸钠 100g 用蒸馏水溶解后并定容到 1L。

3.钨酸试剂

在 800ml 蒸馏水中,加入 0.3mol/L 钨酸钠溶液 50ml,0.05ml 浓磷酸和 0.33mol/L 硫酸 50ml,混匀,室温中可稳定数月。

4.300μmol/L 尿酸标准应用液

60mg 碳酸锂溶解在 40ml 蒸馏水中,加热至 60℃,使其完全溶解。精确称取尿酸 100.9mg,溶解于热碳酸锂溶液中,冷却至室温,定容至 100ml,棕色瓶中贮存。在 100ml 容量瓶中,加尿酸标准贮存液 5ml、乙二醇 33ml,然后以蒸馏水定容到刻度得 300μmol/L 尿酸标准应用液。

（三）操作步骤

（1）取试管 3 支，各加 4.5ml 钨酸试剂，分别加入 0.5ml 血清、0.5ml 标准应用液和 0.5ml 蒸馏水，混匀后静止数分钟，离心沉淀。

（2）另取试管 3 支，标明测定管、标准管和空白管，依次加离心上清液 2.5ml，分别加碳酸钠溶液 0.5ml，混匀后放置 10min。

（3）分别加磷钨酸应用液 0.5ml，混匀，室温放置 20min 后，以空白管调零，660nm 波长分光光度计比色。

（四）计　　算

$$血清尿酸(\mu mol/L)=\frac{测定管吸光度}{标准管吸光度}\times 标准液浓度$$

（五）参考范围

①成年男性：262 ～ 452μmol/L（4.4 ～ 7.6mg/dl）；②成年女性：137 ～ 393μmol/L（2.3 ～ 6.6mg/dl）。

（六）评　　价

（1）血清与尿液标本中的尿酸在室温可稳定 3d。尿液标本冷藏后，可引起尿酸盐沉淀，此时可调节 pH 至 7.5 ～ 8.0，并将标本加热到 50℃，待沉淀溶解后再进行测定。

（2）高浓度维生素 C 的标本，可使测定结果偏低，故不少试剂盒中加入抗坏血酸氧化酶，以防止维生素 C 的干扰。

（3）不能用草酸钾作抗凝剂，因草酸钾与磷钨酸容易形成不溶性的磷钨酸钾，造成显色液混浊。

（4）尿酸在水中溶解度很低，但是易溶于碱性溶液中，故配制标准液时，加碳酸锂并加热助溶。如无碳酸锂，可用碳酸钾或碳酸钠代替。

（5）用钨酸沉淀蛋白时会引起尿酸的部分沉淀，而且随滤液 pH 不同而变化。用 1/2 浓度的沉淀剂，滤液 pH 为 3.0 ～ 4.3，回收率为 93%～ 103%。此外，为防止锌与尿酸形成不溶性的尿酸锌，不能用氢氧化锌作蛋白沉淀剂。

（6）本法不足之处是特异性不高，显色褪色速率变化不定，灵敏度较低。

二、尿酸酶－过氧化物酶耦联法测定血清尿酸

（一）原　　理

尿酸在尿酸酶催化下，氧化生成尿囊素和过氧化氢；过氧化氢与 4-氨基安替比林（4-AAP）和 3,5 二氯 2-羟苯磺酸（DHBS）在过氧化物酶的作用下，生成有色物质（醌亚胺化合物），颜色深浅与样品中尿酸浓度成正比。

（二）主要试剂

（1）酶混合试剂：实验前半小时将干粉试剂尿酸酶（160U/L）、过氧化物酶（1 500U/L）、4-AAP（0.4mmol/L）和蒸馏水复溶的 DHBS（2mmol/L）。

（2）300μmol/L 尿酸标准应用液。

（三）操作步骤

（1）取试管 3 支，标明测定管、标准管和空白管，然后分别加入血清 0.1ml、尿酸标准液 0.1ml、蒸馏水 0.1ml。

（2）各管分别加入酶试剂 1.5ml，混合。

（3）室温放置 10min，以空白管调零，520nm 波长分光光度计比色，读取各管吸光度。

（四）计　　算

$$血清尿酸(\mu mol/L)=\frac{测定管吸光度}{标准管吸光度}\times 标准液浓度$$

（五）参考范围

①成年男性：208～428μmol/L；②成年女性：155～357μmol/L。

（六）评　　价

（1）干粉试剂保存在2～6℃，复溶后的试剂室温可稳定6～8h，2～6℃可稳定2周。

（2）以甲醛为防腐剂的商品尿酸标准液，不能用于尿酸酶法，但可用于磷钨酸还原法。

（3）本法敏感性高，比用酚作色素原高4倍。本法特异性亦高。可分为紫外分光光度法和酶耦联法，适用于各种类型生化分析仪。

（梁雪岩）

第四节　血清β₂-微球蛋白测定

Section 4

　　β₂-微球蛋白为体内有核细胞包括淋巴细胞、血小板、多形核白细胞产生的一种小分子球蛋白，与同种白细胞抗原亚单位是同一物质，与免疫球蛋白稳定区结构相似。其分子量为11 800，由99个氨基酸组成的单链多肽，它广泛存在于血浆、尿液、脑脊液、唾液及乳汁中，正常人血中浓度很低，可自由通过肾小球，在近段小管全部重吸收，当肾小球滤过功能下降时，其血中浓度升高，它与年龄、性别、肌肉组织的多少等均无关，因此，是反映肾小球滤过功能减退的重要指标。但是，炎症、肿瘤时其水平也可增高。测定方法很多，如免疫透射比浊法、免疫散射浊度法、胶乳免疫散射比浊法、放射免疫分析法和ELISA法，本节主要介绍后两种方法。

一、放射免疫分析法

（一）原　　理

¹²⁵I标记抗原与未标记抗原竞争限量抗体上的结合位点。未标记抗原浓度和¹²⁵I标记抗原－抗体复合物呈负相关的函数关系，并表现在剂量反应曲线上，以该曲线为依据即可对样品进行定量。分离剂于游离相和结合相的分离。

（二）主要试剂

（1）β₂-MG标准品。

（2）质控血清。

（3）β₂-MG抗体。

（4）标记物：每1ml标记物所含放射性＜10.0kBq（0.3μCi）。

（5）分离剂。4.1%苯乙二醇（PEG）：PEG 4.1g，NaF 1.0g溶解于100ml硼酸缓冲液中。

（6）PBS缓冲液。

（三）操作步骤

（1）标准静脉穿刺术采集全血，尽快离心分离血清，不加防腐剂。

（2）加样：建议至少双管平行加样，按表7-1进行。

表 7-1 放射免疫分析法操作步骤(ml)

管别	样本	抗体	标记物	温育条件	分离剂
总 T	—	—	100		—
NSB	50	水 100	100	充分混匀,置	1 000
标准管	50	100	100	37℃2 h	1 000
标本管	50	100	100		1 000

注:NSB 样本为蒸馏水

(3)充分混合,3 600 r/min 离心 20min;测量沉淀物γ射线计数(cpm)值。

(四)计 算

(1)计算复管净计数的平均值,用于数据处理和绘图。

(2)横坐标为标准品浓度或其对数值。纵坐标为标准品 cpm 值。

(3)负相关数据,拟合数学模型的优选顺序是四参数 logistic 回归、logit-log 线性回归、3 次多项式(3/2 次方程)。

(4)标本实标浓度为测量数据乘以稀释倍数。

(五)参 考 值

成人血清(2.1 ± 0.52)mg/L。

(梁雪岩)

第五节　肾小球滤过功能试验

Section 5

一、血内生肌酐清除率

(一)原 理

内生肌酐由肌酸代谢产生,其生成量较稳定。受试前让患者无肌酐饮食 2 ～ 3d,以避免外源性肌酐影响。通常肌酐绝大部分经肾小球滤过,仅 5%左右从肾小管排泌,而肾小管对其不吸收。单位时间内肾脏把多少体积血浆中的内生肌酐全部清除,称为内生肌酐清除率(Ccr)。

(二)主要试剂

(1)碱性苦味酸溶液:将 40mmol/L 苦味酸溶液和 0.32mmol/L 氢氧化钠溶液等体积混合,加适量表面活性剂(如 Triton-x-100),放置 20min 后即可使用。

(2)100μmol/L 肌酐标准应用液。

(三)操作步骤

受检者试验前无肌酐饮食 2 ～ 3d,避免剧烈运动,受试日饮足量的水,使尿量不可少于 1ml/min。准确收集 24h 尿液,于收集尿样的同时,采集静脉血 3ml,分别测定尿、血清肌酐含量。

(四)计 算

$$Ccr(L/24h) = \frac{尿肌酐农度(μmol/L)}{血清肌酐浓度(μmol/L)} \times 24\ h\ 尿量(L)$$

校正的 $Ccr(L/24h) = Ccr \times \dfrac{7.31}{受试者体表面积(m^2)}$,以正常人 24h 内生肌酐清除值 128L 为 100%,则 $Ccr = 校正的\ Ccr \times \dfrac{100}{128}$(或 0.78)。

目前临床上主张用每分钟清除率报告,计算方法如下:

$$Ccr(ml/min) = \frac{尿肌酐农度(μmol/L)}{血清肌酐浓度(μmol/L)} \times 每\ min\ 尿量(ml)$$

· 85 ·

(五)参考范围

①成年男性:(105 ± 20)ml/min;②成年女性:(90 ± 20)ml/min。

(六)评　　价

(1)检查前 3d 禁食肉类,蛋白摄入少于 40g/d,不饮咖啡和茶,停用利尿剂。

(2)体表面积是根据患者的身高(cm)和体重(kg)计算而来,一个标准身高体重人的体表面积为 1.73m²。

(3)由于肌酐除从肾小球滤过外,尚有少量从近端小管分泌,故Ccr常超过实际的肾小球滤过率。

(4)本实验由于一次性采血及留尿标本,不需静脉注射,也没有菊粉引起的发热反应,故被临床广泛应用。

二、菊粉清除率

(一)原　　理

菊粉是由果糖构成一种多糖体,静脉注射后,不被机体分解、结合、利用和破坏。因其分子量小为 5 000,它可自由地通过肾小球,既不被肾小管排泌,也不被其重吸收,故能准确反映肾小球滤过率。

(二)操作步骤

试验时患者保持空腹和静卧状态。晨 7 时饮 500ml 温开水;放入留置导尿管,使尿液不断流出。晨 7 时 30 分取 10ml 尿液和 4ml 静脉血作为空白试验用,接着静脉输入溶于 150ml 生理盐水的菊粉 5g。溶液需加温到 37℃,在 15min 内输完,然后再以菊粉 5g 溶于 400ml 温生理盐水中进行维持输液,以每分钟 4ml 的速度输注。8 时 30 分将导尿管夹住。8 时 50 分取静脉血 4ml,随后放空膀胱,测定尿量。用 20ml 温生理盐水冲洗膀胱,并注入 20ml 空气,使膀胱内的流体排尽,将排出的液体加入尿液标本内。充分混匀后取出 10ml 进行菊粉含量测定。9 时 10 分第 1 次重复取血和尿标本,9 时 30 分第 2 次重复取血和尿标本。将 4 次血与尿标本测定其菊粉含量。按下列公式进行计算:菊粉清除率(Cin)=尿的菊粉含量血浆菊粉含量×稀释倍数×尿量(ml)稀释倍数=实际尿量+冲洗液量实际尿量。

(三)参　考　值

正常参考值:2.0 ～ 2.3ml/s。

(四)临床意义

急性肾小球肾炎、慢性肾功能衰竭、心力衰竭时其 Cin 显著降低;慢性肾炎、肾动脉硬化、高血压晚期等可有不同程度的降低。由于本法操作步骤较繁杂,既需持续静脉滴注(口服会水解为单糖而被吸收,肌肉注射又很难吸收)和多次抽血,又需置导尿管,因而不够方便;菊粉有时可引起发热反应故目前临床上尚不能常规使用,多用于临床实验研究工作。

三、对氨马尿酸清除率(CPAH)测定

(一)原　　理

对氨马尿酸静脉注入体内后由肾小球滤过排出,不被重吸收,一次流经肾脏90%～95%被肾脏清除,因此,CPAH 清除率是代表肾血流量(RBF)、肾血浆流量(RPF)的指标之一。

(二)参　考　值

正常参考值:RBF:600 ～ 800ml/min;RPF:1 200 ～ 1 400ml/min。

（三）临床意义

RBF 增高见于妊娠、糖尿病等。RBF 降低见于慢性肾小球、肾炎、肾衰竭、休克、肝肾综合征、心力衰竭、肾动脉狭窄、肾静脉血栓、肾动脉畸形等。

（马芳军）

第六节　血胱抑素 C（Cys-C）测定

一、原　　理

半胱氨酸蛋白酶抑制剂（Cystain）可分为 A、B、C 等几种。其中 Cystain C（Cys-C）又称胱抑素，属非糖基化的碱性蛋白质，分子量约 13kD，是超家族成员之一，机体内几乎所有的有核细胞均能产，产生率多处在相对衡定状态。Cys-C 完全经由肾小球滤过并几乎全部被近曲小管重吸收和分解，因此，尿中浓度很低，仅 0.03 ～ 0.3mg/L。

二、操作方法

乳胶颗粒增强浊度法可快速检测血 Cys-C 的浓度。

在血清或血浆中较为稳定，待测血标本低温储存数星期乃至数个月亦不降解，血浓度检测的重复性良好，变异系数 < 3%，且血清中胆红素、血红蛋白和甘油三脂等物质均对测定无干扰作用，因此，适用于在临床上常规应用。

三、参考值

血浆 Cys-C 1.0mg/L（0.6 ～ 2.5mg/L）。

四、临床意义

血 Cys-C 是一种可反映肾小球滤过功能的较为理想的内源性物质，其浓度与肾小球滤过率呈良好的线性关系，线性关系显著优于血肌酐，因而能更精确反映 GFR，特别是在肾功能仅轻度减退时，敏感性高于血肌酐。

（马芳军）

第七节　氨甲酰血红蛋白（CarHb）测定

血液中的尿素较易进入红细胞内而被分解成铵（NH_4^+）和氰酸盐（Cyanate），Hb 在氰酸盐的作用下可形成氨甲酰血红蛋白（CarHb）。此反应为不可逆反应，因此，随着 CarHb 在红细胞内不断形成而浓度逐渐增高。血液 CarHb 浓度虽与血清尿素浓度有关，但它反应的不是即刻的尿素浓度，而是患者 4 星期左右期间尿素的平均水平。在鉴别急、慢性肾衰和评估血透析疗效上,较单次血尿素、肌酐测定更有价值。

（马芳军）

第八节　中分子物质测定

Section 8

中分子物质是指血清中分子量在 200～3 000 的物质,是引起尿毒症患者诸多并发症的主要毒素,包括甲基胍、胍基乙酸、酚、羟基酚酸、芳香烃、吲哚类物质、胺和多胺类等。测定尿毒症患者血清中中分子物质,对于估计疾病的严重程度及血液透析治疗的效果有一定价值。目前临床上大多用高效液相层析测定血清中分子物质总量。

（马芳军）

第九节　肾血流量测定

Section 9

一、原　　理

肾血流量(RBF)或肾血浆流量(RPF)是指单位时间内流经肾脏的全血或血浆量。可用对氨基马尿酸(PAH)或碘锐特肾清除试验进行测定,但多使用 PAH。PAH 主要由近端小管排泌排出。当血浆中 PAH 浓度很低(< 50mg/L)时,每次流经肾脏血浆中的 PAH 约 90% 可从肾脏清除而排入尿中。PAH 清除率仅代表有功能活性的肾实质的肾血浆流量,故称为有效肾血浆流量(ERPF)。

二、计　　算

肾血浆流量 RPF $= (U_{PAH} \times V)/P_{PAH}$

肾全血流量 RBF $= RPF/(1 - RBC$ 比积$)$

三、参　考　值

RPF:600～800ml/min;RBF:1 200～1 400ml/min。

四、临床意义

RPF 降低见于慢性肾炎、晚期肾盂肾炎、高血压肾功能不全、急性心肌梗死、心功能不全、休克等;RPF 升高则见于甲亢、妊娠等。

PAH 为外源性物质,操作复杂,临床上多不采用,主要在科研中使用。放射性核素(同位素)肾图能比较敏感地反映肾的血浆流量,目前临床上将其列为肾功能的常规检查。

（马芳军）

第十节　肾小管重吸收功能检查

肾小管重吸收功能试验包括尿中某物质排出量测定、重吸收率测定、排泄分数测定和最大重吸收量测定四类。尿中物质测定包括尿β_2-微球蛋白、尿酶、葡萄糖、氨基酸、钠等。重吸收率(TRS)指某物质的重吸收量占肾小球滤过总量的比率,通常测定磷的重吸收率。排泄分数(Fe)指尿排出部分(未被重吸收部分)占肾小球滤过总量的比率,通常测定钠的排泄分数。排泄分数＝1－重吸收率。

一、滤过钠排泄分数(FeNa)测定

（一）计　算
分别检测血清钠、肌酐和尿钠,肌酐浓度,按下式计算FeNa:

FeNa(%)＝尿钠排出量/滤过钠总量＝[(尿钠/血钠)/(尿肌酐/血肌酐)]×100

式中尿钠和血钠的单位为"mmol/L",尿肌酐和血肌酐单位为"µmol/L"。

（二）参考值
尿钠浓度＜20mmol/L;FeNa＝1。

（三）临床意义
尿钠和滤过钠排泄分数可作为估计肾小管坏死程度的指标,在鉴别急性肾功能衰竭和肾前性氮质血症时有意义。尿钠浓度受滤过量及肾小管重吸收的影响,在急性肾衰时,肾小管功能受损,不能很好地重吸收钠,故尿钠浓度＞40mmol/L,FeNa＞1;而肾前性氮质血症的肾小管没有损坏,但血容量不足,钠滤过量减少,且肾小管最大限度地重吸收钠,以维持血容量,故尿钠浓度＜20mmol/L,FeNa＜1;若尿钠为20～40mmol/L,则表明患者正在由肾前性氮质血症向急性肾衰发展。

二、肾小管葡萄糖最高重吸收率(TmG)测定

正常人尿糖阴性,当静脉输注葡萄糖直至重吸收极限时,尿糖阳性。

（一）计　算
TmG＝肾小球滤液中葡萄糖总量－尿液中葡萄糖总量＝PGCin-UGV

（二）参考值
成人300～440mg/min

（三）临床意义
反映有功能的肾小管的数量和质量。

（梁雪岩）

第十一节　肾小管排泌功能试验

适用于评价肾小管排泌功能的物质有酚红和对氨基马尿酸。

一、酚红(酚磺太)排泄试验(PSP)

(一)原　理

酚红注入体内后,94%由近端小管上皮细胞主动排泌,从尿液排。酚红排泄试验操作和测定十分方便,酚红排泄率是临床常规判断近端小管排泌功能的粗略指标。酚红排泄试验受肾血流量及其他肾外因素影响较大,对肾小管功能敏感性低。PSP分为静脉注射法和肌肉注射法两种。肌肉注射法准确性差,故一般不采用。试验时静脉注射6g/L的酚红1ml,测定2h内尿酚红量,计算酚红排泄率。

(二)参考值

正常人静脉注射后的排出率:15min > 25%,120min > 55%。

(三)临床意义

120min排出率降低,表明肾小管排泌功能损害;40%～50%为轻度损害,25%～39%为中度损害,10%～24%为重度损害,< 10%为严重损害。

二、对氨基马尿酸最大排泄率试验

(一)原　理

对氨基马尿酸最大排泄率(TM-PAH),可较好地代表肾小管排泌功能,但该法操作麻烦,不适用于常规开展,仅用于研究性质的试验中。静脉滴定PAH,使血中浓度逐步达到600mg/L,肾脏清除PAH能力达到最大限度。

(二)计　算

TM-PAH = 尿PAH总量 − 肾小球滤液PAH总量 = $U_{PAH} − P_{PAH}C_{in}$

(三)参考值

成人60～90mg/min。

(四)临床意义

反映有功能的肾小管的数量和质量。

(梁雪岩)

第八章
Chapter 8

血液流变学检验

第一节　概　　述

血液流变学是一门新兴的学科,随着科学技术的迅猛发展,血液流变学的研究不仅在理论上,而且在仪器和方法上都有了较大的发展,临床上应用十分广泛,对疾病的诊断、治疗及科研等方面起到了重要的作用。要了解什么是血液流变学,必须了解什么是流变学和生物流变学。

顾名思义,流变学是研究物质变形和流动的科学,当时,流变学的研究对象只涉及无生命材料,如油漆、橡胶、塑料、润滑剂及某些食品化工流体等。Copel 在第一届国际流变学会议上提出了生物流变学。它是研究生物体特别是人体可以观察到的流变现象,同时亦研究构成生物体物质的宏观与微观流变特性问题,血液流变学则是它的主要组成部分。血液流变学研究的范围相当广泛,主要是研究全血以及血细胞,尤其是红细胞、白细胞、血小板的流变特性,血管的力学特性以及微循环血液流变学、肺循环血液流变学等。研究血液流变学对于基础医学和临床医学具有重要意义和实用价值。

血液的正常流动是维持生命活动的重要前提,在人体内任何一个有生命的细胞、组织、器官若得不到良好的血液供给,其生理功能将很快下降,甚至发生不可逆转的改变,最终导致机体的死亡。血液流变性质的异常,将会引起机体血液循环障碍。其中尤以血液黏度为重要因素。诸多研究表明,像高血压、缺血性疾病甚至癌症等,虽有诸多致病因素,但均与血液黏度异常有关。至于巨球蛋白血症及镰状红细胞贫血症等,血液黏度更会有显著的改变。可以说,很多疾病或机体功能紊乱,不论其起因如何,只要患者的身体状况有明显恶化,则必然经过一个或数个血液流变特性指标特别是血液黏滞因素增高的阶段。血液流变特性异常的可表现为高黏滞综合征,造成这一异常现象的成因可为红细胞增多症、癌症、糖尿病、遗传或免疫异常、休克和中毒等。致病原因则有感染、发热、情绪与体力应激、食谱的异常、变态反应及创伤等。譬如感染或发热可增加红细胞或血小板的聚集程度,体力劳动可能会造成脱水与局部缺氧,并增加红细胞浓度与膜的刚性,从而导致血液黏度增高。遗传可造成镰状红细胞的形成。

总之,血液黏度升高后,则直接造成血液循环与微循环障碍,并可导致缺血。研究血液流变特性另一重要意义在于它可以为某些疾病提供预报性资料,甚至在尚无临床症状之时就可以在血液某些流变参数方面反映出来。如闭塞性血管疾病,测量血液流变特性就可以在一定程度上说明血液流动异常、停滞与血栓形成等。纠正血液流变特性异常的手段,可以作为某些心脑血管疾病或血液病的治疗方法,如降低血液黏度、血液稀释、采用降低血纤维蛋白原水平的药物、降低红细胞与血小板的聚集性、对抗血纤维蛋白的形成等。研究血液流变特性对于药物学也具有重要意义。譬如评价食谱的作用、抗凝剂、降脂药、血管舒张剂、α阻断剂、莨岩类药物、"活血化瘀"类药物和中医辨证施治对于血液流变特性影响及其疗效等,都是重要的研究课题。

(陈磊)

第二节　临床应用
Section 2

血液流变学是研究血液及其有形成分的流动性、变形性和聚集性的变化规律及其在医学中应用的科学。血液流变特性的改变与大量临床疾病有关,特别是在血栓前状态与血栓性疾病的发生、发展过程中有重要作用。临床血液流变学检查主要包括血液黏度、血浆黏度、红细胞变形性与聚集性的检测。

一、全血黏度

(一)实验原理

将血液置于一个切变率已知的切变场中,测量一定切变率(γ)所产生的切应力(τ),然后根据公式($\mu = \tau/\gamma$)可计算出血液黏度(μ)。常用的血液黏度计有两类,包括圆筒式和锥板式黏度计,测定方式略有不同。

1.圆筒式黏度计

测量单元由两个同轴但大小不同的圆筒组成,圆筒间隙内放入待测血液,内筒与一个弹簧游丝相连。一般内筒固定不动,外筒以已知的角速度(ω)旋转,测量旋转中血液加在内筒壁上的扭力矩(M),可根据公式($\mu = KM/2\pi\omega R$,K 为仪器常数,R 为内筒半径)计算出血液的黏度。

2.锥板式黏度计

测量单元由一个同轴圆锥和一个圆平板组成。待测血液加入圆锥和圆板形成的一定圆锥角(θ)的间隙内,一般固定圆板,圆锥以一定的角速度(ω)旋转,测量血液加在圆锥上的扭力矩(M),可根据公式($\mu = 3\theta M/2\pi\omega R$,$R$ 为圆锥半径)计算出血液的黏度。

(二)参考范围

表 8-1　全血黏度测定参考范围

检查项目	切变率	参考范围	
		男性	女性
血液黏度(mPa·s)	200/s	3.84～5.30	3.39～4.41
	50/s	4.94～6.99	4.16～5.62
	5/s	8.80～16.05	6.56～11.99

注:北京地区成年人,用锥板式黏度计、37℃条件下测定

(三)临床意义

血液黏度是血液流变学检查的最重要和最基本的参数,它可以从整体水平了解诸多影响黏度因素的综合变化,一旦血液黏度增高,可能提示机体处于一种无或有症状的病理状态,即高黏滞血症或高黏滞综合征,应积极采取措施,预防血栓性疾病的发生。血液黏度异常可见于临床多种疾病。

1.冠心病与心肌梗死

冠心病的发生与血液黏度升高有关。血液黏度升高的幅度,在一定程度上可反映心肌缺

血的轻重。血液黏度升高,尤其是低切变率黏度升高,并可能出现在冠心病发生心肌梗死之前。

2.高血压病

血液黏度可明显增高,主要与红细胞刚性增大(变形性降低)有关。

3.脑血栓形成

血液黏度常常增高,可能与红细胞和血小板的聚集性、血浆黏度、HCT 增高等有关。降低黏度治疗,常有助于改善脑缺血症状和脑血栓发作后的恢复。

4.红细胞增多症

主要因 HCT 升高而导致血液黏度增高。真性红细胞增多症血液黏度极显著增高,患者常出现并发症。继发性红细胞增多症,如慢性阻塞性肺病、氧亲合力异常的血红蛋白病、某些恶性肿瘤(如肾脏肿瘤)等,血液黏度显著升高,易发生血栓病。据报道,肺心病患者并发肺动脉血栓形成率可高达 20%～50%,合并严重心功能障碍者的发生率更高。

5.白 血 病

某些白血病,如慢性粒细胞白血病慢性期,白血病细胞和血小板数量均显著增多,而且白血病细胞破坏释放大量核酸,可致血液及血浆黏度增高,部分患者常出现血栓并发症,如脑血栓形成等。

6.异常球蛋白血症

多发性骨髓瘤、巨球蛋白血症患者,血浆黏度可显著升高、红细胞聚集增高,血液黏度升高但不如血浆黏度增高显著。

7.糖 尿 病

由于红细胞聚集性增高,尤其是并发感染时急性相蛋白的增高,导致血液及血浆黏度显著增高,易并发急性心肌梗死、脑血栓及肢体动脉血栓等。

8.高纤维蛋白原血症

急性感染、外伤、恶性肿瘤、风湿病等,血浆纤维蛋白原增高,导致血浆黏度、红细胞聚集性增高。若患者有某些易导致血栓病的原发病存在,则易并发急性心肌梗死或脑梗死。

9.某些遗传性红细胞异常

如遗传性球形细胞增多症、遗传性椭圆形红细胞增多症、不稳定血红蛋白病、镰形细胞性贫血等,红细胞刚性增大,易并发微血管栓塞。

10.各类贫血、失血

如缺铁性贫血、巨幼细胞性贫血、再生障碍性贫血等,由于血细胞比容减低,血液黏度降低。

(四)应用评价

1.切变率选择

血液黏度测定多用旋转式黏度计(如锥板式黏度计)。此类型黏度计可以提供不同的切变率,最能反映血液的非牛顿流体性质,一般选择三种切变率。高切变率(高切)一般选在 200/s 左右,中切变率(中切)为(40～50)/s,低切变率(低切)一般应＜10/s。

2.血液黏度受多种因素的影响

(1)切变率:血液黏度具有切变率依赖性。切变率增高时,由于红细胞聚集体解散和发生变形,血液黏度降低;切变率减低时,由于红细胞发生聚集但不发生变形,血液黏度增高。

(2)温度:在 15～37℃ 范围内,温度降低,血液黏度升高。

(3)红细胞比容(HCT):HCT 与血液黏度呈正相关,血液黏度随 HCT 的增高而迅速增加,反之则降低。因此,结果报告中应注明 HCT 值。

(4)红细胞变形性:红细胞变形能力增加时,血液黏度降低,反之则升高。

(5)红细胞聚集性:红细胞在大分子蛋白(如纤维蛋白原)的桥接作用下发生聚集。红细胞聚集性增加时,血液黏度尤其是低切变率下的黏度显著升高。

(6)血浆黏度:血浆内的大分子蛋白,如纤维蛋白原、免疫球蛋白等增高时,血浆黏度升高,从而使血液黏度增高。

3.质量保证

黏度计必须用标准油定期进行校准;血液标本多用肝素或 EDTA 抗凝。

4.参考范围

与测定时所选参考人群、性别、年龄、地区等有关,与所用黏度计、选择的切变率和测定温度等有关。各实验室应制定各自的参考范围。

二、血浆黏度

(一)实验原理

根据哈根—伯肃叶定律,在一定体积、压差、毛细管管径条件下,液体的黏度与流过一定毛细管管长所需的时间成正比。实际测量时,可分别测定纯水和血浆通过黏度计毛细管所用的时间 Tw 和 Tp,已知纯水的黏度为 μw,可按公式($\mu p = Tp \times \mu w / Tw$)计算出血浆黏度($\mu p$)。

(二)参考范围

(1.64 ± 0.05) mPa·s。

(三)临床意义

血浆蛋白质增高的疾病均可导致血浆黏度升高,如高纤维蛋白原血症、多发性骨髓瘤、原发性巨球蛋白血症、冷凝集素综合征、高脂蛋白血症和高血压病、糖尿病、一些恶性肿瘤、白血病及一些风湿病等。

(四)应用评价

毛细管黏度计的毛细管内不同位置切变率有差异,不适合测定全血黏度,但测定牛顿流体,如血浆、血清黏度较为准确。

三、红细胞变形性

(一)实验原理

1.激光衍射法

在不同切变率下,用激光衍射仪测定在一定的悬浮介质(如 15%聚乙烯吡咯烷酮)中红细胞被拉长的百分比,即红细胞变形指数(DI)。DI 值越小,红细胞变形性越差。

2.微孔滤膜法

用缓冲液将待测红细胞配成一定浓度悬液,测定缓冲红细胞悬液通过一定直径($3 \sim 5\mu m$)微孔膜所需要的时间,并与对照缓冲液比较,计算出红细胞滤过指数(IF),可反映红细胞的变形性。IF 越大,红细胞变形性越差。

(二)参考范围

DI:500/s > 49%,800/s > 56%(15%聚乙烯吡咯烷酮为悬浮介质)。IF:0.19 ~ 0.39。

(三)临床意义

1.血栓性疾病及其相关疾病

红细胞变形性常见减低,但未见疾病特异性改变。①冠心病与急性心肌梗死:一半左右的患者红细胞变形性减低。②脑动脉硬化与脑梗死:发现 1/3 ~ 1/2 的患者红细胞变形性降低,尤其是在急性脑梗死发作时,变形性降低较为显著。③高血压病:红细胞变形性减低,导致血流减慢、微循环灌注减少,加重组织缺氧和酸中毒。④糖尿病、肾病、肝脏疾病:均发现由不同程度的红细胞变形性下降,糖尿病患者空腹血糖水平与红细胞变形性呈负相关。

2.红细胞疾病

镰形细胞性贫血、遗传性球形细胞增多症、自身免疫性溶血性贫血、不稳定血红蛋白病等膜或血红蛋白异常,导致红细胞变形性减低。缺铁性贫血时,由于内黏度减低,红细胞变形性增高。

（四）应用评价

1.检测方法

红细胞变形性检测有多种方法,包括激光衍射法、微孔滤膜法和黏度测定法等。激光衍射法可通过自动激光衍射仪检测红细胞变形性,操作简便、快速,可较为敏感地反映红细胞的变形能力;黏度测定法是通过黏度测定的有关参数计算出的红细胞刚性指数,也可初步判断红细胞的变形能力;微孔滤膜法操作较为复杂,临床应用较少。然而,红细胞变形性检测方法并未达到标准化,不同方法应建立本实验室的参考范围。

2.影响红细胞变形性的主要因素

红细胞变形性是指红细胞在外力的作用下发生形状改变的能力。红细胞的变形性是微循环有效关注的必要条件,也是决定红细胞寿命的重要因素。

影响红细胞变形性的主要因素如下:

（1）红细胞膜的黏弹性:黏弹性与红细胞膜的脂类构成及蛋白质成分有关,若出现异常可影响红细胞的变形性。

（2）红细胞的几何形状:球形红细胞的表面积与体积之比缩小、变形性较差。

（3）红细胞的内黏度:主要与细胞内的血红蛋白含量及性质有关,当血红蛋白含量增高或其分子结构异常时,可致红细胞内黏度升高、变形性减低。测定红细胞变形性可协助临床疾病的诊断与治疗,尤其是对血栓性疾病更有意义。

（陈欢）

第九章

Chapter 9

血脂类测定

高脂血症是血浆中某一类或某几类脂蛋白水平升高的表现，严格说来应称为高脂蛋白血症。近年来，已逐渐认识到血浆中高密度脂蛋白胆固醇降低也是一种血脂代谢紊乱。因而，有人建议采用脂质异常血症，并认为这一名称能更为全面准确地反映血脂代谢紊乱状态。

临床脂质检测的主要目的是：①对动脉粥样硬化和高脂血症等血脂代谢异常性疾病进行诊断、病情观察和指导治疗。②作为健康普查指标，以期对动脉粥样硬化和高脂血症等血脂异常性疾病的早期发现和诊断，并起到监控作用，纠正正常人的不良饮食和生活习惯。③对少见的遗传性脂蛋白异常性疾病进行诊断。

脂质除甘油三酯以营养作用为主外，其他的生理功能很多，有的虽含量较低，但生理功能却很强。细胞内脂质储量比较稳定，而血浆脂质常随生理和病理变化而变动。脂质不溶于水，只有与血浆蛋白形成一定形式的脂蛋白，具有水溶性，才能在血液中运行。血清脂质及其代谢产物的检测和分析已成为动脉粥样硬化和心、脑血管等疾病诊断、治疗、预防的重要实验诊断指标。

第一节　胆固醇

Section 1

一、概　述

（一）生化特性及病理生理

胆固醇（CHO）是人体的主要固醇，是非饱和固醇，基本结构为环戊烷多氢体（甾体）。正常人体含胆固醇量约为 29/kg 体重，外源性 CHO（约占 1/3）来自食物经小肠吸收，内源性 CHO（约占 2/3）由自体细胞合成。人体胆固醇除来自于食物以外，90% 的内源性胆固醇在肝内由乙酰辅酶 A 合成，且受食物中胆固醇多少的制约。CHO 是身体组织细胞的基本成分，除特殊情况外（如先天性 β 脂蛋白缺乏症等），人体不会缺乏 CHO。除脑组织外，所有组织都能合成 CHO。在正常情况下，机体的 CHO 几乎全部由肝脏和远端小肠合成，因此，临床和预防医学较少重视研究低胆固醇血症。一般情况下，血清 CHO 降低临床表现常不明显，但长期低 CHO 也是不正常的，能影响生理功能，如记忆力和反应能力降低等。

胆固醇的生理功能：主要用于合成细胞浆膜、类固醇激素和胆汁酸。

血浆胆固醇主要存在于低密度脂蛋白（LDL）中，其次存在于高密度脂蛋白胆固醇（HDL）和极低密度脂蛋白（VLDL）中，而乳糜微粒（CM）中含量最少。胆固醇主要是以两种脂蛋白形式

(LDL 和 HDL)进行转运的,它们在脂类疾病发病机制中作用相反。

个体内胆固醇平均变异系数(CV)为 8%。总胆固醇浓度提供一个基值,它提示是否应该进一步进行脂蛋白代谢的实验室检查。一般认为在胆固醇水平＜ 4.1mmol/L(160mg/dl)时冠心病不太常见;同时将 5.2mmol/L(200mg/dl)作为阈值,超过该值时冠心病发生的危险性首先适度地增加,当胆固醇水平＞ 5.4mmol/L(250mg/dl)时其危险性将大大增加。Framingham 的研究结果表明,与冠心病危险性相关的总胆固醇浓度其个体预期值则较低。总胆固醇浓度只有在极值范围内才有预测意义,即＜ 4.1mmol/L(160mg/dl)和＞ 8.3mmol/L(320mg/dl)。临床对高胆固醇血症极为重视,将其视为发生动脉粥样硬化最重要的原因和危险因素之一。

(二)总胆固醇检测

1.测定方法

采用胆固醇氧化酶——过氧化物酶耦联的 CHOD-PAP 法:

(1)检测原理:胆固醇酯被胆固醇酯酶分解成游离胆固醇和脂肪酸。游离胆固醇在胆固醇氧化酶的辅助下消耗氧,然后被氧化,导致 H_2O_2 增加。应用 Trinder 反应,即由酚和 4-氨基安替比林形成的过氧化物酶的催化剂形式的红色染料,通过比色反应检验胆固醇浓度。

(2)稳定性:血浆或血清样本在 4℃时可保存 4d。长期保存应置于－ 20℃。

2.参考范围

我国"血脂异常防治对策专题组"提出的《血脂异常防治建议》规定:理想范围:＜ 5.2mmol/L;边缘性增高:5.23 ～ 5.69mmol/L;增高:＞ 5.72mmol/L。

美国胆固醇教育计划(NCEP)成人治疗组(ATP)1994 年提出的医学决定水平为:理想范围:＜ 5.1mmol/L;边缘性增高:5.2 ～ 6.2mmol/L;增高:＞ 6.21mmol/L。

据欧洲动脉粥样硬化协会的建议,血浆 CHO ＞ 5.2mmol/L 时与冠心病发生的危险性增高具有相关性。CHO 越高,这种危险增加的越大,它还可因其他危险因素如抽烟、高血压等而增强。

3.检查指征

以下疾病应检测血清胆固醇:①动脉粥样硬化危险性的早期确诊;②使用降脂药治疗后的监测反应;③高脂蛋白血症的分型和诊断。

二、血清胆固醇异常常见原因

血清胆固醇异常常见原因见表 9-1。

表 9-1　胆固醇增高与减低的常见原因

增高	减低
原发性	原发性
家族性高胆固醇血症[低密度脂蛋白受体(LDL-R)缺陷]	无β脂蛋白血症
	低β脂蛋白血症
混合性高脂蛋白血症	α脂蛋白缺乏症
家族性Ⅲ型高脂蛋白血症	家族性卵磷脂－胆固醇酰基转移酶(LCAT)缺乏病
增高	减低
继发性	继发性

续表 9-1

增高	减低
内分泌疾病 甲状腺功能减退 糖尿病（尤其昏迷时） 库欣综合征	严重肝脏疾病 急性肝坏死 肝硬化
肝脏疾病 阻塞性黄疸 肝癌	内分泌疾病 甲状腺功能亢进 艾迪生病
肾脏疾病 肾病综合征 慢性肾炎肾病期 类脂性肾病	严重营养不良 吸收不良综合征 严重贫血 白血病 癌症晚期
药物性 应用固醇类制剂	

三、临床思路

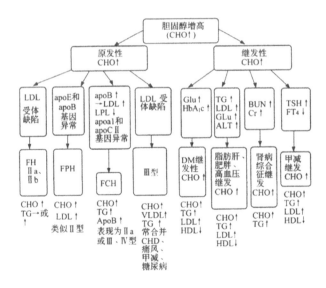

图 9-1　血清胆固醇分析临床思路图

（一）除外非疾病因素

血清 CHO 水平受年龄、家族、民族、性别、遗传、饮食、工作性质、劳动方式、精神因素、饮酒、吸烟和职业的影响。

1.性别和年龄

血浆胆固醇水平，男性较女性高，两性的 CHO 水平都随年龄增加而上升，但 70 岁后下降，中青年女性低于男性。女性在绝经后 CHO 可升高，这与妇女绝经后雌激素减少有关。美国妇女绝经后，血浆 CHO 可增高大约 0.52mmol/L（20mg/dl）。

2.妊　　娠

女性妊娠中、后期可见生理性升高，产后恢复原有水平。

3.体　　重

有研究提示:血浆 CHO 增高可因体重增加所致,并且证明肥胖是血浆 CHO 升高的一个重要因素。一般认为体重增加,可使人体血浆 CHO 升高 0.65mmol/L(25mg/dl)。

4.运　　动

体力劳动较脑力劳动为低。血浆 CHO 高的人可通过体力劳动使其下降。

5.种　　族

白种人较黄种人高。正常水平较高的人群往往有家族倾向。

6.饮　　食

临界 CHO 升高的一个主要原因是较高的饱和脂肪酸的饮食摄入,一般认为,饱和脂肪酸摄入量占总热卡的 14%,可使血浆 CHO 增高大约 0.52mmol/L(20mg/dl),其中多数为 LDL-C。但是 CHO 含量不像 TG 易受短期食物中脂肪含量的影响而上升,一般来讲,短期食用高胆固醇食物对血中 CHO 水平影响不大,但长期高 CHO、高饱和脂肪酸和高热量饮食习惯可使血浆 CHO 上升。素食者 CHO 低于非素食者。

7.药　　物

应用某些药物可使血清胆固醇水平升高,如环孢霉素、糖皮质激素、苯妥英钠、阿司匹林、某些口服避孕药、肛肾上腺素能阻滞剂等。

8.血液的采集

静脉压迫 3min 可以使胆固醇值升高 10%。在受试者站立体位测得的值相对于卧位也出现了相似的增加。在进行血浆检测时推荐使用肝素或 EDTA 作为抗凝剂。

9.干扰因素

血红素 > 2g/L 和胆红素为 70%mol/L(42mg/dl)时,会干扰全酶终点法测定。抗坏血酸和 α-甲基多巴或 Metamizol 等类还原剂会引起胆固醇值假性降低,因为它们能和过氧化氢反应,阻断显色反应(即阻断 Trinder 反应过程)。

(二)血清胆固醇病理性增高

临界高胆固醇血症的原因:除了其基础值偏高外,主要是饮食因素即高胆固醇和高饱和脂肪酸摄入以及热量过多引起的超重,其次包括年龄效应和女性的更年期影响。

轻度高胆固醇血症原因:轻度高胆固醇血症是指血浆胆固醇浓度为 6.21 ～ 7.49mmol/L(240 ～ 289mg/dl),大多数轻度高胆固醇血症的,可能是由于上述临界高胆固醇血症的原因所致,同时合并有基因的异常。已知有几种异常原因能引起轻度高胆固醇血症:①LDL-C 清除低下和 LDL-C 输出增高;②LDL-C 颗粒富含胆固醇酯,这种情况会伴有 LDL-C 与 apoB 比值(LDL-C/apoB)增高。

重度高胆固醇血症原因:重度高胆固醇血症原因是指 CHO > 7.51mmol/L(290mg/dl)。许多重度高胆固醇血症是由于基因异常所致,绝大多数情况下,重度高胆固醇血症由下列多种因素共同所致:①LDL-C 分解代谢减低,LDL-C 产生增加;②LDL-apoB 代谢缺陷,LDL-C 颗粒富含胆固醇酯;③上述引起临界高胆固醇血症的原因。大多数重度高胆固醇血症很可能是多基因缺陷与环境因素相互作用所致。

1.成人胆固醇增高与冠心病

血清胆固醇的水平和发生心血管疾病危险性间的关系,在年轻男性和老年女性有相关性,女性出现冠心病的临床表现和由冠心病导致死亡的年龄一般比男性晚 15 年。因此,区分未绝经和已绝经的妇女尤为重要。对成人高脂血症的筛选是针对心血管危险因素的常规检查程序的一部分。

2.儿童期胆固醇增高与冠心病

成人血清胆固醇水平升高和冠心病死亡率增加间的密切关系已经明确,儿童时期还不确定,因为儿童期胆固醇增高不会维持到成人期,相反,儿童期的低水平到成人期以后可能变为较高的水平。

儿童期的研究有助于识别和治疗那些很有可能发展成为高脂血症和冠心病高危因素的人群。欧洲动脉粥样硬化协会提出了以下建议来识别儿童的脂质紊乱。

以下情况需测定血清胆固醇水平:

(1)父母或近亲中有人60岁以前就患有心血管疾病的儿童和青少年。

(2)父母中的一方有高胆固醇血症,胆固醇水平＞7.8mmol/L(300mg/dl)的家族史的儿童。胆固醇水平＞5.2mmol/L(200mg/dl),年龄为2～19岁的儿童和青少年则考虑为高水平且将来需要复查。

3.高胆固醇血症病理状态

高胆固醇血症有原发性与继发性两类。原发性见于家族性高胆固醇血症、多基因家族性高胆固醇血症、家族性apoB缺陷症、混合性高脂蛋白血症等基因遗传性疾病。继发性见于如动脉粥样硬化、冠心病、糖尿病、肾病综合征、甲状腺功能减退和阻塞性黄疸等疾病在病理改变过程中引发脂质代谢紊乱时所形成的异常脂蛋白血症。

(1)家族性高胆固醇血症:原发性高胆固醇血症主要见于家族性高胆固醇血症(FH)。家族性高胆固醇血症是单基因常染色体显性遗传性疾病,由于LDL-C受体先天缺陷造成体内LDL-C清除延缓而引起血浆胆固醇水平升高,患者常有肌腱黄色瘤。在心肌梗死存活的患者中占5%。家族性高胆固醇血症患者发生动脉粥样硬化的危险性与其血浆胆固醇水平升高的程度和时间有着密切关系。

家族性高胆固醇血症的临床特征可分为四方面:高胆固醇血症、黄色瘤及角膜环、早发的动脉粥样硬化和阳性家族史。

①血浆胆固醇增高:高胆固醇血症是该病最突出的血液表现,在婴幼儿时期即已明显。杂合子患者血浆胆固醇水平为正常人的2～3倍,多超过7.76mmol/L(300mg/dl);纯合子患者为正常人的4～6倍,多超过15.5mmol/L(600mg/dl)。血浆TG多正常,少数可有轻度升高。因此,患者多属Ⅱa型高脂蛋白血症,少数可为Ⅱb型高脂蛋白血症。②黄色瘤和角膜环:黄色瘤是家族性高胆固醇血症常见而又重要的体征。依其好发部位、形态特征可分为腱黄瘤、扁平黄瘤和结节性黄瘤,其中以腱黄瘤对本病的诊断意义最大。杂合子型患者黄色瘤多在30岁以后出现,纯合子型患者常在出生后前4年出现,有的出生时就有黄色瘤。角膜环合并黄色瘤常明显提示本病的存在。③早发的动脉粥样硬化:由于血浆胆固醇异常升高,患者易早发动脉粥样硬化。杂合子型患者冠心病平均发病年龄提前10岁以上,纯合子型患者多在30岁前死于冠心病,文献报告曾有年仅18个月幼儿患心肌梗死的报告。④阳性家族史:家族性高胆固醇血症是单基因常染色体显性遗传性疾病。因此,杂合子患者的父母至少有一个是该病的患者,而家族性高胆固醇血症仅占高胆固醇血症的大约1/20,并且不是所有的病例均有特征性的黄色瘤,故家系分析对该病的诊断是十分重要和必不可少的,对年轻的杂合子患者的诊断尤其是如此。

(2)多基因家族性高胆固醇血症:在临床上这类高胆固醇血症相对来说较为常见,其患病率可能是家族性高胆固醇血症的3倍。

该病是由多种基因异常所致,研究提示可能相关的异常基因包括apoE和apoB。更为重要的是这些异常基因与环境因素相互作用,引起血浆胆固醇(CHO)升高。环境因素中以饮食的影响最明显,经常进食高饱和脂肪酸、高CHO和高热量饮食者是血浆CHO升高的主要原因。由于是多基因缺陷所致,其遗传方式也较为复杂,有关的基因缺陷尚不清楚。这类患者的apoE基因型多为E4杂合子或E4纯合子。其主要的代谢缺陷是LDL-C过度产生或LDL-C降解障碍。多基因家族性高胆固醇血症的临床表现类似于Ⅱ型高脂蛋白血症,主要表现为:血浆胆固醇水平轻度升高,偶可中度升高。患者常无黄色瘤。

诊断：在家族调查中，发现有两名或两名以上的成员血浆胆固醇水平升高，而家庭成员中均无黄色瘤。

（3）家族性混合型高脂蛋白血症（FCH）：为常染色体遗传，在60岁以下患有冠心病者中，这种类型的血脂异常最常见（占11.3%），在一般人群中FCH的发生率为1%～2%。另有研究表明：在40岁以上原因不明的缺血性脑卒中患者中，FCH为最多见的血脂异常类型。

病因：有关FCH的发病机制尚不十分清楚，目前认为可能与以下几方面有关：①apoB产生过多，因而VLDL的合成是增加的，这可能是FCH的主要发病机制之一。②小而密颗粒的LDL-C增加，LDL-C颗粒中含apoB相对较多，因而产生小颗粒致密的LDL-C。这种LDL-C颗粒的大小是与空腹血浆TG浓度呈负相关，而与HDL-C水平呈正相关。③酯酶活性异常和脂质交换障碍，脂蛋白酯酶（LPL）是脂蛋白代谢过程中一个关键酶。LPL活性下降引起血浆VLDL清除延迟，导致餐后高脂血症。④apoA Ⅰ和apoCⅢ基因异常。⑤脂肪细胞脂解障碍。

临床表现与诊断：FCH的血脂异常特点是血浆CHO和TG均有升高，其生化异常类似于Ⅱb型高脂蛋白血症，临床上FCH患者很少见到各种类型的黄色瘤，但合并有早发性冠心病者却相当常见。FCH的临床和生化特征及提示诊断要点如下：①第一代亲属中有多种类型高脂蛋白血症的患者；②早发性冠心病的阳性家族史；③血浆TG、CHO和apoB水平升高；④第一代亲属中无黄色瘤检出；⑤家族成员中20岁以下者无高脂血症患者；⑥表现为Ⅱa、Ⅱb、Ⅳ或Ⅴ型高脂蛋白血症；⑦LDL-C/apoB比例降低。一般认为，只要存在①、②和③点就足以诊断FCH。

4.继发性高胆固醇血症

（1）血浆胆固醇增高与动脉粥样硬化：CHO高者发生动脉硬化、冠心病的频率高，但冠心病患者并非都有CHO增高。高血压与动脉粥样硬化是两种不同又可互为因果、相互促进的疾病，高血压病时，血浆CHO不一定升高，升高可能伴有动脉粥样硬化。高胆固醇作为诊断指标来说，它不够特异，也不够敏感，只能作为一种危险因素，因此，血浆CHO测定最常用做动脉粥样硬化的预防、发病估计、疗效观察的参考指标。

（2）血浆胆固醇增高与糖尿病：胰岛素的生理功能是多方面的，它可以促进脂蛋白酯酶（LPL）的活性，抑制激素敏感脂肪酶的活性，此外它还能促进肝脏极低密度脂蛋白胆固醇（VLDL）的合成与分泌，促进LDL-C受体介导的LDL-C降解等。由于胰岛素可通过多种方式和途径影响和调节脂质和脂蛋白代谢，据统计大约40%的糖尿病患者并发有异常脂蛋白血症，其中80%左右表现为高甘油三酯血症即Ⅳ型高脂蛋白血症。患者血脂的主要改变是TG、CHO和LDL-C的升高及HDL-C的降低，WHO分型多为Ⅳ型，也可为Ⅱb型，少数还可表现为Ⅰ或Ⅴ型。流行病学调查研究发现，糖尿病伴有继发性异常脂蛋白血症的患者比不并发的患者冠心病的发病率高3倍，因此，有效地防治糖尿病并发异常脂蛋白血症是降低糖尿病并发冠心病的关键之一。值得注意的是，并非发生于糖尿病患者的异常脂蛋白血症均是继发性的，其中一部分可能是糖尿病并发原发性异常脂蛋白血症。单纯的血脂化验很难完成对两者的鉴别，主要的鉴别还是观察对糖尿病治疗的反应。

（3）血浆胆固醇增高与甲状腺功能减退：甲状腺素对脂类代谢的影响是多方面的，它既能促进脂类的合成，又能促进脂质的降解，但综合效果是对分解的作用强于对合成的作用。该病患者的血脂改变主要表现为TG、CHO和LDL-C水平的提高。血脂变化的严重程度主要与甲状腺素的缺乏程度平行，而不依赖于这种缺乏的病理原因。甲状腺素能激活胆固醇合成的限速酶——HMG-CoA还原酶，也可促进LDL受体介导的LDL-C的降解，还能促进肝脏胆固醇向胆汁酸的转化。这些作用的综合是降解和转化强于合成，故甲亢患者多表现为CHO和LDL-C降低，而甲状腺功能减退者表现为二者升高。

（4）血浆胆固醇增高与肾病综合征：肾病综合征血脂的主要改变为胆固醇和甘油三酯（TG）显著升高。血浆胆固醇与血浆白蛋白的浓度呈负相关。如果蛋白尿被纠正，肾病的高脂蛋白血症是可逆的。肾病综合征并发脂蛋白异常的机制尚不完全清楚,多数学者认为是由于肝脏在增加白蛋白合成的同时,也刺激了脂蛋白尤其是VLDL的合成。VLDL是富含TG的脂蛋白,它又是LDL-C的前体,另一可能原因是VLDL和LDL-C降解减慢。由于VLDL和LDL-C合成增加,降解减慢,故表现为CHO和TG的明显升高。

(5)血浆胆固醇增高与肝脏疾病:肝脏是机体LDL-C受体最丰富的器官,也是机体合成胆固醇最主要的场所,它还能将胆固醇转化为胆汁酸。由于肝脏在脂质和脂蛋白的代谢中发挥有多方面的重要作用,因此,许多肝病并发有异常脂蛋白血症。

(三)血浆胆固醇病理性降低

低胆固醇血症较高胆固醇血症为少,低胆固醇血症也有原发与继发,前者如家族性α和β脂蛋白缺乏症,后者如消耗性疾病、恶性肿瘤的晚期、甲状腺功能亢进、消化和吸收不良、严重肝损伤、巨幼细胞性贫血等。低胆固醇血症易发生脑出血,可能易患癌症(未证实)。雌激素、甲状腺激素、钙离子通道拮抗剂等药物使血浆胆固醇降低。此外,女性月经期可血浆胆固醇降低。

(陈磊)

第二节　甘油三酯

Section 2

一、概　　述

(一)生化特征及病理生理

和胆固醇一样,由于甘油三酯低溶解度,它们和载脂蛋白结合在血浆中运送。富含甘油三酯的脂蛋白是乳糜微粒(来源于饮食的外源性甘油三酯)和极低密度脂蛋白(内源性甘油三酯)。

血浆TG来源有二:一为外源性TG,来自食物;二为内源性TG,在肝脏和脂肪等组织中合成。主要途径有:①摄入的高热量食物中的葡萄糖代谢提供多余的甘油和脂肪酸,身体将其以脂肪形式贮存。②外源性TG超过机体能量需要,过剩的甘油和脂肪酸在组织(主要是脂肪组织)中再酯化为甘油三酯。肝脏合成TG的能力最强,但不能贮存脂肪,合成的TG与apoB-100、apoC等以及磷脂、胆固醇结合为VLDL,由细胞分泌入血而至其他组织。如有营养不良,中毒,缺乏必须脂肪酸、胆碱与蛋白时,肝脏合成的TG不能组成VLDL,而聚集在胞质,形成脂肪肝。

甘油三酯是一种冠心病危险因素,当TG升高时,应该给予饮食控制或药物治疗。另一方面,TG具有促血栓形成作用和抑制纤维蛋白溶解系统,TG的促凝作用使体内血液凝固性增加与冠心病(CHD)的发生有一定的关系,TG可能通过影响血液凝固性而成为CHD的危险因素。

血浆TG升高一般没有CHO升高那么重要,对于TG是否是CHD的危险因子还有不同意见,TG浓度和HDL-C浓度关系呈负相关。其显著增加(11.3mmol/L)时易发生间歇性腹痛,皮肤脂质沉积和胰腺炎。大多数TG增高是由饮食引起。许多器官的疾病如肝病、肾脏病变、甲状腺功能减退、胰腺炎可并发继发性高甘油三酯血症。

(二)甘油三酯的检测

1.测定方法

TG测定方法主要分化学法和酶法两大类,目前酶法测定为推荐方法。

TG酶法的测定原理:TG的测定首先用酯酶将TG水解为脂肪酸和甘油,再用甘油激酶催化甘油磷酸化为甘油-3-磷酸,后者可耦联甘油磷酸氧化酶—过氧化物酶的GPOPAP比色法或丙酮酸激酶—乳酸脱氢酶的动力学紫外测定法检测。

稳定性:血清置密闭瓶内4～8℃可贮存1周,如加入抗生素和叠氮钠混合物保存,可存放

1～2周,－20℃可稳定数月。脂血症血清混浊时可用生理盐水稀释后测定。

2.参考范围

正常人 TG 水平受生活条件的影响,个体间 TG 水平差异比 CHO 大,呈明显正偏态分布。我国关于《血脂异常防治建议》中提出:

理想范围:≤1.7mmol/L(150mg/dl)。

边缘增高:1.7～2.25mmol/L(150～200mg/dl)。

增高:2.26～5.64mmol/L(200～499mg/dl)。

很高:≥5.65mmol/L(500mg/dl)。

3.检查指征

(1)早期识别动脉粥样硬化的危险性和高脂蛋白血症的分类。

(2)对使用降脂药物治疗的监测。

二、引起 TG 病理性异常的常见疾病

(一)引起 TG 病理性增高的常见疾病

(1)饮食性:高脂肪高热量饮食、低脂肪高糖饮食、饮酒等。

(2)代谢异常:糖尿病、肥胖症、动脉粥样硬化、痛风等。

(3)家族性高甘油三酯血症。

(4)内分泌疾病:甲状腺功能减退症、Cushing 综合征、肢端肥大症等。

(5)肝胆道疾病:梗阻性黄疸、脂肪肝、Zieve 综合征。

(6)胰腺疾病:急性、慢性胰腺炎。

(7)肾疾病:肾病综合征。

(8)药物影响:ACTH、可的松、睾丸酮、利尿剂等。

(二)引起 TG 病理性降低的常见疾病

(1)内分泌疾病:甲状腺功能亢进症、Addison 病、垂体功能减退症。

(2)肝胆道疾病:重症肝实质性损害(肝硬化等)。

(3)肠疾病:吸收不良综合征。

(4)恶病质:晚期肿瘤,晚期肝硬化,慢性心功能不全终末期。

(5)先天性β-脂蛋白缺乏症。

三、临床思路

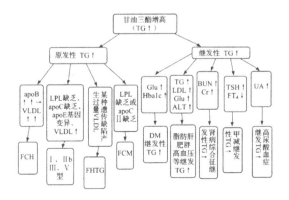

图 9-2　血清甘油三酯分析临床思路图

（一）除外非疾病因素

健康人群 TG 水平受生活习惯、饮食条件、年龄等影响，TG 水平在个体内和个体间的波动均较大。

1.营养因素

许多营养因素均可引起血浆甘油三酯水平升高，大量摄入单糖亦可引起血浆甘油三酯水平升高，这可能与伴发的胰岛素抵抗有关；也可能是由于单糖可改变 VLDL 的结构，从而影响其清除速度。因我国人群的饮食脂肪量较西方国家为低，所以血清 TG 水平较欧美为低，与日本较接近。饭后血浆 TG 升高，并以 CM 的形式存在，可使血浆混浊，甚至呈乳糜样，称为饮食性脂血。因此，TG 测定标本必须在空腹 12～16h 后静脉采集。进食高脂肪后，外源性 TG 可明显上升，一般在餐后 2～4h 达高峰，8h 后基本恢复至空腹水平，有的甚至在 2～3d 后仍有影响；进高糖和高热量饮食，因其可转化为 TG，也可使 TG 升高，故在检查时要排除饮食的干扰，一定要空腹采集标本。较久不进食者也可因体脂被动员而使内源性 TG 上升。

2.年龄与性别

儿童 TG 水平低于成人。30 岁以后，TG 可随年龄增长稍有上升。成年男性稍高于女性，60 岁以后可有下降，更年期后女性高于男性。

3.血液的采集

静脉压迫时间过长和将带有血凝块的血清保存时间太长都会造成 TG 升高。

4.干扰因素

血红蛋白＞2g/L 时会刺激甘油三酯增高。抗坏血酸＞30mg/L 和胆红素＞342μmol/L（20mg/dl）时会引起甘油三酯假性降低，因为它们能和过氧化氢反应，阻断显色反应。

5.药　　物

某些药物会导致某些个体的异常脂蛋白血症。如果怀疑有这些影响，应考虑暂时停止使用相关药物并且要监测它对脂类的作用。常见有β肾上腺素能受体阻断剂、利尿药、糖皮质激素及口服避孕药等可对异常脂蛋白血症形成影响。

6.酒　　精

过度饮酒是造成高甘油三酯血症的最常见的原因之一，常伴酒精性脂肪肝，均呈现Ⅳ型和Ⅴ型高脂蛋白血症，有时还并发胰腺炎和暴发性黄色瘤。在少数病例发生高脂血症的同时还伴发黄疸和溶血性贫血（Zieve 综合征）。即使是适度持续饮酒也会导致甘油三酯有明显升高；高甘油三酯血症的影响在Ⅳ型出现前最明显，且由于同时摄入了饮食中脂肪而进一步加重。肝脏中的乙醇代谢抑制了脂肪酸的氧化，还导致了甘油三酯合成中游离脂肪酸的有效利用。特异的病征是脂质和 GGT 同时升高。戒酒会造成甘油三酯快速下降。

7.生活方式

习惯于静坐的人血浆甘油三酯浓度比坚持体育锻炼者要高。无论是长期或短期体育锻炼均可降低血浆甘油三酯水平。锻炼尚可增高脂蛋白酯酶活性，升高 HDL 水平特别是 HDL 的水平，并降低肝酯酶活性。长期坚持锻炼，还可使外源性甘油三酯从血浆中清除增加。

8.吸　　烟

吸烟可增加血浆甘油三酯水平。流行病学研究证实，与正常平均值相比较，吸烟可使血浆甘油三酯水平升高 9.1%。然而戒烟后多数人有暂时性体重增加，这可能与脂肪组织中脂蛋白酯酶活性短暂上升有关，此时应注意控制体重，以防体重增加而造成甘油三酯浓度的升高。

（二）血清 TG 病理性增高

血浆中乳糜微粒（CM）的甘油三酯含量达 90%～95%，极低密度脂蛋白（VLDL）中甘油三酯含量也达 60%～65%，因而这两类脂蛋白统称为富含甘油三酯的脂蛋白。血浆甘油三酯浓度升高实际上是反映了 CM 和（或）VLDL 浓度升高。凡引起血浆中 CM 和（或）VLDL 升高的原因均可导致高甘油三酯血症。病理性因素所致的 TG 升高称为病理性高脂血症。通常将血脂＞ 2.2mmol/L(200mg/dl)称为高脂血症，我国关于《血脂异常防治建议》中提出，TG 升高是指 TG ＞ 1.65mmol/L。研究证实：富含 TG 的脂蛋白系 CHD 独立的危险因素，TG 增高表明患者存在代谢综合征，需进行治疗。

高甘油三酯血症有原发性和继发性两类，前者多有遗传因素，包括家族性高甘油三酯血症与家族性混合型高脂蛋白血症等。继发性见于肾病综合征、甲状腺功能减退、失控的糖尿病。但往往不易分辨原发或继发。高血压、脑血管病、冠心病、糖尿病、肥胖与高脂蛋白血症等往往有家族性积聚现象。例如，糖尿病患者胰岛素抵抗和糖代谢异常，可继发 TG(或同时有胆固醇)升高，但也可能同时有糖尿病和高 TG 两种遗传因素。

1.原发性高甘油三酯血症

通常将高脂蛋白血症分为Ⅰ、Ⅱa、Ⅱb、Ⅲ、Ⅳ、Ⅴ六型，除Ⅱa 型外，都有高 TG 血症。原发性高脂蛋白血症Ⅰ和Ⅲ型，TG 明显升高；原发性高脂蛋白血症Ⅳ和Ⅴ型，TG 中度升高。这些患者多有遗传因素。

(1)Ⅰ型高脂蛋白血症：是极为罕见的高乳糜微粒血症，为常染色体隐性遗传。正常人禁食 12h 后，血浆中已几乎检测不到 CM。但是，当有脂蛋白酯酶和(或)apoCⅡ缺陷时，将引起富含甘油三酯的脂蛋白分解代谢障碍，且主要以 CM 代谢为主，造成空腹血浆中出现 CM。

病因：①脂蛋白酯酶 (LPL) 缺乏，影响了外源性 TG 的分解代谢，血浆 TG 水平通常在 11.3mmol/L(1 000mg/dl)以上。由于绝大多数的 TG 都存在于 CM 中，因而血浆 VLDL 水平可正常或稍有增高，但是 LDL-C 和 HDL-C 水平是低下的。CM 中所含 CHO 很少，所以血浆 CHO 并不升高或偏低。②apoCⅡ缺乏，apoCⅡ是 LPL 的激活剂，LPL 在 TG 的分解代谢中起重要作用，需要 apoCⅡ的同时存在。

临床特征：外源性脂蛋白代谢障碍，血浆中 CM 浓度显著升高。乳糜微粒血症患者常诉有腹痛发作，多在进食高脂或饱餐后发生。严重的高乳糜微粒血症时常伴有急性胰腺炎的反复发作。

(2)Ⅱb 型高脂蛋白血症：此型同时有 CHO 和 TG 增高，即混合型高脂蛋白血症。

(3)Ⅲ型高脂蛋白血症：亦称为家族性异常 B 脂蛋白血症，是由于 apoE 的基因变异，apoE 分型多为 E2/E2 纯合子，造成含 apoE 的脂蛋白如 CM、VLDL 和 LDL-C 与受体结合障碍，因而引起这些脂蛋白在血浆中聚积，使血浆 TG 和 CHO 水平明显升高，但无乳糜微粒血症。

(4)Ⅳ型高脂蛋白血症：此型只有 TG 增高，反映 VLDL 增高。但是 VLDL 很高时也会有 CHO 轻度升高，所以Ⅳ型与Ⅱb 型有时难以区分，主要是根据 LDL-C 水平做出判断。家族性高 TG 血症属于Ⅳ型。

(5)Ⅴ型高脂蛋白血症：与Ⅰ型高脂蛋白血症相比较，TG 和 CHO 均升高，但以 TG 增高为主，Ⅰ型高脂蛋白血症患者的空腹血浆中乳糜微粒升高的同时伴有 VLDL 浓度升高。鉴别Ⅰ型和Ⅴ型高脂蛋白血症很困难，最大的区别是Ⅴ型高脂蛋白血症发生年龄较晚，且伴有糖耐量异常。此型可发生在原有的家族性高 TG 血症或混合型高脂血症的基础上，继发因素有糖尿病、妊娠、肾病综合征、巨球蛋白血症等，易于引发胰腺炎。

(6)家族性高甘油三酯血症(FHTG)：该病是常染色体显性遗传。原发性高甘油三酯血症是因过量产生 VLDL 引起。

原因：由于某种独特遗传缺陷，干扰体内 TG 的代谢。

临床表现：①FHTG 易发生出血性胰腺炎，这与血浆中乳糜微粒浓度有直接的关系，推测是由于乳糜微粒栓子急性阻塞了胰腺的微血管的血流所致。②FHTG 患者常同时合并有肥胖、高尿酸血症和糖耐量异常。③高 TG，若血浆甘油三酯浓度达到 11.3mmol/(1 000mg/dl)或更高时，常可发现脾大，伴有巨噬细胞和肝细胞中脂肪堆积。④严重的高甘油三酯血症患者，空腹血浆中亦可存在乳糜微粒血症,而血浆 TG 浓度可高达 56mmol/（5 000mg/dl）；中度高甘油三酯血症患者合并糖尿病时,常引起血浆中 VLDL 明显增加,并会出现空腹乳糜微粒血症；轻到中度高甘油三酯血症患者常无特别的症状和体征。⑤在躯干和四肢近端的皮肤可出现疹状黄色瘤。

（7）家族性混合型高脂血症：这是一种最常见的高脂血症类型,主要表现为血浆胆固醇和甘油三酯浓度同时升高,其家族成员中常有多种不同的高脂蛋白血症表型存在。该症的主要生化特征是血浆 apoB 水平异常升高。

（8）HDL 缺乏综合征：见于一组疾病,如鱼眼病、apoA Ⅰ 缺乏或 Tangier 病。大多数受累患者中,血浆甘油三酯仅轻度升高[2.26～4.52mmol/L（200～400mg/dl）],而血浆 HDL-C 浓度则显著降低。患者都有不同程度的角膜混浊,其他临床表现包括黄色瘤（apoA Ⅰ 缺乏症）、肾功能不全、贫血、肝脾大、神经病变。

（9）家族性脂质异常性高血压：这是近年来提出的一个新的综合病症,主要表现为过早发生家族性高血压、高血压伴富含甘油三酯的脂蛋白代谢异常。

（10）家族性脂蛋白酯酶缺乏病：家族性 LPL 缺乏病是一种较罕见的常染色体隐性遗传性疾病,儿童期间发病,显著的特征为空腹血存在明显的乳糜微粒,TG 极度升高,表现为 Ⅰ 型高脂蛋白血症；临床特点为经常的腹痛和反复的胰腺炎发作,皮疹性黄色瘤及肝脾肿大等；特异性检查显示肝素后血 LPL 活性极度降低,不足正常人的 10%,而 apoC Ⅱ 正常。

2.基因异常所致血浆 TG 水平升高

（1）CM 和 VLDL 装配的基因异常：人类血浆 apoB 包括两种,即 apoB48 和 apoB100,这两种 apoB 异构蛋白是通过 apoB mRNA 的单一剪接机制合成。apoB100 通过肝脏以 VLDL 形式分泌,而 apoB48 则在肠道中合成,并以 CM 的形式分泌。由于 apoB 在剪接过程中有基因缺陷,造成 CM 和 VLDL 的装配异常,由此而引起这两种脂蛋白的代谢异常,引起高 TG 血症。

（2）脂蛋白酯酶和 apoC Ⅱ 基因异常：血浆 CM 和 VLDL 中的甘油三酯有效地水解需要脂蛋白酯酶（LPL）和它的复合因子 apoC Ⅱ 参与。脂蛋白酯酶和 apoC Ⅱ 的基因缺陷将导致甘油三酯水解障碍,因而引起严重的高甘油三酯血症。部分 apoC Ⅱ 缺陷的患者可通过分析肝素化后脂蛋白酯酶活性来证实。

（3）apoE 基因异常：apoE 基因异常,可使含有 apoE 的脂蛋白代谢障碍,这主要是指 CM 和 VLDL。CM 的残粒是通过 apoE 与 LDL 受体相关蛋白结合而进行分解代谢,而 VLDL 则是通过 apoE 与 LDL 受体结合而进行代谢。apoE 基因有三个常见的等位基因,即 E2、E3 和 E4。apoE2 是一种少见的变异,由于 E2 与上述两种受体的结合力都差,因而造成 CM 和 VLDL 残粒的分解代谢障碍。所以 apoE2 等位基因携带者血浆中 CM 和 VLDL 残粒浓度增加,因而常有高甘油三酯血症。

3.继发性高甘油三酯血症

许多代谢性疾病、某些疾病状态、激素和药物等都可引起高甘油三酯血症,这种情况一般称为继发性高甘油三酯血症。继发性高 TG 血症见于肾病综合征、甲状腺功能减退、失控的糖尿病、饥饿等。

（1）高甘油三酯血症与糖尿病：糖尿病患者胰岛素抵抗和糖代谢异常,可继发 TG（或同时有胆固醇）升高,这主要决定于血糖控制情况。由于病程及胰岛素缺乏程度不同,有较多的研究观察到高 TG 血症与胰岛素抵抗（IR）综合征之间存在非常密切的关系。青少年的 1 型糖尿病、重度胰岛素缺乏常伴有显著的高 TG 血症,这是由于胰岛素不足和来自脂肪组织的脂肪酸增加引起脂蛋白酯酶（LPL）缺乏,使 CM 在血浆中聚积的结果,这促进了 TG 的合成。HDL-C 通常降低,LDL-C 升高。胰岛素治疗后很快回复到正常水平。在 2 型糖尿病患者（T_2DM）的高胰岛素血症常引起内源性胰岛素过度分泌以补偿原有的胰岛素抵抗,大多数胰岛素抵抗综合征患者合并 TG 水平升高。同样部分高 TG 血症患者同时有肥胖及血浆胰岛素水平升高,更重要的是,胰岛素抵抗综合征也可引起 LDDc 结构异常,若与高 TG 血症同时存在时,具有很强的致动脉粥样硬化作用。2 型糖尿病时 TG 和 VLDL(50%~100%)会出现中度增高,特别在肥胖患者尤为明显,可能是由于 VLDL 和 apoB100 合成的多,血浆 LDL-C 水平通常正常,但 LDL-C 富含甘油三酯。HDL-C 通常会减少且富含甘油三酯。

(2)高甘油三酯血症与冠心病:冠心病患者血浆 TG 偏高者比一般人群多见,但这种患者 LDL-C 偏高与 HDL-C 偏低也多见,一般认为单独的高甘油三酯血症不是冠心病的独立危险因素,只有伴以高胆固醇、高 LDL-C、低 HDL-C 等情况时,才有意义。

(3)高甘油三酯血症与肥胖:在肥胖患者中,由于肝脏过量合成 apoB,因而使 VLDL 的产生明显增加。此外肥胖常与其他代谢性疾病共存,如肥胖常伴有高甘油三酯血症、葡萄糖耐量受损、胰岛素抵抗和血管疾病,这些和 2 型糖尿病类似。腹部肥胖者比臀部肥胖者 TG 升高更为明显。

(4)高甘油三酯血症与肾脏疾病:高脂血症是肾病综合征主要临床特征之一。肾脏疾病时的血脂异常发生机制,主要是因 VLDL 和 LDL-C 合成增加,但也有人认为:可能与这些脂蛋白分解代谢减慢有关。低白蛋白血症的其他原因也会产生相同的结果。中度病例通常会出现低水平的高胆固醇血症(Ⅱa 型),严重病例会出现高甘油三酯血症(Ⅱb 型)。如果蛋白尿被纠正,肾病的高脂蛋白血症是可逆的。

高脂蛋白血症在慢性肾衰包括血液透析中常见,但和肾病综合征不同的是,它以高甘油三酯血症为主。其原因是脂肪分解障碍,推测可能是由于尿毒症患者血浆中的脂蛋白酯酶被一种仍然未知的因子所抑制,血液透析后患者会表现出 CM 浓度升高和 HDL-C 水平下降。接受过慢性流动腹膜透析(CAPD)治疗的患者也常出现高脂蛋白血症。肾移植以后接受血液透析更容易出现 LDL-C 和 VLDL 的升高,此时免疫抑制药物起主要作用。

(5)高甘油三酯血症与甲状腺功能减退症:此症常合并有血浆 TG 浓度升高,这主要是因为肝脏甘油三酯酶减少而使 VLDL 清除延缓所致。

(6)高甘油三酯血症与高尿酸血症:大约有 80% 的痛风患者有高 TG 血症,反之,高 TG 血症患者也有高尿酸血症。这种关系也受环境因素影响,如过量摄入单糖、大量饮酒和使用噻嗪类药物。

(7)异型蛋白血症:这种情况可见于系统性红斑狼疮或多发性骨髓瘤的患者,由于异型蛋白抑制血浆中 CM 和 VLDL 的清除,因而引起高甘油三酯血症。

(三)TG 的病理性降低

低 TG 血症是指 TG < 0.55mmol/L(50mg/dl)。见于遗传性原发性无或低 β 脂蛋白血症;继发性 TG 降低常见于代谢异常、吸收不良综合征、慢性消耗、严重肝病、甲状腺功能亢进、恶性肿瘤晚期和肝素应用等。

(陈磊)

第三节 高密度脂蛋白

一、概 述

(一)生化特征和病理生理

高密度脂蛋白胆固醇(HDL-C)是血清中颗粒最小、密度最大的一组脂蛋白。HDL-C 的主要蛋白质是 apoA I。血清总胆固醇中大约有 25% 是以 HDL-C 的形式运送的。

HDL-C 的合成有三条途径:①直接由肝和小肠合成,由小肠合成分泌的 HDL-C 颗粒中主要含 apoA I,而肝脏合成分泌的 HDL-C 颗粒则主要含 apoE。②由富含甘油三酯脂蛋白、乳糜微粒、和 VLDL 发生脂溶分解时衍生而来。③周围淋巴中亦存在磷脂双层结构,可能是细胞膜分解衍生而来。

HDL-C 生理功能:HDL-C 是把外周组织过剩的胆固醇重新运回肝脏,或者将其转移到其他脂蛋白,如乳糜微粒、VLDL 残粒上,然后这些物质又被肝摄取,进行代谢,因此,称为胆固醇的逆向转运。在肝内,胆固醇或者是直接分泌入胆汁,变成胆汁酸;或者在合成脂蛋白时又被利用。HDL-C 可以促进和加速胆固醇从细胞和血管壁的清除以及将它们运送到肝脏。因此,它们的功能在很多方面和 LDL-C 相反。一般认为 HDL-C 有抗动脉粥样硬化(AS)形成作用。除上述功能外,HDL-C 的重要功能还包括作为 apoC 和 apoE 的储存库。它们的 apoC 和 apoE 不断地穿梭于 CM、VLDL 和 HDL-C 之间。如前所述,这不仅对 CM 和 VLDL 的甘油三酯水解,而且对这些脂蛋白的代谢特别是为肝细胞结合和摄取都发挥重要作用。

(二)HDL-C 的检测

近年来关于 HDL-C 测定的方法进展很快,从各种沉淀法已发展到化学修饰、酶修饰、抗体封闭、化学清除等多种方法,目前主要测定方法为匀相测定法,使测定胆固醇的酶只和 HDL-C 反应,使 HDL-C 测定更加方便准确。

1.测定方法:

匀相测定法:

(1)HDL-C 测定反应原理:①PEG 修饰酶法(PEG 法);②选择性抑制法(SPD 法);③抗体法(AB 法);④过氧化氢酶法(CAT 法)。

基本原理:首先向标本中加入表面活性剂将非 HDL-C 的脂蛋白结构破坏,使其中所含 CHO 与相应的酶反应而消耗,其后加入第二试剂,试剂中的表面活性剂破坏留下的 HDL-C 结构,使其中 CHO 得以和酶及显色剂反应而测得 HDL-C。

(2)稳定性:在存储过程中,由于脂蛋白间的相互作用,血清和血浆中的 HDL-C 会发生改变。因此,血清标本在 2～8℃可稳定 3d,－20℃可稳定数周,长期保存样本应放在－70℃贮存。

2.参考范围

我国《血脂异常防治建议》提出的判断标准为:

理想范围:＞1.04mmol/L(＞40mg/dl);减低:≤0.91mmol/L(≤35mg/dl)。

美国胆固醇教育计划(NCEP)、成人治疗组(ATP)1994 年提出的医学决定水平为:

HDL-C＜1.03mmol/L(40mg/dl)为降低,CHD 危险增高;HDL-C≥1.55mmol/L(≥60mg/dl)为负危险因素。

NCEP、ATPⅢ将 HDL-C 从原来的≤0.91mmol/L(≤35mg/dl),提高到＜1.03mmol/L(40mg/dl),是为了让更多的人得到预防性治疗。

3.检查指征

(1)早期识别动脉粥样硬化的危险性(非致动脉粥样硬化胆固醇成分的检测)。

(2)使用降脂药治疗反应的监测(在使用降脂药治疗的过程中应避免 HDL-C 的下降)。

二、HDL-C 异常常见原因

表 9-2 HDL-C 减低和增高常见原因

HDL-C 减低	HDL-C 增高
遗传性	原发性
Tanger 病 LCAT 缺陷症 apoAⅠ异常 家族性高胆固醇血症 家族性混合型高脂血症	CETP 缺乏症 HTGL 活性低下（角膜混浊） apoAⅠ合成亢进 HDL-C-R 异常
急性疾患	继发性
急性心肌梗死 手术 烧伤 急性炎症	长期大量饮酒 慢性肝炎 原发性胆汁性肝硬化 CETP 活性增加 HTGL 活性降低
低脂肪高糖饮食	药物
吸烟	肾上腺皮质激素 胰岛素 烟酸及其诱导剂 雌激素 还原酶阻断剂 β羟β甲戊二酰辅酶 A（HMG-CoA）
雌激素减少	
药物	
β受体阻断剂	
肥胖	
运动不足	

三、临床思路

总胆固醇浓度超过 5.2mmol/L（200mg/dl）的边缘性增高值时，就必须同时进行 HDL-C 的浓度测定。冠心病的发病和 HDL-C 之间存在负相关。HDL-C≤0.91mmol/L（≤35mg/dl）是 CHD 的危险因素，HDL-C≥1.55mmol/L（≥60mg/dl）被认为是负危险因素。HDL-C 降低多见于心、脑血管病、肝炎和肝硬化等患者。因此，低 HDL-C 值便构成了一个独立的危险因素。

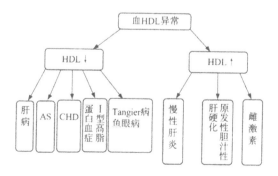

图 9-3 血清 HDL 分析临床思路

（一）除外非疾病因素
影响 HDL-C 水平的因素很多，主要有以下几种：

1.年　　龄

儿童时期,男、女 HDL-C 水平相同;青春期男性开始下降,至 18～20 岁达最低点。

2.性　　别

冠心病发病率有性别差异,妇女在绝经期前冠心病的发病率明显低于同年龄组男性,绝经期后这种差别趋于消失。这是由于在雌激素的作用下,妇女比同年龄组男性有较高 HDL-C 的结果。随着雌激素水平的不断降低,男女 HDL-C 水平趋向一致,冠心病发病率的差异也就不复存在。

3.种　　族

黑种人比白种人高,中国人比美国人高。

4.饮　　食

高脂饮食可刺激肠道 apoA I 的合成,引起血浆 HDL-C 水平升高,尤其是饱和脂肪酸的摄入增加,可使 HDL-C 和 LDL-C 水平均升高,多不饱和脂肪酸(如油酸)并不降低 HDL-C 水平,却能使血浆 LDL-C 水平降低,故有益于减少 CHD 的危险。

5.肥　　胖

肥胖者,常有 HDL-C 降低,同时伴 TG 升高。体重每增加 $1kg/m^2$,血浆 HDL-C 水平即可减少 0.02mmol/L(0.8mg/dl)。

6.饮酒与吸烟

多数资料表明:吸烟者比不吸烟者的血浆 HDL-C 浓度低 0.08～0.13mmol/L(3～Smg/dl),即吸烟使 HDL-C 减低。适度饮酒使 HDL-C 和 apoA I 升高,与血浆 HDL-C 水平呈正相关,但取决于正常肝脏合成功能,长期饮酒损害肝脏功能,反而引起 HDL-C 水平下降。而少量长期饮酒因其血浆 HDL-C 和 apoA I 水平相对较高,所以患 CHD 的危险性低于不饮酒者。

7.运　　动

长期足够量的运动使 HDL-C 升高。

8.药　　物

降脂药中的丙丁酚、β受体阻断剂(普萘洛尔)、噻嗪类利尿药等,使 HDL-C 降低。

9.外源性雌激素

文献报道:接受雌激素替代疗法的妇女患 CHD 的危险性明显降低,这部分与雌激素能改善血脂代谢紊乱有关。雌激素可刺激体内 apoA I 合成,使其合成增加 25%,分解代谢无变化。孕激素可部分抵消雌激素升高血浆 HDL-C 水平的作用。然而,长期单用雌激素却有可能增加子宫内膜癌和乳腺癌的危险性,因此,绝经后雌/孕激素干预试验需权衡到最佳的雌/孕激素配方,以发挥最大保护作用。

(二)血清 HDL-C 病理性降低

1.HDL-C 与动脉粥样硬化

血浆 HDL-C 浓度每降低 1%,可使冠心病(CHD)发生的危险升高 2%～3%,血浆 HDL-C 水平每升高 0.03mmol/L(1mg/dl),患 CHD 的危险性即降低 2%～3%,这种关系尤以女性为明显。绝经前女性 HDL-C 水平较高,与男性及绝经后女性相比 CHD 患病率低。

2.HDL-C 与高脂蛋白血症高脂蛋白血症时,HDL-C 有病理性降低

Ⅰ型高脂蛋白血症,血脂测定 LDL-C、HDL-C 均降低,CHO 多正常,TG 极度升高,可达 11.3～45.2mmol/L(1 000～4 000mg/dl)。

3.家族遗传性低 HDL-C

即家族性低α-脂蛋白血症,临床很常见,系常染色体显性遗传,其主要特征为血浆 HDL-C 水平低下,通常还合并血浆 TG 升高。

4.肝脏疾病

近年来特别值得注意的是肝脏疾病中HDL-C的改变。连续监测急性肝炎患者血浆中HDL-C胆固醇的水平,发现HDL-C水平与病程有关:在发病的第一周末,HDL-C水平极度降低,脂蛋白电泳几乎检不出α-脂蛋白带,此后随着病程的发展HDL-C逐渐升高直至正常。在病毒性肝炎和肝硬化患者,HDL-C的降低主要表现为HDL$_3$的降低,HDL-C的变化较少。而且HDL$_3$越低,预后越差,因此,HDL$_3$水平可作为一个评估某些肝脏疾病患者功能状态及转归预后的一项参考指标。

5.其　　　他

HDL-C降低还可见于急性感染、糖尿病、慢性肾衰竭、肾病综合征等。β阻滞剂、孕酮等药物也可导致HDL-C降低。

（三）血清HDL-C病理性增高

HDL-C增加可见于慢性肝炎、原发性胆汁性肝硬化。有些药物如雌性激素、苯妥英钠、HMG-CoA还原酶抑制剂、烟酸等可以使HDL-C升高。绝经的妇女常用雌激素做替代疗法有升高HDL-C,降低CHD危险性的作用。

（陈磊　陈欢）

第四节　低密度脂蛋白

一、概　　述

（一）生化特性和病理生理

低密度脂蛋白(LDL)是富含胆固醇(CHO)的脂蛋白,其组成中45%为CHO,其蛋白成分为apoB100。血浆中LDL来源有两个途径:一是由VLDL异化代谢转变;二是由肝脏合成、直接分泌入血。LDL是在血液中由VLDL经过中间密度胆固醇(IDL)转化而来的。

LDL的主要生理功能是将内源性CHO从肝脏运向周围组织细胞。在动脉内膜下沉积脂质,促进动脉粥样硬化形成。由于血浆中胆固醇有大约75%以LDL的形式存在,所以可代表血浆胆固醇水平。

LDL组成发生变化,形成小而密的LDL(SLDL),易发生氧化修饰,形成氧化型LDL(oxLDLc)或称变性LDL。清道夫受体对oxLDL的摄取和降解速度比LDL快3～10倍,与oxLDL的结合不受细胞内CHO浓度的影响,只有使胆固醇浓度升高的单向调节,而没有下调作用,且随着oxLDL氧化修饰程度的升高,动脉内膜和内皮细胞对LDL的摄取和降解也升高,从而形成了大量的泡沫细胞,促进了动脉粥样硬化的发生。LDL经化学修饰（氧化或乙酰化）后,其中apoB100变性,通过清道夫受体被巨噬细胞摄取,形成泡沫细胞停留在血管壁内,导致大量的胆固醇沉积,促使动脉壁形成粥样硬化斑块。

（二）LDL-C的检测

1.测定方法

匀相测定法有如下几类:①增溶法（SOL）;②表面活性剂法（SUR法）;③保护法（PRO）;④过氧化氢酶法（CAT法）;⑤紫外法（CAL法）。

基本原理:首先向标本中加入表面活性剂将非LDL-C的脂蛋白结构破坏,使其中所含CHO与相应的酶反应而消耗,其后加入第二试剂,试剂中的表面活性剂破坏留下的LDL-C结构,使其中 CHO 得以和酶及显色剂反应而测得 LDL-C。

过去常通过 Friedewald 公式计算法间接推算 LDL-C 的量,见表 9-3。

表 9-3　Friedewald 公式

LDL-C(mg/dl)-CHO-(HDL-C ＋ TG/5)
LDL-C(mmol/L)-CHO-(HDL-C ＋ TG/2.2)

按此公式计算求得 LDL-C 含量时,要求 CHO、HDL-C 和 TG 测定值必须准确,方法必须标准化,才能得到 LDL-C 的近似值;也有人在应用上述公式后再减去 Lp(a)中胆固醇值予以校正。Friedewald 公式只适用于 TG ＜ 4.52mmol/L 时。

稳定性:血清样本必须放在密闭容器中,在 2 ～ 4℃条件下可稳定 7d,－ 70℃条件下可稳定 30d。

2.参考范围

LDL-C 水平随年龄增高而上升,青年与中年男性高于女性,更年期女性高于男性。中老年为 2.73 ～ 3.25mmol/L(105 ～ 125mg/dl)。

我国《血脂异常防治建议》提出的判断标准为:理想范围＜ 3.12mmol/L(120mg/dl);边缘升高 3.15 ～ 3.61mmol/L(121 ～ 139mg/dl);

升高＞ 3.64mmol/L(140mg/dl)。

美国胆固醇教育计划(NCEP)、成人治疗组第三次报告(ATPⅢ)提出的医学决定水平为:理想水平:＜ 2.58mmol/L(100mg/dl);接近理想:2.58 ～ 3.33mmol/L(100 ～ 129mg/dl);边缘增高:3.64 ～ 4.11mmol/L(130 ～ 159mg/dl);增高:4.13 ～ 4.88mmol/L(160 ～ 189mg/dl);很高:≥4.91mmol/L(≥190mg/dl)。

3.检查指征

早期识别动脉粥样硬化的危险性,使用降脂药治疗过程中的监测反应。

二、LDL-C 升高常见原因

表 9-4　LDL-C 增高与降低常见原因

LDL-C 增高	LDL-C 降低
动脉粥样硬化	急性病(可下降 40%)
冠心病	无β脂蛋白血症
高脂蛋白血症	甲状腺功能亢进
甲状腺功能低下	消化吸收不良
肾病综合征	营养不良
梗阻性黄疸	肝硬化
慢性肾衰竭	急性肿瘤

三、临床思路

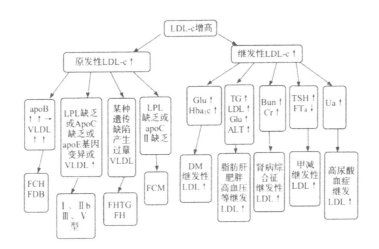

图 9-4　血清 LDL-C 测定临床思路图

（一）除外非疾病因素

1.饮　　食

高脂肪饮食会使血浆 LDL-C 增高,低脂肪饮食和运动可使其降低。

2.肥　　胖

肥胖者 LDL-C 常增高。

3.妊　　娠

妊娠早期开始缓慢升高,至妊娠后 3 个月时可高于基线的 50%,产后可恢复至原水平。

4.年龄与性别

成年人 LDL-C 逐渐升高,女性更年期后高于男性。

5.药　　物

如雄激素、β受体阻滞剂、环孢霉素、糖皮质激素都可使 LDL-C 升高,而使用雌激素和甲状腺素可使 LDL-C 下降。

（二）血浆 LDL-C 病理性增高与血浆 LDD-C 病理性增高与动脉粥样硬化

LDL-C 是所有血浆脂蛋白中首要的致动脉粥样硬化(AS)脂蛋白。已经证明,粥样硬化斑块中的 CHO 来自血液循环中的 LDL-C。LDL-C 致 AS 作用与其本身的一些特点有关,即 LDL-C 相对较小,能很快穿过动脉内膜层,经过氧化或其他化学修饰后的 LDbc,具有更强的致 AS 作用。由于小颗粒 LDL-C 易被氧化,所以比大颗粒 LDL-C 更具致 AS 作用。

血浆 LDL-C 升高的原因是来源增多或分解减少,血中 LDb-C 是 CHO 的主要携带者,升高主要反映 CHO 增加,血中 LDL-C 上升已成为动脉粥样硬化重要的危险因素,故称为致动脉粥样硬化因子。

（三）血浆 LDL-C 病理性降低与Ⅲ型高脂蛋白血症

Ⅲ型高脂蛋白血症特征性血浆脂蛋白谱改变如下:

(1)VLDL 水平显著升高,包括大颗粒的 VLDL1 和小颗粒 VLDL2 均升高。

(2)IDL 也明显升高。

(3)LDL 水平降低,但 LDL 的结构却有某种异常,主要表现为 LDL 中 TG 含量相对较多,其颗粒较小。LDL 这种结构改变与高甘油三酯血症时 LDL 结构变化类似,所以有人认为Ⅲ型高脂蛋白血症的 LDL 结构改变,可能与其同时存在的高甘油三酯血症有关,而 HDL 水平降低或无明显变化。

(陈欢　陈磊)

第五节　载脂蛋白 A

Section 5

一、概　　述

(一)生化特性和病理生理

组成脂蛋白中的蛋白部分称为载脂蛋白(apo)。apo 是决定脂蛋白性质的主要蛋白成分。各种 apo 主要是在肝合成,小肠也可合成少量;近年发现除肝外,脑、肾、肾上腺、脾、巨噬细胞也能合成 apo。在不同的脂蛋白中,apo 的种类、含量和功能也不同。

apo 的主要生理功能有:①构成脂蛋白,使血浆脂质成为可溶性。②激活或抑制脂蛋白代谢有关的酶。③识别脂蛋白受体,与特异性脂蛋白受体结合。④结合和转运脂质,稳定脂蛋白结构等。在与临床联系上,apoB 和 apoAⅠ是最重要的。许多研究指出作为主要的蛋白成分,它们与 LDL-C 和 HDL-C 相比,有相同或更好地预测冠心病发生危险性的价值。因为 LDL-C 和 HDL-C 的主要蛋白成分就是 apoB 和 apoAⅠ。

(二)apoA 检测

1.检测方法

主要采用速率散射免疫浊度法和免疫透射比浊法。

检测原理:血清 apoAⅠ与试剂中的特异性抗入 apoAⅠ抗体相结合,形成不溶性免疫复合物,使反应液产生浊度,在波长 340nm 测定吸光度,吸光度反映血清标本中 apoAⅠ的浓度。

稳定性:血清可以在 4℃条件下保存至少 3d。在－20℃条件下,使用抗生素和抗氧化剂可以使 apoAⅠ保持稳定至少 6 个月内,最好在－80℃冷冻保存。

2.参考范围

apoAⅠ男性:1.05～1.72g/L;女性:1.17～1.74g/L。

3.检查指征

(1)早期识别冠心病的危险性,对具有早期动脉粥样硬化发生家族史者进行发病危险性估计。

(2)使用调节血脂药治疗过程中的反应监测。

二、血清 apoA 异常常见原因

(1)apoA 升高的疾病较为少见,见于肝脏疾病、肝外胆道阻塞、人工透析。

(2)apoA 减低常见于:动脉粥样硬化、冠心病、脑血管病、肝功能降低、糖尿病、酒精性肝炎等。家族性混合型高脂血症时,apoA 和 HDL-C 都会轻度下降,CHD 危险性高,apoA 缺乏症(Tangier 病)、家族性低α-脂蛋白血症、鱼眼病等,血清中 apoA 与 HDL-C 水平极低。

三、临床思路

(一)除外非疾病因素

apoA I 随年龄波动较小,女性稍高于男性,但差异不明显;80 岁以后,男、女 apoA I 均下降。apoA I 是 HDL-C 中的主要载脂蛋白,影响其血浆水平的因素同 HDL-C。

中国人的 apoA I 水平与美国人接近,和黑人水平相似。

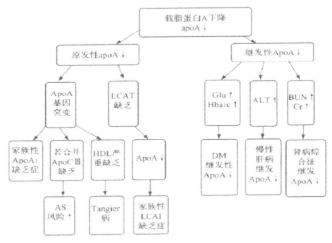

图 9-5　血清载脂蛋白 A 分析临床思路图

(二)apoA 病理性下降

在病理状态下,HDL-C 的脂类与组成往往发生变化,所以 apoA I 的升降不一定与 HDL-C 成比例,同时测定 apoA I 与 HDL-C 对病理生理状态的分析更有帮助。如冠心病(CHD)者, apoA I 偏低,脑血管患者 apoA I 也明显降低。家族性高甘油三酯血症患者,HDL-C 往往偏低, 但 apoA I 不一定低,并不增加 CHD 危险;但家族性混合型高脂血症患者,apoA I 与 HDL-C 都有轻度下降,CHD 危险性高。apoA I 缺乏症,家族性低α脂蛋白血症、鱼眼病等患者,apoA I 与 HDL-C 极低。

1.apoA I 和 CHD

用 HDL-C 水平来预测 CHD 的危险性已经比较肯定。apoA I 和 apoA II 是构成 HDL-C 的主要结构蛋白,占 HDL-C 蛋白质的 90%,所以测定 apoA 应该和测定 HDL-C 有相同的作用。从理论上来说测定 apoA I 可能比 HDL-C 更为精确,更能反映脂蛋白状态。apoA I 可以用于预测 CHD 及用于评价 CHD 危险性,并与动脉粥样硬化呈负相关,而 apoA II 作为冠心病危险因子没有价值。

2.家族性 apoA I 缺乏症

这一类 apoA I 降低的患者都合并 HDL-C 降低,其 apoA I 降低的原因可能是因为 apoA I 基因突变所致。此症属常染色体显性遗传,但并不是所有这类患者都发展成 CHD。有些人在 apoA I 缺乏的同时合并有 apoCIII 的缺乏时,会出现大面积的动脉粥样硬化损害。血脂水平随其表型而变化,一般患者都有轻度 TG 升高,但很少有 CHO 升高。

3.血浆高密度脂蛋白缺乏症(Tangier 病)

这是一种少见的常染色体隐性遗传疾病,其特点为血浆 CHO 和 HDL-C 降低,而组织,特别是在单核-巨噬细胞系统胆固醇酯聚积。血浆 apoA I 在纯合子者只有正常的 1%～3%;而杂合子者则为正常的一半。其生化缺陷的机制还不明了,但根据胆固醇酯的聚积和 HDL-C 降低来推论,可能是细胞 CHO 的储存和处置发生了问题。

4.家族性卵磷脂—胆固醇酯酰基转移酶(LCAT)缺乏症

本病是由于 LCAT 缺乏引起。血浆 apoA I 可降到正常的 5%～30%；HDL-C 降到正常的 10%,病程长者可有蛋白尿和肾衰竭。

5.引起 apoA I 继发性下降的病因

未控制的糖尿病、慢性肝病、肾病综合征、慢性肾衰竭等都可以引起 apoA I 降低。

（三）apoA I 病理性增高

高α-脂蛋白血症:发生于某些家族,其 HDL-C 持续明显升高,apoA I 升高的情况和 HDL-C 平行。本病的基因情况尚不清楚,重要的是应除外引起继发性 HDL-C 升高的因素。

（陈欢）

第六节　载脂蛋白 B

Section 6

一、概　　述

（一）生化特性和病理生理

载脂蛋白 B(apoB)也是一种重要的载脂蛋白,apoB 是一类在相对分子质量、免疫性和代谢上具有多态性的蛋白质,依其相对分子质量及所占百分比可分为 B100、B48、B74、B26 以及少量 B50,它们都是 B100 的降解物。正常情况下,以 apoB 100 和 apoB 48 较为重要,apoB 100 或称大 B,在肝脏合成,存在于由肝合成的脂蛋白中,主要转运内源性 CHO,结合于周围组织细胞表面的 LDL 受体,与 CHO 在细胞内沉积关系密切。另外一种为 apoB 48,或称小 B,其相对分子质量为 apoB 100 的 48%,来源于小肠,可能由小肠壁细胞合成,参与外源性 CHO 转运,不与 LDL 受体结合。

apoB 生理功能:①参与 VLDL 的合成、装配和分泌。②apoB100 是 VLDL、IDL、和 LDL 的结构蛋白,参与脂质转送。③70%LDL 经受体途径清除,apoB 100 是介导 LDL-C 与相应受体结合必不可少的配体。④apoB 48 为 CM 合成和分泌所必需,参与外源性脂质的消化吸收和运输。

apoB 100 主要分布于血浆 VLDL、IDL、和 LDL 中,占这三类脂蛋白中蛋白含量的 25%、60%、95%。而 apoB 48 则分布于 CM 中,占其蛋白含量的 5%。正常人空腹所测 apoB 为 apoB 100。正常情况下,apoB 水平随 CHO 和 LDL-C 水平变动。每一个 LDL、IDL、VLDL 与 Lp(a)颗粒中均含有一分子 apoB 100,因 LDL 颗粒居多,大约有 90%的 apoB 分布在 LDL 中,故血清 apoB 主要代表 LDL 水平,它与 LDL 呈显著正相关,但当高甘油三酯血症时(VLDL 极高),apoB 也会相应地增高。

apoB 100 也有多态性的特点,apoB 100 基因突变所引起的疾病有:家族性低β脂蛋白血症与家族性 apoB 100 缺陷症,后者由于 apoB100 3 500 位上的精氨酸被谷氨酸所置换,临床表现为高胆固醇血症。

（二）apoB 的检测

1.检测方法

主要采用速率散射免疫浊度法和免疫透射比浊法。

检测原理：血清 apoB 与试剂中的特异性抗人 apoB 抗体相结合，形成不溶性免疫复合物，使反应液产生浊度，在波长 340nm 测定吸光度，吸光度反映血清标本中 apoB 的浓度。

稳定性：血清可以在 4℃ 条件下保存至少 3d。在－20℃ 条件下，使用抗生素和抗氧化剂可以使 apoB 保持稳定至少 6 个月内。最好在－80℃ 冷冻保存。

2.参考范围

男性：apoB 合适范围为 0.59～1.43g/L。

女性：apoB 合适范围为 0.61～1.56g/L。

3.检查指征

（1）早期识别冠心病的危险性，对具有早期动脉粥样硬化发生家族史者进行发病危险性估计。

（2）使用调节血脂药治疗过程中的反应监测。

（3）高脂蛋白血症分型与诊断。

二、血清 apoB 异常常见原因

apoB 增高见于：动脉粥样硬化、肥胖、Ⅱ型高脂血症、胆汁淤滞、肾病、甲状腺功能低下等。

apoB 减低见于：肝脏疾病和甲状腺功能亢进等。

三、临床思路

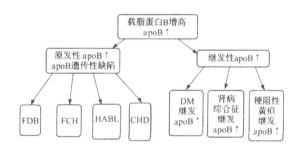

图 9-6　血清载脂蛋白 B 增高思路

（一）除外非疾病因素

血浆中 apoB 水平均随年龄增高而上升，至 70 岁以后，apoB 不再上升或开始下降；50 岁以前男性高于女性，50 岁以后女性高于男性。

中国人的 apoB 水平低于欧美人。

（二）apoB 病理性异常

1.apoB 病理性增高

（1）家族性载脂蛋白 B100 缺陷症（FDB）的病因：①由于 2 号染色体上 apoB 基因突变造成 apoB100 上 3 500 位的氨基酸被置换，影响了 LDL-C 的分解代谢，导致家族性载脂蛋白 B 100 缺陷症。②受遗传和环境因素相互作用影响。

临床表现：主要是血浆 CHO 和 LDL-C 浓度中等或重度升高。这类患者的血浆胆固醇水平虽较家族性高胆固醇血症（FH）患者低，但两者在临床上很难区别。

FDB 和家族性高胆固醇血症（FH）都是由于 LDL-C 分解代谢障碍而引起的高胆固醇血症，然而两者所致高胆固醇血症的病理生理机制不同。FDB 是因 apoB 遗传缺陷即配体的缺陷所致,而 FH 则是 LDL-C 受体的遗传缺陷所致。

FDB 患者合并冠心病的危险性与 FH 者相类似。60 岁以前发生冠心病者大约占 1/3,肌腱黄色瘤发现率 38%,脂质角膜弓 28%,颈动脉粥样硬化斑块 48%。大多数 FDB 者若伴周围血管疾病则常合并有高血压。

(2)apoB 增高和家族性混合型高脂血症:受累者可表现为 Fredrickson 分型的 Ⅱa 型(以 LDL-C 升高为主)、Ⅱb 型(LD-C 和 VLDL 同时升高)或Ⅳ型高脂血症(以 VLDL 升高为主或伴有 LDL-C 升高)。

(3)apoB 增高和高β载脂蛋白血症(HABL):此类患者 LDL-C 常在参考值范围内,但 apoB 浓度升高。患者多半有轻、中度高 TG 血症或饭后 TG 的清除延迟,发生 CHD 的危险性增加。HABL 的这些特点和那些总 CHO 和 LDL-C 都升高的家族高脂血症相似,所以要想鉴别这两种情况,测定 apoB 就至关重要了,但必须同时用同一样品测定 CHO、LDL-C、apoB 才能鉴别。有报道指出患 CHD 的患者中 HABL 占 18.9%,而无 CHD 的对照组中只有 8.4%。

(4)apoB 增高和 CHD:流行病学与临床研究中已确认,高 apoB 是 CHD 的危险因素,并且 apoB 是各项血脂指标中较好的动脉粥样硬化(AS)标志物。在高 apoB 的 CHD 患者的药物干预实验中表明,降低 apoB 可以减少 CHD 发病及促进粥样斑块的消退。

apoB 和 LDL-C 同样是 CHD 的危险因素,可用于估计 CHD 的危险性、降脂治疗效果等。有人认为 apoB 在评定 CHD 的危险性方面优于血脂和脂蛋白,因此,建议用 apoB 浓度来评定 CHD 的危险性。测定 apoB 优于计算法求得的 LDL-C。

(5)apoB 增高和糖尿病:对于糖耐量降低和 2 型糖尿病患者,apoB 的测定也是有价值的,因为这两种患者 CHD 的发病率明显升高,患者有低 HDL-C,高 TG 血症,但血清 CHO 和非糖尿患者无大区别,所以 apoB 可以是一个有用的指标。

(6)其他:甲状腺功能低下、肾病综合征、肾衰竭、梗阻性黄疸的 apoB 都可能升高。

2.apoB 病理性降低

(1)无β脂蛋白血症(ABL):①病因:是一种常染色体隐性遗传疾病,apoB 合成、分泌缺陷,使含 apoB 的脂蛋白,如 CM、VLDL、LDL 合成代谢障碍,伴随脂肪吸收和代谢紊乱。无β脂蛋白血症可能是 TG 微粒体脂转移蛋白缺陷引起,这种患者血浆 CHO 和 TG 明显降低,确诊则需要根据临床表现、肠黏膜的变化和无血浆 apoB 的判断。②临床特征:胃肠道症状:在小肠和肝内没有 apoB,其结果就是引起食物中脂肪在肠管堆积而导致吸收不良。血液异常:ABL 患者有轻至中度贫血,引起大多数循环红细胞为棘性红细胞。患者明显缺乏脂溶性维生素 A、E,导致神经系统和视网膜的病损,如色素性视网膜炎、共济失调等症状。血脂异常:ABL 患者胆固醇水平很低,其范围为 0.5 ~ 1.3mmol/L,TG 也很低,HDL 下降,血中检测不到 apoB、CM、VLDL 和 LDL。③治疗:限制饮食中脂肪摄入,尤其是长链饱和脂肪酸,这可在很大程度上缓解吸收障碍症状。对 ABL 患者,目前推荐从饮食中另外补充多不饱和脂肪酸的来源,例如多进食玉米等。大量补充脂溶性维生素 E、A、K。

(2)低β脂蛋白血症:①病因:是一种常染色体显性遗传疾病。和无β脂蛋白血症一样,其血浆 apoB 分泌速度降低,较大的不完整的 apoB 分子可能促进了 LDL 受体清除血浆 LDL,造成了较低的 CHO 水平,但除非是纯合子患者,它不会像无β脂蛋白血症患者那么低。由于 apoB 基因缺陷,患此病时所产生的异常 apoB 不能和脂质结合。杂合子时血浆 apoB 浓度不会超过正常水平的 1/4 ~ 1/2,而纯合子的临床表现和无β脂蛋白血症不易区别。这两种情况都可以通过测定血清 apoB 来确定,但变性的 apoB 用常规方法可能检测不出来。②临床特征和治疗同 ABL 患者,但对于低β脂蛋白血症的诊断,其家族调查有助于诊断,因为和无β脂蛋白血症不同,本病患者通常较易发现患同样病的亲属。

（3）其他：恶性肿瘤、营养不良、甲状腺功能亢进都可能使血浆 apoB 水平降低。

（三）载脂蛋白 A Ⅰ（apoA Ⅰ）/蛋白 B（apoB）比值

测定 apoA Ⅰ 和 apoB 能直接反映 HDL-C 和 LDL-C 水平。脂蛋白中的 CHO 含量在病理情况下可发生变化，因而 HDL-C 和 LDL-C 不能代替 apoA Ⅰ 和 apoB 测定。一般认为，动脉粥样硬化和冠心病时，apoA Ⅰ 下降，apoB 升高；特别是冠心病时，apoB 升高比 CHO、LDL-C 升高更有意义。脑血管病时，apoA Ⅰ 和 HDL-C 下降更明显，而 apoB 往往正常，脑出血时，apoB 还可能偏低。有人主张用 apoB/apoA Ⅰ 比值代替 LDL-C/HDL-C 比值作为动脉粥样硬化的指标。

参考值：1.0 ～ 2.0。

临床意义：比值随年龄增长而降低，动脉粥样硬化、冠心病、糖尿病、高脂血症、肥胖等可明显降低。

（陈磊）

第七节 载脂蛋白 apoCⅡ 和 apoCⅢ

一、概 述

（一）生化特性和病理生理

载脂蛋白 C（apoC）是 VLDL 的主要载脂蛋白，也存在于 HDL 和 LDL 中，有 3 种不同的 apoC，即 apoC Ⅰ、apoC Ⅱ、apoCⅢ，它是 CM、VLDL 和 HDL 的少量结构蛋白。apoCⅡ 是 CM、VLDL 和 HDL 的结构蛋白之一，分别占其蛋白成分的 14%、7%～ 10% 及 1%～ 3%。

apoC Ⅱ 的生理功能：①apoC Ⅱ 是脂蛋白酯酶（LPL）的辅助因子，是 LPL 不可缺少的激活剂，而 LPL 是 CM 和 VLDL 水解的关键酶，apoC Ⅱ 缺乏时，LPL 活性极低，apoC Ⅱ 存在时，LPL 活性可增加 10 ～ 50 倍，因此，apoC Ⅱ 具有促进 CM 和 VLDL 降解的作用。②apoC Ⅱ 还具有抑制肝脏对 CM 和 VLDL 摄取的作用。③apoC Ⅱ 也能激活 LCAT，但其作用远弱于 apoA Ⅰ 等。

apoCⅢ 是一种水溶性低分子蛋白，主要分布于血浆 HDL、VLDL、和 CM 中，分别占这三类脂蛋白中的蛋白含量的 2%、40% 和 36%。

apoCⅢ 的生理功能为：①抑制 LPL 活性，因此，apoCⅢ 抑制 CM 和 VLDL 的脂解、转换及清除。②使 HDL 特别是 HDL₂ 的部分分解代谢率降低，另一方面 apoCⅢ 能竞争性与肝细胞膜受体结合，抑制肝脏对 HDL 摄取。HDL 中 apoCⅢ 含量的减少，则可造成 HDL 的清除加快。

（二）apoC Ⅱ 和 apoCⅢ 的检测

1. 检测方法

apoC Ⅱ、apoCⅢ 的定量检测方法：免疫化学法，特别是免疫散射和免疫比浊检测法。

2. 检查指征

①乳糜微粒血症综合征的诊断。②高乳糜微粒血症综合征（表现为 Ⅰ 型高脂蛋白血症）的诊断。③高脂蛋白血症的分型。

3. 参考值

apoC Ⅱ：0.03 ～ 0.05g/L；apoCⅢ：0.08 ～ 0.12g/L。

二、apoCⅡ、apoCⅢ异常常见原因

表 9-5　apoAⅡ、apoCⅡ、apoCⅢ、apoE 异常常见原因

病种	apoAⅡ	apoCⅡ	apoCⅢ	apoE
高脂蛋白血症Ⅰ型	降低	显著增高	显著增高	显著增高
高脂蛋白血症Ⅱa型	降低	正常	正常	正常或增高
高腊置白血症Ⅱb型	正常	增高	增高	正常或增高
高脂蛋白血症Ⅲ型	正常	显著增高	显著增高	显著增高
高脂蛋白血症Ⅳ型	正常	显著增高	显著增高	增高
高脂蛋白血症Ⅴ型	正常	显著增高	显著增高	显著增高
急性肝炎	降低	正常	降低	显著增高
肝硬化	降低	降低	降低	显著增高
阻塞性黄疸	明显降低	增高	增高	明显增高

三、临床思路

apoC 基因多态性与疾病的关系

（一）apoCⅢ与动脉粥样硬化

apoCⅢ在各类脂蛋白中的分布可调节脂蛋白的代谢,继而影响动脉粥样硬化(AS)的发生。临床研究观察到,心梗患者血浆中含 apoB 的脂蛋白中,apoCⅢ比例明显高于对照组。由于 apoCⅢ增高,导致 HDL 中蛋白结构的异常及 HDL 代谢的紊乱,继而促进 AS 的发生。

（二）apoCⅢ与高脂血症

由于 apoCⅢ在体内可抑制肝脏摄取富含 TG 脂蛋白及其残粒,国内外资料均表明各型高脂血症,尤其是高 TG 血症患者其血浆中 apoCⅢ含量均高于正常人。Ⅱb、Ⅳ型尤其是Ⅴ型高脂蛋白血症者,尽管血浆中的 apoCⅠ、apoCⅡ、apoE 也有不同程度升高,但 apoCⅢ含量的改变非常显著,常高于正常血脂者 2 ～ 5 倍。高 TG 血症患者血浆中 apoCⅢ含量与 TG 水平以及与 LPL 活性的抑制程度呈正相关,所以一般认为血浆中以及 VLDL 中 apoCⅢ含量升高可使富含 TG 脂蛋白分解及清除减慢,因而引起部分患者发生高 TG 血症。

（三）apoCⅡ缺乏

apoCⅡ是脂蛋白酯酶(LPL)的激活因子,当 apoCⅡ缺乏时脂蛋白酯酶不被激活。结果造成甘油三酯(乳糜微粒)的大量增加,因此,apoCⅡ缺乏是高乳糜微粒血症综合征的病因之一。此为常染色体隐性遗传病。杂合子患者血浆 apoCⅡ浓度仅为正常的一半,血浆 TG 浓度尚能维持正常,纯合子血浆 apoCⅡ完全缺乏,引起高乳糜微粒血症,表现为Ⅰ型高脂蛋白血症,严重时可引起肝、脾大,诱发急性胰腺炎。

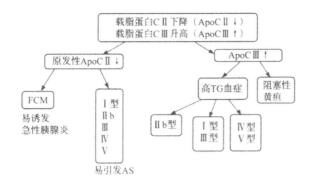

图 9-7　血清 apoCⅡ、apoCⅢ测定思路图

（黄兴福）

第八节　载脂蛋白 E

一、概　　述

（一）生化特性和病理生理

载脂蛋白 E（apoE）主要存在于 CM、VLDL、IDL 和部分 HDL 中。apoE 来源于多种组织，如肝、小肠、肾、脑星状细胞、巨噬细胞等。

apoE 的生理功能：①组成脂蛋白，是 CM、VLDL、IDL 和部分 HDL 的结构蛋白。②作为配体与 LDL 受体和 apoE 受体结合。③具有某种免疫调节作用。④参与神经细胞的修复。

apoE 是一个多态蛋白，有三种异构体，即 E2、E3、E4，而且以 6 种等位基因形式存在，即 apoE2/2、E2/3、E2/4、E3/3、E3/4、E4/4。人群中以 E3/3 最多（60%），E3/4、E3/2 次之（两者之和为 25%），E2/4、E4/4 较少，E2/2 最少（＜1%）。在血脂正常人群中，各 apoE 表型者的血浆胆固醇（CHO）水平高低依次是 E4/4 ＞ E4/3 ＞ E4/2 ＞ E3/3 ＞ E3/2 ＞ E2/2。这种 apoE 表型影响个体间血浆胆固醇水平的作用并不受环境和其他遗传背景的干扰，并且 apoE2 的"降 CHO 作用"是 apoE4"升 CHO 作用"的 2～3 倍。apoE 表型也可影响个体间血浆 TG 水平，即 apoE2/2、E2/3、E2/4、E3/4 者的血浆 TG 水平明显高于 E3/3，同时发现 E4/4 者，HDL-C 浓度明显低于 E3/3 者。apoE 和 LDL 受体的结合是从血循环中除去富含 apoE 的脂蛋白（乳糜微粒残核，VLDL，IDL）的必需机制，它决定了胆固醇和甘油三酯的自体调节。apoE2 不和 LDL 受体结合。含有 apoE2 的 VLDL 和残骸清除缓慢，引起肝脏 LDL 受体的激活，而 apoE4 颗粒则作用相反。因此，apoE4 有潜在的致动脉粥样硬化作用，而 apoE2 则具有保护作用。

临床可见 apoE4 伴以较高的血清 CHO 水平，apoE4 等位基因多见于家族性及迟发的 Alzheimer 病（老年性痴呆），E2/2 可见于Ⅲ型高脂蛋白血症。这些等位基因在胆固醇的自体调节中起主要作用，因此，apoE 基因变异在Ⅲ型高脂血症（Remnant 病）和在 Alzheimer 病中也有潜在的临床价值。

（二）apoE 的检测

1.检测方法

apoE 的定量检测：免疫化学法，特别是免疫散射和免疫比浊检测法；apoE 的表现型：等电聚集后的免疫印迹法;apoE 的基因型:DNA 杂交(已有商品化的寡核苷酸)。

2.检查指征

apoE 及 apoE 的基因型检查指征:①Ⅲ型高脂蛋白血症(HLP)的诊断,特别是 apoE2 的纯合子和 apoE/apoB 的比值。②Alzheimer 病(老年性痴呆)。

3.参 考 值

apoE:0.03 ～ 0.06g/L。

二、apoE 基因异常常见原因

(1)apoE2/2 表型是家族性异常 B 脂蛋白血症(FD)的发病条件和高甘油三酯血症的主要原因。

(2)apoE4/4 表型患 CHD 和缺血性脑血管疾病的危险性增加,与老年性痴呆(Alzheimer)显著相关。

三、临床思路

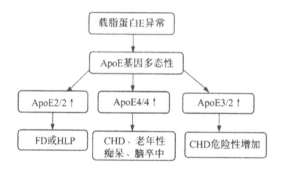

图 9-8　血清 apoE 分析临床思路图

apoE 基因多态性是决定血 CHO 及 LDL-C 的遗传因素,大量流行病学资料证明,apoE 基因多态性对正常人群血脂水平、高脂血症和 CHD 有十分明显的影响,如:与 apoE3/3 相比,发现 apoE4 携带者 LDL-C 升高,apoE2 与 apoE4 者 TG 升高,apoE4/3 表型者易患 CHD,与其他致脂蛋白代谢异常的基因相比,apoE4 者发现 CHD 的危险性更高。

(一)apoE 基因多态性与家族性异常β脂蛋白血症

家族性异常β脂蛋白血症(FD)又名Ⅲ型高脂蛋白血症,曾称为结节性黄色瘤。是由于 apoE 基因的变异而影响了乳糜微粒和 VLDL 残粒的分解代谢。该症较为少见。此类患者极低密度脂蛋白(VLDL)电泳时常移至β位置,而不是正常的前置β位置,这种 VLDL 为β-VLDL。由于β-VLDL 是Ⅲ型高脂蛋白血症的最突出表现,且具有明显的家族聚集性,所以称为家族性异常β-脂蛋白血症。

1.病 　 因

apoE 基因的多态性也可影响各类高脂蛋白血症患者的血脂和脂蛋白水平,尤其是 apoE2/2 表型与 FD 相伴随,绝大多数的 FD 患者为 apoE2/2 表型,故 apoE2/2 被认为是 FD 发病的必备条件。有研究表明，apoE2/2 者无论其血浆 CHO 浓度高低，都伴有 VLDL 结构异常（富含胆固醇酯）、血浆 IDL 浓度升高和 LDL-C 浓度降低。apoE 缺乏可能会和 Fredrickson 分类的Ⅲ型高脂蛋白血症（HLP）同时发生。apoE 基因变异是Ⅲ型高脂蛋白血症发病的必备条件之一。apoE4 携带者，小肠吸收 CHO 增加，所以 apoE4 携带者采用饮食疗法治疗高脂血症效果最明显。apoE2 携带者体内脂肪酸合成明显高于 apoE3 者，这种体内脂肪酸合成增加是 apoE2 者易伴发高甘油三酯血症的主要原因。

2.生化和临床特征

Ⅲ型高脂蛋白血症患者的血脂改变表现为血浆胆固醇和甘油三酯浓度同时升高。血浆胆固醇浓度通常高于 7.77mmol/L（300mg/dl），可高达 26.0mmol/L。血浆甘油三酯浓度升高的程度（若以 mg/dl 为单位）与血浆胆固醇水平大体相当或更高。若血浆胆固醇和甘油三酯浓度同时升高，且两者相当时，应考虑到Ⅲ型高脂蛋白血症的可能。

Ⅲ型高脂蛋白血症的特征性血浆脂蛋白谱改变是 VLDL 水平显著升高，中间密度脂蛋白（IDL）也明显升高，低密度脂蛋白（LDL）水平降低，高密度脂蛋白（HDL）水平降低或无明显变化。其中 VLDL 水平升高包括大颗粒 VLDL（VLDL1）和小颗粒 VLDL（VLDL2）均升高。

多年来，一直认为富含胆固醇的β-VLDL 是Ⅲ型高脂蛋白血症具有诊断意义的特征。Havel 等首先发现这类患者血浆中有一种富含精氨酸的载脂蛋白（现称为载脂蛋白 E，apoE），且其浓度很高。近 20 年来有关 apoE 与Ⅲ型高脂蛋白血症关系的研究取得了深入的进展。

所以，apoE 基因分析对Ⅲ型高脂蛋白血症的诊断具有重要意义。凡有 apoE 基因异常并存在β-VLDL 者，即可诊断 FD；若同时伴有血浆胆固醇和甘油三酯水平升高，则称为Ⅲ型高脂蛋白血症。

（二）apoE 基因多态性与 CHD

各种 apoE 表型者患 CHD 的危险性不同，芬兰人心肌梗死的患病率居世界首位，其 apoE4 频率（0.227）分布较高，而 apoE2 频率（0.041）分布较低，亚洲人 CHD 患病率较低，而 apoE4 等位基因频率（0.064）也较低。有研究发现，CHD 组 apoE3/3 频率分布（0.462）显著低于对照组（0.67）。提示：apoE3/3 表型者不易患 CHD，具有一定的保护作用。apoE3/2、apoE4/3、apoE4/4 表型者患 CHD 的危险性增加，国内外的研究结果亦支持 CHD 患者中 apoE4/4 的频率分布较高。无论性别，凡 apoE4 携带者 CHD 危险性均上升，且这种关系不受高血压、吸烟、肥胖与糖尿病等危险因素的影响。

（三）apoE 基因多态性与脑卒中

临床研究表明：缺血性脑卒中的患者其 apoE4 等位基因的频率明显高于对照组，故认为 apoE4 等位基因携带者很可能具有缺血性脑血管疾病的遗传易感性。

（四）apoE 基因多态性与老年性痴呆

在老年性痴呆患者中，apoE4/4 表型者频率异常高。提示：apoE 基因多态性也可能与神经系统疾病之间存在一定的关系。

总之，apoE4 是脂质代谢紊乱和心、脑血管疾病的重要遗传标志，与其他致脂蛋白代谢异常的基因相比，apoE4 者发现 CHD 的危险性更高。

（杜江东）

第九节 脂蛋白(a)

Section 9

一、概　述

(一)生化特性与病理生理

脂蛋白(Lp)(a)密度为 $1.050 \sim 1.120$,介于 HDL 与 LDL 之间。电泳位置在β脂蛋白与前β脂蛋白之间;基因位于第 6 号染色体的长臂。Lp(a)是由特异的 apo(a)与 LDL 的 apoB100 以二硫键共价相连而成,其脂质组成与 LDL 相似,其蛋白成分为 apo(a)和 apoB100,是一种低密度、大分子脂蛋白,有人认为它是 LDL 的变异抗原,但密度、电泳移动率、颗粒、相对分子质量和免疫特点与 LDL 不同。尽管它和 LDL 有相似,但是 Lp(a)与 LDL-C 有不同的代谢方式,并不是由 VLDL 转化而来,也不能转化为其他脂蛋白,是一类独立的脂蛋白。这一点可以从饮食会影响 LDL 的浓度但不会影响 Lp(a)这个事实而证实。而且,用于降低 LDL 水平的降脂药物通常对血浆 Lp(a)浓度没有影响。

人类 Lp(a)代谢的突出特征是:个体间 Lp(a)水平可相差 100 倍,但同一个体血浆 Lp(a)水平的变化则相对较小。迄今有关 Lp(a)的生理功能尚不十分明确,并且许多个体的血浆 Lp(a)水平为零或很低,但并没有引起任何缺乏症或疾病。许多临床流行病学资料支持 Lp(a)与 AS 发生有直接关系的学说,认为 Lp(a)是冠心病重要的、与遗传密切相关的危险因素。但是也有人认为 Lp(a)可能不直接引起 AS,而可能是经过某种形式修饰以后才具有致 AS 作用。比如:氧化修饰的 Lp(a)能使纤溶酶原激活抑制剂Ⅰ过量产生,从而抑制纤溶和导致血栓形成。Lp(a)还能与 LDL 相互作用形成聚合物,延长其在内膜下的存留时间,有助于泡沫细胞的形成。Lp(a)能激活转化生长因子β(TGFβ),刺激平滑肌细胞增生并增强其活力。Lp(a)中的 apoB100 在内膜下易与细胞外基质(蛋白黏多糖、纤维连接蛋白)结合,而游离的 apo(a)部分则能诱捕更多的富含 CHO 的颗粒,使巨噬细胞更大量地摄取经受体介导的 LDL 和 Lp(a),表明 Lp(a)与动脉粥样硬化有密切的关系。

(二)Lp(a)的检测

1.测定方法

有:免疫检测法(RIA,ELISA)、电泳免疫扩散法(EID)、放射免疫扩散法(RID)、免疫散射法。

稳定性:Lp(a)有凝聚的趋势。RID 和 EID 检测要用新鲜血清。用 ELISA 和 RIA 方法检测时即使长时间冷冻后,也可以获得正确的结果。

2.参考范围

$0 \sim 300mg/L$(ELISA)。由于被测人群及测定方法不同,Lp(a)参考值有很大差异。

3.检查指征

(1)早期认识动脉粥样硬化的危险性及冠心病危险因素的评估。

(2)高脂血症和糖尿病患者,特别是在伴随 LDL-C 浓度升高的情况下。

二、血清 Lp(a)异常的常见原因

表 9-6　Lp(a)异常常见原因

Lp(a)增高	Lp(a)降低
缺血性心、脑血管疾病	甲状腺功能亢进
高脂血症	接受雌激素、烟酸、新霉素治疗的患者
冠心病、脑梗死患者	肝脏疾病
动脉粥样硬化	
肾病综合征	
肾移植术后进行治疗的患者	
经血液透析治疗的尿毒症患者	
未控制的糖尿病患者	
甲状腺功能不全	
心肌梗死急性期患者	
外科手术、急性创伤和急性炎症时	

三、临床思路

(一)除外非疾病因素

1.遗传因素

Lp(a)水平高低主要由遗传因素决定,基本不受性别、年龄、饮食、药物、营养和环境影响。

2.新 生 儿

Lp(a)为成人水平的 1/10,6 个月后达成人水平。

3.妊　　娠

妊娠期妇女可出现生理性变动,闭经后有上升趋势。

4.种　　族

白种人和东方人群中的血浆 Lp(a)浓度呈高度偏态分布,大多数人处于较低水平,而黑人的 Lp(a)水平呈正态分布。黑种人 Lp(a)水平明显高于白种人和黄种人,但黑种人冠心病发病率并不高。

(二)血清 Lp(a)病理性增高

1.血浆 Lp(a)水平增高与动脉粥样硬化

1972 年,Dalhem 等首先发现许多 CHD 患者 Lp(a)水平增高,后来许多研究均证实血浆 Lp(a)水平升高与 AS 和血栓性疾病密切相关。有报道说 Lp(a)能抑制内皮细胞中组织型纤溶酶原激活物(tPA)的产生和(或)分泌,调节纤溶酶原激活物抑制物的表达,进而抑制纤溶酶原的激活和纤维蛋白水解作用。也有报道说与 AS 以及血栓栓塞性疾病均有关系的同型半胱氨酸以及谷胱甘肽等能增加 Lp(a)对纤维蛋白的亲和力,在修复过程中有助于 Lp(a)纤维蛋白复合物进入血管内膜,促使动脉粥样硬化斑块的形成。Lp(a)还有促进增长和使 CHO 进入血斑块

的作用,有报道说在Lp(a)动脉粥样硬化斑块和静脉移植物中都发现有apoA和apoB。

许多临床实验研究证明:Lp(a)能抑制纤溶酶原激活,抑制血液凝块溶解,延缓血管壁损伤的修复,加速AS的进程。这一点也可从在动脉粥样硬化斑块常见到Lp(a)推论出,Lp(a)具有致动脉粥样硬化的作用。Lp(a)是冠状动脉粥样硬化的危险因素,它独立于所有其他参数和外源性因素。

对Lp(a)与AS和血栓栓塞性疾病关系的研究也有结果相反的报道,例如有试验证明如果LDL-C水平较低,即使Lp(a)升高也无致动脉粥样硬化作用;还有报道说Lp(a)可能只是导致斑块形成的继发原因。

高Lp(a)与颈动脉粥样硬化和脑动脉梗塞也有明显关系,测定Lp(a)对诊断缺血性脑卒中有重要意义。

2.Lp(a)与CHD关系的流行病学研究

Lp(a)是一个独立于其他脂类参数的冠心病危险因素,对冠心病危险的预测价值很高,特别是在应考虑进行降脂治疗Lp(a)和LDL-C浓度同时升高的时候。

从20世纪70年代以来有很多关于Lp(a)和CHD关系研究的报告,有以下几种常见观点:①Lp(a)是CHD的独立危险因素,而与吸烟、高血压、糖尿病、LDL-C和HDL-C以及apoA和apoB等因素无明显相关。但LDL-C水平较高时,高Lp(a)危险性更高。在AS形成中,Lp(a)与apoB起协同作用。②Lp(a)危险性临界水平一般在200~300mg/dl,如>300mg/dl,则CHD的危险性上升2倍,如同时伴有LDL-C上升,CHD的相对危险上升5倍。且Lp(a)水平越高,发生CHD则越早。③Lp(a)具有多基因遗传特性,呈显性遗传,有CHD家族史者,Lp(a)阳性率明显高于无家族史者,CHD的先证者与其第一代后代之间,Lp(a)水平有相关性,从而认为遗传因素是决定Lp(a)的主要因素。

Lp(a)升高和CHD有关。有很多临床观察报告指出Lp(a)和CHD、心肌梗死(MI)、冠状动脉搭桥术后、经皮腔内冠状动脉成形术(PTCA)后的再狭窄及脑卒中都有相关性。冠状动脉搭桥术者,高Lp(a)易引起血管再狭窄。多因素分析的结果也表明Lp(a)浓度是和CHD明显相关的独立危险因素,此外在有其他危险因素同时存在时,Lp(a)甚至可能是一个更强的预测CHD危险性的指标。

不同的人种Lp(a)水平不同。Lp(a)和CHD的关系在男性明显高于女性,患者中低相对分子质量的apo(a)亚型明显增高。所以有人提出Lp(a)分子的大小和表型都有可能影响其作用,因而建议要进一步观察Lp(a)浓度、apo(a)亚型和CHD的关系。

3.Lp(a)升高和肝脏和肾脏疾病的关系

肝脏和肾脏疾病对血浆Lp(a)水平存在一定影响。严重的肝功能损伤时,血浆Lp(a)浓度可有下降。慢性肾衰竭者血浆Lp(a)浓度升高,尿中Lp(a)排除量与血浆肌酐浓度呈负相关,与肌酐清除率呈正相关,提示肾小球滤过功能也可影响血浆Lp(a)水平。

4.家族性Lp(a)过多症

Lp(a)如同LDL一样,富含胆固醇。目前认为大多数血浆Lp(a)水平升高是由于遗传因素所致。在冠心病患者人群中,家族恶性循环Lp(a)过多者约占15%,这类患者常无皮肤黄色瘤。

5.疾病急性发作

不少文献报道Lp(a)是急性期反应蛋白,许多疾病急性发作时,如急性心梗、急性脑卒中和外科创伤时,血浆Lp(a)浓度都会明显升高,1~2个月后恢复正常。因此,为了避免疾病急性期对LP(a)浓度引起的干扰,不要在炎症的活动期测定Lp(a)。

(贺猛)

第十节　高脂血症的临床分型与诊断

Section 10

一、概　　述

高脂血症是指血浆中胆固醇（CHO）和（或）甘油三酯（TG）水平升高。由于血浆中的 CHO 和 TG 是疏水分子，不能直接在血液中被转运，必须与血液中的蛋白质和其他类脂如磷脂一起组合成亲水性的球状巨分子复合物——脂蛋白。

（一）血浆脂蛋白生理功能

脂蛋白是蛋白质（载脂蛋白）和脂类组成的复合物，它们大小不同、密度和电荷各异，这取决于它们不同的脂类和蛋白质成分。根据密度的不同，可用超速离心法将脂蛋白划分为乳糜微粒、β-脂蛋白、前β-脂蛋白、α-脂蛋白，见表 9-7。

表 9-7　人血浆脂蛋白的理化性质和功能

	应用区带	前β-片段	β-片段	α-片段
	乳糜微粒	VLDL	LDL-C	HDL-C
成分				
蛋白质(%)	0.5～2.0	12	25	50
脂类(%)	98～99.5	88	75	50
主要脂类	甘油三酯	甘油三酯	胆固醇	胆固醇磷脂
合成部位	小肠	肝和小肠	VLDL 代谢终端产物	肝和小肠
功能	外源性甘油三酯的运输	内源性甘油三的运输酯	将胆固醇和磷脂运送到外周细胞	将胆固醇从外周细胞运进到肝脏

（二）高脂血症的临床表现

主要包括以下两大方面：

（1）脂质在真皮内沉积所引起的黄色瘤。

（2）脂质在血管内皮沉积所引起的动脉粥样硬化，产生冠心病和周围血管病等。

高脂血症是一类较常见的疾病，除少数是由于全身性疾病所致外（继发性高脂血症），绝大多数是因遗传基因缺陷（或与环境因素相互作用）引起（原发性高脂血症）。

二、高脂蛋白血症分型

（一）基于各种血浆脂蛋白升高程度不同而进行分型

Fredrickson 分类高脂蛋白血症分为 6 型（Ⅰ、Ⅱa、Ⅱb、Ⅲ、Ⅳ、Ⅴ）。

1.Ⅰ型高脂蛋白血症

①Ⅰ型高脂蛋白血症都是由遗传性乳糜微粒（CM）代谢异常所引起，常称为家族Ⅰ型高脂蛋白血症，主要是血浆中乳糜微粒浓度增加所致。血浆外观呈现"奶油样"顶层，下层澄清（将血浆置于 4℃冰箱中过夜）。测定血脂，主要是甘油三酯水平升高，而胆固醇水平则可正常或轻度增加。此型在临床上较为罕见。

2.Ⅱa型高脂蛋白血症

血浆中 LDL-C 水平单纯性增加。血浆外观澄清或轻混。血浆中只有单纯性胆固醇水平升高,而甘油三酯水平则正常。此型临床上常见。

3.Ⅱb型高脂蛋白血症

血浆中 VLDL 和 LDL-C 水平均有增加。血浆外观澄清或轻混。血浆中胆固醇(CHO)和甘油三酯(TG)水平均有增加。此型临床上相当常见。

4.Ⅲ型高脂蛋白血症

又称为异常β-脂蛋白血症,主要是由于血浆中乳糜残粒和 VLDL 残粒水平增加,其血浆外观混浊,常可见模糊的奶油样顶层。血浆中胆固醇及甘油三酯浓度均明显升高,且两者升高的程度(以 mg/dl 为单位)大致相当。此型高脂蛋白血症在临床上很少见。

5.Ⅳ型高脂蛋白血症

血浆中 VLDL 水平增加。其血浆外观可以是澄清也可呈混浊状,主要视血浆甘油三酯水平升高的程度而定,一般无奶油样顶层。血浆甘油三酯水平明显升高,而胆固醇水平则可正常或偏高。

6.Ⅴ型高脂蛋白血症

Ⅴ型高脂蛋白血症的血脂表现为Ⅳ型和Ⅰ型高脂蛋白血症相加,兼有两型特点,常合并有高血糖和高血尿酸,虽多数人不肥胖,但动脉粥样硬化和冠心病发生常较早,这型人常有急性胰腺炎。血浆中乳糜微粒和 VLDL 水平均升高。血浆外观有奶油样顶层,下层混浊。血浆甘油三酯和胆固醇水平均升高,但以甘油三酯升高为主。

Ⅱb 型高脂蛋白血症常与Ⅳ型高脂蛋白血症混淆,而测定 LDL-C 浓度对于鉴别两者很有帮助。当 LDL-C > 130mg/dl 时即为Ⅱb 型高脂蛋白血症,否则为Ⅳ型高脂蛋白血症。

(二)基于高脂血症的基因分型法

由于高脂血症的表型分类法只注重血浆中脂蛋白的异常,而忽略了引起高脂血症的原因,即没有考虑病因诊断,因而具有很大的局限性。近年来。随着分子生物学的迅速发展,人们对高脂血症的认识已逐步深入到基因水平。目前已发现有相当一部分高脂血症患者存在单一或多个遗传基因的缺陷。由基因缺陷所致的高脂血症多具有家族聚集性,有明显的遗传倾向,临床上通常称为家族性高脂血症。现将常见的家族性高脂血症的临床特征及其与高脂蛋白血症表型间的关系列于表 9-8。

表 9-8　家族性高脂血症的临床特征

常用名	基因缺陷	临床特征	表型分类
家族性高胆固醇血症	LDL 受体缺陷	以胆固醇升高为主,可伴轻度甘油三酯	Ⅱa
		升高,LDL 明显增加,可有肌腱黄色瘤,	Ⅱb
		多有冠心病和高脂血症家族史	
家族性载脂蛋白 B100 缺陷症	apoB100 缺陷	同上	同上
家族性混合型高脂血症	不清楚	胆固醇和甘油三酯均升高,VLDL 和 LDL 都增加,无黄色瘤,家族成员中有不同型高脂蛋白血症,有冠心病家族史	Ⅱb
家族性异常β脂蛋白血症	apoE 异常	胆固醇和甘油三酯均升高,乳糜微粒和 VLDL 残粒以及 IDL 明显增加,可有掌部扁平状黄色瘤,多为 apoE2/2 表型	Ⅲ
家族性高甘油三酯血症	不清楚	以甘油三酯升高为主,可有轻度胆固醇升高,VLDL 明显增加	Ⅳ

三、高脂蛋白血症实验室检查

国内尚无一个公认的血脂参考值。多数学者认为血浆总胆固醇浓度＞5.2mmol/L（200mg/dl）可定为高胆固醇血症，血浆甘油三酯浓度＞2.3mmol/L（200mg/dl）为高甘油三酯血症。此外，HDL-C水平＜0.91mmol/L（35mg/dl）可定为低HDL-C血症。在进行血脂检查时，受检查者在抽血前的最后一餐，忌进食高脂肪食物及不饮酒，并应空腹12h以上。首次检查发现血脂异常，可在2～3周内复查，若仍然属异常，则可确立诊断。

四、高脂蛋白血症临床特征

（一）Ⅰ型高脂蛋白血症

Ⅰ型高脂蛋白血症最早报告于1932年，其患病率极低，小于万分之一。血脂测定CHO多正常，TG极度升高，可达11.3～45.2mmol/L（1 000～4 000mg/dl），文献曾有高达169mmol/L的报告。

病因：原发性Ⅰ型高脂蛋白血症主要见于LPL缺陷，继发性该病可见于胰岛素依赖性糖尿病、胰腺炎，偶见于系统性红斑狼疮。原发性LPL活性极度降低，继发性除原发眭疾病可资鉴别外，LPL活性测定多属正常也是重要的区别点。关于Ⅰ型和Ⅴ型高脂蛋白血症的鉴别诊断可参阅Ⅴ型高脂蛋白血症。

临床特征：①大多在青少年时期发病，多数患者在十岁内被诊断。②反复发作的腹痛，尤以上腹痛常见。③肝脾肿大，其肿大程度常与TG水平相关。④皮肤改变，在肘、背及臀部可见疹状黄色瘤，偶见发生于眼部的睑黄瘤和发生于关节的腱黄瘤。⑤TG极度升高时，眼底可发现脂血症视网膜。

（二）Ⅱ型高脂蛋白血症

Ⅱ型高脂蛋白血症又称高β脂蛋白血症。临床化验的显著特征是β脂蛋白升高。由于血浆胆固醇大约70%是以β脂蛋白形式存在，因此血脂测定表现为CHO升高。Ⅱ型高脂蛋白血症又可依TG水平是否正常分为两个亚型：TG水平正常为Ⅱa型和同时伴有TG水平升高为Ⅱb型。Ⅱ型高脂蛋白血症与Ⅳ型高脂蛋白血症是临床最常见的高脂蛋白血症。

病因：可分为原发性和继发性两类，原发性主要见于LDL受体缺陷所致的家族性高胆固醇血症，继发性可见于多种疾病，如甲状腺功能低下、阻塞性肝病、肾病综合征、糖尿病、肾上腺皮质功能亢进、骨髓瘤、巨球蛋白血症、精神性厌食及急性间歇型血卟啉病等。

临床特征：①黄色瘤，多表现为眼部的睑黄瘤、四肢关节部位的腱黄瘤和以背部、臀部好发的结节性黄瘤。②眼部可见脂性角膜环。③早发的动脉粥样硬化，这在家庭性高胆固醇血症最为明显。

实验室检测：Ⅱ型高脂蛋白血症血测定可见CHO升高，其程度因病因及严重程度不同而有所差异，TG水平可正常也可升高。冰箱试验无"奶油盖"，Ⅱa型血浆透明，Ⅱb型可有不同程度的混浊。脂蛋白电泳可见β脂蛋白带加宽浓染，Ⅱb型可见前β脂蛋白不同程度的浓染。脂蛋白测定可见LDL-C明显升高，多超过3.88mmol/L（150mg/dl）。

（三）Ⅲ型高脂蛋白血症

Ⅲ型高脂蛋白血症本病虽患病率较低，约为1/5 000，但对临床却有特别重要的意义。首先未经治疗的该病患者极易患动脉粥样硬化性疾病，文献报告大约一半以上的该病患者合并有冠心病、外周及脑血管疾病；其次该病一经确诊饮食和药物治疗效果满意。

病因：apoE 基因变异和其他共存的遗传或环境因素异常是Ⅲ型高脂蛋白血症发病的必备条件。由于 apoE 基因变异造成含有 apoE 的脂蛋白（CM、VLDL 和 LDL）代谢障碍，而其他的遗传或环境因素则可能引起富含 TG 的脂蛋白合成增加。两者同时存在，则产生明显的高脂蛋白血症。apoE 的多态性也可影响各类高脂蛋白血症患者的血脂和脂蛋白水平，尤其是 apoE2/2 表型与Ⅲ型高脂蛋白血症相伴随，绝大多数的Ⅲ型高脂蛋白血症患者为 apoE2/2 表型。有研究表明，apoE2/2 者无论其血浆 CHO 浓度高低，都伴有 VLDL 结构异常（富含胆固醇酯）、血浆 IDL 浓度升高和 LDL 浓度降低。apoE 缺乏可能会和Ⅲ型高脂蛋白血症同时发生。

实验室检测：Ⅲ型高脂蛋白血症患者血脂测定的突出特点是 CHO 和 TG 均明显升高，并随膳食热量摄入变化明显，一般二者均在 CHO 7.76 ～ 25.86mmol/L（300 ～ 1 000mg/dl），TG 3.39 ～ 11.29mmol/L。血清外观混浊，冰箱试验顶层可有一层模糊的"奶油盖"。脂蛋白电泳多呈现宽β带。患者血浆中胆固醇主要是以 VLDL 而不是 LDL 运转，因此患者具有如下的特点：VLDL/TG > 0.3，此值对Ⅲ型高脂蛋白血症几乎有确诊意义，VLDL 胆固醇/VLDL 甘油三酯 > 0.42。

临床特征：①发病年龄：40 岁前发生高脂蛋白血症和动脉阻塞性外周血管性疾病。②黄色瘤：沿掌指皱褶分布的扁平状掌部黄色瘤是本型高脂蛋白血症患者特有的，极少见于其他形式的遗传性高脂蛋白血症。③早发的动脉粥样硬化：早发的动脉粥样硬化也是本病突出的特点，主要是冠心病及外周血管性疾病。④伴随疾病：此外Ⅲ型高脂蛋白血症也常并发有痛风、糖尿病及甲状腺功能低下等代谢性疾病。

（四）Ⅳ型高脂蛋白血症

Ⅳ型高脂蛋白血症又称高甘油三酯血症、高前β脂蛋白血症，Ⅳ型是最常见的脂蛋白异常疾病。血脂测定 CHO 正常，TG 升高。血清外观呈现不同程度的混浊，但冰箱试验无"奶油盖"。脂蛋白电泳可见前β脂蛋白带增宽浓染。脂蛋白测定多有 HDL-C 降低。

病因：Ⅳ型高脂蛋白血症病因较为复杂，既有原发性，又有继发性，相当一部分原因不明。其发病机制是由于 VLDL 生成过多或（和）VLDL 降解受阻。

主要诊断标准：①患者显示为单纯的高甘油三酯血症。②患者家庭的其他成员也显示有Ⅳ型高脂蛋白血症。③患者家庭的其他成员不显示有其他类型的高脂蛋白血症。据推算，该病的患病率为 2‰～ 3‰，约占 60 岁前心肌梗死患者的 5%。Ⅳ型高脂蛋白血症患者多在成年人发现，青少年少见。患者很少有黄色瘤等皮肤特点。④Ⅳ型高脂蛋白血症的患者多有肥胖、胰岛素抵抗、高胰岛素血症、葡萄糖耐量异常及高尿酸血症等等。

（五）Ⅴ型高脂蛋白血症

病因：Ⅴ型高脂蛋白血症病因较为复杂，可继发于急性代谢紊乱，如糖尿病酸中毒、胰腺炎和肾病综合征，也可为遗传性，其生化缺陷很可能是由于多种生化的和遗传的缺陷，或是这些缺陷的综合。正因为如此，患者的家系中可发现有多种不同类型的高脂蛋白血症患者出现。过去很长时间人们认为Ⅴ型高脂蛋白血症患者动脉粥样硬化的危险极低，但近年不时有该型患者并发冠心病的报告。有人估计，Ⅴ型高脂蛋白血症患者可占确诊冠心患者的 1%～ 2%。

临床特征：Ⅴ型高脂蛋白血症与Ⅰ型高脂蛋白血症相比较，TG 和 CHO 均升高，但以 TG 增高为主，Ⅴ型高脂蛋白血症患者的空腹血浆中乳糜微粒升高的同时伴有 VLDL 浓度升高。鉴别Ⅰ型和Ⅴ型高脂蛋白血症很困难，最大的区别是Ⅴ型高脂蛋白血症发生年龄较晚，且伴有糖耐量异常。此型可发生在原有的家萨性高 TG 血症或混合型高脂血症的基础上，继发因素有糖尿病、妊娠、肾病综合征、巨球蛋白血症等，易于引发胰腺炎。

Ⅰ型和Ⅴ型高脂蛋白血症的临床特征是很相似的，二者的鉴别诊断可见表 9-9。其中特别重要的有两点：①发病年龄，Ⅰ型患者的高乳糜微粒血症可在婴幼儿时期就可发现，而Ⅴ型高脂蛋白血症的高乳糜微粒血症及其临床表现很少在 20 岁前出现;②葡萄糖耐量试验,Ⅰ型正常,而Ⅴ型多表现为异常。

表 9-9 Ⅰ 和Ⅴ型高脂蛋白血症的鉴别诊断

	Ⅰ型高脂蛋白血症	Ⅴ型高脂蛋白血症
脂蛋白	CM↑	CM↑,VLDL↑
发病年龄	出生后即可检出乳糜微粒血症临床症状多在 20 岁前出现	绝少在 20 岁前发病
葡萄糖耐量	不受影响	异常
遗传模式	常染色体隐性	尚未确定
动脉粥样硬化危险性	无	常有报告
对脂肪 < 5g/d 的饮食治疗的反应	TG 显著降低可低于 400mg/dl	TG 可降低极少可低于 400mg/dl

五、继发性高脂蛋白血症

继发性高脂蛋白血症是指由于某些全身性疾病或药物所引起的血浆 CHO 和/或 TG 水平升高,伴或不伴血浆 HDL-C 浓度降低。已知有许多疾病均可引起血浆脂蛋白代谢紊乱,有饮食、习惯、医源性、内分泌紊乱、代谢失常和与原发性高脂蛋白血症基因相关联的变化,都可引起继发性高脂蛋白血症,而临床上较为常见的是糖尿病、甲状腺疾病和肾脏疾病。其表现可以与原发性高脂蛋白血症完全相同。甲状腺功能低下主要表现为Ⅱ型高脂蛋白血症,并使Ⅲ型高脂蛋白血症恶化。成人糖尿病常伴有Ⅳ型高脂蛋白血症,儿童糖尿病常有Ⅴ型高脂蛋白血症。饮酒能引起Ⅳ型和Ⅴ型高脂蛋白血症。噻嗪类利尿和降血压药物可诱发Ⅳ型高脂蛋白血症和 TG 升高。口服含有雌激素的避孕药,易使肝线粒体酶活化,促进肝脏 TG 合成增加,发生Ⅳ型高脂蛋白血症。高脂蛋白血症是肾病综合征实验室检查的重要指征,其原因是低白蛋白血症,使非酯化脂肪酸转送到肝脏增加,使脂蛋白合成增加,最常见的是Ⅱa 型,其次是Ⅱb 和Ⅴ型,Ⅳ型较为少见;而其他肾脏疾病造成的高脂蛋白血症则为Ⅳ型。所以,对于每一例高脂血症患者,都应测定空腹血糖,甲状腺功能和肾脏功能,以排除这三类疾病。

(一)糖尿病性高脂血症

糖尿病(DM)尤其是非胰岛素依赖型糖尿病(NIDDM)患者常伴有高脂血症。这类患者的血浆脂蛋白改变主要决定于血糖控制情况。

由于病程及胰岛素缺乏程度不同,患者血浆脂蛋白水平可有很大的差别。研究表明,在血糖控制良好的患者中,极低密度脂蛋白(VLDL)和低密度脂蛋白(LDL-C)处于正常或偏低水平,HDL-C 可处于较高水平。而血糖控制不佳的患者则是由于胰岛素的缺乏,不仅促使肝脏生成 VLDL 增加,且因脂蛋白酯酶(LPL)活性降低,导致 VLDL 清除减少,因而常出现高甘油三酯血症和高胆固醇血症。糖尿病酮症者甚至可出现乳糜微粒血症。

脂蛋白(a)[Lp(a)]作为冠心病的危险因素,已受到关注。Haffner 详细回顾了 Lp(a)的作用,认为 NIDDM 患者血浆 Lp(a)浓度可能增高,且可能与代谢控制及微量白蛋白尿有关。

糖尿病肾病是影响 NIDDM 患者血浆脂质水平另一重要的因素,有微量白蛋白尿的患者,血浆甘油三酯、VLDL-C、LDL-C 水平均较高,而 HDL-C 较低。血浆脂蛋白代谢紊乱情况随着肾病的发展及肾衰的加重而恶化。

此外,肥胖、饮食中高饱和脂肪酸及高胆固醇、缺少运动、吸烟、饮酒及某些药物等也可能是 NIDDM 患者血脂异常的原因。

部分 NIDDM 患者血浆脂质和脂蛋白浓度可能是在正常范围,但是,血浆脂蛋白的成分却发生了变化。利用密度梯度超速离心技术,对 NIDDM 患者血浆蛋白进行研究,发现患者血浆 VLDL 中游离胆固醇与磷脂比值显著增高;而小颗粒 VLDL 和中间密度脂蛋白(IDL)中胆固醇脂及磷脂含量丰富,蛋白质含量减少。

由于 NIDDM 患者发生冠心病的危险性较高,而其中血脂异常起着重要的作用,所以应引起高度重视。美国糖尿病组织推荐,对成年糖尿病患者应每年进行一次空腹血浆总胆固醇、甘油三酯及 HDL-C 的测定,对儿童患者则每两年检查一次。

(二)甲状腺疾病性高脂血症

甲状腺激素是调节正常生命活动的重要激素,血中甲状腺激素水平的高低极大地影响着机体的脂质代谢,甲状腺功能低下时常伴随脂蛋白代谢异常。

继发高脂血症发病机制:当血浆中甲状腺激素含量不足时,肝脏中胆固醇合成增加。机体为维持内环境稳定,此时细胞内胆固醇的增加可引起一系列的改变:①胆固醇合成限速酶(HMG-CoA 还原酶)活性下降;②卵磷脂－胆固醇酰基转移酶(LCAT)被活化;③细胞膜上 LDL 受体活性下降。有研究表明,生理水平的 T_3 可促进体内 LDL 的降解,但是不含 LDL 受体的细胞株对 T_3 的作用无反应。所以,甲状腺功能低下时,肝细胞膜上的 LDL 受体活性降低,可造成体内 LDL 依赖受体的降解途径受损,因而引起血浆 LDL 和 apoB 水平升高。也有研究提示,在甲状腺功能低下时,体内 LDL 生成速率增加,这也可造成血浆 LDL 水平升高。

由于 LDL 的主要脂质成分是胆固醇,能携带 65%的血浆胆固醇,LDL 颗粒的增加被认为是造成甲状腺功能低下时血浆总胆固醇水平升高的主要原因,而与体内胆固醇的合成无明显关系,甲状腺功能低下时,胆固醇合成限速酶(HMG-CoA 还原酶)活性下降,所以胆固醇在肝脏中的合成略有降低。

此外,许多甲状腺功能低下的患者都伴随体重增加。如果体重超出正常范围,则肥胖就成为不依赖甲状腺激素而影响血浆脂蛋白代谢的因素。肥胖患者的胆固醇合成增加,也可造成血浆中胆固醇水平增加。甲状腺激素还可影响血浆载脂蛋白的代谢,突出表现在血浆 apoA I 变化。甲状腺功能低下时,血浆 apoA I 水平明显升高,而 apoA II 水平无变化。

血浆甘油三酯浓度在甲状腺功能低下时,可增加、正常或减少。这可能与甲状腺低下患者的病情轻重程度不同有关。在病情较重的患者常有血浆甘油三酯水平升高。这可能与患者体内的甘油三酯合成增加有关,但也可能是由于甘油三酯的降解障碍所致。甲状腺功能低下时,内源性和外源性脂肪清除受到抑制;甘油三酯部分分解代谢率下降为只有正常人的一半。患者体内脂蛋白脂酶活性下降可能是血浆甘油三酯水平升高的主要原因之一。

(三)肾病性高脂血症

许多研究表明,肾脏疾病时,由于可引起体内部分调节因素的失调,因而导致明显的脂质代谢紊乱。

自从首次认识肾病综合征可伴有脂质异常后,人们普遍认为脂质代谢紊乱是该综合征的一个重要特点。在肾病综合征时,高脂血症的发生率在 70%以上。多数研究者发现,肾病综合征患者血浆甘油三酯、总胆固醇、VIDL-c 和 LDL-C 水平均可升高;而 HDL-C 可以升高、正常或下降。

高脂血症发生机制:肾病综合征的高脂血症由脂蛋白降解障碍和合成过多双重机制引起。当尿蛋白量少时,以降解障碍为主,而当尿蛋白量超过 10g/d 时,则脂蛋白合成增多成为主要机制。慢性肾功能衰竭时最主要的致高脂血症因素是富含甘油三酯的脂蛋白降解减少或(和)组织细胞对其摄取功能障碍,其次是内源性脂蛋白合成增加。

临床和生化特征:高甘油三酯血症在慢性肾功能衰竭患者中很常见,主要是由于血浆 VLDL

和 IDL 颗粒增加。尽管血浆总胆固醇水平多正常,但 HDL-C 水平总是降低。这种血浆脂蛋白代谢紊乱不仅发生在慢性肾功能衰竭的终末期,而且在肾小球滤过率降至正常的 50%时已经出现。慢性肾功能衰竭患者的血脂代谢紊乱主要表现为Ⅳ型高脂蛋白血症。由于从尿毒症患者血浆中分离出来的 VLDL 类似于 β-VLDL,故有人认为慢性肾功能衰竭时也可出现Ⅲ型高脂蛋白血症。

慢性肾功能衰竭患者血浆载脂蛋白水平也可有明显的异常。主要表现为:①apoB 浓度升高,在 VLDL 颗粒中出现 apoB48;②apoCⅡ浓度下降,apoCⅡ/apoCⅢ比例下降;③VLDL 中apoCⅢ富含涎酸;④LDL 中出现 apoE。

(四)脂 肪 肝

脂肪肝是指由于各种原因引起的肝脏内脂肪堆积过多的脂类代谢降低性疾病。

脂肪肝常见的原因为营养失衡性脂肪肝。营养过量与不足均可导致脂肪肝,肥胖者有一半人是脂肪肝。醉酒是发生酒精性脂肪肝的重要原因,肥胖糖尿病患者脂肪肝的发病率可高达 50%～ 80%。

肥胖者血液中游离脂肪酸大大增加,大量脂肪酸被不断送往肝脏,结果使大量脂肪酸蓄积在肝脏,远远超过了肝脏运输处理能力,于是便转化成中性脂肪沉积在肝脏中。因此,在血脂高的患者中,又有体胖者,应做 B 超、CT 证实脂肪肝的可能。

(马芳军)

第十章

无机离子检验

第一节 概　　述

　　人体体液中的无机元素主要有钾、钠、氯、钙、镁、磷等。在体内多解离为带电荷的离子而存在,无机元素通常又称为电解质,是人体体液的主要组成成分,参与机体许多重要的生理和生化过程。在正常情况下,体内具有一整套完善的缓冲和调节系统,以维持水、电解质的平衡。在病理情况下,如胃肠道疾病、感染性疾病、创伤或环境剧烈改变时,这种稳定的平衡状态可能被破坏,造成机体各系统和器官组织的生理功能进一步受到影响。因此,无机元素的检验已成为临床医师诊断、治疗许多疾病的重要参考资料。

一、电解质在体内的分布及特点

(一)阴阳离子总量相等,呈电中性

　　电解质在体液中一般都以离子的形式存在,各部分体液中的阳离子总量和阴离子总量相等,故体液呈电中性。

(二)细胞内外电解质差异明显

　　电解质在细胞内液和细胞外液中的分布及含量有显著的差别。细胞外液主要的阳离子是Na^+,约占细胞外液中阳离子总量的 92%,阴离子绝大部分是Cl^-和HCO_3^-;细胞内液中的阳离子绝大部分为K^+,约占细胞内液中阳离子总量的 77%,阴离子绝大部分为HPO_4^{2-}和蛋白质。Na^+、K^+在细胞内、外分布的这种显著差异,主要依赖细胞膜上的钠泵维持,即Na^+-K^+-ATP 酶的作用。

(三)细胞内外渗透压近似相等

　　细胞内液中电解质的总量高于细胞间液和血浆中的电解质总量,但它们的渗透压却近似相等。这是因为:①细胞内液中二价离子(如Mg^{2+}、HPO_4^{2-}等)含量较高,而等毫摩/升的二价离子较一价离子产生渗透压低;②在细胞内液中,一部分离子与蛋白质、糖原等物质相结合而存在,从而使渗透颗粒数减少;③细胞内液中蛋白质含量较高,而蛋白质分子量很大,故产生的渗透压较小。

(四)血浆和细胞间液总离子浓度与电解质含量接近

　　血浆和细胞间液的成分中除蛋白质外都可透过毛细血管壁,故两者的总离子浓度和电解质含量非常接近。但两者的蛋白质含量不同,血浆中蛋白质含量远高于细胞间液,因此血浆胶体渗透压高于细胞间液的胶体渗透压,这对血浆和细胞间液之间水的交换具有重要意义。如

果由于某种原因,使血浆中的蛋白质含量明显降低时,血浆胶体渗透压则降低,细胞间液的水即不能顺利地进入血液而潴留,这是导致组织水肿的重要原因之一。

目前,还没有办法用来准确测定细胞内液中的电解质含量,但是,细胞外液中电解质的含量则可以进行准确测定。因此,临床上常以细胞外液(特别是血清或血浆)中电解质含量的变化情况作为诊断和治疗疾病的依据。

二、体液电解质的生理功能

(一)构成骨骼、牙齿及其他组织

骨组织主要含无机盐,其中阳离子主要为 Ca^{2+},其次为 Mg^{2+}、Na^+ 等;阴离子主要为 PO_4^{3-},其次为 CO_3^{2-}、OH^- 以及少量的 Cl^- 和 F^-。骨中的 Ca^{2+} 和 PO_4^{3-} 有两种形式,即无定形的磷酸氢钙$[Ca_3^{2-} - H_2(PO_4)_6 \cdot 5H_2O]$和高度结晶的羟基磷灰石$[3Ca_3(PO_4)_2 \cdot Ca(OH)$ 或 $Ca_{10}(PO_4)_6(OH)_2]$,这是骨骼和牙齿中的主要成分。其他组织和体液也含多少不等的无机盐。

(二)维持组织与体液间的正常渗透压和酸碱平衡

如 K^+、Na^+、Cl^-、HPO_4^{2-} 等的适当含量对维持组织与体液间的渗透压平衡有调节作用,并有保持细胞和各种组织的正常结构和容量的作用。有调节和维持体内酸碱平衡的作用。

(三)维持神经肌肉正常的应激性

神经肌肉的应激性和兴奋性与环境中的一些离子浓度有关:

$$神经肌肉应激性 \propto \frac{Na^+ + K^+ + OH^-}{Ca^{2+} + Mg^{2+} + H^+}$$

上式中分子部分的离子浓度增高时,神经肌肉的应激性增高,分母部分的离子浓度增高时,应激性就降低。神经肌肉的正常兴奋性即依赖这些离子的相互作用来维持。例如,正常血钙浓度为 9%～11%,其中一半与血浆蛋白结合,它和钙离子构成平衡,这种平衡受pH影响,当体液pH增高(如碱中毒)时,钙离子降低,如低于 7% 时神经肌肉兴奋性过高,可引起手足抽搐(痉挛)。

(四)维持或影响酶的活性

有些无机离子是酶的辅酶或是辅基的组成部分。如磷酸化酶和各种磷酸激酶需要 Mg^{2+},碳酸酐酶需要 Zn^{2+},细胞色素氧化酶需要 Fe^{2+} 和 Cu^{2+},凝血酶需要 Ca^{2+},另外有些酶则需要 Mn^{2+}、Mo^{2+} 等无机离子。此外,有些无机离子是一些酶的激动剂或抑制剂。如 Cl^- 和 K^+ 分别是唾液淀粉酶和果糖磷酸激酶的激动剂,而 Na^+ 和 Ca^{2+}、Mg^{2+} 分别是丙酮酸磷酸激酶和醛缩酶的抑制剂。

(五)构成体内有特殊功能的化合物

如血红蛋白和细胞色素中的铁、维生素 B_{12} 中的钴、甲状腺素中的碘、磷脂和核酸中的磷等等。

三、电解质的代谢与调节

(一)电解质的代谢

人体每天摄入的食盐是无机盐的主要来源,其中主要是NaCl。盐的摄入量因个人的饮食习惯不同而有很大的差别,一般成人每天摄入食盐 8～15g,所得到的 Na^+ 和 Cl^- 已远远超过机体的需要,一般不会缺乏。食物中也含有钾盐和其他无机盐类。一般饮食情况下,钾盐和其他无机盐的供应也都能满足人体生理上的需要。随食物进入体内的无机盐,通常都能在消化道吸收,如 Na^+、K^+、Cl^-等几乎全部被胃肠道吸收。但有些无机盐如 Ca^{2+}、Mg^{2+}和磷酸盐的吸收情况就有不同,钙在小肠中的吸收量与钙盐的溶解度有关,凡能增加钙盐溶解度的因素,都能促进钙的吸收,如降低小肠中的 pH 就能促进钙的溶解和吸收,维生素 D 也能促进钙的吸收。食物中若含有较多的碱性磷酸盐、草酸盐、植酸(谷物中的六磷酸肌醇)等可与钙结合成为不溶性的化合物,而妨碍 Ca^{2+}的吸收。镁盐、磷酸盐的吸收情况大致与钙相同,小肠上段的 pH 较低,有利于磷酸盐的吸收。钙、镁、铁等离子,能与磷酸根结合成不溶性的盐类,故食物中这些离子过多时,则有碍于磷酸盐的吸收。人体每天也不断地排出无机盐。除肺部呼出的水分外,其他途径在排出水分时都有无机盐同时排出,而其中最重要的途径是从肾脏排出。肾脏排出水分时,Na^+、K^+、Cl^-也随之排出体外,通常有 90%～95%的氯化钠是通过肾脏排泄的。钾几乎全部由肾脏排出体外。此外,随尿排出的无机盐中还有大部分硫酸盐、磷酸盐和少部分的钙、镁、铁盐以及其他微量的无机盐类。从粪便中排出的无机盐类数量很少,但在腹泻等病理情况下,影响消化液的重吸收,不仅丧失大量的水,同时亦丧失了不少的无机盐,会导致体内缺钠或缺钾等情况,应根据丧失的消化液中水和无机盐的含量来估计水和无机盐的补充量,给予及时补充。

(二)电解质代谢的调节

电解质最重要的生理功能就是维持体液的正常渗透压和容积(特别是细胞外液)。其中血浆渗透压是调节水盐平衡的重要因素。当血浆渗透发生变化时,机体则可通过神经和激素的调节,使其恢复动态平衡。

1.神经系统的调节

中枢神经系统在水盐平衡的调节上起着非常重要的作用。如强烈的精神抑制可使肾脏排尿减少,而情绪紧张可使尿量增多。当机体失水过多或者进食高盐饮食,或者输入高渗氯化钠、葡萄糖溶液或甘露醇而使体液渗透压高于正常时,都可引起血浆和细胞间液的渗透压增高,致使细胞内的水向外移动而致细胞内失水,使唾液分泌不足而引起口渴反射。同时在细胞外液渗透压升高时,下丘脑视前区的渗透压感受器受到刺激,产生兴奋并传至大脑皮质,也可引起渴的感觉。这时如补充饮水,则血浆等细胞外液的渗透压下降,水自细胞外向内移动,又重新恢复平衡。

2.肾脏的调节

肾脏在调节体内的水和无机盐平衡过程中占有很重要的地位,它是通过肾小球的滤过作用、肾小管的重吸收以及远曲小管的离子交换作用来完成它的调节机制的。正常人每日约有180L 水、1 300g NaCl 和 35g 的 K^+滤过肾小球。因此,若有任何因素对通过肾脏的血流量或肾小球的有效滤过压、通透性、滤过面积等发生影响时,均可使肾脏排出的水和盐类的量发生改变。肾脏在维持水和电解质的平衡,保持机体内环境相对恒定中占有十分重要的地位。

3.激素的调节

中枢神经除了直接产生渴觉来调节饮水量以外,它还可以通过激素的作用来调节水、盐的平衡,而激素对水和盐平衡的调节又是通过肾脏的排泄功能进行的。调节水盐的主要激素是血管升压素和醛固酮。

(1)血管升压素(ADH):又称加压素。抗利尿激素是下丘脑视上核分泌的一种神经激素,具有抗利尿、收缩小血管和升高血压的作用。其化学本质为 9 肽,它的分子量小,在血液中不与蛋白质结合,故可从肾小球滤出而随尿排出。ADH 在肝脏中灭活。ADH 主要是通过增加远曲小管和集合管对水的重吸收使尿量排出减少,从而起到保持体内水分的目的。在正常情况下,ADH 的分泌主要受体液晶体渗透压的调节。当血浆晶体渗透压升高时,可刺激位于丘脑下部视上核附近的渗透压感受器,引起ADH分泌增加,使水在肾小管的重吸收增加而尿量减少。

这样,有助于机体对水分的保留,使血浆晶体渗透压趋向正常。反之,当饮水过多或者盐类丢失过多从而使细胞外液晶体渗透压降低时,通过渗透压感受器,引起 ADH 分泌减少,尿量增多而排出多余的水分,这样又使血浆晶体渗透压恢复正常。血浆 Na^+ 和葡萄糖浓度的变化均可影响渗透压感受器。当下丘脑或垂体后叶发生病理改变时,血管升压素的分泌和释放都会减少,导致尿量显著增加而使机体严重失水,临床上称为尿崩症。

(2)醛固酮:醛固酮是肾上腺皮质分泌的一种类固醇激素。它的主要生理功能是增加肾脏远曲小管和集合管对 Na^+ 的主动重吸收,并促进水的被动吸收和 K^+ 的排出。在钠被重吸收的同时,也增加了氯和水的重吸收,并促进远曲小管中 Na^+ 和 K^+ 及 H^+ 的交换,从而起到了保钠排钾排氢的作用。当血 K^+ 升高或血 Na^+ 降低时,可引起醛固酮分泌的增加;反之,当血 K^+ 降低或血 Na^+ 升高时,则醛固酮分泌减少。

(3)利钠激素:最近从动物实验中发现一种能抑制肾小管重吸收 Na^+ 的多肽物质,当细胞外液容量扩张时,可刺激利钠激素的释放。

由于上述调节机制的协同作用,正常情况下机体能在经常变化着的内环境中,维持体液的动态平衡。一旦这些调节机制发生障碍,或者环境条件变化超过体内调节的限度时,即可引起水、电解质平衡的紊乱。

(曹元应 张建军 房功思)

第二节 血清钾、钠检验

钾是细胞内液的主要阳离子,原子式为 K,原子量为 39.098。正常成人体内含钾约为 50mmol/kg 体重,约 98% 的钾存在于细胞内,组织细胞内平均浓度为 165mmol/L,红细胞内钾浓度约为 105mmol/L,而血清中仅有 3.5～5.5mmol/L,钾在参与蛋白质和糖的代谢、维持心肌和神经肌肉正常的应激性、维持酸碱平衡等方面起重要作用。

钠是细胞外液的主要阳离子,原子式为 Na,原子量为 22.989。正常成人体内含钠 2.6～3.5mol/L,约 44% 分布在细胞外液中,约 20% 存在于血细胞及组织细胞中,其余分布在骨骼中。细胞内液中,钠的含量只有 10mmol/L,而在细胞外液中钠的浓度约为 140mmol/L,主要功能为维持体液的正常渗透压及体内的酸碱平衡。体内钠的平衡主要依靠肾脏调节,通过醛固酮的作用,调节肾小管对钠的重吸收。

虽然,原子吸收分光度法(AAS),火焰光度法(FES)和分光光度法都可以用于钾钠分析,但由于离子选择电极(ISE)方法简便、灵敏,适合装备于大型自动生化分析仪,所以目前大多数实验室已普通使用 ISE 方法。

一、火焰原子发射光谱法

(一)原 理

火焰原子发射光谱法(火焰光度法)是一种发射光谱分析。血清、尿液等生物体液标本经去离子水适当稀释后,由压缩空气经特殊装置喷成气雾,再与可燃气体混合,点燃成火焰。火燃的热度使盐气化。这些盐从还原的获得电子生成基态原子 Na^0 和 K^0。基态原子在火焰中被加热,结果生成激发态原子 Na^* 和 K^*。激发态原子瞬间衰变成原来的基态,同时发射出光。钠发射光一般在 589nm 处监测,钾在 767nm 处监测。溶液中钠钾含量越多,所发射的光也愈强,如将可燃气体与压缩空气的压力、标本液的流速等因素加以调节控制,使之保持一致的条件,则在一定范围内溶液中的钠钾含量与火焰光度计上显示的读数成正比。用已知含量的标准液与待测标本液对比,即可算出其浓度。

$$Na^+ \xrightarrow{\text{加热}} Na^0 \xrightarrow{\text{加热}} Na^* \longrightarrow Na^0 + 589nm$$

$$K^+ \xrightarrow{\text{加热}} K^0 \xrightarrow{\text{加热}} K^* \longrightarrow K^0 + 767nm$$

(二)试　剂

1.钠标准贮存液(200mmol/L)

精确称取恒重的氯化钠(AR)11.691g,用去离子水溶解后移入1L容量瓶中,再稀释至刻度。

2.钾标准贮存液(10mmol/L)

精确称取恒重的氯化钾(AR)0.7456g,用去离子水溶解后移入1L容量瓶中,再稀释至刻度。

3.钾钠标准应用液(低)(钾0.04mmol/L,钠1.2mmol/L)

取10mmol/L钾标准液4ml和200mmol/L钠标准液6ml于1L容量瓶中,用去离子水稀释至刻度(内标法用锂应用液稀释至刻度),贮存于塑料瓶中备用。

4.钾钠标准应用液(中)(钾0.04mmol/L,钠1.4mmol/L)

取10mmol/L钾标准液4ml和200mmol/L钠标准液7ml于1L容量瓶中,用去离子水稀释至刻度(内标法用锂应用液稀释至刻度),贮存于塑料瓶中备用。

5.钾钠标准应用液(高)(钾0.04mmol/L,钠1.6mmol/L)

取10mmol/L钾标准液4ml和200mmol/L钠标准液8ml于1L容量瓶中,用去离子水稀释至刻度(内标法用锂应用液稀释至刻度),贮存于塑料瓶中备用。

6.锂贮存液(1.5mol/L)

称取硝酸锂103.43g,用去离子水溶解后移入1L容量瓶中,再稀释至刻度。若用其他锂盐,称量分别是:氯化锂63.59g/L、碳酸锂55.42g/L、硫酸锂($Li_2SO_4 \cdot H_2O$)95.97g/L,贮存于聚乙烯瓶内。

(三)仪　器

不同厂家生产的仪器虽然型号不同,但主机(包括空气压缩机)基本上由三个部分组成。

1.雾化燃烧部分

压缩空气经气阀调节恒压输入,到达喷嘴,同时将标本稀释液吸入到雾化室内进行雾化,然后与一定比例的燃烧气体相混合后到达燃烧器。

2.光学部分

燃烧的火焰即为光源,通过反光镜和聚光镜使发射光成为一束平行光线,通过干涉滤光片(钾滤色片为767nm,钠滤色片为589nm,锂滤色片为671nm),到达光电池或光电管。

3.光度计部分

通过滤光片的单色光(钾767nm,钠589nm,锂671nm),落射到光电池或光电管,光电流经放大后,在显示器上读出发射光的强度。

(四)操　作

1.仪器准备

不同型号的仪器操作步骤不完全一样,详见各仪器使用说明书,但应注意如下方面。

(1)检查各管道是否接好,注意有无漏气,随即接通电源。

(2)排除空气过滤器内的积水。

(3)检查压缩空气压力及燃料压力。

(4)仪器预热15～20min。

2.标本准备

全血标本应及时分离出血清。血清用去离子水做1:100稀释。若用内标准法测定时,血液或尿液标本均用15mmol/L锂应用液进行稀释。稀释后的血清或尿液标本,经火焰光度计的样品吸入管进入雾化器。

3.标本测定

(1)直接测定法:调节火焰大小,放入钠滤色片,调节检流计的发射光强度读数到"0"点和"100%"点,依次分别测定"低、高"钾钠标准应用液和各测定管,分别记录钠的低、高标准管和各测定管的读数。然后,放入钾滤色片,以同样方式,测定"中"钾钠标准应用液和测定管,记录标准管和各测定管钾的读数。然后按下列公式计算:

$$钠浓度(mmol/L) = \left[\frac{测定标本读数 - 低标准读数}{高标本读数 - 低标准读数} \times (高标准液浓度 - 低标准液浓度) + 低标准液浓度\right] \times 稀释倍数$$

举例:高标准读数125,低标准读数80,测定读数105。代入公式:

$$钠浓度(mmol/L) = \left[\frac{105-80}{125-80} \times (1.6-1.2) + 1.2\right] \times 100 = 142$$

$$钾浓度(mmol/L) = \frac{测定管读数}{标准管读数} \times 0.04 \times 100$$

(2)内标准测定法:具有内标准法的火焰光度计多数能直接显示测定结果,血清用锂应用液(15mmol/L)做 1 ： 100 稀释。内标准测定法能减少由于火焰不稳定引起的测定误差,可以提高测定精密度和准确性,但是明显的燃气和助燃气压力波动仍会影响测定结果,须严格按照仪器说明书进行操作和维护,才能得到理想的测定结果。

有些仪器可同时测定 K^+、Na^+,并直接显示结果。

(五)参 考 值

1.钾

(1)血清钾:3.5 ～ 5.5mmol/L。

(2)尿钾排泄量:25 ～ 100mmol/24 h。

2.钠

(1)血清钠:135 ～ 145mmol/L。

(2)尿钠排泄量:130 ～ 260mmol/24 h。

(六)附　　注

(1)火焰调节到适宜大小,保持火焰稳定,是保证测定准确性的关键。火焰直径必须保持粗大适宜,才能达到较大的发光面积,检流计才能获得足够的电流,达到最佳检测灵敏度。

国内现多数医院采用火焰光度非内标法测定钾钠,仪器型号不同其操作方法不同,应参考本仪器操作手册进行操作。

(2)仪器应放在平稳的平台上,避免震动,防潮湿,避日晒,最好放在罩内避灰尘。

(3)火焰光度计的各种管道应保持通畅,不得有堵塞或漏气。

(4)严格控制检测过程的易变因素:①燃气的压力;②助燃气的压力;③标本液进样的速度。

(5)血液标本不能溶血,若遇轻度溶血标本,应在报告单上注明"溶血"字样,以助医师判读结果。

(6)全血标本如不能立即测定应及时分离血清(浆),置于具塞试管内冰箱保存。消除钠钾细胞内外转移而造成的血清(浆)钠钾增高的影响因素。

(7)尿中钠钾含量因饮食的不同有很大的差别,肾脏对钾的调节具有多吃多排、不吃也排的特点,对钠的调节多吃多排、少吃少排的特点。

(8)稀释标本时应充分混匀。

二、离子选择电极法

(一)原　　理

离子选择电极法(ISE)是以测量电池的电动势为基础的定量分析方法。将离子选择电极和一个参比电极连接起来,置于待测的电解质溶液中,就构成一个测量电池,此电池的电动势(E)与被测离子活度的对数符合能斯特(Nernst)方程。

$$E = E^0 + \frac{2.303RT}{n\mathrm{F}} \log a_x \cdot f_x$$

式中:E 为离子选择电极在测量溶液中的电位;E^0 为离子选择电极的标准电极电位;n 为被测离子的电荷数;R 为气体常数[8.314J/($K \cdot$ mol)];T 为绝对温度(273 + t℃);F 为法拉第常数(96487 C/mol);a_x 为被测离子活度;f_x 为被测离子活度系数。

离子选择电极由钾、钠离子不同活度的作用而产生不同的电位,这种电位的变化由离子活度所决定,与钾、钠离子的浓度成比例。

用离子选择电极测定钾、钠的方法有两种:一种是直接电位法,一种是间接电位法。

1.直接电位法

样品(血清、血浆、全血)或标准液不经稀释直接进入ISE管道作电位分析,因为ISE只对水相中离解离子选择性地产生电位,与样品中脂肪、蛋白质所占据体积无关,所以用直接电位法能真实反映符合生理意义的血清水中的离子活度。

2.间接电位法

样品(血清、血浆、脑脊液)与标准液要用指定离子强度与pH的稀释液做高比例稀释,再送入电极管道,测量其电位,这时样品和标准液的 pH 和离子强度趋向一致。所测溶液的离子活度等于离子浓度,所以间接电位法所测结果与火焰光度法相同,以 mmol/L 报告。

(二)试剂与仪器

各厂家生产的仪器所需试剂都是配套供应的,详细使用见各仪器操作说明。仪器的结构主要部分是电极系统,各生产厂家的离子选择电极仪,所用电极基本相同,钠多采用硅酸锂铝玻璃电极膜制成,寿命较长。钾电极多采用缬氨霉素膜制成,这种电极膜有规定的使用寿命,需定期更换。

(三)操　　作

各种型号 ISE 分析仪的试剂配方、试剂用量、操作方法有所不同,一般要有下列步骤。

(1)开启仪器,清洗管道。

(2)用适合本仪器的低、高值斜率液进行两点定标。

(3)间接电位法的样品由仪器自动稀释后再行测定。直接电位法样品可直接吸入电极管道进行测定。

(4)测定结果由仪器内微处理器计算后打印数值。

(5)每天用完后,清洗电极和管道后再关机,若用于急诊检验室可不关机。自动定时清洗和单点定标,随时使用。

(四)参 考 值

(1)血清钠:135 ～ 145mmol/L。

(2)尿钠排泄量:一般为 130 ～ 260mmol/24h。

(3)血清钾:3.5 ～ 5.5mmol/L。

(4)尿钾排泄量:一般为 25 ～ 100mmol/24h。

（五）附　注

(1)选择性高。钠电极选择比,Na ： K ＝ 300 ： 1。缬氨霉素钾电极选择比 K ： Na ＝ 5 000 ： 1。

(2)标本用量少,直接电位法可以用全血标本。

(3)不需要燃料,安全。

(4)自动化程度高。

(5)可与自动生化分析仪组合。

三、钾的酶法测定

（一）原　理

磷酸烯醇式丙酮酸(PEP)与二磷酸腺苷(ADP)在钾依赖性丙酮酸激酶(PK)催化下,生成丙酮酸和三磷腺苷(ATP)。再在乳酸脱氢酶催化下,所生成的丙酮酸和 NADH 反应,生成乳酸和 NAD。反应中 NADH 的消耗量与样品中钾离子浓度呈正比。因此,在 340nm 处监测吸光度下降速率,可以计算钾离子含量。反应式如下:

$$PEP + ADP \xrightarrow{K^+,PK} 丙酮酸 + ATP$$

$$丙酮酸 + NADH + K^+ \xrightarrow{LDH} 乳酸 + NAD^+$$

（二）试　剂

1.试剂Ⅰ(缓冲液/酶/底物)

Tris 缓冲液(pH 8.2):250mmol/L。

穴合剂(Cryptand):12mmol/L。

PEP:≥3.3mmol/L。

ADP:≥3.15mmol/L。

α-酮戊二酸:≥1.2mmol/L。

NADH:≥0.35mmol/L。

GLDH(谷氨酸脱氢酶):≥11 000 U/L。

PK:≥1 200 U/L。

2.试剂Ⅱ(LDH/稀释液)

Tris 缓冲液(pH9.0):10mmol/L。

LDH:≥65 000 U/L。

3.校准液

低值校准液 2.50mmol/L,高值校准液 8.00mmol/L。

（三）操　作

钾的酶法测定已有市售试剂盒,必须严格按照试剂盒说明书操作。下列主要参数与方法供参考:

反应类型:两点速率法。

反应方向:反应吸光度下降。

主波长:340nm。

副波长:410nm。

样品量:6µl。

试剂Ⅰ:20µl。

37℃保温 300s。

试剂Ⅱ：80μl。

在 340nm 波长处监测吸光度的变化，记录第 60s 吸光度（A1）和第 180s 吸光度（A₂）。

（四）计　算

$$\triangle A = A_1 - A_2$$

$$血清钾浓度（mmol/L）= \frac{测定 \triangle A}{标准 \triangle A} \times 钾标准液浓度$$

（五）参考值

（1）血清钾浓度为 3.5 ～ 5.5mmol/L。

（2）尿钾排泄量为 25 ～ 100mmol/24h。

四、钠的酶法测定

（一）原　理

邻硝基酚-β-D-半乳糖苷（ONPG）在钠依赖性-β-D-半乳糖苷酶催化下生成邻—硝基酚和半乳糖。邻—硝基酚的生成量和样品中钠离子浓度呈正比。邻—硝基酚在碱性环境中呈黄色，可在 405nm 波长处监测吸光度的升高速度，计算钠的浓度。

（二）试　剂

1.试剂Ⅰ（缓冲液/酶）

Tris 缓冲液（pH9.0）：450mmol/L。

穴合剂：5.4mmol/L。

β-D-半乳糖苷酶：≥800 U/L。

2.试剂Ⅱ（底物）

Tris 缓冲液（pH9.0）：10mmol/L。

ONPG：5.5mmol/L。

3.校　准　液

低值校准液 90mmol/L；高值校准液 175mmol/L。

（三）操　作

钠的酶法测定已有市售试剂盒，必须严格按照试剂盒说明书操作、下列主要参数与方法供参考：

反应类型：两点速率法。

反应方向：反应吸光度上升。

主波长：405nm。

副波长：660nm。

样品量：8μl。

试剂Ⅰ：200μl。

37℃ 保温 300s。

试剂Ⅱ：80μl。

在 405nm 波长处监测吸光度的变化，记录第 60s 的吸光度 A₁ 和第 180s 吸光度 A₂。

（四）计　算

$$\triangle A = A_1 - A_2$$

$$血清钠浓度（mmol/L）= \frac{测定 \triangle A}{标准 \triangle A} \times 钠标准液浓度$$

（五）参考值

（1）血清钠浓度为 136 ～ 145mmol/L。

（2）尿钠排泄量为 130 ～ 260mmol/24h。

（六）附 注

（1）原试剂盒贮存在 2～8℃，注意有效期。重组成试剂Ⅰ和试剂Ⅱ，在 2～8℃ 条件下稳定 2 周。

（2）线性范围：钾的线性范围 2～10mmol/L；钠的线性范围 80～180mmol/L。如果测定结果超过线性范围，可用去离子水将血清做 1∶1 稀释，测定结果乘以 2。

（3）干扰因素：氨浓度≥500μmol/L，三酰甘油浓度≥8mmol/L 时可影响测定结果。

（4）试剂中加入掩蔽剂穴状化合物，可使血清中钠离子浓度降至 55mmol/L，K^+/Na^+ 选择性可提高至 600∶1，从而消除了钠离子的干扰。

（5）许多生化试剂中含有钾离子或钠离子，在做钾、钠测定时，注意分析仪通道间的交叉污染。钾钠联合测定时，应将钾编排在钠以前。

五、临床意义

（一）钠

1.血清钠降低

血清钠低于 130mmol/L 时为低血钠症，最低可达 100mmol/L。血清钠降低的情况临床上较为多见。

（1）胃肠道失钠：是临床上最常见的缺钠性脱水的原因。幽门梗阻、呕吐、腹泻、胃肠道、胆道、胰腺术后造瘘或引流等都可丢失大量的消化液而发生缺钠。

（2）尿中钠排出增多：见尿钠排泄增多。

（3）皮肤失钠：大量出汗时，如只补充水分而不补充钠。大面积烧伤、创伤、体液及钠从创口大量丢失，亦可引起低血钠。

（4）胸、腹腔积液中的含钠浓度近似血浆，若为治疗目的做穿刺放液减压时，如果放液量较大，可造成体内缺钠。

（5）钠的摄入量不足，如饥饿、营养不良、低盐疗法、不适当的输液。

（6）酸中毒时，钠由细胞外液转移到细胞内。

2.血清钠增高

血清钠超过 150mmol/L 为高血钠症，临床上较为少见。

（1）肾上腺皮质功能亢进症，如库欣综合征、原发性醛固酮增多症。由于这些激素具有潴钠排钾的功能，肾小管重吸收钠增加，可使血钠增高。

（2）高渗性脱水症：失水大于失钠，使血清钠相应地增高。

（3）脑性高血钠症：见于脑外伤、脑血管意外、垂体肿瘤等症。

（4）钠进量过多，如注射高渗盐水，或进食过量钠盐，且伴有肾功能失常时。

（5）体内钠潴留可使血清钠增高，继之伴有水潴留，临床表现为水肿。潴钠性水肿常见于心脏病、心力衰竭、肝硬化、肾病等。

3.尿钠排泄减少

（1）由尿路以外的途径失钠过多，如胃肠道失钠、出汗过多以及皮肤灼伤失钠等。

（2）潴钠性水肿。

（3）肾上腺皮质激素过多使肾小管重吸收钠增加。

（4）长期限钠盐饮食患者，如肾病、慢性肾炎等。

4.尿钠排泄增多

（1）尿路失钠、肾小管重吸收功能减低，随尿排出钠增多。

(2)肾上腺皮质功能不全,如阿狄森氏病、排钠增多。

(3)糖尿病患者多尿,在排出大量糖和水分的同时排出大量钠,而且肾小管重吸收功能不足,大量失钠。

(4)使用利尿剂后,促使大量钠离子从尿路排出。

(5)大量注射盐水后。

(二)钾

1.血清钾减低

(1)钾的摄入量不足:如饥饿、营养不良、吸收不良。另外严重感染、败血症、消耗性疾病、心力衰竭、肿瘤等病的晚期以及手术后长期禁食等情况下,再加治疗不当,未予补钾。

(2)钾的过度丢失:严重的呕吐、腹泻及胃肠引流等均可使消化液大量丢失。

(3)钾的细胞内转移:如家族性周期四肢麻痹、肌无力症、给予大量葡萄糖等。

(4)肾上腺皮质功能亢进:如库欣综合征、醛固酮增多症,可使尿钾丢失过多而产生低血钾症。

(5)肾脏疾病:在急性肾衰竭进入多尿期时,使钾从尿中大量丢失。肾小管性酸中毒时,氢、钠离子交换功能和尿的酸化功能发生障碍,而钾、钠交换增加,使尿钾排泄增多,引起低血钾症。

(6)药物作用:长期使用大量肾上腺皮质激素,如可的松、地塞米松等,若同时不予补钾,摄入量不足时也可引起低血钾症。许多利尿剂可使尿钾排出增多,伴有低钾血症。大剂量注射青霉素钠盐肾小管会大量失钾。

2.血清钾增高

(1)肾脏功能障碍:如少尿症、尿闭症、尿路阻塞及尿毒症。急性肾衰竭,血容量和细胞外液容量缩减,使肾血流量不足,伴有休克,使钾的排泄减少。

(2)细胞内钾的移出:如重度溶血反应,大量输入陈旧库血后、挤压综合征、组织破坏、灼伤、运动过度等细胞内钾大量转移到细胞外液。注射高渗盐水或甘露醇使细胞内脱水,导致细胞内钾渗透出来。

(3)肾上腺皮质功能减退症:即艾迪生病,使肾小管远曲小管分泌钾减少,血清钾含量常见增高,而钠降低。相反尿中钾排出减少而钾增加。

(4)组织缺氧:如急性支气管哮喘发作、急性肺炎、中枢或末梢性呼吸障碍、休克及循环衰竭等。全身麻醉时间过长,均可引起组织缺氧亦可导致血清钾增高。

(5)含钾药物及潴钾利尿剂的过度使用:如注射大剂量青霉素钾或长期应用安体舒酮、氨苯喋呤等,尤其在合并肾功能受损时更可发生高钾血症。

3.尿钾排泄减少

(1)肾上腺皮质功能减退症。

(2)酸中毒时尿钾排出减少。

4.尿钾排泄增多

(1)肾上腺皮质功能亢进时,特别是醛固酮增多症。

(2)使用利尿剂或皮质激素后使尿钾排出增多。

(3)碱中毒时尿钾排出增多。

(曹元应　张建军　房功思)

第三节　血清钙测定

Section 3

血清中的钙主要以离子钙(Ca^{2+})和结合钙两种形式存在,少部分与柠檬酸等结合;其中离子钙约占 47.5%，结合钙约占 46%。结合钙大部分是与血清蛋白结合，发挥血钙生理作用的是离子钙。临床上有些测定方法是测定血清总钙量以观察血清离子钙的变化情况，但有时血清总钙量变化并不影响血清离子钙浓度，所以，测定离子钙较总钙具有更高的临床价值。

血清钙测定可用原子吸收发光光度法、乙二胺四乙酸二钠滴定法、甲基麝香草酚蓝比色法、邻甲酚酞络合酮比色法、离子选择电极分析法。其中，前四种方法用于血清总钙测定，后一种方法用于血清离子钙测定。①原子吸收分光光度法结果准确，灵敏度高，作为钙测定的参考方法，但需要原子吸收分光光度计，基层实验室很少应用；②乙二胺四乙酸二钠（EDTA-Na$_2$）滴定法简便易行，但终点判断易受主观因素的影响，只是在基层实验室仍有应用；③甲基麝香草酚蓝比色法和邻甲酚酞络合酮比色法在临床最常应用，作为一般实验室的常规方法；④离子选择电极法操作简便、迅速，样品用量少，灵敏度高，重复性好，可直接测定离子钙，在临床上已有较广泛应用。

本节介绍乙二胺四乙酸二钠滴定法和甲基麝香草酚蓝比色法。

一、乙二胺四乙酸二钠滴定法

（一）原　　理

血清中的钙离子在碱性溶液中与钙红指示剂结合形成可溶性复合物，使溶液呈淡红色。EDTA-Na$_2$ 对钙离子的亲和力很大，能夺取复合物中的钙离子并与钙离子络合，使钙红指示剂游离，溶液变成蓝色（即滴定终点）。根据测定管 EDTA-Na$_2$ 的滴定用量，与标准管 EDTA-Na$_2$ 的滴定用量比较，可计算出血清钙的含量。

（二）试剂与器材

1.钙标准液（2.5mmol/L）

精确称取经 110℃ 干燥 12h 的碳酸钙 250mg，置于 1L 容量瓶内，加稀盐酸（1 份浓盐酸加 9 份去离子水）7ml 溶解后，加去离子水约 900ml，然后，用 500g/L 醋酸铵溶液调 pH 至 7.0，最后加去离子水至刻度，混匀。

2.钙红指示剂

称取钙红（2-萘酚-4-磺酸-1-偶氮-2-羟基-3-苯甲酸钠盐）0.1g，溶于甲醇 20ml 中，置棕色瓶中保存。

3.0.25mol/L 氢氧化钾溶液

称取氢氧化钾 1.4g，用去离子水溶解并稀释至 100ml。

4.EDTA-Na$_2$ 溶液

称取 EDTA-Na$_2$ 400mg 溶于 500ml 去离子水中，加去离子水至 1 000ml。

5.器　　材

试管、试管架、移液管、滴管。

（三）实践步骤

按表 10-1 操作。

表 10-1　EDTA-Na₂ 滴定法测定血清钙操作步骤

加入物(ml)	测定管	标准管
血清	0.2	—
钙标准液	—	0.2
氢氧化钾溶液	2.0	2.0
钙红指示剂(滴)	2	2

将表中加入物混匀,管内溶液呈淡红色。迅速以 EDTA-Na₂ 溶液滴定至溶液呈淡蓝色为终点,记录各管 EDTA-Na₂ 溶液用量(ml)。

（四）计　算

$$血清钙(mmol/L) = \frac{测定管 EDTA-Na_2 消耗量(ml)}{标准管 EDTA-Na_2 消耗量(ml)} \times 2.5mmol/L$$

（五）参考范围

成人:2.25 ～ 2.75mmol/L。

婴儿:2.5 ～ 3.0mmol/L。

（六）注意事项

(1)所用器皿必须十分洁净,不可污染钙等离子。

(2)采血后应尽快分离血清并立即滴定,久置会使滴定终点的灵敏度降低。

(3)标本加碱后应及时滴定,时间过长会推迟终点出现。

(4)指示剂在碱性溶液中不稳定,故加指示剂后应立即进行滴定。

(5)测定标本若有溶血或黄疸时,终点不易判断,必须将标本进行处理。首先用草酸盐将钙沉淀,再用盐酸及柠檬酸钠重溶,除上述试剂外,还需增加以下试剂:0.7mol/L 草酸铵;0.05mol/L 柠檬酸钠;1mol/L 盐酸。按下法操作:

(1)吸取血清 0.2ml,置于试管中,加去离子水 0.25ml,0.7mol/L 草酸铵 0.05ml,混匀。

(2)置 56℃水浴中水浴 15min。

(3)2 000 rpm 离心 10min。

(4)小心倾去上清液,并将试管倒立于滤纸上沥干。

(5)加 1mol/L 盐酸及 0.05mol/L 柠檬酸钠各 0.1ml 于试管中,溶解沉淀。

(6)按上述方法进行滴定。

（七）说　明

钙指示剂种类很多,不同的指示剂所显示的滴定终点不同,受血清中其他离子的干扰作用也不同。钙红指示剂终点明显,且在碱性溶液中受镁离子干扰较小。

二、甲基麝香草酚蓝比色法

（一）原　理

血清中钙离子在碱性溶液中与甲基麝香草酚蓝(MTB)结合,生成蓝色的络合物。加入适量的 8-羟基喹啉,可消除镁离子对测定的干扰,与同样处理的钙标准液进行比较,可求得血清总钙含量。

（二）试剂与器材

1.甲基麝香草酚蓝贮存液

称取 8-羟基喹啉 4.0g 于 50ml 去离子水中,再加浓盐酸 5ml,搅拌促使其溶解,移入 1L 容量瓶中,加入甲基麝香草酚蓝 0.2g,聚乙烯吡咯烷酮 6.0g,最后用蒸馏水稀释至刻度,贮存于棕色瓶中,置冰箱中保存。

2.碱性溶液

取二乙胺溶液 35ml 于 1L 容量瓶中,用去离子水稀释至刻度,在室温保存。

3.显色应用液

临用前,取甲基麝香草酚蓝贮存液 1 份与碱性溶液 3 份混合即可。

4.钙标准液(2.5mmol/L)

配制方法同 EDTA-Na₂ 滴定法。

5.器　　材

试管、试管架、移液管、分光光度计。

(三)实践步骤

按表 10-2 操作。

表 10-2　甲基麝香草酚蓝比色法测定血清钙操作步骤

加入物(ml)	测定管	标准管	空白管
血清	0.05	—	—
钙标准液	—	0.05	—
去离子水	—	—	0.05
显色应用液	4.0	4.0	4.0

将各管混匀,室温中放置 10min 后,610nm 波长比色,空白管调"0",读取各管吸光度值。

(四)计　　算

$$血清钙(mmol/L)=\frac{测定管吸光度}{标准管吸光度}\times 2.5mmol/L$$

(五)参考范围

成人:2.08 ~ 2.60mmol/L。

儿童:2.23 ~ 2.80mmol/L。

(六)注意事项

(1)甲基麝香草酚蓝是一种金属络合剂,也是酸碱指示剂。其水溶液在 pH6.5 ~ 8.5 呈浅蓝色,在 pH10.5 ~ 11.6 呈灰色,在 pH12.7 以上呈深蓝色。为保证测定的准确性,必须在强碱性环境中(通常是 12 ± 0.3)进行显色反应。

(2)甲基麝香草酚蓝溶液在 pH < 4.0 的酸性溶液中稳定,而在碱性条件下不稳定,容易在空气中逐渐氧化褪色,所以显色剂应新鲜配制。

(3)所用的玻璃器皿必须严格清洗,以防止微量钙和其他金属离子的污染。

(七)临床意义

1.血清钙增高

临床上常见于如下情况:

(1)溶骨作用增强:如甲状旁腺功能亢进,造成甲状旁腺素分泌增多,促进溶骨作用引起高血钙;恶性肿瘤(多发性骨髓瘤、白血病等),肿瘤细胞可分泌能激活破骨细胞的物质,使破骨作用增强引起高血钙。

(2)小肠钙吸收增加:如维生素 D 摄入过量。

2.血清钙降低

临床上可见于如下情况:

（1）溶骨作用减弱，成骨作用增强：如甲状旁腺功能减退，甲状旁腺素分泌减少，破骨细胞减少而成骨细胞增加引起低血钙。

（2）小肠钙吸收减少：如佝偻病和骨软化病，由于维生素D缺乏引起钙吸收减少。

（3）肾功能不全：如慢性肾炎尿毒症，肾中羟化酶不足使得活性维生素D_3减少从而引起低血钙。

（曹元应　张建军　房功思）

第四节　血清氯的测定

Section 4

血清氯化物测定可用滴定法、化学比色法、电量分析法和离子选择电极分析法。①硝酸汞滴定法测定氯化物操作简单，不需要特殊仪器，但硝酸汞滴定法干扰因素多，只是在基层实验室仍有应用；②硫氰酸汞比色法虽然既可用于手工操作也可用于自动分析，但由于线性范围窄，使其应用受到一定限制；③电量分析法测定氯化物简便、快速，控制好电流条件是一个较好的方法，但是需要专用的仪器——氯化物测定仪；④离子选择电极分析法测定氯化物选择性强、标本用量少、快速准确，是目前临床上应用最广泛的方法。

本节主要介绍硝酸汞滴定法、硫氰酸汞比色法。

一、硝酸汞滴定法

（一）原　　理

用标准硝酸汞溶液滴定血清或尿液中的氯离子，生成溶解但不解离的氯化汞。当到达滴定终点时，过量的汞离子与指示剂二苯卡巴腙作用，生成淡紫色的络合物。根据标准硝酸汞溶液的用量可以推算出氯离子的浓度。反应式如下：

$Hg^{2+} + 2Cl^- \rightarrow HgCl_2$

$Hg^{2+} +$ 二苯卡巴腙 $\longrightarrow$ 淡紫色的结合物

（二）试剂与器材

1.硝酸汞溶液（2.5mmol/L）

称取硝酸汞[$Hg(NO_3)_2H_2O$]0.875g，溶于含有浓硝酸3ml的去离子水1L中，此溶液配制后放置2d，经滴定标化后使用。

2.二苯卡巴腙指示剂

称取二苯卡巴腙0.1g，溶于100ml的95%乙醇中，置棕色瓶中冰箱保存，可使用1个月。

3.氯化物标准液（100mmol/L）

将氯化钠置110～120℃烘箱中干燥4h，取出置干燥器中至恒重，准确称取5.845g，置1L容量瓶中，以去离子水溶解并稀释至刻度。

4.钨酸蛋白沉淀剂

取1mol/L硫酸50ml，100g/L钨酸钠150ml，浓磷酸0.15ml，加蒸馏水2 500ml，混匀，置塑料瓶中备用。

5.器　　材

试管、试管架、移液管、滴管。

（三）实践步骤

1.直接滴定法

在试管中加入血清（脑脊液或尿液）0.1ml，加去离子水1ml，加指示剂2滴，混匀后出现淡红色。用硝酸汞溶液进行滴定,边滴边混匀,淡红色渐消退至出现不消退的淡紫色为滴定终点,记录硝酸汞溶液的用量(ml)。在另一试管中加入氯化物标准液 0.1ml,如标本一样滴定,记录硝酸汞溶液的用量(ml)。

2.血滤液滴定法

如果标本溶血、黄疸或混浊时,用直接滴定法难以判断终点,可采用血滤液滴定法。取血清 0.2ml 于小试管内,加入钨酸蛋白沉淀剂 1.8ml,边加边摇,放置数分钟后离心。取血滤液 1ml 于试管中,加指示剂 2 滴,如上法一样滴定至出现不消退的淡紫色为滴定终点,记录硝酸汞溶液的用量(ml)。

（四）计　　算

$$血清（脑脊液或尿液）氯化物（mol/L）=\frac{滴定血清时硝酸汞的用量（ml）}{滴定标准液时硝酸汞的用量（ml）}\times 100mmol/L$$

（五）参考范围

血清氯化物:96 ～ 108mmol/L。

尿液氯化物:170 ～ 250mmol/24h。

脑脊液氯化物:120 ～ 132mmol/L。

（六）注意事项

(1)所用器皿必须洁净。

(2)硝酸汞易潮解,称取时要迅速。配制时必须先加去离子水和硝酸使其溶解,否则容易形成氧化汞的沉淀。加入硝酸的量必须严格控制,过多或过少均会影响滴定终点的判断。

(3)取血后应尽快分离血清,避免因红细胞内氯离子发生转移而使血清氯化物测定结果偏高。

(4)此法滴定的标本应为弱酸性(pH6.0 左右),此时滴定终点最明显;若标本偏碱(如碱性尿),加指示剂后出现红色,应加稀硝酸数滴,使红色消失后再滴定。但过酸(pH4.0 以下)滴定终点也不明显。

(5)尿液标本如混浊或含有血液应先离心后取上清液进行测定。

（七）说　　明

(1)不去除蛋白标本的滴定结果要比去除蛋白标本的滴定结果高 1 ～ 2mmol/L,可能是由于部分汞离子与蛋白质结合的缘故。

(2)硝酸汞滴定法亦可用于脑脊液氯化物的测定。脑脊液标本如混浊或含有血液应先离心后取上清液进行滴定。

(3)可用于氯化物测定的指示剂有两种:一种为二苯卡巴腙,这种指示剂终点明显、稳定;另一种为二苯卡巴肼,这种指示剂终点不太明显,变色迟缓。就灵敏度而言,前者比后者高约 3 倍,所以应选择前者。配好的指示剂不稳定,光照后更易变质,故应置棕色瓶中避光保存。

二、硫氰酸汞比色法

（一）原　　理

标本中的氯离子与硫氰酸汞反应,生成极难解离的氯化汞,并释放出相应当量的硫氰酸离子。后者与试剂中铁离子结合生成色泽很深的橙红色硫氰酸铁,吸收峰在 460nm,色泽强度与氯化物的含量成正比。

$$Hg(SCN)_2 + 2Cl^- \rightarrow HgCl_2 + 2SCN^-$$

$$3SCN^- + Fe^{3+} \rightarrow Fe(SCN)_3（橙红色）$$

（二）试剂与器材

1.饱和硫氰酸汞溶液

称取硫氰酸汞 2.0g,溶于 1L 蒸馏水中,放室温 48 h,并经常摇动,取上清液应用。

2.硝酸汞溶液

称取硝酸汞 6.0g,用 50ml 蒸馏水溶解,加入 1ml 浓硝酸并稀释至 100ml。

3.显色应用液

称取硝酸铁[$Fe(NO_3)_3 \cdot 9H_2O$]13g,加水约 400ml 溶解,再加入 1.5ml 浓硝酸以及 500ml 饱和硫氰酸汞溶液和 5ml 硝酸汞溶液,最后用蒸馏水稀释至 1 000ml,用塑料瓶存放,置室温保存。

4.氯化物标准液（100mmol/L）

将氯化钠置 110 ～ 120℃烘箱中干燥 4h,取出置干燥器中至恒重,准确称取 5.845g,置 1L 容量瓶中,以去离子水溶解并稀释至刻度。

5.空白试剂

称取硝酸铁 13g,溶于 400ml 蒸馏水中,加浓硝酸 1.5ml,再稀释至 1 000ml。

6.器　　材

试管、试管架、移液管、分光光度计。

（三）实践步骤

按表 10-3 操作。

表 10-3　硫氰酸汞比色法测定氯化物操作步骤

加入物（ml）	测定管	测定空白管	标准管	试剂空白管
血清	0.05	0.05	—	—
氯化物标准液	—	—	0.05	—
蒸馏水	—	—	—	0.05
空白试剂	—	3.0	—	—
显色应用液	3.0	—	3.0	3.0

各管混匀,置室温 10min,分光光度计波长 460nm,以试剂空白管调零,读取各管吸光度。

（四）计　　算

$$血清氯化物（mmol/L）=\frac{测定管吸光度－测定空白管吸光度}{标准管吸光度}\times 100mmol/L$$

（五）参考范围

血清氯化物:96 ～ 108mmol/L。

脑脊液氯化物:120 ～ 132 mmol/L。

尿液氯化物:170 ～ 250mmol/L。

（六）注意事项

(1)本法对氯离子并非绝对特异,其他一些卤族元素如 F^-、Br^-、I^- 亦能取代硫氰酸离子,与汞离子结合生成卤素汞,同时游离出硫氰酸离子,产生同样的呈色反应。但在正常人血液中,上述元素含量很低,这种干扰可以忽略不计。若接受大量含上述卤素离子药物治疗时,可使血清中氯化物测定结果偏高。

(2)本法线性范围较窄(80 ～ 125mmol/L),若标本中氯化物含量＞125mmol/L 或＜80mmol/L 时,应将标本用蒸馏水进行 1 ∶ 1 稀释或将标本用量加大 0.5 倍后再进行检测,其结果乘以稀释倍数或除以标本加大的倍数。

(3)显色应用液的呈色强度与硫氰酸汞和硝酸汞的含量有关。如呈色过强,线性范围在

125mmol/L 以下,要增加硝酸汞的用量。显色太弱,要增加硫氰酸汞的用量。因此,在测定前要调整好显色应用液的灵敏度,在波长460nm,标准管吸光度值应在0.4左右为宜。

(4)本法显色温度应不低于20℃,室温过低,易产生混浊,影响比色。

(5)本法也适用于自动生化分析仪,反应条件件易控制,所测结果比较理想。

(6)每批标本测定,应同时测定质控血清,所得值应该在允许误差范围内,否则应寻找误差原因。

（七）临床意义

1.氯化物降低

临床上常见于如下情况:

(1)异常丢失:如严重的腹泻、呕吐或胃肠道造瘘时,丢失大量含氯的消化液。

(2)排出增多:如肾上腺皮质功能减退、肾功能衰竭、严重的糖尿病患者或长期使用利尿剂,尿液中排出大量的氯化物,引起血氯降低。

(3)摄入不足:如慢性肾炎,长期限制氯化钠的摄入等。

2.血清氯化物增高

临床上可见于如下情况:

(1)脱水:失水大于失盐时,氯化物相对浓度增高。

(2)排出减少:如充血性心力衰竭时,肾血流量不足;尿道及输尿管梗阻等尿氯排出减少,引起血氯增高。

(3)其他:如过量注射生理盐水,呼吸性碱中毒等。

3.脑脊液氯化物

(1)降低:结核性脑膜炎,化脓性脑膜炎(但也有少数含量正常者)。

(2)增加:尿毒症,高氯性酸中毒,糖尿病等。

(3)正常:普通型脊髓灰白质炎与病毒性脑炎时脑脊液氯化物含量基本正常。

（贺猛）

第五节 血清磷测定

通常测定的血磷是指血浆中无机磷酸盐所含的磷,正常人仅有 0.6～1.6mmol/L,儿童稍高。磷元素符号为 P,其原子量为30.97。磷酸盐形式为 $H_2PO_4^-$、HPO_4^{2+},其分子量分别为96.98、95.97。人体内含磷 17mol(530g),其中87%存在骨骼中,其余在软组织中、细胞内。血液的磷可分为四部分:①无机磷,以 $H_2PO_4^-$ 及 HPO_4^{2-} 的形式存在。其中 $H_2PO_4^-$ 占20%,HPO_4^{2-}占80%;②有机磷或磷酸酯:如甘油磷酸酯、磷酸核苷酸、磷酸己糖等;③含磷脂类:如卵磷脂、脑磷脂、鞘磷脂等;④少量的其他磷化物。

测定无机磷酸盐的最古老最常用的方法是基于磷酸盐离子和钼酸铵反应生成磷钼酸盐复合物,然后用光度法测定。磷钼酸盐复合物可以用紫外吸收(340nm)直接测定,也可以用还原剂将磷钼酸盐复合物还原成有色的钼蓝,然后用比色法测定。直接测定磷钼酸盐复合方法的优点是简单、快速和稳定,但缺点是受溶血、黄疸、脂血的干扰较大。酶学测定方法的优点是不受胆红素干扰,在中性 pH 环境中反应,可减少有机磷酸酯的水解;缺点是酶法试剂昂贵,临床实验室应用不多。

一、硫酸亚铁钼蓝比色法

（一）原　　理

以三氯醋酸沉淀蛋白,在无蛋白滤液中加入钼酸铵试剂,与无机磷结合成磷钼酸盐复合物,再以硫酸亚铁为还原剂,还原成蓝色化合物,进行比色测定。与同样处理的标准进行比较求得血清中磷含量。反应式如下:

$$(NH_4)_6Mo_7O_{24} + 3H_2SO_4 \rightarrow 7H_2MoO_4 + 3(NH_4)_2SO_4$$

$$12H_2MoO_4 + H_3PO_4 \rightarrow 12MoO_3 \cdot H_3PO_4 + 12H_2O$$

$$12MoO_3 \cdot H_3PO_4 + 还原剂 \rightarrow 钼蓝(MB)$$

（二）试　　剂

1.三氯醋酸－硫酸亚铁溶液

称取硫脲 10g 硫酸亚铁($FeSO_4 \cdot 7H_2O$)10.6g 和三氯醋酸 100g,以去离子水溶解并稀释至 1L,置冰箱保存。

2.钼酸铵溶液

称取钼铵 4.4g 溶解于约 40ml 去离子水中,取浓硫酸 9ml,滴加入约 40ml 去离子水中,将两液合并,以去离子水稀释至 100ml。

3.无机磷标准贮存液(32.29mmol/L)

称取无水磷酸二氢钾(KH_2PO_3,AR)4.39g,用去离子水溶解后移入 1L 容量瓶中,并稀释至刻度,再加入氯仿 2ml 防腐,置冰箱中保存。

4.无机磷标准应用液(1.29mmol/L)

取无机磷标准贮存液 4ml 加入 100ml 容量瓶中,以去离子水稀释至刻度,加入 1ml 氯仿防腐,置冰箱中保存。

（三）操　　作

取血清 0.2ml,加入三氯醋酸－硫酸亚铁液 4.8ml,充分混匀,放置 10min 后,离心沉淀。无机磷标准也同样处理,然后按表 10-4 操作。

表 10-4　硫酸亚铁钼蓝比色测血清无机磷操作法

试剂(ml)	测定管	标准管	空白管
处理后磷标准液(1.29mmol/L)	—	4.0	—
三氯醋酸－硫酸亚铁溶液	—	—	4.0
钼酸铵溶液	0.5	0.5	0.5

将上述溶液混匀,放置 15min,用波长 640nm 或红色滤光板,光径 1.0 cm 比色,以空白管校正吸光度至"0"点,读取各管吸光度。

（四）计　　算

$$血清无机磷(mmol/L) = \frac{测定管吸光度}{标准管吸光度} \times 1.292$$

（五）参　考　值

(1)血清无机磷:成人 0.96～1.62mmol/L,儿童 1.45～2.10mmol/L。

(2)尿磷排泄量:成人 16.14～41.98mmol/24h。

(3)脑脊液无机磷:0.29～0.65mmol/L。

（六）附 注

(1)磷的测定标本应选用血清,如用血浆,每毫升标本内草酸盐含量不可多于2～3mg,过量的草酸盐可使磷测定时不易显色。

(2)血标本不能溶血,并于采取血后尽快分离血清,以免血细胞内磷酸酯水解而使无机磷增加。

(3)在血清中加入三氯醋酸－硫酸亚铁溶液时速度要慢,边加边混,使蛋白沉淀物呈细颗粒,如蛋白沉淀呈片状,可将磷包裹在其中,使测定结果偏低。

(4)加入钼酸盐后应立即充分混合。枸橼酸盐一旦同钼酸盐结合,就不再同磷结合。

(5)尿磷测定与血磷相同。可取24h混合酸性尿(碱性尿磷酸盐会沉淀析出,故应加酸防腐),稀释100倍左右后测定。

二、紫外分光光度法

（一）原 理

血清中无机磷在酸性溶液中与钼酸铵作用所形成的复合物,直接用340nm或325nm波长测定其吸光度。

（二）试 剂

(1)360mmol/L硫酸:准确吸取浓硫酸(AR)2ml加至98ml水中,混匀即可。

(2)0.15mmol/L钼酸铵:称取钼酸铵(AR)111.2mg、$NaN_3$50mg至小烧杯中,加50ml蒸馏水溶解并转入加Triton-x-100 0.2ml,然后加水至刻度。

(3)应用液:应用前根据标本的数量,将上述100ml容量瓶中,"(1)"液和"(2)"液等量混合。

(4)无机磷标准液:1.292mmol/L,配制方法见前法。

（三）操 作

取试管3支,标明测定管、标准管和空白管,然后按表10-5操作。

表10-5 无机磷测定操作步骤

加入物(ml)	测定管	标准管	空白管
血清	0.1	—	—
磷标准液	—	0.1	—
去离子水	—	—	0.1
应用液	3.0	3.0	3.0

将表中溶液混匀,室温放置5min后,用分光光度计,在340nm波长,以空白管调"0",10 mm光经比色杯进行比色,读取各管的吸光度。

（四）计 算

$$血清无机磷(mmol/L)=\frac{测定管吸光度}{标准管吸光度}\times 1.292$$

（五）参 考 值

0.9～1.34mmol/L(2.76～4.16mg/dl)。

（六）附 注

(1) 凡带有紫外波长325nm或340 mm的分光光度计均可应用。340nm测得的吸光度是325nm(吸收峰在325nm)的82%。

(2)本反应在5～120min内显色稳定,3h后,标准管吸光度无改变,而测定管吸光度随时间的延长而上升,这可能与血清中含有极微量的还原性物质有关。

(3)Tween-80、Tween-20 的 0.4%(V/V)和 Triton-x-100 的 0.2%(V/V)三种表面活性剂均适用于本法应用,所测结果基本相同,因此可选用其中的一种。吐温浓度以 0.4%为佳,浓度太大,试剂颜色加深,吸光度增高;浓度太低,易产生浑浊。

(4)黄疸和脂血标本应做标本空白,溶血标本会使结果偏高,不宜采用。

(5)本法所用的试剂也适用于生化自动分析仪终点法测定。血清和试剂用量的比例可参照手工法,用 340nm 和 380nm 滤光片双波长比色,以 $\triangle A_{340} \sim \triangle A_{380}$ 来计算结果。

(6)本法的线性范围为 0.323 ~ 3.867mmol/L(1 ~ 9mg/dl)。

三、米吐尔直接显色法

(一)原　　理

利用磷在酸性溶液中与钼铵起反应生成磷酸钼酸络合物,用对甲氨基酚硫酸盐(米吐尔)还原生成钼蓝。在试剂中加吐温-80 以抑制蛋白质的干扰。

(二)试　　剂

1.钼酸铵溶液

在 50ml 去离子水中加浓硫酸 3.3ml,再加钼酸铵 0.2g,溶解后加吐温－80 0.5ml,最后加去离子水至 100ml。

2.对甲氨基酚硫酸盐(米吐尔)溶液

称取对甲氨基酚硫酸盐 2g,溶于 80ml 去离子水中,加无水硫酸钠 5g,最后加去离子水至 100ml。

3.显色应用液

取"1"液 10ml,"2"液 1.1ml 混合即可应用。

4.磷标准液

配制方法同前法。

(三)操　　作

取试管 3 支,标明测定、标准和空白管,然后按表 10-6 操作。

表 10-6　无机磷测定操作步骤

加入物(ml)	测定管	标准管	空白管
血清	0.1	—	—
磷标准液	—	0.1	—
去离子水	—	—	0.1
显色应用液	4.0	4.0	4.0

将上述溶液混匀后置 37℃ 水浴 10min,取出,用分光光度计,在 650nm 波长,以空白管调零,10mm 光径比色杯进行比色,读取各管的吸光度。

(四)计　　算

$$血清无机磷(mmol/L) = \frac{测定管吸光度}{标准管吸光度} \times 1.292$$

(五)附　　注

(1)本法对血清白球蛋白比值倒置的标本易产生浑浊,解决的办法是用 30g/L 三氯醋酸去蛋白处理。方法如下:取血清 0.2ml,加 30g/L 三氯醋酸 1.8ml,充分混匀后离心,取上清滤液

1.0ml。磷标准液同样进行处理,然后加显色液 4.0ml,混匀后进行比色。

(2)米吐尔试剂应少量配制,放置时间不宜太长,否则正常血清有时也产生轻度浑浊。

四、临床意义

(一)血清无机磷增高

(1)甲状旁腺功能减退症由于激素分泌减少,使肾小管对磷的重吸收失去控制而增强吸收,因而使血磷增高。

(2)假性甲状旁腺功能减退症也伴有血清磷增高。

(3)维生素 D 过多症时维生素 D 促进肠道吸收钙磷,血清钙磷均可增高。

(4)肾功能不全或衰竭,尿毒症或慢性肾炎晚期等磷酸盐排泄障碍,而使血磷滞留。

(5)多发性骨髓瘤血磷可轻度增高。

(6)骨折愈合期。

(二)血清无机磷减低

(1)甲状旁腺功能亢进症肾小管重吸收磷受抑制而减弱,尿磷排泄增多,血磷常见减低,可低至 0.81mmol/L 以下。

(2)维生素 D 缺乏病或软骨病由于维生素 D 吸收不足,或缺少日光照射,伴有继发性甲状旁腺增生,使尿磷排泄增多而血磷减低。

(3)连续静脉注射葡萄糖,同时注射胰岛素的治疗措施,或患胰腺癌,伴有胰岛素过多症,使糖的利用增加,而糖代谢必须经过磷酸化作用,需用大量无机磷酸盐,而使血磷下降。

(4)肾小管变性病变,使肾小管重吸收功能发生障碍,使尿中丢失大量无机磷,血磷偏低,如 Fanconi 综合征。

(5)乳糜泻等由于肠内有多量脂肪存在,抵制钙磷的吸收,使血磷减低。

(三)尿磷排泄增多

见于甲状旁腺功能亢进症、方氏综合征、代谢性碱中毒。

(四)尿磷排泄减少

见于甲状旁腺减退症、维生素 D 缺乏病、乳糜泻、肾衰竭,伴有酸中毒的肾炎、糖利用增加等情况。

（贺猛）

第六节　血清镁检验

镁是体内含量最多的阳离子之一。原子式为 Mg,原子量为 24.31。成人体内含镁 0.823 ～ 1.234mol,其中 50% 存在于骨骼,45% 在细胞内液,细胞外液占 5%。肝、肾和肌肉含镁较多,在细胞内液镁的含量仅低于钾而居第 2 位,其浓度约为细胞外液的 10 倍。在细胞外液,镁的含量仅次于钠、钾、钙而居第 4 位。

在许多生理化学过程中镁都参与反应并占重要地位。比如是多种酶的激活剂,碱性和酸性磷酸酶、磷酸变位酶、焦磷酸酶、肌酸激酶、己糖激酶、亮氨酸氨基肽酶和羧化酶等,它们的催化作用都须有镁离子的激活;镁是组成 DNA、RNA 及核糖体大分子结构所必需的元素,也是维持正常神经功能和肌肉的重要元素。分析镁的最早方法是重量分析法,但此法繁琐、费时,已被淘汰。火焰光度法因不敏感,目前也很少使用。原子吸收分光光度测定镁,是利用镁在 285.2nm

有强烈的发射光谱或吸收线,使其容易分离,特别适宜测定生物体液中镁的浓度,是镁测定的参考方法,受到广泛使用。利用某染料的直接分光光度法,准确度及精密度可达到临床要求,且适宜自动分析,在临床实验室广泛使用。最近发展了用酶学方法测定血清镁,有可能成为新的自动化方法,但由于试剂昂贵,目前尚未广泛使用。

一、甲基百里香酚蓝比色法

(一)原　　理
血清中镁、钙离子在碱性溶液中能与甲基百里香酚蓝染料结合,生成一种蓝色复合物,加入 EGTA 可掩蔽钙离子的干扰。与同样处理的镁标准液进行比较,求得血清镁含量。

(二)试　　剂
1.碱性缓冲液(pH12.6)

称取无水亚硫酸钠 2.4g,叠氮钠 0.1g,甘氨酸 0.75g,EGTA [ethglenegeylcol bis(β-amino ethylether)-N,N,N'-tetraaceticacid,乙二醇－双(2-氨基乙基醚)－四乙酸]0.095g于小烧杯中,加 1mol/L 氢氧化钠 23.5ml 使其溶解后,转入 100ml 容量瓶中,加去离子水至刻度。

2.显 色 剂

精确称取甲基百里香酚蓝(AR)0.036g和聚乙烯吡咯烷酮(PVP)0.60g于烧杯中,加 1mol/L 盐酸溶液 10ml,使其溶解后转入 100ml 容量瓶中,加去离子水至刻度,混匀,置棕色瓶中保存。

3.显色应用液(pH10.3)

临用前将上述"1"液和"2"液等量混合即可。

4.镁标准液(Mg 0.823mmol/L、Ca 2.5mmol/L)

精称硫酸镁($MgSO_4 \cdot 7H_2O$)0.2026g,用少量去离子水溶解后转入 1L 容量瓶中,再精称恒重的碳酸钙($CaCO_3$,AR)0.25g 于小烧杯中,加去离子水 40ml 及 1mol/L 盐酸 6ml,慢慢加温至 60℃使其溶解,冷却后转入上述容量瓶中,然后加去离子水至刻度,盛入塑料瓶中可长期保存。

(三)操　　作
按表 10-7 操作。

表 10-7　甲基百里香酚蓝比色法血清镁检验操作步骤(ml)

加入物	测定管	标准管	空白管
血清	0.1	—	—
镁标准液(0.823mmol/L)	—	0.1	—
去离子水	—	—	0.1
显色应用液	4.0	4.0	4.0

将上述溶液混匀,置 5min,用波长 600nm 或红色滤光板,光径 10 mm 比色,以空白管调吸光度至"0"点,读取各管吸光度。

(四)计　　算
$$血清镁(mmol/L) = \frac{测定管吸光度}{标准管吸光度} \times 0.823$$

(五)参 考 值
0.67 ~ 1.04mmol/L(1.64 ~ 2.52mg/dl)。

(六)附　　注
(1)红细胞内镁的含量是血浆中 3 倍,Mg^{2+}在细胞内是游离的,因此血标本采集后应尽快分离血清,溶血标本不能用做镁含量测定。

(2)枸橼酸盐、草酸盐或 EDTA 均能螯合镁离子。故这些物质的抗凝血不宜进行镁的测定。

(3)EGTA 是一种金属络合剂,在碱性条件下能结合钙不络合镁,但浓度过高也能络合镁,故称量必须准确。

(4)在镁标准液中加入 2.5mmol/L 钙,可避免 EGTA 对镁的络合。

(5)尿液标本应当用浓 HCl 酸化至 pH = 1,如果有沉淀形成,可摇动、混合、酸化或加温至 60℃,以重新溶解。

(6)显色应用液的 pH 很重要,保持在 pH10.3。

二、Calmagite 染液比色法

(一)原　　理

血清中镁在碱性条件下与 Calmagite 染料生成紫红色络合物,颜色的深浅与镁的浓度成正比。溶液中的 EGTA 可消除钙的干扰,使用表面活性剂可使蛋白胶体稳定,不必去除血清蛋白质而直接测定镁。

(二)试　　剂

1.Calmagite 染料溶液

称取 Calmagite[1-(羟基-4-甲基-2-苯偶氮)-2 萘酚-4-磺酸]染料 400mg,溶于 1 000ml 去离子水中。

2.碱性溶液

称取氢氧化钠 7g,EGTA 1.5g,3-环己胺-1-丙磺酸(CAPS)79g,氯化钠 990mg,溶于 1 000ml 去离子水中,再加 Triton-x-100 2ml,三乙醇胺 56ml,混匀,贮室温中备用。

3.氯化锶溶液

称取氯化锶(AR)1.28g 溶于 100ml 去离子水中。

4.显色应用液

临用前将"1"液 10 份,"2"液 10 份,"3"液 1 份加水 80 份混合,用 1mol/L 氢氧化钾溶液调 pH 为 11.5 ± 0.02,置冰箱保存,可应用 2 周。

5.镁标准液

配制方法同前法。

(三)操　　作

取经稀盐酸处理和去离子水清洗的干燥试管 3 支,标明测定、标准和空白管,然后按表10-8 操作。

表 10-8　Calmagite 染液比色法血清镁检验操作步骤

加入物(ml)	测定管	标准管	空白管
血清	0.05	—	—
镁标准液	—	0.05	—
去离子水	—	—	0.05
显色应用液	4.0	4.0	4.0

将上述溶液混匀,用分光光度计 510nm 波长,以空白管调零,10 mm 光径比色杯进行比色,读取各管吸光度。

（四）计　算

$$血清镁(mmol/L)=\frac{测定管吸光度}{标准管吸光度}\times 0.823$$

（五）参 考 值

0.7～1.10mmol/L。

（六）附　注

（1）溶血标本对本法测定有明显正干扰,脂血标本用本法测定也有明显的正干扰,标本应去脂处理后,方可用本法进行测定。

（2）碱性溶液中的CAPS也可用AMP(2-氨基-2-甲基-1-丙醇)代替,其pH要求在11.5左右,pH偏低时显色反应不够敏感。

（3）本法中应用三乙醇胺可代替氰化钾,起到去除血清中重金属的作用。

（4）Triton-x-100可代替原试剂中Empigen,不仅能使血清中蛋白胶体稳定,而且可减低空白管的吸光度。

三、原子吸收分光光度法

（一）原　理

镁的空心阴极灯发射285.2nm的谱线,通过火焰进入分光系统,照射到光电倍增管上。稀释的血清被吸进空气－乙炔火焰时,镁在高温下离解成镁原子蒸气。部分发射光被蒸气中基态镁原子吸收,光吸收的量与火焰中镁离子的浓度成正比。

（二）试　剂

1.无盐氧化镧稀释液(La^{3+} 4.3g/L)

取浓盐酸10ml加入800ml去离子水中,再加入准确称取高纯度La_2O_3 5g,搅拌,使其溶解后,再以去离子水补足至1L,贮存于室温。

2.含盐氧化镧稀释液

在上述无盐氧化镧稀释液中加氯化钠164mg/L、氯化钾7.5mg/L,分别含Na^+ 2.8mmol/L和K^+ 0.1mmol/L。

3.镁标准贮存液(20mmol/L)

精确称取硫酸镁($MgSO_4\cdot 7H_2O$)0.493g溶于去离子水中,并稀释至100ml。

4.镁标准液(1mmol/L)

取镁贮存液5ml,用去离子水稀释至100ml。

5.镁标准校正液(0～0.04mmol/L)

用含盐氧化镧稀释液将1mmol/L镁标准液稀释成0～0.04mmol/L的4种浓度,贮存于聚乙烯瓶中。

（三）操　作

1.样品处理

取血清0.1ml,加无盐氧化镧稀释液4.9ml,混匀。

2.测定步骤

（1）插上电源,打开仪器,开灯及点火后,预温15min。

（2）吸入含盐氧化镧稀释液校正零点与基线。

（3）吸入镁校正标准液,调校读出的数字与浓度一致。

（4）吸入已经稀释的血清标本,读出镁浓度。

（四）**参考值**

（1）成人：0.6 ～ 1.1mmol/L。

（2）儿童：0.5 ～ 0.9mmol/L。

（五）**附　注**

（1）因仪器型号较多，其操作步骤不完全一致，请严格按各仪器说明书进行操作。

（2）钠、钾盐加进校正标准液及校正零点的目的是使与测定管中的盐基本接近，减少离子干扰。镧用以去除磷酸盐干扰，使镁与钙在火焰中能充分解离。

四、临床意义

（一）**血清镁增高**

（1）肾脏疾病：凡影响肾小球滤过率者均可使血清镁滞留而增高。如慢性肾炎少尿期、尿毒症、急性或慢性肾衰竭等。

（2）内分泌疾病：如甲状腺功能减退症（黏液性水肿）、甲状旁腺功能减退症、艾迪生病、未治疗的糖尿病昏迷（治疗后迅速下降）。

（3）治疗措施不当：凡用镁制剂治疗不当引起中毒者。

（4）其他疾病：多发性骨髓瘤、严重脱水症、关节炎、急性病毒性肝炎、阿米巴肝脓肿、草酸中毒等。

（二）**血清镁降低**

（1）消化道丢失：长期禁食、吸收不良或长期丢失胃肠液者。如慢性腹泻、吸收不良综合征、手术后的肠道瘘管或胆道瘘管、长期吸引胃液后、乙醇中毒严重呕吐者等。

（2）内分泌疾病：甲状腺功能亢进症、甲状旁腺功能亢进症、糖尿病酸中毒纠正后、原发性醛固酮增多症以及长期使用皮质激素治疗后，均使尿镁排泄增加。

（3）治疗措施不当：用汞撒利或氯噻嗪等利尿剂治疗者，未及时补充镁，长期静脉滴注无镁补液。

（4）其他疾病：急性胰腺炎在胰腺周围可形成镁皂；晚期肝硬化，可继发醛固酮增多症；加之腹腔积液利尿；低白蛋白血症能使镁结合量减少；急性心肌梗死、急性乙醇中毒以及新生儿肝炎、婴儿肠切除后等。

（三）**尿镁排泄增多**

见于各种原因的多尿，包括长期服用利尿剂、肾小管性酸中毒、原发性醛固酮增多症、皮质醇增多症、糖尿病治疗后期、甲状旁腺功能亢进症、皮质激素治疗及肿瘤骨转移等。

（四）**尿镁排泄减少**

见于长期禁食、厌食、吸收不良者，甲状旁腺功能减退、肾上腺皮质功能减退时，也可减少。

（贺猛）

第七节　血清锌测定

锌（Zn）是人体内必须的微量元素之一。具有重要的生理功能、营养作用和临床诊疗意义。其代谢与某些疾病的发生、发展关系极为密切。因此，锌在医学中逐渐被重视。

锌是元素周期表的ⅡB族金属元素。正常成人体内总含水量锌量 2 ～ 3g，分布于各组织器官内，血液中的锌80%存在于红细胞的碳酸酐酶中，小部分以配价键与两个珠蛋白分子相连。血浆中的锌50%与前白蛋白结合，7%与游离氨基酸结合（以组氨酸、半胱氨酸为主），其余部分与 α_2、巨球蛋白、转铁蛋白、β-脂蛋白及 IgG 结合。正常人体各组织器官均含有一定量的锌，以视网膜、脉络膜及前列腺组织中含锌量最高;其次为骨骼、头发、指甲;肝脏、肾脏、肌肉和皮肤也含有一定量的锌。

锌具有重要生理功能:①参与碳酸酐酶、乳酸脱氢酶、碱性磷酸酶等重要酶的合成;②锌在组织呼吸和机体代谢中占有重要地位,现知有 80 种酶的活性与锌有关;③锌可加速生长发育,增强创伤组织的修复,参与味觉、视觉、食欲及性功能的调节,参与能量、细胞分裂及其他物质的代谢,协调免疫反应等。

锌的测定方法包括络合滴定法、荧光光度法、比色法、极谱法、原子吸收分光光度法、阳极溶出伏安法和中子活化法等。络合滴定法耗时费力,标本用量大,特异性低,限制了其应用。所有比色法不适用正常和缺锌状况下进行锌的测定,它们可用于诊断锌中毒。正常或缺锌时,目前能被接受的检测方法为原子吸收分光光度法和阳极溶出伏安法。

一、原子吸收分光光度法

(一)原　　理

血清标本用蒸馏水做适当稀释后,将其吸进原子吸收分光光度计,经火焰而产生最合适的吸收谱线,记录峰高,用含 5ml/dl 的甘油稀释锌标准液,使与稀释血清有相近的黏度,通过校正曲线或数字直接读出血清锌浓度。

(二)试　　剂

(1)标准液稀释剂:5ml/L 甘油。

(2)贮存锌标准液(1g/L):准确称取纯金属锌 200mg,溶于 20ml 10 倍稀释的硝酸内,加蒸馏水至 200ml。

(3)10.0mg/L 贮存锌标准液:取 1g/L 锌标准液 1ml 加 5ml/dl 甘油至 100ml。

(4)应用锌标准液:分别取 10.0mg/L 锌标准液 1ml、2ml、3ml、4ml 加于 4 个 100ml 容量瓶,各加 5ml/dl 甘油至刻度。最终锌浓度分别为 100mg/L、200mg/L、300mg/L 和 400μg/L,其对应血清锌浓度分别为 500μg/L、1 000μg/L、1 500μg/L、和 2 000μg/L。

(三)操　　作

(1)标本:静脉抽血后注入聚乙烯小试管内送检。避免溶血,及时分离血清。

(2)仪器:调节原子吸收分光光度计至共振吸收谱线波长213.8nm,狭缝宽度0.7nm,读吸光度。空气－乙炔火焰,按仪器说明书调气压、流速、标本吸入速度、灯电流、灯位置,使达最大灵敏度。

(3)稀释血清:取 0.5ml 待测血清、质控血清于聚乙烯塑料试管内,加蒸馏水 2.0ml,混匀。

(4)吸甘油稀释液进入火焰,调基线,使读出吸光度为零。

(5)从低浓度到高浓度连续吸进锌标准应用液,重复进样直至读出稳定在 ± 0.002A。绘制校正曲线。

(6)吸进稀释待测血清和稀释质控血清,按吸光度从校正曲线查取锌浓度。质控血清测定值应在靶值的 ± 6% 以内。

(四)计　　算

锌(μmol/L)＝锌(μg/L)× 0.0153

(五)参　考　值

(1)血浆锌:10.7 ～ 22.0μmol/L(70 ～ 144 μg/L)。

(2)血清锌:11.6 ～ 23.0μmol/L(76 ～ 150 μg/L)。

(3)血清锌比血浆锌高5%～ 15%,这是由于在血液凝固时,从血小板与红细胞中释放出少量锌的缘故。

（六）附　注

（1）样品的吸入速度和火焰状态保持恒定与最优化是取得可重复结果的重要环节。高黏度标本须做必要的稀释。要定期吸进稀盐酸，以保持雾化器清洁。燃烧头应放在非酸性清洁剂中浸泡过夜，使用前彻底清洗。保持燃烧喷口的通畅和表面光滑。

（2）操作全过程都要严格防止锌污染。橡胶制品含锌较高，故标本不可用橡皮塞，容量瓶不可用橡皮筋栓系，蒸馏水不可用橡皮管引流，如用橡皮吸球取试剂时，吸管口要塞以棉花。临床广泛用的胶布含氧化锌，要严防接触。

（3）标本、蒸馏水、试剂的容器均应采用聚乙烯制品，不可用玻璃容器。长期用玻璃容器的液体内可检出微量锌。严格控制所用蒸馏水质量。

（4）尽快分离血清，及时测定。

二、吡啶偶氮酚类显色法

（一）原　理

高价铁、铜被维生素C还原成低价，和其他金属离子一起被氰化物络合而掩蔽。水合氯醛使锌暴露而能与2-[(5-溴-2-吡啶)偶氮]-5-二乙基氨基苯酚（Br-PADAP）反应产生颜色，其吸收峰在555nm。控制pH以消除钙镁等碱土金属的干扰。

（二）试　剂

（1）50mg/L 贮存锌标准液：取原子吸收法的 1g/L 贮存锌标准液 5ml，加于用酸洗过的清洁的 100ml 容量瓶内，加蒸馏水至刻度。

（2）15.3μmol/L 锌标准液：取 50mg/L 锌标准液 2ml，加蒸馏水至 100ml。

（3）100g/L 三氯醋酸。

（4）SDS-Tris 缓冲液：取 150g/L 十二烷基硫酸钠（SDS）水溶液 40ml，加 Tris 2.4g，使溶解。加维生素C 250mg、氰化钠 75mg，调 pH 至 8.0，加蒸馏水至 50ml。

（5）显色剂：称取 Br-PADAP（北京化工厂）8mg，加 N,N′ 二甲基甲酰胺（或二甲亚砜）1ml 使溶解，加 150g/L SDS 液至 25ml。

（6）水合氯醛溶液：取水合氯醛 8g，加蒸馏水 10ml 溶解。

（7）150g/L SDS 水溶液。称取十二烷基硫酸钠 15g，用 100ml 去离子水溶解。

（三）操　作

取试管分别标记，按表 10-9 操作。

表 10-9　吡啶偶氮酚类显色法操作步骤

试剂(ml)	测定管	标准管	空白管
血清	0.5	—	—
15.3μmol/L 锌标准液	—	0.5	—
蒸馏水	—	—	0.5
100g/L 三氯醋酸	0.5	0.5	0.5
混匀,10min 后离心沉淀			
上清液	0.5	0.5	0.5
SDS-Tris 缓冲液	1.25	1.25	1.25
显色剂	1.25	1.25	1.25
水合氯醛溶液	0.1	0.1	0.1

每加一种试剂均需混匀,静置 3min 后,用分光光度计波长 555nm,比色杯光径 10min,用空白管调,读出各管吸光度。

(四)计　　算

$$血清锌(μmol/L) = \frac{测定管吸光度}{标准管吸光度} \times 15.3$$

$$血清锌(μg/dl) = \frac{测定管吸光度}{标准管吸光度} \times 100$$

(五)参 考 值

成人血清锌:9.0 ～ 20.7μmol/L(59 ～ 135 μg/dl)。

(六)附　　注

所用器皿须经 10%硝酸浸泡过夜,然后冲洗干净。其余注意事项同原子吸收法。

三、单扫描示波极谱法

(一)原　　理

血清中锌在乙二胺的碱性介质中与乙二胺形成络合物,峰电位为 - 1.42 V,峰电流波高(μA)与锌浓度成正比。加酒石酸钾钠以消除钙、镁、锡等离子的干扰。

(二)试　　剂

(1)10ml/dl 乙二胺溶液。

(2)0.1mol/L 酒石酸钾钠溶液。

(3)锌标准液[76.5μmol/L Zn^{2+}(5μg/ml)]用重蒸的高纯水配制。

(三)仪　　器

(1)JP-2A 型示波极谱仪(成都仪器厂产品),悬汞电极为工作电极、甘汞电极为参比电极,铂金电极为辅助电极,组成三电极系统。

(2)石英亚沸蒸馏器:用以制备配制试剂和测定标本用的高纯水。

(四)操　　作

取容量约 20ml 的电解杯,分别标记测定管、标准管、空白管,按表 10-10 操作。

表 10-10　锌单扫描示波极谱法操作步骤

试剂(ml)	测定管	标准管	空白管
血清	0.5	—	—
76.5μmol/L 锌标准液	—	0.1	—
10ml/dl 乙二胺溶液	1.0	1.0	1.0
0.1mol/L 酒石酸钾钠	0.5	0.5	0.5
高纯蒸馏水	3.0	3.4	3.5

表中各管混匀,分别扫描空白管、标准管和测定管,记录峰电流波高,然后用直接比较法计算。

(五)计　　算

$$血清锌(μmol/L) = \frac{测定波高 - 空白波高}{标准波高 - 空白波高} \times 15.3$$

$$血清锌(μg/dl) = \frac{测定波高 - 空白波高}{标准波高 - 空白波高} \times 0.5 \times \frac{100}{0.5} = \frac{测定波高 - 空白波高}{标准波高 - 空白波高} \times 100$$

（六）参考值

血清锌（μmol/L）：12.24 ～ 18.36μmol/L（80 ～ 120 μg/dl）。

四、临床意义

（一）血　　锌

1.生理变化

血清锌受地理环境、营养状况、饮食、年龄、性别、分娩、哺乳等生理因素影响。因此,血清锌在很多生理情况下可发生一定的变化。新生儿血清锌水平与成人接近,第1周很快降低,第2 ～ 3 个月显著降低,4 个月后逐渐增多,在 1 岁前可恢复至成人水平。至 12 ～ 13 个月又稍降低,2 岁时又逐渐回升至成人水平。成年人血清锌水平有随年龄增加呈递减趋势。在贫穷乡村儿童的血清锌明显降低,城市和乡村儿童的血清锌含量有一定差别,城市高于乡村。

2.病理性变化

在疾病发生、发展、痊愈或复发过程中,血清锌常发生显著的变化。因此测定血清锌及Cu/Zn 比值,对评价机体锌的营养状况和对许多疾病的诊疗均具有重要的实用价值;并有助于阐明发病机制,了解疾病侵袭、持续、痊愈和复发的病理过程。

（1）血清锌降低降低:见于乙醇中毒性肝硬化、肺癌、心肌梗死、慢性感染、营养不良、恶性贫血、胃肠吸收障碍、妊娠、肾病综合征及部分慢性肾衰竭患者。儿童缺锌可出现嗜睡、生长迟缓、食欲低下、男性性腺发育不全和皮肤改变。

（2）血清锌增高:见于甲状腺功能亢进、垂体及肾上腺皮质功能减退、真性红细胞增多症、嗜酸粒细胞增多症、高血压患者血清锌增多,风湿性心脏病、局灶性脑病和精神病患者血清锌轻度增多,癫痫患者血清锌明显增多。研究认为血清锌的升高可能与癫痫发作有关。

（二）尿　　锌

尿液中锌的含量很少。正常时男性高于女性,一般每天不超过 1mg。生理情况下变化不大,也很少受年龄、饮食的影响。病理情况下及应用某药物后,尿锌发生显著变化。肾病综合征、尿毒症、肾移植术、行透析疗法者、高尿钙症、肾结石、糖尿病、烧伤、外科手术、肝硬化、乙醇中毒、传染性肝炎、溶血性贫血等患者均可使尿锌增多。尿锌排泄量减少见于伊朗乡村病,肠源性肢体皮炎等。因尿锌在很多疾病及其治疗过程中发生变化,故其测定对某些疾病的诊断、治疗及发病机制的探讨有一定意义。

（三）发　　锌

正常人头发内含有一定量的锌,其测定在一定程度上可反映机体内锌的营养状况,尤其是锌含量低时更有参考价值。发锌降低见于伊朗乡村病、肠源性肢体皮炎、结肠炎、儿童生长发育停滞及厌食者、营养不良、动脉硬化性疾病、烧伤、镰刀状细胞性贫血等体内缺锌的疾病。有研究表明,糖尿病患者发锌含量显著降低,血糖高、病程长的患者发锌含量显著低于血糖低、病程短者。说明血糖愈高、病程愈长则锌的丢失量愈大,因而造成缺锌。

（贺猛）

第八节　二氧化碳测定

血清或血浆总二氧化碳测定的自动化方法中,第一步是标本的酸化或碱化。加酸性缓冲液酸化标本,目的是使血浆中各种形式的 CO_2 转变成气态 CO_2;加碱性缓冲液碱化标本,目的是

使血浆中所有 CO_2 和碳酸盐转变成碳酸氢盐 HCO_3^-。总 CO_2 可以用电极法或酶学方法测定。在间接电极法测定中，血浆酸化后所释放出气态 CO_2 用 PCO_2 电极测定；在酶学方法测定中，血浆碱化后所有 CO_2 和碳酸盐都转变成 HCO_3^-，通过磷酸烯醇式丙酮酸羧化酶－苹果酸脱氢酶-NADH 偶联反应体系测定。大多数实验室都使用酶学方法测定总二氧化碳。

一、酶　　法

（一）原　　理

血浆（清）中的碳酸氢根在磷酸烯醇式丙酮酸羧化酶（PEPC）催化下和磷酸烯醇式丙酮酸（PEP）反应，生成草酰乙酸和磷酸；草酰乙酸在苹果酸脱氢酶（MDH）催化下，生成苹果酸，同时 NADH 被氧化成 NAD^+。在分光光度计波长 340nm 处，吸光度下降的速率与样品中 HCO_3^- 含量成正比。反应式如下。

磷酸烯醇式丙酮酸＋ HCO_3^- $\xrightarrow{PEPC}$ 草酸乙酸＋磷酸

草酸乙酸＋ $NADH^+$ $\xrightarrow{MDH}$ H ＋苹果酸＋ NAD^+

（二）试　　剂

试剂成分和在反应液中参考浓度：Tris-HCl 缓冲液 50mmol/L；PEP 1.8mmol/L；PEPC≥300 U/L；MDH≥1 250 U/L；NADH＞0.3mmol/L；硫酸镁 10mmol/L；草氨酸钠 2.5mmol/L；反应液 pH 值为 8.0±0.15。此试剂必须使用经煮沸去除 CO_2 的蒸馏水复溶，复溶后的试剂加盖存放在 4℃冰箱中可用数小时。HCO_3^- 标准液 30mmol/L。

（三）仪　　器

生化自动分析仪或具有 340nm 波长和恒温装置的分光光度计。

（四）操　　作

1.样品收集

采取静脉血 2ml，放置于含有石蜡油和肝素抗凝剂的试管中，混匀，迅速分离血浆，及时进行测定。

2.步　　骤

（1）手工法测定。取试管 3 支，标明测定管、标准管和空白管，然后按表 10-11 操作。

表 10-11　碳酸氢根酶法测定操作步骤

加入物(ml)	测定管	标准管	试剂空白管
酶试剂	2.0	2.0	2.0
血浆（清）	0.1	—	—
HCO_3^- 标准液	—	0.01	—
蒸馏水	—	—	0.01

混匀，放 37℃孵育 5min，以蒸馏水调零，分光光度计波长 340nm，比色杯光径 10 mm，分别读取各管吸光度。

（2）生化自动分析法。准备好复溶试剂和待测样品及标准液，然后根据不同仪器的性能，设置特定的参数，具体操作步骤见各类型全自动生化分析仪操作说明书所规定的测定程序。

（五）计　　算

$$HCO_3^-(mmol/L) = \frac{试剂空白吸光度－样品吸光度}{试剂空白吸光度－标准吸光度} \times 30mmol/L$$

（六）参考范围

成年人 HCO_3^-：23 ～ 29mmol/L。

（七）注意事项

(1)重度脂血、溶血和黄疸标本应做标本空白管。血清 0.01ml,加生理盐水 2.0ml。

(2)准备试剂和收集标本时,应严格做到密封,避免 CO_2 逸散。

(3)试剂出现浑浊或试剂空白吸光度 < 1.0 时都不能使用。

(4)能用肝素抗凝剂。草酸盐、柠檬酸盐和 EDTA 都不宜使用。

(5)内源性丙酮酸和 LDH 的干扰可用草氨酸钠消除。

(6)二氧化碳酶法试剂盒有两种:一种在 340nm.波长测定;另一种在 380nm 波长测定。两者的试剂成分相同,但浓度有差别。大多数自动生化分析仪只具有 340nm 波长,本书介绍 340nm 波长测定的试剂浓度,血浆与试剂的比例为 1 : 200。340nm 是 NADH 的吸收峰,吸光度较高,灵敏度也较高。380nm 波长处于 NADH 吸光曲线的下降坡,吸光度较低,此时可提高酶反应底物 PEP 和 NADH 的浓度,反应线性范围较宽,血浆与试剂的比例为 1 : 100。试剂成本相对较高,但不能用于不具 380nm 波长的自动生化分析仪。

二、滴 定 法

（一）原　　理

血浆(清)中加入过量的盐酸标准溶液,与 HCO_3^- 起中和反应,释放出 CO_2,然后以氢氧化钠标准溶液滴定剩余的盐酸,以氢氧化钠的消耗量计算出血浆 HCO_3^- 含量,以血浆(清)原来的 pH 值作为滴定的终点。

（二）试　　剂

(1)0.01mol/L 盐酸溶液。取精确标定的 1.00mol/L 盐酸溶液 1.0ml,移至 100ml 容量瓶中,用生理盐水稀释至刻度。

(2)0.01mol/L 氢氧化钠溶液。取精确标定的 1.00mol/L 氢氧化钠溶液 1.0ml,移至 100ml 容量瓶中,用生理盐水稀释至刻度。此液应密闭保存,约可用 2 周。

(3)酚红指示剂。称取酚红 50mg,加 0.01mol/L 氢氧化钠溶液 14ml,研磨溶解后加生理盐水至 250ml。

(4)生理盐水。

（三）操　　作

(1)取小试管 2 支,标明测定管及对照管。

(2)向对照管中,加入新鲜血浆(或血清)0.1ml,生理盐水 2.5ml 和酚红指示剂 2 滴。以此试管溶液的色泽,作为测定管滴定终点的对照。

(3)向测定管中,加入新鲜血浆(或血清)0.1ml,准确加入 0.01mol/L 盐酸 0.5ml,振摇 1min,使 CO_2 逸出。再加生理盐水 2ml,酚红指示剂 2 滴,混匀。然后用微量滴定管将 0.1mol/L 氢氧化钠溶液逐滴加入并混匀,直至测定管与对照管同样颜色为终点。

（四）计　　算

血浆(清)HCO_3^-(mmol/L)=

[0.5 － 滴定用去 0.01mmol/L 氢氧化钠(ml)数]$\times 0.01 \times \dfrac{1000}{0.1}$=

[0.5 － 滴定用去 0.01mmol/L 氢氧化钠(ml)数]$\times 100$

（五）参考范围

儿童:18 ～ 27mmol/L。

健康成年人血浆 HCO_3^- 浓度:20 ～ 29mmol/L。

（六）注意事项

（1）器皿必须中性，否则影响结果。

（2）血液标本应避免与空气接触并迅速分离血浆，及时操作。

（3）0.01mol/L氢氧化钠溶液不稳定，应密封保存，避免吸收空气中CO_2；0.01mol/L盐酸比较稳定，故每天应做校正滴定，用酚红作指示剂，以红色出现10s两不褪色作为终点。

（4）本法测定结果也包括血浆中的CO_2^-及氨基甲酸的CO_2，但与HCO_3^-相比，前两者含量很少，故用HCO_3^-表示。常规检验是在室温下进行，结果不完全等于血浆中实际HCO_3^-。当实际HCO_3^-很高时，此法结果略偏低。

（5）生理盐水必须中性，偏酸或偏碱均会影响结果的准确性。

（七）临床意义

（1）增高。代谢性碱中毒，如幽门梗阻、柯兴综合征和服用碱性药物过多等。呼吸性酸中毒，如呼吸中枢抑制、呼吸肌麻痹、肺气肿、支气管扩张和气胸等。

（2）降低。代谢性酸中毒，如严重腹泻、肾功能衰竭、糖尿病和服酸性药物过多等。慢性呼吸性碱中毒时，由于长时间呼吸增速，肺泡中PCO_2减低，肾小管代偿性HCO_3^-排出增多。

（黄兴福）

第十一章

血液气体分析

细胞的正常功能有赖于适宜的内在环境,如 pH、渗透压、电解质等条件必须相对稳定,以保证不同酶系发挥催化作用和物质代谢的正常进行。正常人细胞外液的 pH 始终保持在一定的水平,变动范围很小,如血液 pH 7.35 ~ 7.45。机体将体液酸碱度维持在一定的狭小范围内,称为酸碱平衡(acid-base balance)。超出上述正常范围,机体即处于酸碱平衡紊乱状态,包括酸中毒或碱中毒。如果细胞外液 pH 低于 6.9 或高于 7.8,就会危及生命。

血气分析(analysis of bloodgas)与酸碱平衡诊断试验是临床上抢救和监护危重患者有一组重要生化指标,尤其对呼吸衰竭和酸碱平衡紊乱患者的诊断治疗起着关键的作用。利用血气分析可测定出血液氧分压(PO_2)、二氧化碳分压(PCO_2)和 pH 三个主要项目,并由这三个指标计算出其他酸碱平衡相关的诊断指标,从而对患者体内酸碱平衡、气体交换及氧合作用做出比较全面的判断和认识。

近年血气分析仪研制得到较大的发展,使临床实验室能方便、准确、快速地进行血气分析。由于各厂家仪器型号不同,各有不同的程序和性能,应按其说明书进行操作。

第一节 概 述

一、血液气体分析常用指标与参数

目前,血液气体分析在世界各国采用了很多的名词,每个名词都代表着它的生理和病理意义。

(一)血红蛋白

血红蛋白(Hb)主要功能为运输氧和二氧化碳,但同时又是很重要的缓冲物质。血红蛋白携带氧(HbO_2)时偏酸性,当动脉血流经组织时,氧合血红蛋白释放出氧而成为酸性较小的血红蛋白。

正是由于氧合血红蛋白和血红蛋白的酸性差别才能使组织中生成的 HCO_3^- 运至肺部,转变成二氧化碳(CO_2)而排出体外,这一生理过程称"匀氢转移"。

1g 血红蛋白(Hb)如 100%的结合氧,可携带 1.39ml 氧,血红蛋白与氧结合呈"S"形曲线,此曲线受到多种因素的影响发生左移和右移。

在计算 BEb、Beecf、SB、$SatO_2$ 等参数时,与血红蛋白值均有关系。

参考值:男性 120 ~ 160g/L,女性 110 ~ 150g/L。

（二）酸碱度

人体的细胞功能靠细胞代谢产生的能量来维持，但代谢的过程要求在一定的环境下进行。它包括很多因素如温度、渗透压、电解质等营养成分，它们都必须保持在一定的范围内。在这些环境因素中最重要的因素是氢离子浓度 $[H^+]$，它在血中的浓度非常小，正常人的 $[H^+] = 0.00004$ mmol/L。虽然有些学者提出了用氢离子的浓度来代表酸碱度有许多优点，但世界各国临床上还是多数人用 pH 代表酸碱度。pH 正常平均值为 7.40。一个标准差的范围为 7.38 ～ 7.42，2 个标准差的范围为 7.36 ～ 7.44，2 个标准差包括正常人群的 95%，即仍然有 5% 的正常人群在这个范围以外，所以我们观察患者 pH 时要具体分析患者的情况。正常人的 pH 范围与治疗满意的 pH 范围并非同一标准。pH 7.30 ～ 7.50 为治疗满意的范围，人体 pH 正常范围与机体内酶系统活动受损伤的范围之间还有一个过渡的间隙。

正常值与治疗满意的范围有不同的含义，临床医师应当知道这两个范围。pH 有稍许的差别，pH 超出正常范围不大的情况下，不影响正常生理酶系统的活动，不一定急需治疗，纠正酸碱中毒亦不一定必须达到正常范围，只要达到治疗满意的范围即可。

pH 有它的局限性：①只能决定是否有酸血症或碱血症，pH 正常并不能排除无酸碱失衡（pH ＞ 7.45 为碱血症，pH ＜ 7.35 为酸血症）；②单凭 pH 不能区别是代谢性还是呼吸性酸碱失衡。

参考值：为 7.35 ～ 7.45。

（三）无呼吸影响的酸碱度

无呼吸影响的酸碱度（pH_{NR}），即标准 pH，是设定血样二氧化碳分压（PCO_2）为 40mmHg 时之 pH，此项指标排除了呼吸因素的干扰，因此 pH_{NR} 是更能反映代谢性酸碱平衡的一个指标。在正常情况下，pH_{NR} 与血液 pH 应基本一致。

pH 大于或小于 pH_{NR}，说明 pH 有呼吸因素介入，为呼吸性酸中毒或呼吸性碱中毒。当患者 PCO_2 恢复 40mmHg 时，其 $pH_{NR} = pH$，这样对患者的观察治疗、预后都起到一定参考作用。

（四）二氧化碳分压

二氧化碳分压（PCO_2），是指物理溶解在血浆的 CO_2 张力。正常人在海平面时 $PaCO_2$ 为 35 ～ 45mmHg。患者治疗满意的范围为 30 ～ 50mmHg。肺动脉中与肺泡内 PCO_2 基本相似。CO_2 的弥散能力较大，约为氧的 25 倍，故血液 PCO_2 基本上反映了肺泡 PCO_2 的平均值。CO_2 在 38℃ 时溶解系数为 0.03。故血中 $H_2CO_3 = 0.03 × PCO_2$。PCO_2 代表呼吸因素，它与通气有明显的关系。$PCO_2 ＜ 4.65$kPa（35mmHg）提示通气增强，有呼吸性碱中毒存在。PCO_2 与 CO_2 的产生成正比关系，与肺泡通气量成反比关系。体温每升高一度，CO_2 产生量即增加 7%，肌肉运动可增加 PCO_2 的产生。相反，镇静药及体温可以减少 CO_2 的产生。PCO_2 上升至 50mmHg 以上提示正常的呼吸机制已不健全，因此具有通气功能衰竭的意义。正常人 PCO_2 由 40mmHg 增加 4mmHg 即刺激呼吸中枢，通气功能增加 1 倍。一般慢性呼吸疾病，PCO_2 持久地升高，对 CO_2 刺激呼吸反应减低。更正确地讲，呼吸的控制是通过 CO_2 影响血中 $[H^+]$，而后改变脑脊液中的 $[H^+]$，对第四脑室侧壁呼吸中枢作用而实现的。慢性 PCO_2 上升，由于肾的代偿，$[H^+]$ 不变。故这时 CO_2 上升对呼吸不产生刺激。在这时患者靠低氧对主动脉弓与颈动脉体内化学感受器形成刺激。当 $PCO_2 ＞ 60$mmHg 时，主动脉弓与颈动脉体对低氧的刺激减弱，故肺心病呼吸衰竭时突然给予高浓度氧吸入是非常危险的。因它能造成呼吸中枢抑制，严重者可造成死亡。

PCO_2 的改变可直接影响 pH 的改变，以下是 PCO_2 结合 pH 对通气功能的估计。

1.过度通气

$PCO_2 ＜ 30$mmHg。

（1）pH ＜ 7.50：急性肺泡过度通气。

（2）pH 7.40～7.50：慢性肺泡过度通气。

（3）pH 7.30～7.40：通气代偿满意的代谢性酸中毒。

（4）pH＜7.30：通气代偿不满意的代谢性酸中毒。

2.大致正常的肺泡通气

PCO_2：30～50mmHg。

（1）pH＞7.50：代谢性碱中毒。

（2）pH：7.30～7.50：通气及酸碱平衡尚好。

（3）pH＜7.30：代谢性酸中毒通气代偿不足。

3.通气功能衰竭

PCO_2＞50mmHg。

（1）pH＞7.50：通气部分代偿的代谢性碱中毒。

（2）pH 7.30～7.40：慢性通气功能衰竭。

（3）pH＜7.30：急性通气功能衰竭。

参考值：35～45mmHg。

（五）动脉血氧分压

氧分压（PO_2）是指血浆中物理溶解氧的张力。体内氧的需要主要来自于血红蛋白化学结合的氧。氧从肺泡进入血液后，除一部分呈物理溶解于血液外，绝大部分进入红细胞与血红蛋白结合，形成HbO_2，HbO_2的化学结合是一种可逆结合；当血液中PO_2升高时，血红蛋白与氧结合形成HbO_2；PO_2降低时HbO_2离解，形成血红蛋白。因此，血液中PO_2越高，则HbO_2的百分比也越高。

正常人体内储存氧约1 000ml，其中可利用氧为800ml。一般静息状态下每分钟消耗200～250ml，故突然停止呼吸约在4min后将因缺氧而死亡。但若在停止呼吸前肺内充满氧气，心脏停搏在10～15min后才会发生。人对PCO_2上升的耐力很大，窒息的患者PCO_2上升速度3～6mmHg/min。10～15min可上升到100mmHg，此时pH下降到7.10～7.20。由于[H^+]的上升，K^+从细胞内游离到细胞外，故此时常有心律不齐甚至发生心搏骤停，所以心搏呼吸骤停的患者首先给予高浓度的氧吸入再进行心肺复苏是抢救成功的关键之一。

一般正常人氧分压为80～100mmHg，低于55mmHg即有呼吸衰竭。氧分压低使脑血流量增加（脑血管扩张）减轻脑组织缺氧，PO_2在30mmHg以下即有生命危险。

（六）肺泡动脉氧分压差

肺泡动脉氧分压差（A-aDO_2）是表示肺泡内氧与动脉内氧分压的梯度，是判断肺换气功能正常与否的一个依据，心肺复苏中，A-aDO_2是反映预后的一项重要指标。当A-aDO_2显著增大时，反映肺瘀血和肺水肿，肺功能可严重减退。

A-aDO_2增高主要是由于解剖分流、通气血流比例失调和弥散功能障碍所致。当前认为在静息状态下，弥散功能障碍并不是造成A-aDO_2增高的主要原因。只有在剧烈运动时，特别是肺泡内氧张压较低时，间质性肺纤维化才可能造成A-aDO_2上升。近年有人认为肺纤维化的患者其低氧血症也主要是由于通气/灌流比例失调和肺内解剖分流增加所致。

（1）A-aDO_2显著增大表示肺的氧合功能障碍，同时PaO_2明显降低。这种低氧血症吸纯氧不能纠正。PaO_2常低于60mmHg，一般由肺内短路所致，如肺不张和成人呼吸窘迫综合征。

（2）A-aDO_2中度增加的低氧血症，一般吸入纯氧可望纠正，如慢性阻塞性肺部疾病。

（3）由于通气不足（表现PCO_2增加）造成的低氧血症，若A-aDO_2正常，则提示基础病因多半不在肺，很可能为中枢神经系统或神经肌肉病变引起肺泡通气不足。

（4）PaO_2降低，而PCO_2与A-aDO_2正常时，要考虑此种低氧血症是吸入氧浓度降低，而不是肺部本身病变所致如高源性低氧血症。

参考值：＜20mmHg。

（七）血氧饱和度

血氧饱和度（SatO₂）是指血液在一定的氧分压下，HbO_2 占全部血红蛋白的百分比值，可用下式表示：

$$Sato_2(\%) = \frac{血氧含量 - 物理溶解量}{血氧容量} \times 100$$

每克血红蛋白的氧达到饱和时，可结合氧 1.39ml。当 PO_2 降低时，$SatO_2$ 也随之降低；当 PO_2 增加时，$SatO_2$ 也相应增加。氧解离曲线为"S"形，PO_2 由 100mmHg 逐渐下降至 60mmHg，其 $SatO_2$ 变化不大。当 $PO_2$60mmHg 时正处在曲线陡直位置，PO_2 稍有下降，可导致 $SatO_2$ 急剧下降，此时可以发生严重缺氧状态。从氧解离曲线亦可以看出缺氧时吸氧的治疗价值，如 PO_2＜40mmHg，只给予低流量吸入即可明显提高氧饱和度。如 PaO_2 为 60mmHg，吸氧对氧饱和度的影响不大。

参考值：91.9%～99%。

（八）血红蛋白与氧的结合与解离

P50 是指血液中血红蛋白 50%氧饱和度时的氧分压数，在正常情况下，当体温 37℃、pH7.4、PCO_2 41.4mmHg 时，P50 ＝ 31mmHg。P50 可反应血液输氧能力以及血红蛋白的亲和力。P50 增加，提示氧解离曲线右移，氧与血红蛋白亲和力降低，血红蛋白易放出氧。P50 降低，提示氧解离曲线左移，氧与血红蛋白亲和力增加，血红蛋白易结合氧，但不易放出氧。因此，P50 降低时，尽管 $SatO_2$ 较高，而实际上组织同样缺氧。

主要影响因素如下：

(1)温度：体温高右移，体温低左移。

(2)PCO_2：PCO_2 高右移，PCO_2 低左移。

(3)pH：pH 增高左移，pH 降低右移。

(4)2,3-DPG：2,3-DPG 高右移，2,3-DPG 低左移。

参考值：P50 31mmHg。

附：血红蛋白与氧解离曲线图（图 11-1）。$SatO_2$ 虽随着 PO_2 的升高而增加但不呈直线正比关系而呈 S 曲线。这种曲线的生理意义，两端斜率较小（曲线平坦），在曲线上端氧分压从 100mmHg 降至 80mmHg 时 $SatO_2$ 只下降 2%。这样血液流入氧分压高的肺部时，即使氧分压发生较大的改变，$SatO_2$ 并不受很大影响，仍使氧与血红蛋白有较多的结合。而曲线中段斜率较大，氧从 60mmHg 降至 20mmHg 时，$SatO_2$ 可从 60%降至 30%，这样保证血液流过氧分压较低的组织时，即使氧分压有较小的变化也能使 HbO_2 的解离明显增加，从而释放出更多的氧供组织利用。

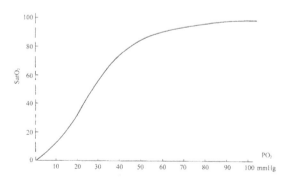

图 11-1　血红蛋白与氧解离曲线

（九）吸氧浓度与动脉血氧张压的关系

吸氧治疗的患者常需要测定动脉血氧来判断其氧疗法的效果如何。过去这类患者都需要停止吸氧测定血气,停止氧治疗测血氧张压,常可引起心律失常。特别是未采取抗心律失常措施时是非常危险的,对这类患者并不是吸氧治疗的情况下就无法判定其吸空气时的氧张压如何(表 11-1)。

表 11-1 肺无换气障碍时吸氧浓度与血氧的关系

吸氧的浓度(FiO_2)	预计 PO_2(mmHg)
吸空气	100
30%	150
40%	200
50%	250
80%	400
100%	500

一般来讲,在海平面高度的患者吸氧浓度每增加 10% 则吸入氧的张力约增加 75mmHg,而肺泡内氧张压增加 50mmHg 左右,假若 PO_2 在 $FiO_2 \times 5$ 左右,我们估计这个患者吸空气时不可能有低氧血症存在。

（十）二氧化碳总量

二氧化碳总量(TCO_2)是指血浆中所有各种形式的 CO_2 的总含量。其中大部分(95%)是 HCO_3^- 结合形式,少量是物理溶解的 CO_2(5%),还有极少量以碳酸、蛋白质氨基甲酸酯及 CO_3^{-2} 等形式存在。TCO_2 在体内受呼吸及代谢两方面因素的影响,但主要还是代谢因素的影响,其实际计算公式:

$$TCO_2 = [HCO_3^-] + PCO_2 \times 0.03 mmol/L$$

二氧化碳总量要与二氧化碳结合力(CO_2-CP)有所区分,CO_2-CP 是指血浆中以 HCO_3^- 形式存在的 CO_2 含量。

参考值为 24 ～ 32mmol/L,均值为 28mmol/L。

（十一）实际碳酸氢根和标准碳酸氢根

实际碳酸氢根(AB)是指患者实际血浆中的 HCO_3^- 含量,标准碳酸氢根(SB)是指体温 37℃ 时 PCO_2 在 40mmHg,血红蛋白在 100% 氧饱和条件下所测出的 HCO_3^- 的含量,也就是排除呼吸因素的改变对它的影响。

HCO_3^- 主要由碳酸氢盐解离而来。当其他阴离子缺乏时 $[HCO_3^-]$ 增多,代替其他阴离子而与阳离子保持平衡,因此,HCO_3^- 具有重要意义。AB 的增减可直接影响 pH 的稳定,当发生代谢性酸碱失衡时,由于缓冲作用体内较多的固定酸或固定碱可使 HCO_3^- 浓度随之改变,如代谢性酸中毒时血中 $[HCO_3^-]$ 下降;代谢性碱中毒时血中 $[HCO_3^-]$ 增加。因此,AB 是体内代谢性酸碱失衡的一个重要指标。

由于 $[HCO_3^-]$ 可因原发性代谢性酸碱紊乱而改变,也可因呼吸性酸碱紊乱的 PCO_2 变化而继发性改变,因而其含量受到呼吸因素改变的影响,为了除去这一呼吸因素的影响,而在特定条件下计算出 SB,从而使 SB 的增减反映代谢因素。SB 减少为代谢性酸中毒,SB 增高为代谢性碱中毒。它可作为代谢变化的较好指标,但不能表明体内 $[HCO_3^-]$ 实际量,而且实际上 SB 也并非绝对不受呼吸因素影响,所以有学者持不同意见。若把 AB 与 SB 这两个指标结合起来分析,在酸碱内稳诊断上有一定的参考价值。

(1)AB 与 SB 两者皆正常,为酸碱内稳正常。

（2）AB 与 SB 两者均低于正常，为代谢性酸中毒（未代偿）。

（3）AB 与 SB 两者均高于正常，为代谢性碱中毒（未代偿）。

（4）AB ＞ SB 为呼吸性酸中毒。

（5）AB ＜ SB 为呼吸性碱中毒。

（6）参考值：AB 21.4 ～ 27.3mmol/L，均值 24mmol/L；SB 21.3 ～ 24.8mmol/L，均值 23mmol/L。

（十二）缓 冲 碱

缓冲碱（BB）是全血中具有缓冲作用的阴离子总和。缓冲碱存在有以下几种形式：

1.血浆缓冲碱（BBp）

是由血浆中 HCO_3^- 和 Pr^-（蛋白质阴离子）组成。

2.全血缓冲碱（BBb）

是由血浆中 HCO_3^- 和 Pr^- 加上血红蛋白组成。

3.细胞外液缓冲碱（BBecf）

是由血浆中 HCO_3^- 和 Pr^- 及血红蛋白相当于 5g 时的缓冲碱（BBHb 6）。细胞外液以血红蛋白 5g 计算，但实际上并非血红蛋白都是 15g，应根据患者实测血红蛋白进行计算细胞外液缓冲碱（BEHb 1/3），才较为正确。

4.正常缓冲碱（NBB）

是指在 37℃ 一个标准大气压下，使血样与 PCO_2 为 40mmHg 的氧混合气平衡，血红蛋白充分氧合并调整 pH 至 7.40，再测这份血的 BB 值为 NBB。

NBB 是正常缓冲碱，NBBp 和 BBp 在正常情况下应相等。如 BBp ＞ NBBp，证明代谢碱过多；相反，如 BBp ＜ NBBp，表示有代谢性酸中毒。

由于 BB 指标不仅受血浆蛋白和血红蛋白的明显影响，而且还受呼吸因素及电解质的影响，因此，目前认为，它不能确切反映代谢酸碱内稳情况。

参考值：BBp 41 ～ 42mmol/L，BBb 46 ～ 50mmol/L，BBHb 543.8mmol/L。

（十三）剩 余 碱

剩余碱（BE）是指血液 pH 偏酸或偏碱时，在标准条件下体温 37℃；一个标准大气压；PCO_2 40mmHg；血红蛋白完全氧合用酸或碱将一升血液的pH调到 7.40，所需加入的酸碱量就是 BE。

它代表正常缓冲碱与异常缓冲碱之差，它不但直接反应碱储的多少，同时亦反应电解质对酸碱平衡的影响。BE 可分为 BEb 和 Beecf。

1.Beb

指全血的 BE，即实际测得的 BE（ABE），它反应全血的碱剩余。

2.Beecf

指组织间液的碱剩余，也有人称为标准的碱剩余（SBE）。它表示体内的碱剩余，不是实验室测定的数字，而是经过纠正的碱多余，为什么组织间液的碱剩余还需要校正呢？因为组织间液是机体细胞所处的确实的外环境，故 SBE 较 ABE 更为理想。全血中有血红蛋白而组织间液无血红蛋白，但组织间液随时与血浆进行交换，故血红蛋白直接影响组织间液。一般来讲，BE 代表代谢性酸碱中毒，不受呼吸的影响。但近年有人报道急性呼吸性酸中毒，BE 可以为负值。不能认为 BE 是负值就肯定有代谢性酸中毒存在。静脉血比动脉血 PCO_2 高 6 ～ 7mmHg，静脉血 BE 高 2 ～ 2.5mmol/L，但 pH 变化较小。一般静脉血比动脉血 pH 低 0.02 ～ 0.03。参考值为 － 3 ～ 3mmol/L。

（十四）阴离子间隙

阴离子间隙（AG）是近年来评价体液状况的一项重要指标，它可鉴别不同类型的代谢性/酸中毒，并对许多潜在的致命性疾病的诊断提供重要线索。

AG 是指血清中所测定的阳离子总数与阴离子总数之差,现多采用以下简化公式表示:

AG(mmol/L)＝ Nat$^+$－[Cl$^-$＋ HCO$_3^-$]

AG 是早期发现代谢性酸中毒合并代谢性碱中毒,慢性呼吸性酸中毒合并代谢性酸中毒,呼吸性碱中毒合并代谢性酸中毒,混合性代谢性酸中毒及三重性酸碱失衡的有用指标。应用AG 作指标时,应注意精确地测定血清电解质,以排除实验误差对 AG 的影响,应结合临床动态地观察血 pH、HCO$_3^-$和 AG 的变化,必要时尚需测定血清乳酸盐、丙酮酸、硫酸盐和磷酸盐,以便进一步明确诊断。

二、标本采集和保存

(一)动脉血

用 2ml 或 5ml 消毒注射器,按无菌手术的操作规范,取肝素(1ml ＝ 1 000U,用生理盐水配制)0.2ml,然后将肝素来回抽动,使针管全部湿润,将多余肝素全部排出。注射器内死腔残留的肝素即可抗凝。

皮肤消毒后,穿刺股动脉、肱动脉或桡动脉,取 2ml 动脉血,不能有气泡。抽出后用小橡皮封针头,隔绝空气。将注射器放在手中双手来回搓动,立即送检。

隔绝空气极其重要,因空气中的氧分压高于动脉血,二氧化碳分压低于动脉血。根据气体规律,高分压向低分压弥散,血标本如与空气接触,则使血液 PO$_2$ 及 PCO$_2$ 都改变而无测定价值。

血液不得放置过久, 要及时送检。因为离体后的血细胞的新陈代谢,全 pH 及 PO$_2$ 下降,PCO$_2$ 上升,影响数据的准确性。如不能及时送检,应放入冰水中保存,注意切勿用冰块,以避免红细胞破坏而溶血。填写申请单,要求写出病史、诊断和用药情况、抽血时的体温、是否用氧及其流量等,为分析检测结果提供依据。

(二)毛细血管血

采血部位常为耳垂或手指,婴儿取足跟、大趾或头皮,局部应先用热毛巾敷或轻轻按摩,使毛细血管血充分动脉化。

毛细玻管先彻底洗净,然后灌以肝素液(50U/ml),在 60 ～ 70℃干燥后即可用。针刺深度以使血液自然流出为宜,收集时切忌气泡引入毛细玻管。血装满后,从玻管的一端放入一小铁针,然后用塑料塞或橡皮泥封住两端,以磁铁在玻管外来回移动,带动玻管内铁针移动,达到血液与肝素混合的目的。如正确而熟练地掌握本采血法,测得数据与动脉血接近。但应注意如局部循环不好、局部水肿及休克等情况下,所取血液不能代表动脉血。

三、电极保养及注意事项

不同类型的仪器有不同的特点和性能,但也有共同的要求。为使测定结果准确可靠,除应严格按照各仪器的操作规程进行操作、校正和测定外,还应注意电极的保养,否则测定结果会受到影响。

(一)pH 电极

现多采用平面型 pH 玻璃电极,电极芯为 Ag/AgCl 电极,其中灌注内缓冲液,留有一小气泡。此气泡不宜过大,使用过程中如气泡增大说明密封不好,有渗漏现象,不能使用。

在测定时 pH 电极要保持恒温,温度变动只允许在 ± 0.1℃范围内,温度对血液 pH 的影响很大,放置在冰水中的标本一般在测定前应先取出,放置在室温中,待温度适当升高(或适当加热)后再测定,以免因与 pH 电极温差过大影响测定的稳定性。

pH 电极有一定的使用期限,用久后可能老化,使反应低下甚至不能正常工作,此时需更换新电极。由于血液蛋白对电极污染出现反应异常,因玻璃电极不可随便拆换,可用 0.1g/dl 胃蛋白酶盐酸溶液浸泡 30min,然后用 pH 7.383 缓冲液冲洗。若经酶处理仍无改善,可检查参比电极,更换氯化钾溶液和参比电极膜。

(二)PCO_2 电极

PCO_2 电极技术性能基本同于 pH 电极,所不同的只是 PCO_2 电极需装尼龙网及渗透膜以及注入外缓冲液。其渗透膜应平整,不能有皱纹、裂缝和针眼并保持清洁。渗透膜及尼龙网与敏感玻璃膜紧贴,不能夹有空气。有气泡可致反应速度变慢,显示不稳定,引起测定误差。

丹麦 ABL 型血气分析仪尼龙网已固定在电极玻璃膜上,只要更换渗透摸即可。一般 PCO_2 电极内缓冲液是密封在电极内的,但有些 PCO_2 电极需要更换内缓冲液,如美国 IL 1300 系列。可用特殊针头从电极孔中抽出,再注入新的缓冲液。现进口仪器均用气标,有的用混合气或纯 CO_2 气。要注意 CO_2 混合气或纯 CO_2 气浓度是否准确,否则可造成测定误差。要定期更换电极缓冲溶液,电极缓冲液 pH 发生改变时可影响 PCO_2 定标准确性。外缓冲液不宜装得过满,应留有小气泡,使温度升高时有膨胀余地,以免电极膜变形,影响测定结果。电极要经常清洗,清洗时应用随机所带清洁剂。如换缓冲液后电极反应低下则要更换渗透膜。

(三)PO_2 电极

PO_2 电极用久后,其阴极端的磨砂玻璃上会有 Ag 或 AgCl 沉积,使电极灵敏度改变,此时应在细砂纸上滴上数滴 PO_2 电极外缓冲液,摩擦去掉沉积,用 PO_2 外缓冲液洗净,即可得到好的效果。

渗透膜及电极外缓冲液要定期更换,与 PCO_2 电极方法相同。

测定温度应控制在(37 ± 1)℃范围内,温度上升下降 1℃,PO_2 可上升或下降 6%～ 7%。

(四)参比电极

pH 测量系统的故障大多数为参比电极影响所致,因此参比电极的安装和更换是极其重要的。饱和 KCl 溶液易渗出产生结晶,参比电极膜及电极套要定期更换,否则影响 pH 测试结果。

(五)其他影响因素及注意事项

(1)为使仪器始终处于稳定的工作状态,应使仪器 24h 日夜通电运转。由于种种原因不能 24h 开机运转时,开机后应待仪器预热到 37℃ 1 ～ 2h 后再使用,否则可能出现明显的漂移现象。

(2)三个基本参数(pH、PCO_2、PO_2)的定标液(或气体)必须符合标准。若实验室自行配制,应经质控检查证实准确可靠,否则将严重影响结果的准确性。

(3)在测定前血标本务必充分混匀,特别对能测定血红蛋白的全自动血气分析仪更应该注意,否则血红蛋白浓度既测不准确又缺乏重现性。由于血红蛋白的测定误差,也影响了剩余碱、氧饱和度、氧含量等结果的可靠性。

(六)仪器质量控制

血气分析的质控物有两类,一类是全血性人造血液,另一类为水性缓冲液。人造血质控液是比较理想的,如美国 IL 公司的 ABC 是一种氟碳化合物乳剂,具有许多与血液性质相近的优点,较稳定,便于储存。在开启使用时,表面有一层泡沫状氟碳化合物,可使质控液与空气隔绝,至少 3min 内不致造成质控液内气体组成的改变。由于以上特点,ABC 质控物的气体含量受室温影响极小,比水性缓冲液有较大的优越性。使用时混匀后开启安瓿,使质控液直接进入测量池即可。每种质控液都标明有允许误差范围,可作质控图。

较通用的质控物是水性缓冲液。以丹麦 Radiometer 公司为例,用 $Na_2HPO_4KH_2PO_4$ 及 $NaHCO_3$ 配成不同 pH 缓冲液,再与不同浓度的 CO_2 及平衡 O_2,以提供 pH、PCO_2、PO_2 预定参考值,加入防腐剂存入。此系统具有三种规格：酸血症＋低氧血症（红色标志）；碱血症＋高氧血症（蓝色标志）；正常（黄色标志）。此种缓冲液与血液比较，其黏度、温度系数及缓冲容量均较小；随温度增加，CO_2 在水相中的浓度下降，pH 则随温度上升而增加，所以这种质控液对温度的依赖性较大。此安瓿应放于 $20 \sim 32℃$ 至少 40min，用前振摇 15min，使液相与气相充分平衡。开安瓿后立即与厂方推荐使用的注射器连接并将质控液注入分析仪中，测出数据，绘质控图。

在判断质控结果时，可与往日的数据比较。发现有倾向性的问题，如质控操作是规范的，而测试值在控制范围内不稳定反复波动或向一个方向漂移就应引起重视，注意进一步观察和寻找误差来源。作为血气分析仪全过程质控，则应包括从样品收集到测定，直至发出报告的全过程。

四、血气分析报告判断与评比

每个医师应根据实验室测得的血气报告数据并结合患者的临床表现做出病理生理的分析。一个血气报告一般应从三个方面进行分析：①对其酸碱平衡失常类型做出诊断；②对呼吸功能状态做出判断；③对组织氧合情况有一个适当的估计。

（一）酸碱平衡失调类型的判断原则

单纯的酸碱平衡失调较为简单，根据 pH、$PaCO_2$ 及 HCO_3^- 的异常与否即可确定诊断。

1.pH

pH 代表酸碱度，正常范围为 $7.35 \sim 7.45$。pH 超过这个范围只能代表有酸血症或碱血症。酸中毒或碱中毒 pH 可以异常也可以正常。pH 不能判断酸碱中毒是代谢性还是呼吸性的。pH 正常不一定没有酸碱中毒存在。pH 正常范围可能有三种情况：①正常的酸碱平衡；②代偿性的酸或碱中毒；③混合性的酸或碱中毒。

2.$PaCO_2$

$PaCO_2$ 代表呼吸因素，正常范围为 $35 \sim 45mmHg$。升高或下降时认为有呼吸性酸中毒或碱中毒，但它的异常不一定都是呼吸道有病变存在。有时是因为肺通气功能反应良好而对代谢性酸或碱中毒的代偿作用，使 $PaCO_2$ 上升或下降。这种情况引起的 $PaCO_2$ 上升或下降，不能称为呼吸性酸或碱中毒，只能认为是呼吸的代偿作用。所以决定呼吸性酸碱中毒，必须结合临床和病史综合判断，不能只靠化验室的报告。

AB、SB、SE 三者均代表代谢因素，其中每一个指标都有它的特异性，代表一定病理状态。正常情况下，AB ＝ SB；呼吸性酸中毒常 AB ＞ SB；呼吸性碱中毒常 AB ＜ SB。

3.酸碱中毒分析方法

①由 pH 决定是酸中毒还是碱中毒；②HCO_3^- 和 $PaCO_2$ 哪个不正常，HCO_3^- 的异常代表代谢性酸中毒或碱中毒，$PaCO_2$ 改变代表呼吸性的酸碱失衡；③若 HCO_3^- 及 $PaCO_2$ 二者均不正常则应决定哪个是原发性的，哪个是继发性的异常。确定 HCO_3^- 是继发性的还是原发性的改变，有三种情况可供参考。

（1）HCO_3^- 升高系继发于 $PaCO_2$ 上升者，则 HCO_3^- 上升系代偿作用。此时 HCO_3^- 上升，其数字绝不会超过 $PaCO_2 \times 4.5$，多数不超过 $PaCO_2 \times 3.0$。若 $HCO_3^- > PaCO_2 \times 4.5$ 则必定有代谢性碱中毒存在，而不能用单纯的代偿作用来解释，原发性代偿性呼吸性酸中毒，经过治疗后 $PaCO_2$ 下降过快，HCO_3^- 随之下降需要等待一定时间。这样的 HCO_3^- 相对升高虽然系原发代偿作用所致，但我们可以称这类患者为呼吸性酸中毒＋代谢性碱中毒，因为这时确实需要按代谢性碱中毒处理。防止这类碱中毒的发生就是控制 $PaCO_2$ 下降的速度不要过快。

（2）$PaCO_2$ 改变后，HCO_3^- 继发性改变的代偿作用，一般 pH 应由异常向正常方向移动。若

HCO_3^-不变,而 pH 向异常方向移动则提示有代谢性因素存在。

(3)$PaCO_2$、HCO_3^-二者哪个超出异常的幅度大,哪个可能是原发。

以上三种现象,凡是继发性变化均谓之代偿作用。

4.机体调节酸碱平衡与细胞外液电解质变化的关系

(1)血清钾:血清钾与酸碱中毒有关系,血清钾与 pH 的绝对值有关,而与酸碱中毒的类型无关。酸血症时高血钾主要决定细胞内外离子的交换及肾对 H^+、K^+的摄舍。pH 每下降 0.1,则血钾上升 30%,或升高 0.4～1.2mmol/L,平均为 0.7～0.8mmol/L。肺心病呼吸性酸中毒合并代谢性碱中毒时,通常补充 KCl 即可使 pH 恢复正常。在碱血症合并低血钾,若为酸性尿则帮助判断其碱血症系由低钾引起,所以除血电解质测定外,同时测尿酸碱度对判断酸碱平衡失调也有很大的帮助。更有些病例,虽为低钾性碱中毒,但在测定血钾时确在正常范围,此时细胞外液碱中毒,但细胞内液为酸中毒。有在酸血症时虽体内已缺钾,但血钾仍可能在正常范围,甚至酸血症严重者血钾可为高水平。

(2)血清钠:轻度的低钠血症对酸碱平衡影响不大,但重度的低钠血症(110mmol/L 以下)常有碱中毒并存。其原因是低钠者常合并低氧、低血钾而引起碱中毒。有碱中毒时,肾小管为了保存 H^+排除 Na^+,故血钠常偏低。

(3)尿素氮:尿毒症常合并酸中毒,当 $PaCO_2$ 在 40mmHg 以下时均可使肾血流量明显减少,而引起肾功能损伤,但它与 $PaCO_2$ 无平衡关系。肺心病心力衰竭或呼吸衰竭引起的肾功能衰竭并非不可逆,当心力衰竭及缺氧好转后,肾功能可恢复正常。

电解质检查对帮助酸碱平衡失调类型的诊断是非常重要的,但必须进行综合的动态的观察。Howrth 报道 1 例急性呼吸性酸中毒合并隐匿性低钾碱中毒,其病例如下:

男性:46 岁,慢性阻塞性肺疾患急性呼吸衰竭、神志恍惚、发绀、烦躁而入院。入院当日 PaO_2 48mmHg、pH 7.25,$PaCO_2$ 90mmHg,血 K^+ 5.5mmol/L,Cl^- 83mmol/L,AB 34mmol/L。当时诊断为急性失代偿性呼吸性酸中毒。人工通气后,pH 7.40,$PaCO_2$ 60mmHg,未测电解质,因当时 $PaCO_2$ 仍高于正常,故未停止人工通气,第 2d 测血钠 140mmHg、血钾 2.7mmol/L,$PaCO_2$ 32mmHg,pH 7.69,于 48h 后死亡。该例患者若 $PaCO_2$ 下降,pH 正常,测血钾即可及时发现低血钾。因入院当时有酸中毒而掩盖了低血钾。相反表现为血钾呈高水平。

(二)呼吸功能状态的判断

通过血气分析,可以了解到肺功能损害是通气功能的异常,还是换气功能的损伤,缺氧的程度如何,呼吸衰竭是急性的还是慢性的过程。以上这些对疾病的诊断、指导治疗都是非常重要的。

呼吸衰竭可以分为通气功能衰竭与换气功能衰竭两大类。

当 PO_2 低于正常预期的最低限时,就应该考虑有缺氧的可能,当 $PO_2 < 60$mmHg 时,已有临床意义的低氧血症。

PO_2 数值只表示当时患者血液的氧合情况,并不代表肺的摄氧功能。PO_2 正常,甚至高于正常,同样可能有摄氧障碍,要进一步了解 FiO_2 及 A-aDO_2 才能真实反映肺换气功能状况。A-aDO_2 增加,尽管患者在吸氧后 PO_2 正常,仍提示有肺部病变,$PaCO_2$ 主要反应肺泡通气功能,$PaCO_2$ 升高是通气不足,$PaCO_2$ 降低是通气增强。

一般急性通气功能衰竭,$PaCO_2$ 上升或下降常有 pH 的改变;而慢性通气功能不良随着 $PaCO_2$ 改变时间的延长,常因继发性的 HCO_3^-改变,pH 近于正常。

(三)组织缺氧状态的估计

血液气体分析对血液的含氧量及酸碱平衡状态有了一个客观的估计,但对组织细胞的氧合状态还必须有一个大概的估计。下列三个因素与组织氧合有关。

1.心每搏输出量与组织氧合关系

有时血氧虽低,但心每搏输出量增加,代偿了低氧血症引起的组织缺氧。相反血氧含量虽然正常,但是心力衰竭,心每搏输出量下降,周围循环淤滞,组织仍然缺氧。

2.微循环的功能状态

各器官的血液灌注量是保障组织氧合的另一个重要环节,特别是微循环的功能状态是保障循环有效灌注的关键。上述心每搏输出量与微循环灌注可通过临床的体格检查有一个大概的估计,如血压、脉搏、心率、心电图、皮肤色泽、毛细血管充盈情况、尿量的多少等,这些都是微循环良好与否的主要指标。

3.血氧运输的机制

如心每搏输出量及微循环基本正常,则影响组织氧合因素的血液输送氧的机制就变成了关键的问题。血液对氧的运输涉及三个问题:

(1)动脉血氧分压:它决定组织中周围毛细血管起始端组织与血液之间的氧压差,这个氧压差又决定氧从血到组织转移的速度和时间。低氧血症意味着血液中氧压低于正常,这时组织有缺氧的可能,但并非必定缺氧。因为它可能有心每搏输出量来加大血流速度及组织单位时间内的灌注量,慢性缺氧症有时用增加血红蛋白提高氧含量来代偿。

(2)血氧含量:它决定血液运送给组织的氧含量,故动脉血氧含量下降则必定会影响组织输送的氧量。当血氧含量下降而不增加单位时间内组织的血流量时,则组织的获氧量必定下降。

(3)血红蛋白与氧的亲和力:当血红蛋白与氧的亲和力增加时,则减少血液在组织中释放氧的量,碱中毒、低体温时氧与血红蛋白亲和力强,在同一张压下此时氧含量增加,但组织的获氧量不一定增加。相反,酸中毒、高体温时,血中氧含量减少,但组织的获氧量并不一定下降。

五、血气分析的质量控制

根据国内外的经验,血气分析(包括pH)数据的误差很大(有高达15%～30%),而且血气分析往往是抢救患者的常规检查项目,因此质量控制十分重要。根据以上的讨论,结合有关资料,将保证质量的要点归纳如下:

(1)要特别注意标本的采集及保存方法(见前)。

(2)定标用的混合气浓度必须准确,不可用质薄的聚氯乙烯管连接气体,而宜用氯丁橡胶管,以免与大气相互渗透交换。

(3)由于电极对气体与血液的反应有差别,最好是将血液在张力计中以指定浓度的混合气平衡后再用于定标。根据不同的张力计,用血量及平衡时间也不一样,不完全的平衡可导致重大的错误。血细胞比容高的血液要求的平衡时间较长。

(4)近年来对血气质控材料的研究颇多,理想的材料应具有与血液相似的理化特性,包括对pH、CO_2 及 O_2 的缓冲量、黏滞性、表面湿滑性及温度系数等,而且要求能在室温下保持稳定,可以较长期的储存,打开安瓿与空气接触数分钟后不影响血气的指定值。血气分析的质控物有两类,一类是全血性人造血液,另一类为水性缓冲液。人造血质控液是比较理想的,如美国IL公司的ABC是一种氟碳化合物乳剂,具有许多与血液性质相近的优点,较稳定,便于储存。在开启使用时,表面有一层泡沫状氟碳化合物,可使质控液与空气隔绝,至少3min内不致造成质控液内气体组成的改变。由于以上特点,ABC的气体含量受室温影响极小,比水性缓冲液有较大的优越性。使用时混匀后开启安瓿,使质控液直接进入测量池即可。每种质控液都标明有允许误差范围,可作质控图。

目前较通用的质控物是水性缓冲液。以丹麦Radiometer公司为例,用 Na_2HPO_4、KH_2PO_4 及

NaHCO$_3$配成不同 pH 缓冲液,再与不同浓度的 CO$_2$ 及 O$_2$ 平衡,以提供 pH、CO$_2$、O$_2$ 预定参考值,加入防腐剂存放。此系统具有三种规格:酸血症＋低氧血症(红色标志);碱血症＋高氧血症(蓝色标志);正常(黄色标志)。此种缓冲液与血液比较,其黏度、温度系数及缓冲容量均较小;随温度增加,CO$_2$ 在水相中的浓度下降;pH 则随温度上升而增加。所以这种质控液对温度的依赖性较大。此安瓿应放于 20 ～ 30℃至少 40min,用前振摇 15min,使液相与气相充分平衡。开安瓿后立即与厂方推荐使用的注加器连接并将质控液注入分析仪中,测出数据,绘质控图。

(5)关于仪器本身:为使仪器始终处于稳定的工作状态,应使仪器 24h 日夜通电运转。由于种种原因不能 24h 开机运转时,开机后应待仪器预热到 37℃ 1 ～ 2h 后再使用,否则可能出现明显的漂移现象。最易引起误差的是电极,薄膜性能对结果有很大的影响,膜的缺陷(如装配太松或有小漏洞)以及电极内电介质组成的改变都是误差的来源,好的仪器能监测薄膜是否出现问题。不同类型的仪器有不同的特点和性能,但也有共同的要求。为使测定结果准确可靠,除应严格按照各仪器的操作规程进行操作、校正和测定外,还应注意电极的保养,否则测定结果受到影响。

(6)准确度与精密度:对于一位有经验的技术人员来说,按临床需要 pH 的误差≤0.01 单位,PO$_2$≤5mmHg,PCO$_2$≤3mmHg。pH 测定的精密度,以实际数值≤± 0.005pH,但有依赖于标准缓冲液定值的标准差(≤± 0.003pH)。有学者报道在生理范围内,血液重复测定的标准差在 0.008pH 以内。血液 PCO$_2$ 及 PO$_2$ 重复试验的标准差分别在 0.8mmHg 及 1mmHg 以内。这是比较高的要求,当前血气分析在综合医院的临床化学实验室、肺功能室、麻醉实验室及加强监护病房中进行,各方面的技能状态不一,有的部门准确度与精密度不理想,国外一般认为误差的来源可能大部分为技术问题而不是仪器性能不好。

在判断质控结果时,可与往日的数据比较。发现带倾向性的问题,如质控操作是正规的,而测试值在控制范围内不稳定反复波动或向一个方向漂移就应引起重视,注意进一步观察和寻找误差来源。作为血气分析仪全过程质控,则应包括从样品收集到测定,直至发出报告的全过程。

(杜江东　陈磊)

第二节　血液气体酸碱分析

Section 2

关于酸碱平衡失调判断的方法,多年来许多学者想了很多方法,如制作各种图表,对初学者有一定参考价值,但复杂的混合性酸碱平衡失调和一部分单纯的酸碱平衡失调必须结合临床全面综合分析以及动态的观察才能确定其临床类型,本节主要介绍几种常用的酸碱平衡失调的判断方法。

一、表格归纳法

该表除归纳了血气的指标外,还将电解质作为参考,是一张较完整的表格,它可以协助临床确定酸碱失衡的类型,本表是以实验室的数字为根据的,是定性而不是定量(表 11-2)。

表 11-2 酸碱失衡类型诊断表

分类		pH	PCO$_2$	PO$_2$	HCO$_3^-$	BE	K$^+$	Na$^+$	Cl$^-$	Ca^{2+}
酸中毒	呼吸性	↓	↑	↓	↑=	↑=	↑	不定	↓	↑
	代谢性	↓	↓=	↑=	↓	↓	↑	↑=	↑	↑
碱中毒	呼吸性	↑	↓	↑=	↓=	↓=	↓	不定	↑=	↑
	代谢性	↑	↑=		↑	↑	↓		↓=	↑
混合型	呼酸+代碱	↑=	↑	↓	↑	↑	↓	不定		↓=
	呼酸+代碱	↓	↑	↓	↓	↓	↑	↓=	↑	↑
	呼酸+代碱	↑=	↓	不定	↓	↓	↑=	不定	↑=	↑=
	呼酸+代碱	↑	↓	↓	↑=	↑	↓	↑=	↓=	↑

二、坐标图分析法

应用坐标图判断酸碱失衡方法比较简便,种类也很多,最常用且比较可靠的有两种:一种是 Siggaard-andersen 发表的一坐标图,俗称酸碱卡,它是以 PaCO$_2$ 作为纵坐标,pH 作为横坐标。在两者相当的位置作一垂直线,该两个垂直线的交点即为实验室的诊断,若落在两个有意义带之间则为混合型酸碱平衡(图 11-2)。另一种坐标图是 Arbus 发表的一坐标图,称为"95% 可信带",它是将 PCO$_2$ 值列于横坐标,[HCO$_3^-$]值列于纵坐标,同时加画 pH 等分压线,于是可以看到,在图中央的四边形方块地区中的 PCO$_2$、[HCO$_3^-$]及 pH 属于正常范围。假如患者的 pH、PCO$_2$、[HCO$_3^-$]中两个数值为已知,根据这一图表可以读出第 3 个未知数。在图中又可以看到急性或慢性呼吸性酸中毒、碱中毒,急性或慢性代谢性酸中毒、碱中毒等几个区。

急性呼吸性酸中毒时,PCO$_2$ 必然增高,而[HCO$_3^-$]的代偿还不完全,所以落在正常四边形方块的正右方,形成一个带状分布,即 95% 可信限范围,慢性呼吸性酸中毒时,由于[HCO$_3^-$]的增高,所以可信带分布在右上方。急性呼吸性碱中毒时恰巧相反,落在正常的左方。代谢性酸碱中毒也同样散布在各该地区,但急性与慢性之间相混合在一起,与呼吸性酸碱中毒的分布情况不同。

应用这一图表的意义是,凡 PCO$_2$、[HCO$_3^-$]、pH 的改变,落在图中各可信带之中,又有相应的病史,提示为单纯性酸、碱代谢紊乱(少数例外)。而酸、碱平衡紊乱者所测出的结果落在可信带之外,表示有混合性(至少有 2 种)酸碱代谢紊乱。这一图表适用于成人及儿科患者。血标本可用动脉或静脉血,因为即使有稍许差错,但标点在这一较宽的"可信带"中,不影响测定的可靠性(图 11-3)。

三、代偿预计值的推算

近年来许多学者对单纯性与混合性酸碱中毒的鉴别总结出一个规律,就是把呼吸与肾对酸碱中毒的代偿作用数字化。这样似乎更科学一些,如果把这些数字使用得当,可以帮助判断酸碱平衡失调类型,并有一个数字的根据,但不能把数字看得过死,否则易导致歧途。

总之,酸碱平衡失调有时非常复杂,采用上述单一的方法有时容易误诊,必须在充分了解原发疾病的基础上,结合体检和实验室检查进行综合分析,才能做出正确的诊断。

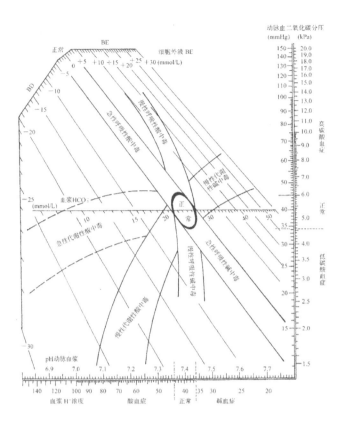

图 11-2　Siggaard-Andersen 酸碱诊断分析

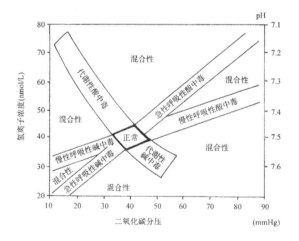

图 11-3　酸碱平衡诊断分析

（陈磊　杜江东）

第三节 血液酸碱失衡分析

一、急、慢性呼吸性酸中毒

原发性$PaCO_2$升高称为呼吸性酸中毒,使$[HCO_3^-]$代偿性增加,从而使$[HCO_3^-]/PaCO_2$比值趋向正常,其代偿程度随着酸中毒时间推移。急性和慢性呼吸性酸中毒有明显差异,在急性呼吸性酸中毒时,机体主要通过血液、血红蛋白系统和组织缓冲系统的缓冲作用,肾脏几乎不参与代偿,$[HCO_3^-]$代偿性增加也很有限。因此,急性呼吸性酸中毒患者$[HCO_3^-] > 30mmol/L$时,即可诊断急性呼吸性酸中毒合并代谢性碱中毒;$[HCO_3^-] < 22mmol/L$时,即可诊断急性呼吸性酸中毒合并代谢性酸中毒。

在慢性呼吸性酸中毒时,由于肾参与代偿,血浆$[HCO_3^-]$进一步增加,其预计代偿公式为:

$[HCO_3^-] = 0.35 \times \Delta PaCO_2$(以 mmHg 计)$\pm 5.58$

凡实测$[HCO_3^-]$落在正常$[HCO_3^-]$即24mmol/L $+\Delta[HCO_3^-]$代偿范围内者,可诊断慢性呼吸性酸中毒;当实测$[HCO_3^-] > $正常$[HCO_3^-] + \Delta[HCO_3^-] + 5.58$时,可诊断为慢性呼吸性酸中毒合并代谢性碱中毒;当实测$HCO_3^- < $正常$[HCO_3^-]] + \Delta[HCO_3^-] - 5.58$者,可诊断为慢性呼吸性酸中毒合并代谢性酸中毒。

例:$PaCO_2$ 60mmHg,pH 7.34,$[HCO_3^-]$ 31mmol/L,按公式计算如下:

$\Delta HCO_3^- = 0.35 \times (60 - 40) \pm 5.58$

$= 0.35 \times 20 \pm 5.58$

$= 7 \pm 5.58$

预计$[HCO_3^-] = $正常$[HCO_3^-] + \Delta[HCO_3^-]$

$= 24 + 7 \pm 5.58$

$= 31 \pm 5.58$

实测$[HCO_3^-]$31mmol 落在预计 31 ± 5.58mmol/L 范围内。

结论:结合病史可诊断为慢性呼吸性酸中毒。

以上也可通过95%可信限诊断图进行判断。

二、急、慢性呼吸性碱中毒

原发的 $PaCO_2$ 减少,称为呼吸性碱中毒,可使$[HCO_3^-]$代偿性降低。

急性呼吸性碱中毒代偿公式为:

$\Delta[HCO_3^-] = 0.2 \times \Delta PaCO_2$(以 mmHg 计)$\pm 2.5$

当实测$[HCO_3^-]$落在正常$[HCO_3^-]$即24mmol/L $+\Delta[HCO_3^-]$范围内时,可诊断急性呼吸性碱中毒;实测$[HCO_3^-] > $正常$[HCO_3^-] + \Delta[HCO_3^-] + 2.5$时,可诊断急性呼吸性碱中毒合并代谢性碱中毒;实测$[HCO_3^-] < $正常即$[HCO_3^-] + \Delta[HCO_3^-]-2.5$时,可诊断为急性呼吸性碱中毒合并代谢性酸中毒。其代偿极限为$[HCO_3^-]$18mmol/L。

例:$PaCO_2$ 29mmHg,pH 7.48,HCO_3^- 323mmol/L,按公式计算如下:

$\Delta[HCO_3^-]$mmol/L

$= 0.2 \times (29 - 40) \times 4 \pm 2.5$

$= 2.2 \pm 2.5$

预计[HCO$_3$$^-$]mmol/L

＝正常[HCO$_3$$^-$]＋Δ[HCO$_3$$^-$]

＝ 24 － 2.2 ± 2.5

＝ 21.8 ± 2.5

实测[HCO$_3$$^-$]23mmol/L 落在此范围内。

结论:结合病史可诊断为急性呼吸性碱中毒。

慢性呼吸性碱中毒预计代偿公式为:

Δ[HCO$_3$$^-$]＝ 0.5 ×ΔPaCO$_2$(以 mmHg 计)± 2.5

当实测[HCO$_3$$^-$]落在正常[HCO$_3$$^-$]即 24mmol/Lq-A[HCO$_3$$^-$]范围内,可诊断为慢性呼吸性碱中毒;当实测[HCO$_3$$^-$]＞正常[HCO$_3$$^-$]＋Δ[HCO$_3$$^-$]＋ 2.5 时,可诊断为慢性呼吸性碱中毒合并代谢性碱中毒;当实测[HCO$_3$$^-$]＜正常[HCO$_3$$^-$]＋Δ[HCO$_3$$^-$]-2.5 时,可诊断慢性呼吸性碱中毒合并代谢性酸中毒。其代偿极限为 12 ～ 15mmol/L。

例:PaCO$_2$ 3.99kPa(39mmHg),pH 7.42,HCO$_3$$^-$ 319mmol/L,按公式计算如下:

Δ[HCO$_3$$^-$]mmol/L － 0.5 ×ΔPaCO$_2$ ± 2.5

＝ 0.5 ×(29 － 40)± 2.5

＝－ 5.5 ± 2.5

预计[HCO$_3$$^-$]mmol/L

＝正常[HCO$_3$$^-$]＋Δ[HCO$_3$$^-$]

＝ 24 － 5.5 ± 2.5

＝ 18.5 ± 2.5

实测[HCO$_3$$^-$]19mmol/L 落在 18.5 ± 2.5mmol/L 范围内。

结论:结合病史可诊断为慢性呼吸性碱中毒。同样也可通过 95%置信限图进行判断。

三、代谢性酸中毒

原发的血浆[HCO$_3$$^-$]减少称为代谢性酸中毒。临床上常用阴离子隙(AG)将代谢性酸中毒分为高 AG 型和正常 AG 型。高 AG 型代谢性酸中毒常见于乳酸酸中毒、尿毒症、酮症酸中毒,正常 AG 型代谢性酸中毒也有称高氯型代谢性酸中毒,可由[HCO$_3$$^-$]减少、酸排泄衰竭(如肾小管性酸中毒)或过多使用含氯的药物引起。

[H$^+$]的上升可刺激中枢和外周化学感受器,引起代偿性通气增加,其结果使 PaCO$_2$ 下降,此种代偿完全需 12 ～ 24h。代谢性酸中毒预计代偿公式为:

PaCO$_2$(以 mmHg 计)＝ 1.5 ×[HCO$_3$$^-$]＋ 8 ± 2

凡实测 PaCO$_2$ 落在预计代偿 PaCO$_2$ 值范围内,可诊断为代谢性酸中毒;凡实测 PaCO$_2$ ＞预计代偿 PaCO$_2$ 值,可诊断为代谢性酸中毒合并呼吸性酸中毒;凡实测 PaCO$_2$ ＜预计代偿 PaCO$_2$ 值,可诊断为代谢性酸中毒合并呼吸性碱中毒。其代偿极限为 PaCO$_2$ 10mmHg。

例:PaCO$_2$ 30mmHg,pH 7.32,HCO$_3$$^-$ 15mmol/L,按公式计算:

PaCO$_2$mmHg ＝ 1.5 × 15 ＋ 8 ± 2

＝ 22.5 ＋ 8 ± 2

＝ 30.5 ± 2

实测 PaCO$_2$ 30mmHg 落在此范围内。

结论:代谢性酸中毒。

也可用 95%置信限诊断图进行判断。

四、代谢性碱中毒

原发的血浆[HCO_3^-]升高称为代谢性碱中毒。代谢性碱中毒时,使通气减弱,$PaCO_2$升高,其预计代偿公式为:

$\Delta PaCO_2$(以 mmHg 计)$= 0.9 \times \Delta[HCO_3^-] + 5$

凡实测 $PaCO_2$ 落在正常 $PaCO_2$ 40mmHg $+\Delta PaCO_2$ 范围内,可诊断为代谢性碱中毒;实测 $PaCO_2 >$ 预计代偿 $PaCO_2$,可诊断为代谢性碱中毒合并呼吸性酸中毒;实测 $PaCO_2 <$ 预计代偿 $PaCO_2$,可诊断为代谢性碱中毒合并呼吸性碱中毒。其代偿极限为 $PaCO_2$ 55mmHg。

例:$PaCO_2$ 48mmHg,pH 7.49,HCO_3^- 36mmol/L,按公式计算:

$\Delta PaCO_2 = 0.9 \times (36 - 24) \pm 5$

$= 10.8 \pm 5$mmHg

预计 $PaCO_2$mmHg

$=$ 正常 $PaCO_2 + \Delta PaCO_2$

$= 40 + 10.8 \pm 5$

$= 50.8 \pm 5$

实测 $PaCO_2$48mmHg 落在此范围内。

结论:代谢性碱中毒。

也可根据 95% 置信限诊断图判断。

五、混合型酸碱失衡

两种或三种单纯性酸碱失衡同时存在,可称为混合型酸碱失衡。

(一)呼吸性酸中毒合并代谢性碱中毒

急、慢性呼吸性酸中毒伴有不适当升高的 HCO_3^-(应用慢性呼吸性酸中毒预计代偿公式计算)或代谢性碱中毒复合不适当升高的 $PaCO_2$(应用代谢性碱中毒代偿预计公式计算)均可诊断为呼吸性酸中毒合并代谢性碱中毒,其酸碱指标特点为 $PaCO_2$升高,HCO_3^-升高,pH升高、正常或下降。

(二)呼吸性酸中毒合并代谢性酸中毒

急、慢性呼吸性酸中毒伴有不适当的[HCO_3^-]下降(应用慢性呼吸性酸中毒预计代偿公式计算)或者代谢性酸中毒伴有不适当的 $PaCO_2$ 增加(应用代谢性酸中毒预计代偿公式计算)均可诊断为呼吸性酸中毒合并代谢性酸中毒(也可应用 95% 置信限诊断图判断)。此型失衡所合并的代谢性酸中毒常见为乳酸酸中毒。因此,AG 测定对此型失衡的诊断颇有帮助。

(三)呼吸性碱中毒合并代谢性碱中毒

血浆[HCO_3^-]增加,同时伴有 $PaCO_2$ 减少,可诊断为呼吸性碱中毒合并代谢性碱中毒。可以应用慢性呼吸性碱中毒预计代偿公式或代谢性碱中毒预计代偿公式计算预计 [HCO_3^-] 或 $PaCO_2$ 的值来判断,也可用 95% 置信限诊断图来判断此型。

(四)呼吸性碱中毒合并代谢性酸中毒

代谢性酸中毒伴有不适当下降 $PaCO_2$,或呼吸性碱中毒伴有不适当下降[HCO_3^-],可应用代谢性酸中毒预计代偿公式或呼吸性碱中毒预计代偿公式计算预计 $PaCO_2$ 或[HCO_3^-]进行判断,也可应用 95% 置信限诊断图进行判断呼吸性碱中毒合并代谢性酸中毒。

（五）代谢性酸中毒合并代谢性碱中毒

代谢性酸中毒和代谢性碱中毒复合时，有较为复杂的代偿作用。识别此型失衡是极为重要的，因为其中的每一种失衡都需要适当治疗，仅注意其中一种而忽视另一种，可引起严重的酸血症或碱血症。

此型失衡可分为高 AG 和正常 AG 型，高 AG 代谢性酸中毒合并代谢性碱中毒的诊断较简单，因单纯性高 AG 代谢性酸中毒有相应的[HCO_3^-]减少（呈 1：1 比例下降）。若发现 AG 升高并没有使[HCO_3^-]相应下降甚至升高，即可诊断高 AG 代谢性酸中毒合并代谢性碱中毒。同理，单纯性代谢性碱中毒若并发乳酸酸中毒，则[HCO_3^-]下降必然有相应的 AG 增加。因此，在任何情况下，当 AG 增加，而[HCO_3^-]未相应下降时，则肯定有混合性的代谢性酸中毒和代谢性碱中毒存在。

正常 AG 的代谢性酸中毒合并代谢性碱中毒的诊断较难，因单纯性代谢性碱中毒是低氯和高[HCO_3^-]，而正常 AG 的代谢性酸中毒是高氯和低[HCO_3^-]。当两种失衡同时并存且酸碱程度相当时，它的作用正好相互抵消，表现出大致正常的酸碱、血气和电解质值。因此，这种混合性失衡的诊断在很大程度上要依靠病史和病情分析。

例：pH 7.30，[HCO_3^-]15mmol/L，AG 10mmol/L，可诊断为正常 AG 代谢性酸中毒。如在此基础上，由于合并代谢性碱中毒，数据[HCO_3^-]从 15mmol/L 增加到 25mmol/L，氯从 115mmol/L 下降到 105mmol/L，两者升降数恰相等，AG 不变，而 pH 恢复到 7.40。结合病史，此病例可诊断为正常 AG 型代谢性酸中毒合并代谢性碱中毒。

（六）三重性酸碱失衡

一种呼吸性酸碱失衡（呼吸性酸中毒或呼吸性碱中毒）合并代谢性酸中毒＋代谢性碱中毒称为三重性酸碱失衡，其中呼吸性碱中毒＋代谢性碱中毒＋代谢性酸中毒，可见于在呼吸性碱中毒伴代谢性碱中毒的基础上，可合并高 AG 代谢性酸中毒；也可见于在呼吸性碱中毒伴高 AG 代谢性酸中毒的基础上，由于补碱过多，再合并代谢性碱中毒。其酸碱指标特点为：AG 升高，$PaCO_2$ 下降以及 [HCO_3^-] 变化与 AG 升高不成对等比例，而 pH 取决于三种失衡的相对严重程度。由于此型失衡是两种碱化过程和一种酸化过程叠加，因此，pH 往往偏高。呼吸性酸中毒＋代谢性酸中毒＋代谢性碱中毒多见于较为严重的肺心病呼吸衰竭时。其酸碱指标特点为：AG 升高，[HCO_3^-]变化与 AG 升高不成对等比例，而 pH 偏高、正常和偏低均有可能，关键取决于三种失衡的相对严重性。

在原发性 $PaCO_2$ 下降，为呼吸性碱中毒，计算 AG 值，如 AG > 16mmol/L，为高 AG 代谢性酸中毒。再以呼吸性碱中毒公式计算[HCO_3^-]代偿预计值＝正常[HCO_3^-]－Δ[HCO_3^-]；Δ[HCO_3^-]＝ 0.5 ×Δ$PaCO_2$ ± 2.5。式中Δ[HCO_3^-]为[HCO_3^-]应该下降数，Δ$PaCO_2$ 为 $PaCO_2$ 实际下降数。AG 上升数为ΔAG＝实测 AG －正常 AG。根据电中和原理，AG 上升数＝[HCO_3^-]下降数。在高 AG 情况下，实测[HCO_3^-]＝[HCO_3^-]预计值－ΔAG；如实测[HCO_3^-]>[HCO_3^-]预计值－ΔAG，则说明代谢性酸中毒存在的同时有代谢性碱中毒存在，结论为呼吸性碱中毒＋代谢性酸中毒＋代谢性碱中毒。

例：$PaCO_2$ 20.4mmHg，pH 7.359，[HCO_3^-]11.1mmol/L，AG 23mmol/L。

根据病史，$PaCO_2$ 下降提示呼吸性碱中毒；因 AG > 16mmol/L，提示同时存在高 AG 代谢性酸中毒。按呼吸性碱中毒代偿公式计算[HCO_3^-]代偿预计值如下：

Δ[HCO_3^-]＝ 0.5 ×（40 － 20.4）± 2.5

＝ 9.8 ± 2.5（mmol/L）

[HCO_3^-]预计值＝（24 － 9.8）± 2.5

＝ 14.2 ± 2.5

$\Delta AG = 23 - 12 = 11mmol/L$

实测$[HCO_3^-]11.1mmol/L > (14.2 - 11) \pm 2.5mmol/L$,提示合并代谢性碱中毒。

诊断:呼吸性碱中毒＋代谢性酸中毒＋代谢性碱中毒。

三重性酸碱失衡,不论是呼吸性或代谢性的,原发病都可以用原发酸碱失衡相应的代偿预计公式进行计算和分析判断。

AG的应用对于较复杂的酸碱失衡能起到决定性作用,忽视计算AG会造成判断上的失误,往往有血气酸碱值正常情况下也可能有AG的异常,存在酸碱失衡。

六、代偿方程及95%置信限的诊断

代偿是机体的正常生理调节功能,主要通过脏器(肺或肾)来完成。呼吸因素所致的酸碱失衡由肾代偿。代谢因素所致的酸碱失衡由肺来代偿,以保持pH接近正常范围。

由于代偿机制的参与,致使一些反映酸碱内稳的指标发生变化,因而从数值上不能立即判断是原发性还是继发性。例如,一位慢性呼吸衰竭患者,$PaCO_2$为60mmHg,由于肾的代偿,一周后代谢分量BE应提高多少才是正常的代偿范围?又如肾衰竭患者,BE为－15mmol/L,由于肺的代偿,24h后呼吸分量$PaCO_2$应降低多少才是正常的代偿范围?为此,必须首先了解肾代偿肺或肺代偿肾的正常范围,亦即应有一个判断正常代偿范围的尺度,否则将不能做出正确的酸碱内稳失常的诊断。

人体的肾代偿肺或肺代偿肾的正常范围是通过大量的单纯性酸碱失衡调查数据,经统计学处理、分析,求出95%的置信限及正常范围。描述代偿限和代偿范围的方程称代偿预期方程。根据代偿预期方程而绘制的图表称为95%置信限诊断图。

单纯型酸碱失衡的代偿预期方程较多,各家报道不完全一致,这与统计的对象和酸碱失衡程度不同有关。有关单纯型酸碱失衡的预期代偿方程前已叙及。

单纯型酸碱失衡的预期代偿方程在使用时需要计算,故不甚方便,需要花一定时间才能了解代偿范围。但应用95%置信限诊断图,则可较方便地对复杂的酸碱失衡做出分析。由于急性酸碱失衡以缓冲为主,慢性者才有代偿,故现以四种慢性酸碱失衡的代偿图为例介绍如下:

(一)慢性代谢性酸中毒95%置信限诊断

根据BEb及$PaCO_2$的具体数值,在图上找到相应的交点。分析交点所处位置,有五种可能的诊断。

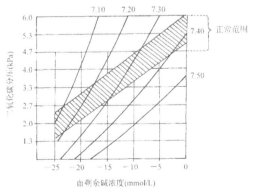

图11-4　慢性代谢性酸中毒95%置信限诊断分析

(1)$PaCO_2$/BEb交点落在95%置信限范围内(图11-4中密线杠内),且BEb降低后病程已超过肺代偿所需的时间,则提示肺已达最大代偿程度,$PaCO_2$已相应降低。诊断为慢性代谢性酸中毒,已达最大代偿。

(2)$PaCO_2$/BEb交点落在95%置信限范围的上方,表示有下述两种情况之一,必须结合临床具体分析,才能确定诊断。①肺代偿已开始。由于时间尚短,代偿还不完全,所以$PaCO_2$下降未达相应的代偿范围内。诊断为代谢性酸中毒,部分代偿。②若肺代偿的时间已足够,交点应落在95%置信限内,但实际却没有进入这一范围,此时就应考虑有原发性通气不足的因素存在。虽肺已作了最大努力代偿,然而"力不从心",$PaCO_2$仍较高,诊断为代谢性酸中毒合并原发性呼吸性酸中毒。这里应指出,呼吸性酸中毒的诊断,不完全根据 $PaCO_2$ 的高低,而主要是有无肺泡通气不足。只要有肺泡通气不足,就可诊断呼吸性酸中毒。这种 $PaCO_2$ 正常的通气不足是"相对的通气不足"。

(3) $PaCO_2$/BEb 交点落在 95% 置信限范围的下方,则不论肺代偿时间充分与否,即可诊断为代谢性酸中毒合并呼吸性碱中毒。因为,一般说代偿不会"过头",如 $PaCO_2$ 降低超过应有的限度,就要考虑在代谢性酸中毒的同时,又有使 $PaCO_2$ 下降的原发因素存在,包括致病的及人为的因素。人为因素常见于机械辅助过度通气。有时还可见另一种情况:当代谢性酸中毒已达最大代偿,$PaCO_2$/BEb 交点落在 95% 置信限内,此时给抗酸治疗,BEb 增加的同时作了酸碱血气分析,由于肺的反应还来不及跟上,也可出现 $PaCO_2$/BEb 交点落在置信限范围的一方,此时可诊断代谢性酸中毒,后遗"过度代偿"呼吸性碱中毒;或代谢性酸中毒已暂时由碱性药性纠正,后遗呼吸性碱中毒。这一判断是否正确,还待动态观察。第 2d 复查结果,若确是后遗的"过度代偿",则第 2～3d $PaCO_2$/EBb 交点就应从置信限的下方进入置信限范围内。否则,有可能是合并原发性呼吸性碱中毒。

(4) $PaCO_2$/BEb 交点落在 95% 置信限范围内,且 $PaCO_2$ 超过 45mmHg 以上,即可诊断混合型酸中毒(即代谢性酸中毒合并呼吸性酸中毒),因为肺不仅无代偿,且还存在原发性的通气不足。

(5) $PaCO_2$/BEb 交点落在 95% 置信限范围内,但肺尚未代偿或代偿还不充分,此时不应诊断代谢性酸中毒达最大代偿,而可能是代谢性酸中毒合并原发性呼吸碱中毒,需作具体分析。

(二)慢性代谢性碱中毒 95% 置信限诊断

(1) $PaCO_2$/BEb 交点落在 95% 置信限范围内(图 11-5 中密线框内),且 BEb 增加后病程已超过肺代偿所需的时间,则提示肺已达最大代偿程度,$PaCO_2$ 作了相应的升高,诊断慢性代谢性碱中毒,已达最大代偿。

(2) $PaCO_2$/BEb 交点落在 95% 置信限范围的上方,不论肺代偿时间充分与否,即可诊断代谢性碱中毒合并呼吸性酸中毒。提示除代偿外还有使肺通气不足的原发性致病因素存在。

(3) $PaCO_2$/BEb 交点落在 95% 置信限范围的下方,必须具体分析,一般也有两种情况。①肺代偿已开始,但时间尚短,代偿还不完全,所以 $PaCO_2$ 未达相应的代偿范围内,诊断为代谢性碱中毒,部分代偿。②肺代偿时间已充分,交点应落在置信限内。如交点仍在置信限的下方,就应考虑有原发性通气过度的因素存在。诊断为代谢性碱中毒合并原发性呼吸性碱中毒。但应记住,肺对代谢性碱中毒的代偿往往是不完全的。

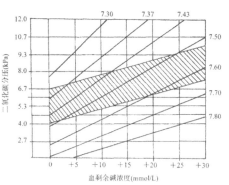

图 11-5　慢性代谢性碱中毒 95% 置信限诊断分析

(4) 当肺尚未代偿,$PaCO_2$/BEb 交点落在 95% 置信限内,且 $PaCO_2$ 超过 45mmHg,此时不应该诊断为代谢性碱中毒达最大代偿,而应该诊断为代谢性碱中毒合并原发性呼吸性酸中毒。

(三)慢性呼吸性酸中毒 95% 置信限诊断

根据 $PaCO_2$ 及 BEb 的具体数值,在图上找到相应交点,然后根据交点所处位置有如下五种诊断可能。

(1) BEb/$PaCO_2$ 交点落在 95% 置信限范围内(图 11-6 中密线框内),表示 $PaCO_2$ 升高后病程已超过肾代偿所需的时间,肾已充分代偿,所以 BEb 有相应的提高。诊断为慢性呼吸性酸中毒,已达最大代偿。

(2) BEb/$PaCO_2$ 交点落在 95% 置信限范围的上方,此时不论。肾代偿时间充分与否,即可诊断呼吸性酸中毒合并代谢碱中毒，提示除代偿机制外，还存在使 BEb 增高的原发性致病因素，一般常见于激素、利尿药长期应用后。少数是因呼吸性酸中毒用 $NaHCO_3$ 治疗的结果。此外还有一种情况：原 $BEb/PaCO_2$ 交点在 95% 置信限范围内，是呼吸性酸中毒达最大代偿，由于人为因素如机械通气使 $PaCO_2$ 急剧降低，而肾还来不及作相应的反应，结果 BEb 相对增加，$BEb/PaCO_2$ 交点落在 95% 置信限的上方。诊断为后遗"过度代偿"性代谢性碱中毒。

（3）$BEb/PaCO_2$ 交点落在 95% 置信限范围的下方，一般有两种情况，需具体分析做出判断。①肾代偿已开始，由于时间尚短，代偿还不完全，所以 BEb 有增加但未达相应的代偿范围内，可诊断为呼吸性酸中毒，部分代偿。②肾代偿的时间已足够，交点应落在置信限内。但交点未进入置信限内时，就应考虑有原发性的使 BEb 减少的因素存在。常见因素是同时合并代谢性酸中毒，故可诊断为混合型酸中毒（呼吸性酸中毒合并代谢性酸中毒）。

（4）肾尚未代偿，在酸碱失衡的急性期，$BEb/PaCO_2$ 交点就落在 95% 置信限下方，且 BEb $< -3mmol/L$，此时也应诊断为呼吸性酸中毒合并原发性代谢性酸中毒。

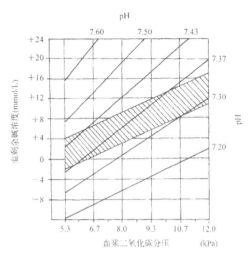

图 11-6 慢性呼吸性酸中毒 95% 置信限诊断分析

（5）$BEb/PaCO_2$ 交点在 95% 置信限范围内，但肾尚未代偿或肾代偿还不充分，这时不应该诊断为呼吸性酸中毒达最大代偿，而应是呼吸性酸中毒合并原发性代谢性碱中毒。因为肾代偿使 BEb 增加需要时间，现时间不充分，BEb 不相适应地增加，这提示有使 BEb 增加的原发性因素存在。

（四）慢性呼吸性碱中毒 95% 置信限诊断

（1）$BEb/PaCO_2$ 交点落在 95% 置信限范围内（图 11-7 中密线框内）表示 $PaCO_2$ 降低后病程已超过肾代偿所需时间，肾已完全代偿，故 $BEb/PaCO_2$ 已有相应降低。诊断为慢性呼吸性碱中毒，已达最大代偿。

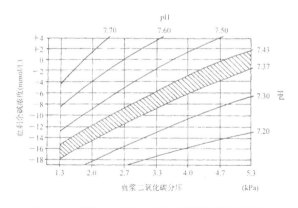

图 11-7 慢性呼吸性碱中毒 95% 置信限诊断分析

（2）$BEb/PaCO_2$ 交点落在 95% 置信限范围的上方，一般也有两种情况，要具体分析才能判断。①肾代偿已开始，由于时间尚短，代偿还不完全，所以 BEb 有减少，但未达到相应的代偿范围内，可诊断为呼吸性碱中毒，部分代偿。②肾代偿时间已充分，$BEb/PaCO_2$ 交点应进入置信限内，但交点未进入置信限内，就应考虑有原发性的 BEb 增加的因素存在，此时可诊断为呼吸性碱中毒合并原发性代谢性碱中毒。

（3）BEb/PaCO₂交点落在95%置信限范围的下方，此时，不论肾代偿的时间充分与否，即可诊断呼吸性碱中毒合并代谢性酸中毒，提示在代偿机制外，还存在使BEb降低的原发性致病因素，常见于严重缺氧、休克或肾功能异常等情况。

（4）肾尚未代偿，在呼吸性碱中毒的急性期，BEb/PaCO₂交点落在95%置信限范围的下方，此时肯定存在原发性呼吸性碱中毒合并原发性代谢性酸中毒。

（5）BEb/PaCO₂交点落在95%置信限范围内，但肾尚未代偿或代偿不完全，此时不应诊断为呼吸性碱中毒已达最大代偿，而应诊断为呼吸性碱中毒合并代谢性酸中毒。理由是肾代偿时间还不充分，BEb/PaCO₂交点不应落在95%置信限范围内。

上述四种基本酸碱内稳的代偿图，有利于临床的酸碱失衡诊断，特别对混合型酸碱失衡的判断更有帮助。然而必须明白，这些代偿图是基于选取大量单纯的呼吸或代谢性疾病患者，或根据大量正常志愿者在特定条件下，人为造成单纯性酸碱失衡后所取得的数据，加以统计处理而绘制的，有一定的局限性。例如，慢性代谢性碱中毒的95%置信限诊断就极不理想，代偿范围很大，诊断的可靠性就无十分把握。事实上，临床情况往往比这复杂得多。除病情本身变化外，还可能受并发症、治疗措施等的影响。因此，在采用这些代偿图作诊断时，必须密切结合临床具体分析，更重要的是动态观察，这样才不至于生搬硬套，做出不切实际的错误判断。

七、血气酸碱分析常用参数计算公式

（一）AB（HCO_3^-）

$\log AB = pH + \log PCO_2 - 7.61292$

（二）TCO_2

$TCO_2 = AB + 0.03 PCO_2 (mmHg)$

（三）pH_{NR}

$$pH_{NR} = \frac{2.356 pH - 5.596 \log PCO_2 + 8.965}{9.958 - \log PCO_2}$$

（四）SB

$\log SB = pH_{NR} - 6.0108$

（五）BBp

$BBp = AB + 7.488(pH - 5.08)$

（六）Bep

$BEp = BBp - 41.7$

（七）BB_5

$\log BB5 = -3.2124 + 0.6563 pH_{NR}$

（八）BE_5

$BE_5 = BB_5 - 43.8$

（九）BE_{10}、BE_{15}

$BE_{10} = 2BE_5 - Bep$

$BE_{15} = 3BE_5 - 2Bep$

（十）Beb

$$BEb = BEp + Hb \times \frac{BE_5 - BEp}{5}$$

（十一）NBB

$$C - O_2 = 1.39 \times Hb \times \frac{Sa + O_2}{100} 0.00315 PO_2$$

（十二）校正 pH

校正 pH（T℃时）＝血样 pH（37℃时）＋α（T℃时）

其中$\alpha = 0.0147(37 - T)$，称为 pH 校正系数。

（十三）校正 PCO₂

校正 PCO_2（T℃时）＝血样 $PaCO_2$（37℃时）× 8（T℃时）

其中 $B = 100.019(T - 37)$，称为 PCO_2 校正系数。

（十四）校正 PO₂

校正 PO_2（T℃时）－血样 PO_2（37℃时）×γ（T℃时）

其中$\gamma = 100.031(T - 37)$，称为 PO_2 校正系数。

（十五）SatO₂

$$SatO_2 = \frac{100\{[(P - 67.07)P + 2\ 121]P - 8\ 532\}P}{[(P - 67.07)P + 2\ 396]P - 31\ 350P + 936\ 000}$$

其中 P 由 $\log P = \log PO_2 + 0.48(pH - 7.4)$ 算出。

（十六）P50

联列方程组：

$$\begin{cases} 50 = \dfrac{100\{[(P - 67.07)P + 2\ 121]P - 8\ 532\}P}{[(P - 67.07)P + 2\ 396]P - 31\ 350P + 936\ 000} \\ \log P = \log P50 + 0.48(pH - 7.4) \end{cases}$$

（杜江东　陈磊）

第十二章
Chapter 12

自身抗体测定

第一节 类风湿因子测定

类风湿因子(RF),是一种以变性 IgG 为靶抗原的自身抗体,无种属特异性。RF 与天然 IgG 结合能力较差,但易与免疫复合物中的 IgG 或聚合 IgG 反应。IgG 分子重链的 CH_2 功能区含有天冬酚胺交联的寡糖,据称是与 RF 反应的抗原结合表位。RF 有 IgG,IgA,IgM 等多种 Ig 类型,以 IgM 类型多见。检测 RF 对类风湿性关节炎(RA)的诊断、分型和疗效观察有重要意义。

一、胶乳凝集试验测定

(一)原 理

RF 是一种主要发生于类风湿性关节炎(RA)患者体内的抗人变性 IgG 自身抗体,可与 IgG 的 Fc 段结合。本法原理是纯化的抗人 IgG 加热聚合后与淡化的聚苯乙烯胶乳共价交联制成抗原胶乳,此致敏胶乳颗粒在与待测血清中的 RF 相遇时,于一定时间内发生肉眼可见的凝集。

(二)试 剂

(1)10g/L 聚苯乙烯 RF 测定胶乳购买成套商品试剂(RF 滴度≥20U/ml 时出现阳性凝集)。

(2)阳性对照血清可用 WHORF 参考品,也可收集 RF 阳性血清混合,与参考品溯源后用作对照。

(三)操 作

(1)定性试验。按试剂盒说明书操作。试剂自冰箱取出后恢复至室温(18～25℃);轻轻混匀胶乳试剂,并核对阴性和阳性对照;在反应板孔中依次加 1 滴待测血清和 1 滴胶乳试剂;轻轻摇动浑匀,2min 后于直射光下观察结果。阴性和阳性对照同上法操作。

(2)半定量实验。定性试验阳性时,将待检测血清 100μL 在反应板孔中用 100μL,8.5g/L NaCI 连续进行倍比稀释(1∶2～1∶16),各稀释度血清 20μL 加胶乳试剂 20μL,混匀,2min 后观察结果。

(四)结果判定

在 2min 时出现肉眼可见凝集者为阳性(≥20U/ml),而无凝集出现者为阴性(＜20 U/ml)。半定量试验 1∶2 稀释血清时出现凝集者为 40U/ml;1∶4 稀释血清时出现凝集者为 80U/ml;1∶8 稀释血清出现凝集者为 160U/ml;1∶16 稀释血清出现凝集者为 320U/ml。

（五）参考范围

参考范围：正常人血清 RF ＜ 20U/ml。

（六）注意事项

（1）血清标本应新鲜，置于 2 ～ 8℃在 48h 内使用，时间过长不用时须置－ 20℃保存。不得使用血浆。

（2）使用前摇匀试剂，无肉眼可见的絮状出现方可使用。

（3）加试剂和待测血清、阴性或阳性对照，应保证液滴大小一致。

（4）试剂盒储存于 2 ～ 8℃，切勿冰冻，过期不得使用。

二、免疫比浊法测定 RF

（一）原　　理

反应试剂中有一定浓度的变性 IgG（人、兔或羊 IgG），加入含 RF 的待测血清后，RF 与试剂中变性 IgG 结合，形成变性 IgG-抗变性 IgG 自身抗体（RF）免疫复合物，引起溶液中浊度变化。用透射比浊或散射比浊法即可测定出检样中 RF 的浓度。

（二）试　　剂

购买与仪器配套的商品试剂。

（三）操　　作

按仪器与试剂盒说明书操作。计算用 RF 标准品制备标准曲线，待测血清中 RF 浓度可根据标准曲线得出。通常由仪器自动打印报告。

（四）参考范围

参考范围：正常人血清 RF ＜ 30U/ml。

（五）注意事项

（1）试剂盒自冷藏处取出必须恢复至室温再行使用，未用完试剂应及时冷藏。试剂盒不得冰冻保存。

（2）待测血清 4℃保存应于 3d 内检测，否则－ 20℃冻存。冻存血清取出后于室温中融化，轻轻混匀（切勿强烈振摇），不得反复冻融。

（3）不同厂家、不同批号试剂不能混用，过期试剂不得使用。

（马芳军）

第二节　抗核抗体测定

抗核抗体（ANA）是最常出现于自身免疫性风湿病（结缔组织病）患者血清中的一组自身抗体的总称，其靶抗原为真核细胞的核成分，但也包括某些细胞质和细胞骨架成分。核染色质中的抗原有 DNA、组蛋白、高活动组（HMG）蛋白、DNA 拓扑异构酶-1、增殖细胞核抗原、RNA 聚合酶-1 以及核仁结构区（NOR）相关蛋白；核质中的抗原为核糖核蛋白，其中包括 U1 ～ U6 RNA，转移 RNA（tRNA）。信使 RNA（mRNA）、异质性细胞核 RNA（hnRNA）以及许多其他的小 RNA，即小的细胞核 RNA（snRNA）与特定蛋白质的结合物，如 U1、U2、U4 ～ U6RNP（Sm 抗原）、U1nRNP，hnRNP 等；核膜上的靶抗原主要有称为膜孔复合物的一组蛋白质和核膜内层的板层素。除此之外，在细胞质中也有一些核糖核蛋白，即小细胞质 RNP，如 RO/SS-A 抗原。

目前广泛采用间接免疫荧光法（IIF）进行总的 ANA 筛查。自小牛胸腺细胞和猪脾细胞提取核抗原,建立了测定 ANA 的 ELISA 法。因所用混合抗原中,含有抗 Smim、抗核糖核蛋白、抗干燥综合征抗原 A、抗干燥综合征抗原 B、抗双链 DNA、抗 Scl-70 和抗 PM-1(抗 PM-1 的抗原位于核质、核仁中,是由 11 ～ 16 种蛋白质组成的复合物,相对分于质量介于 22 000 和 11 0000,其功能尚不了解)等常见抗核抗体的靶成分,故与 IIF 检测结果一致。ELISA 法较 IIF 法简便、经济,适用于筛查。

一、间接免疫荧光法(IIF)测定

(一)原　　理

IIF 法是检测 ANA 的最有效方法和"金标准"。其基本原理是以组织培养细胞(最常用的是 Hep-2 细胞)或灵长类动物肝脏的冷冻切片作为反应基质(抗原片),于其上滴加 1 ∶ 100 稀释的待测血清,如血清中有 ANA 存在则可与细胞中的核抗原结合,形成抗原抗体复合物。经充分洗涤除去未结合物后,再加异硫氰酸荧光素(FITC)标记的抗人 IgC(或抗人 IgA,抗人 IgM)抗体于抗原片上,形成核抗原、患者血清中的抗核抗体、荧光素标记的抗人 Ig 复合物,经充分洗涤后在荧光显微镜下观察。

试剂购买专用商品试剂盒。包括加样板、细胞膜片、异硫氰酸荧光素 (FITC) 标记的抗人 IgG、阳性和阴性对照、PBS 吐温缓冲液和封片介质等。操作按试剂盒使用说明书进行操作,举例如下。

(1)从冰箱取出试剂盒,恢复至室温(18 ～ 25℃);配制相关试剂,稀释待测血清。按顺序分别滴加 25μL 稀释血清至加样板的各反应区,避免产生气泡。

(2)将细胞膜片覆盖在加样板上,确保待测血清与细胞膜片接触。在室温下温育 30min。

(3)用 PBS 吐温缓冲液流水冲洗细胞膜片 ls,再浸入 PBS 吐温缓冲液中 5min。

(4)滴加 25μL FITC 标记的抗人 IgG 至另一加样板的反应区。从洗杯中取出细胞膜片,5s 内用吸水纸擦去背面和边缘的水分,立即盖在加样板上。确保细胞膜片与荧光抗体接触良好,于室温下继续温育 30min。

(5)用 PBS 吐温缓冲液流水冲洗细胞膜片 1s,再浸入 PBS 吐温缓冲液中 5min。

(6)取出细胞膜片,擦去背面和边缘的水分,滴加甘油和(或)PBS,盖上盖玻片,于荧光显微镜下观察。

(二)结果判定

ANA 阳性者细胞核发黄绿色荧光,胞质不发荧光。阳性被测血清连续稀释后可测定效价。根据细胞核着染荧光的图像,可区分均质型、周边型、颗粒型和核仁型。应用 Hep-2 细胞作抗原片还可检出着丝粒型和核浆点型 ANA 等。

(1)均质型,又称弥散型。核呈均质染色,表现为核均匀一致的荧光。此型与抗组蛋白抗体、抗 ds-DNA 抗体和抗核小体抗体等有关,其对应抗原为富含赖氨酸、精氨酸的碱性 DNA 结合蛋白 H_1,H_2A,H_2B,H_3,H_4 型组蛋白。此抗体又称 LE 因子,引起 LE 细胞的形成。

(2)核仁型,仅核仁着染荧光或核内呈现块状荧光。此型与针对核内核糖体、U3-RNP,RNA 聚合酶的抗体有关。当核仁与胞浆同时着染荧光时,抗核内核糖体抗体阳性的可能性较大。

(3)周边型,又称粗毛型、核膜型。细胞核周围呈现荧光,由针对膜孔复合物和板层素的抗核抗体引起,20 世纪 80 年代的一些文献普遍认为,周边型荧光主要是由抗 ds-DNA 和较少由抗单链 DNA、抗组蛋白抗体与相应核抗原结合引起,是围绕着分裂间期的核膜形成环状的荧光,而核的中心部位荧光相对较暗。故有学者认为,高浓度的抗组蛋白抗血-DNA 抗体形成均质型荧光,而较低浓度的抗体则形成周边型荧光。板层素包括有几种蛋白质,相对分子质量分别为 60 000、68 000 和 74 000,它们与中间丝相关,以网状形式包被在核内膜的内部。

(4)颗粒型或斑点型。细胞核内呈现颗粒状荧光,表现为核内散布大小不等的着染荧光的颗粒或斑纹。此型相关的抗体为抗 U1nRNP、抗 Sm、抗 Scl-70(Og)、抗 SS-B(La)、抗 SS-A(Ro)、抗 Ki、抗 Ku 以及其他非组蛋白的抗体。核内非组蛋白核蛋白质数百种,故待测血清如呈现此型图谱,应进一步作有关特异性抗体的检查。在含有均质型 ANA 时,此型荧光常被掩盖,须将待测血清作进一步稀释。此型触 ANA 多见于混合性结缔组织病(MCTD),且滴度甚高,也见于 SLE 和 60% 以上的进行性全身性硬化(PSS)患者。

(5)核浆点型或着丝粒型。为细胞核浆产生细的、大小相同的颗粒状荧光。抗着丝粒抗体阳性时,间期细胞(Hep-2 细胞)的荧光颗粒均匀地分布于细胞核(通常每个细胞核为 46 或 92 个着丝粒),在分裂期细胞中,颗粒荧光以带状位于细胞中间(中期);在分裂后期,细胞核荧光则以两条靠近中心粒的平行带形式出现。这些分裂间期和分裂期细胞呈现的荧光图像,是抗着丝粒抗体的最典型表现。在灵长类肝组织切片,可观察到分布于细胞核的 10~20 个颗粒,分裂期细胞则少见;与 Hep-2 细胞相比较,肝组织片的荧光相当弱,很容易被忽略,因为肝脏分裂期细胞较为罕见。

(三)参考范围

正常人血清中 ANA 阴性(不同试剂盒判定阳性的滴度不同,有的为 > 1∶40,有的定为 > 1∶80,有的则定为 > 1∶100)。

(四)注意事项

(1)抗核抗体的靶抗原无种族、种属的特异性,故抗原片多采用动物的细胞。但不同来源的细胞(如 Hep-2 细胞与动物肝脏的冷冻切片)核内所含抗原的种类和量不同,故检测结果有所差异。

(2)各实验室必须在自己具有的实验条件下进行一定数量的正常人调查,定出正常人血清稀释水平的上限。筛查时将待测血清稀释至正常上限(有的试剂盒定为 1∶40,有的定为 1∶100)。在测定 ANA 效价时,则可将筛查阳性的血清,再自正常上限开始作双倍连续稀释。

(3)判定阳性或明性时,首先用低倍镜观察(先用高倍镜会造成误判),物镜 25×、目镜 10× 条件下,对荧光强度作五级(3+,2+,1+,±,—)判定。以 1+ 以上为阳性。这种判定方法因受检查者主观因素影响甚大,故除必要的训练外,应设置各相应的对照。

(4)判定荧光图谱时,物镜选用 40× 或 60×,也有用 100× 的,但应固定使用一个放大倍数。荧光图谱只有相对的参考意义,不能据此做出某种抗核抗体的肯定诊断,必要时应进一步作特异性抗核抗体的检查。

(5)不同厂家试剂盒所用抗原片种类、固定方法、荧光抗体等都不尽相同;各实验室所用荧光显微镜性能也有差异,因此报告的结果常不完全相同,必须使用国际参考品标化的阳性血清使结果标准化。

(马芳军)

第三节 抗双链 DNA(dsDNA)抗体测定

抗 DNA 抗体可分为两种基本类型:抗双链 DNA 或天然 DNA 抗体;抗单链或变性 DNA 抗体。抗 dsDNA 抗体的反应位点位于 DNA(外围区)脱氧核糖磷酸框架上,而抗 dsDNA 抗体的靶位主要是嘌呤及嘧啶碱基多聚体。

一、间接免疫荧光法(IIF)测定抗 dsDNA 抗体

(一)原　　理

由于绿蝇短膜虫(CL)有一个大的含纯净环状 dsDNA 的线粒体,即动基体,所以其抗原浓度较 Hep-2 细胞核或肝细胞核中抗原浓度高 10 倍,而且通常不含有其他抗原,因此常用绿蝇短膜虫制备免疫荧光法检测抗 dsDNA 抗体的抗原片。待测血清中的抗 dsDNA 抗体与动基体中的 dsDNA 结合,洗片后滴加荧光素标记的抗人 IgG,反应后洗片,于荧光显微镜下观察,可见典型的荧光图像。

(二)试　　剂

购买专用商品试剂盒。包括绿蝇短膜虫膜片;FITC 标记的抗人 IgG,阳性和阴性质:控血清,PBS 吐温缓冲液、封片介质和加样板。

(三)操　　作

按试剂盒使用说明书进行操作,举例如下。

(1)按顺序分别滴加 25μL 稀释血清至加样板的各反应区,避免产生气泡。

(2)将绿蝇短膜虫片覆盖在加样板上,确保待检测血清与短膜虫片接触。在室温下(18 ～ 25℃)温育 30min。

(3)用 PBS 吐温缓冲液流水冲洗短膜虫片 1s,再浸入 PBS 吐温缓冲液中 5min。

(4)滴加 25μL FITC 标记的抗人 IgG 至另一加样板的反应区。从洗杯中取出短膜虫片,5s 内用吸水纸擦去背面和边缘的水分,立即盖在加样板上。确保短膜虫片与荧光抗体接触良好,于室温继续温育 30min。

(5)用 PBS 吐温缓冲液流水冲洗短膜虫片 1s,再浸入 PBS 吐温缓冲液中 5min。

(6)取出短膜虫片,擦去背面和边缘的水分,滴加甘油和(或)PBS,盖上盖玻片,于荧光显微镜下观察。结果判定在荧光标记抗人 IgG 染色的绿蝇短膜虫片上,抗 dsDNA 抗体表现为动基体呈现均质的或边缘亮度增强的荧光,有时动基体单独发荧光,有时动基体与核同时发荧光,均可判为阳性。而仅有核发荧光、鞭毛动基体不出现荧光者判为阴壁氏参考范围,正常人血清抗 dsDNA 抗体滴度＜ 1∶ 10。

(四)注意事项

(1)本法检测需要有优质荧光显微镜。

(2)待测血清最好于采集当日检测。如果于 2 ～ 8℃保存 1 周,抗 dsDNA 常由阳性转为阴性。

(3)本法结果对 SLE 特异性较高,但敏感性偏低。

(4)试剂盒自冷藏处取出应恢复至室温(18 ～ 25℃)再打开封口。

二、ELISA 法测定抗 dsDNA 抗体

(一)原　　理

将 dsDNA 包被于聚苯乙烯等固相载体微孔中,依次加入待测血清、酶(HAP)标记抗人 IgG 或酶标记金黄色葡萄球菌 A 蛋白(SPA),反应后加酶底物和(或)色原显色。呈色程度可反映待测血清中抗 dsDNA 的有无及水平高低。此法的关键之处是 dsDNA 很难包被于固相载体上,必须将微孔反应板用鱼精蛋白、多聚赖氨酸或戊二醛等作预处理。

（二）试　　剂

购买专用商品试剂盒。操作按试剂盒使用说明书进行操作，举例如下。

（1）将已用质粒DNA包被的微孔板及所有检测试剂，置室温（18～25℃）平衡10min，配制各种试剂。

（2）分别加稀释的待测血清、不同浓度（10u/ml，100/ml，800U/ml）抗dsDNA抗体标准品、阳性与阴性对照血清至相应的微孔中，每孔100μL。于室温温育1h。

（3）甩尽孔内液体，用洗涤液注满各孔，洗3次，在吸水纸上拍干。

（4）每孔加入100μL HRP-羊抗人IgG，箔纸封板，室温下温育30min。同上法洗涤。

（5）每孔加入100μL，底物溶液，室温下避光温育5～10min，每孔加入终止液（2mol/L H_2SO_4）100μL，30min内于酶联仪450nm波长测定吸光度。

（三）结果判定

定性试验：待测血清与阴性对照吸光度比值（P/N）＞/2.1判为阳性。

定量试验：以抗dsDNA标准品浓度为横坐标，相应吸光度值为纵坐标制作标准曲线。待测血清抗dsDNA浓度可根据所测吸光度从标准曲线得出。通常由酶联仪直接打印报告结果。

（四）参考范围

正常人血清P/N比值＜2.1。定量试验参考值可参看试剂盒说明书，各实验室应根据自己的实验条件，建立本地区的参考值。

（五）注意事项

（1）不同厂家、不同批号试剂不可混用，试剂盒不宜冷冻保存，不得使用过期试剂。更换新批号试剂时，必须用标准品与原试剂比对。

（2）待测血清最好于采集当El检测。于2～8℃保存1周，抗dsDNA常由阳性转为阴性。

（3）不同厂家的试剂盒其dsDNA来源、反应板预处理方法都不一定相同，因此检测结果必须用国际参考品或其标化血清进行标准化，否则无可比性。

（4）本法所测抗dsDNA，包括一部分低亲和力抗体，故阳性结果对SLE的特异性降低。

（黄兴福）

第四节　抗ENA抗体测定

核抗原有三个组成部分：组蛋白，DNA，可溶性核抗原。后者是一组可溶于磷酸盐缓冲液（或生理盐水）中的多肽抗原，故名可提取的核抗原。从分子水平识别ENA多肽抗体是抗核抗体研究的重大进展，现已发现有临床诊断价值的这类抗体有10余种，抗ENA抗体为其总称。

一、原　　理

核抗原的各种成分依据相对分子质量的不同经SDS聚丙烯酰胺凝胶电泳（SDS-PAGE）分离，转印于硝酸纤维素膜（NC膜）上。封闭NC膜上的非特异性反应区，将稀释后的患者血清与NC膜一起温育，如果血清中存在抗ENA自身抗体，就会与膜条上的相应核抗原结合。加入酶（HRP）标记抗人IgG抗体，可与该自身抗体结合。待加入酶底物和（或）色原后，结合自身抗体的核抗原条带特异呈色，与试剂盒提供的标准条带相比，可测定出患者血清中的特异自身抗体。

二、试　　剂

购买专用商品试剂盒。包括已转印核抗原的 NC 膜条,酶结合物(酶标记的抗人 IgG),阳性和阴性对照,缓冲液,洗涤液,酶底物溶液和反应槽。

三、操　　作

按试剂盒使用说明书进行操作,举例如下。

(1)将膜条置于反应槽中,带黑色标记线(0 线)的一面向上,加入缓冲液将膜条浸湿 5min,倾去缓冲液。

(2)加入 1ml 已稀释的待测血清,将膜条浸没,置于摇床上,并于室温(18～25℃)摇动 1h。

(3)倾去血清,每槽加入 2ml 的洗涤液,在摇床上摇动洗涤 3 次,每次 5min。

(4)倾去洗涤液,每槽加入 1ml 工作浓度的酶标记抗人 IgG,置于摇床上,于室温下摇动 1h。同上洗涤。

(5)每槽加入 1ml 底物溶液[H_2O_2 和(或)DAB],置室温呈色 15min 后用蒸馏水洗涤膜条,终止反应。用吸水纸使膜条干燥。

四、结果判定

与试剂盒提供的标准条带比对。

(1)抗 Sm 阳性。相对分子质量为 29 000 和(或)28 000、13 500 位置处同时出现显色条带。

(2)抗 U1nRNP 阳性。相对分子质量为 73 000、32 000、17 500 位置处出现显色条带,其中 73 000 和 32 000 处出现任意一条带即可。

(3)抗 SS-A 阳性。相对分子质量为 50 000、52 000 位置处出现显色条带。其中相对分子质量 60 000 条带必须显色。

(4)抗 SS-B 阳性。相对分子质量为 48 000 和(或)47 000。4 500 位置处同时出现显色条带。

(5)抗 SCl⁻70 阳性。相对分子质量为 86 000、70 000 位置处同时出现显色条带。有时在此两带间可见两条较弱的显色条带,它们是相对分子质量 100 000 蛋白的降解产物。

(6)抗 Jo-1 阳性。相对分子质量为 55 000 位置处出现显色条带。

(7)抗 Rib(ribosome,核糖核蛋白体,核糖体)阳性。在相对分子质量为 38 000、15 000、15 000 位置处出现显色条带。其中相对分子质量 38 000 蛋白带必须显色。

(马芳军)

第十三章

Chapter 13

心脏疾病的相关检验

第一节 同型半胱氨酸测定

人体内同型半胱氨酸作为蛋氨酸代谢的中间产物,其本身并不参与蛋白质的合成,但是作为体内能利用 N^5 甲基四氢叶酸的唯一反应而对于一碳单位代谢有着密切关系。

当体内由于同型半胱氨酸代谢紊乱而导致浓度升高时, 就会有同型半胱氨酸巯基内酯的形成, 并与低密度脂蛋白形成复合体, 随后被巨噬细胞所吞噬, 形成堆积在动脉粥样硬化斑块上的泡沫细胞。而且, 同型半胱氨酸可以自发氧化形成超氧化物和过氧化氢, 这些产物会导致内皮细胞的损伤和低密度脂蛋白的氧化, 造成血管平滑肌的持续性收缩以及缺氧, 从而加速动脉粥样硬化的过程。同型半胱氨酸巯基内酯还可以与反式视黄酸共同引起血小板的凝集, 也可引起血栓素 TXB2 和 PGFIct 的形成, 促进血凝块的形成, 从而引起梗死性疾病; 此外还与血管平滑肌细胞中新的 mRNA 的形成有关, 它可以促进动脉壁平滑肌细胞的增殖, 并造成动脉内皮细胞的脱落, 加速动脉粥样硬化。

同型半胱氨酸测定的方法:

(1)常用的方法是高效液相法(HPLC)。

(2)不常用的方法有酶转换免疫测定法和荧光偏振免疫法(FPLA)。

一、参考值

男性 8.5/μmol/L,参考范围:5.3 ～ 16.9μmol/L。

女性 7.2μmol/L,参考范围:4.5 ～ 13.9μmol/L(HPLC 测定法)。

二、临床意义

(1)同型半胱氨酸的升高程度与冠状动脉粥样硬化和心肌梗死的危险性成正比。

(2)由于同型半胱氨酸的代谢特点,维生素 B_{12}、叶酸缺乏症以及遗传性 N^5 甲基四氢叶酸转甲基酶、胱硫醚-β-合成酶基因缺陷也与同型半胱氨酸浓度有密切关系。

(黄兴福)

第二节　血清肌酸激酶测定

Section 2

血清肌酸激酶(CK)主要存在于骨骼肌、心肌和平滑肌中,脑组织次之,在胃肠道、肺和肾内也含有少量。其作用是在生理水平上维持细胞内的 ATP 浓度,即将高能磷酸键从磷酸肌酸转移至 ADP 上,或将磷酸键从 ATP 转移至肌酸形成磷酸肌酸。当心肌细胞缺氧时,细胞通透性增加,CK 即释放到血液中。

肌酸激酶测定方法:常规测定有单一试剂和双试剂测定,后者与国际临床化学学会(IFCC)和中国推荐的方法相接近。

一、参 考 值

男性:38 ~ 174U/L(37℃)。

女性:①26 ~ 140U/L(37℃)(酶偶联法)。②8 ~ 60U/L(肌酸显色法)。③(90.5 ± 32.5)U/L或< 160U/L(改良 Oliver 法)。

二、临 床 意 义

(1)CK 主要用于诊断心肌梗死。在患心肌梗死后,2 ~ 4h 就开始增高,4 ~ 12h 内肌酸激酶活性急剧上升,24 ~ 36h 达到高峰。当患者胸部疼痛发作 12 ~ 36h 后,此酶上升的峰值高达正常上限的 10 ~ 12 倍。经过 3 ~ 5d,此峰值恢复正常。CK 升高的程度与梗死的面积成正比。

(2)在冠状动脉功能不全和充血性心力衰竭,甚至出现肝损伤时,CK 仍然保持正常值,因此说它比 AST 更为特异。

(3)在鉴别诊断时,还应注意引起血清 CK 活性升高的其他因素。非急性心肌梗死的其他心脏病:据 Nevins 等报道,长时间缺血性胸痛,心电图有一过性 ST-T 改变者,有 58%的人血清CK 活性升高;长时间缺血性胸痛而无心电图改变者有 27%的人血清 CK 活性升高;仅有典型心绞痛者,只有 5%的人血清 CK 活性升高。另有作者报道,病毒性心肌炎时也明显升高,对诊断及预后有参考价值。当心包炎累及心肌时,血清 CK 活性也有轻度升高。

非心脏病的其他疾病也可引起血清 CK 活性升高:①骨骼肌疾患: 由于骨骼肌中 CK 含量为心肌的 3 倍,急性或慢性骨骼肌疾患(包括外伤及手术等)CK 活性可增高。肌营养不良及多发性肌炎者,进行性肌萎缩时血清 CK 活性亦可增高。神经因素引起的肌萎缩,如脊髓灰白质炎时 CK 活力正常,皮肌炎时 CK 活性可有轻度或中度增高。②脑部疾患:蛛网膜下腔出血、卒中、头外伤、脑肿瘤、惊厥、脑膜炎及脑炎,可使血清 CK 活性比正常人提高 100 倍。急性脑卒中时在数天后血清 CK 活性才升高,并可持续升高 10 ~ 14d。同工酶分析证实,增加的血清 CK活性大部来自骨骼肌而不是脑组织。急性精神病患者及 1/4 的急性精神病患者的家属, 血清CK 活性也升高。③代谢性疾病:90%的甲状腺功能低下者,血清 CK 活性升高可达正常人的 8倍,此后可在治疗后恢复正常。甲状腺功能亢进者的血清 CK 活性低于正常。偶见糖尿病患者的血清 CK 活性升高。④肺疾患:急性肺炎、肺栓塞、肺梗死及急性支气管哮喘等患者的血清CK 活性升高。⑤其他:长期昏迷、出血性胰腺炎、胆囊坏疽、胰腺癌、夹层动脉瘤、低血钾症、子痫、酒精中毒、睡眠不足及恶性热等都可使血清 CK 活性升高。

非疾病因素:①运动:轻微运动后 48h 内血清 CK 活性中等度升高;在剧烈运动后 48h 内血

清 CK 活性 2～50 倍于正常值。②分娩者及新生儿血清 CK 活性高于正常值。③治疗及诊断措施：心导管检查、心脏按压、心血管造影、安装人工心脏起搏器、放射治疗、电休克及泌尿系检查等均可使血清 CK 活性升高。④肌内注射下列药物，可使血清 CK 活性升高，如羧苄青霉素钠、三水氨苄青霉素、冬眠灵、利眠宁、碳酸锂、地塞米松、三甲氧苯酰胺盐酸盐、盐酸麦啶、利多卡因、麻醉药、止痛药、抗生素。⑤El 服某些药物可使血清 CK 活性升高，如口服氯贝丁酯（安妥明）及 3-羟基-3-甲基戊二酰辅酶 A（HMG-CoA）还原酶抑制药等。

三、注意事项

（1）测定标本应是血清而不用血浆，为了使细胞内腺苷酸激酶干扰减至最少应避免溶血。

（2）在操作中要注意避免引起酶失活的因素，如样品受热或光照，还要防止反应性巯基被氧化以及二氧化碳丢失导致 pH 升高等影响。

（杜江东）

第三节　血清肌酸激酶同工酶测定

　　肌酸激酶（CK）分子是由两个亚单位组成的二聚体，每个亚单位的分子质量约 40 000Da。脑型亚单位（B）及肌型亚单位（M）是两个不同结构基因的产物，形成二聚体时有活性，可产生 3 种 CK 同工酶，即 CK-BB（CK-1）、CK-MB（CK-2）及 CK-MM（CK-3）。CK 同工酶亚型测定主要是指后两者的检测。

　　刚从组织中释放的 CK-MB 和 CK-MM 分别为 $CK-MB_2$ 和 $CK-MM_3$，称为组织亚型或基因型同工酶。CK-MB 主要存在于心肌组织中，其组织亚型 MB_2 从心肌释放入血后，羧基末端被血浆羧基肽酶 N 水解，去掉一个赖氨酸残基转化为血清修饰亚型 MB_1。$CK-MB_2$ 由一条 M 肽链和一条 B 肽链构成，$CK-MM_3$ 则是由两条 M 肽链构成的二聚体，进入血液循环后被羧肽酶水解，羧基端的赖氨酸被切去，若 CK-MM 只被切去一条 M 链的赖氨酸则成为 $CK-MM_2$ 亚型，如两条肽链羧基末端均被切掉赖氨酸时应为 $CK-MB_1$，若仅被切去 B 肽链的羧基末端赖氨酸则为 $CK-MB_2$，由于组织型的 CK-MB 与 $CK-MB_2$ 在电泳时是合并在同一区域内，因此 CK-MB 亚型只有两种。

　　随着分离方法的改进，CK-MM 同工酶又可进一步分成 MML、MM_2 和 MM_3 共 3 种亚型。肌酸激酶亚型在脑、前列腺、肠、肺、膀胱、子宫、胎盘及甲状腺中，以 CK-BB 占优势；在骨骼肌及心肌中 CK-MM 占优势；CK-MB 主要分布在心肌中。

　　血清肌酸激酶同工酶的测定：一般采用琼脂糖电泳法分离血清肌酸激酶同工酶，用免疫法定量。还可以采用等电聚焦电泳分离 CK-MM 亚型，也可采用高压电泳分离 CK-MB 亚型，但此设备比较昂贵难以常规应用。

一、参考值

（一）琼脂糖电泳法

CK-BB 为 0。

CK-MB 为 0～3%。

CK-MM 为 97%～100%。

CK-MB 的阳性决定性水平＞5%。

当遇到特殊病例如出现巨 CK-BB、巨 CK-MB 时,电泳定性就显得十分重要。

（二）琼脂糖胶等电聚焦电泳方法

CK-MML 为(57.7 ± 4.7)%。

CK-MM$_2$ 为(26.5 ± 5.3)%。

CK-MM$_3$ 为(15.8 ± 2.5)%。

CK-MM$_3$/CK-MML 比值为 0.28 ± 0.05(范围 0.15 ～ 0.39)。

阳性决定性水平＞0.5。

（三）免疫抑制法

CK-MB ＜ 25U/L。

总 CK 比值＜6%。

（四）单克隆抗体免疫法。

CK-MB 为(3.5 ± 3.6)U/L。

（五）双位点免疫酶标法或酶免疫荧光法

CK-MB 为 0.8 ～ 5.0μg/L。

心肌损伤的决定性水平为＞9μg/L。

二、临床意义

（1）急性心肌梗死胸痛发作后,血清中 CK-MB 上升,先于总活力升高。24h 达高峰值,36h 内其波动曲线与总活力相平行,至 48h 消失。

（2）肌肉创伤或肌内注射时,在 CK 同工酶中可检出 CK-MM。肌营养不良的半数患者可有 CK-MB 活性升高,多发性肌炎患者的血清 CK-MB 活性也升高。各种原因引起的缺氧性神经系统疾病,缺氧后 48h 内脑脊液中 CK-BB 升高。

（3）假肥大型肌营养不良(DMD)患儿 CK-MM 亚型在出现症状前或刚刚出现时就发生了改变,而此时 CK 活性往往尚未升高,而且 CK-MM 亚型的改变也可见于 CK 总酶下降的晚期 DMD 患者,所以 DMD 患者的 CK-MM 亚型的改变不受 CK 总酶活性高低的影响,即使在 CK 总酶活性尚未升高时,甚至在下降的过程中,只要查出 CK-MM 亚型的改变,就说明肌肉损伤已经发生或仍在继续发生,可为早期诊断 DMD 提供依据,也可为判断病情提供参考。

（4）引起血清 CK-MB 活性升高的其他因素恶性热者及其家属中的一些成员,其血清 CK-MB 活性升高。横纹肌肉瘤患者,其血清 CK-MB 活性可明显升高,占血清总 CK 活性的 28%。此外,损伤心肌的心脏手术,可有一过性 CK-MB 活性升高,一般手术后 24h 内恢复正常。

三、注意事项

测定 CK-MM 亚型对早期心肌梗死患者具有高度敏感性,其原因是由于正常人血液在组织型 CK-MM$_3$ 释放后迅速被酶切转化成其他亚型而从循环中清除,使 CK-MM$_3$ 仅占血浆中 CK-MM 活力的 15%,CK-MM$_3$/CK-MML 比值平均为 0.33。当心肌坏死时只要有小量 CK-MM$_3$ 释放就会引起血浆中的浓度百分率和 CK-MM$_3$/CK-MML 比值的变化。CK-MM 及 CK-MB 亚型也用于测定缺血后再灌注情况,但确定冠状动脉再通与否,以多项指标综合分析为好,因为单项检测结果有时会有重叠。

（杜江东）

第四节　乳酸脱氢酶测定

乳酸脱氢酶(LD)能可逆地催化乳酸氧化为丙酮酸,该催化反应是无氧糖酵解的最终产物,此酶广泛地存在于身体各组织细胞的胞质中,以心、骨骼肌和肾脏最丰富,其次为肝、脾、胰腺、脑和肺脏等,正常血清中含有 LD,而多数组织中酶活性要比血清高出 1 000 倍。

LDH 的测定:乳酸脱氢酶催化乳酸至丙酮酸之间的可逆性反应,目前正反两个方向的反应均能测定,由于逆反应的速度比正反应快 4 倍,测得的活性也高得多,因此采用不同反应方式的试剂盒得出的结果也不相同。

IFCC 推荐的参考方法为从乳酸至丙酮的正反应。

一、参考值

血清:35 ～ 88U/L(pH 8.8 ～ 9.0,30℃);100 ～ 225U/L(pH 8.8 ～ 9.0,37℃)。
尿:42 ～ 98U/L(pH 8.8 ～ 9.0,25℃)(连续监测 LD-L 法)。
血清:200 ～ 380U/L(连续监测 LD-P 法)。
血清:95 ～ 200U/L(PH 7.4,30℃);200 ～ 380U/L(pH 7.4,37℃)。
脑脊液:7 ～ 30U/L(pH 7.4,30℃)(比色法)。

二、临床意义

(1)LD 增高主要见于急性心肌梗死、病毒性肝炎、肝硬化、肺梗死、某些恶性肿瘤、骨骼肌病、有核红细胞骨髓内破坏(无效性造血)、白血病,尤其是急性淋巴细胞型白血病以及恶性贫血等。在诊断急性心肌梗死时,LD 水平的升高常于发作后 12 ～ 24h 达高峰,可持续升高长达 10d。

(2)在恶性肿瘤患者,病情发展到相当严重阶段时 LD 才会升高,故对肿瘤早期诊断的意义不大。某些肿瘤所致的胸腔积液、腹水中,LD 活力往往升高。脑及脑膜肿瘤不升高,而原发于其他部位转移入脑的可升高。

(3)慢性肾小球性肾炎、系统性红斑狼疮、糖尿病性肾硬化、膀胱及肾脏恶性肿瘤患者尿中 LD 活力可升高达正常人的 3 ～ 6 倍。但尿中尿素及小分子肽类可抑制酶活力,尿 pH 偏低也可能使 LD 灭活。在有尿毒症的慢性肾病患者中血清 LD 一般正常,经透析治疗后 LD 活性的升高可能与血清中 LD 的抑制剂尿素、草酸盐被除去有关。

(4)脑脊液中 LD 总活力升高可出现在蛛网膜下出血及脑血管血栓形成并出血的患者。

(5)LD 降低无意义。

三、注意事项

由于红细胞内 LD 含量比正常血清中 LD 活性高 1 000 倍,溶血时血清 LD 活性显著增高,故送检标本不能溶血。由于草酸盐抑制 LD,故测 LD 活性宜采用血清而不采用血浆。另外,若血清中未除尽血块,无论在 4℃或室温存放标本,LD 活性将明显增高。

(陈磊)

第五节　乳酸脱氢酶同工酶测定

Section 5

采用电泳法可将人组织中的乳酸脱氢酶同工酶分离出5种同工酶区带，根据其电泳迁移率的快慢，将迁移最快的命名为LD_1，依次为LD_2、LD_3、LD_4和LD_5。不同组织的LD同工酶分布不同，存在明显的组织特异性。人心肌、肾和红细胞中以LD_1和LD_2为最多，骨骼肌和肝中以LD_5和LD_4为最多，而肺、脾、胰、甲状腺、肾上腺和淋巴结等组织以LD_3为最多，从睾丸和精子分离出了LDx，其电泳迁移率介于LD_5和LD_4之间。

乳酸脱氢酶同工酶测定：测定LD同工酶有电泳法、离子交换柱层析法、免疫法、抑制法和酶切法，但迄今最好的和用得最多的仍是琼脂糖电泳法。

化学抑制剂法和免疫沉淀法系直接测定LD_1活力，而不是测定其百分率，但它们共同存在的问题是：许多疾病均有总LD活力和LD_1的同时升高，因此单纯测定LD会出现假阳性过高，如采用LD_1/总LD比值可将特异性提高至80%。

（陈磊）

第六节　α-羟丁酸脱氢酶测定（α-HBD）

Section 6

α-羟丁酸脱氢酶能催化α-羟丁酸氧化为α-酮丁酸。它主要存在于心肌内，肝细胞内含量很少。当心肌受损时，HBD就释放入血中。

α-羟丁酸脱氢酶测定：在无条件测定LDH同工酶时，可测定α-羟丁酸脱氢酶，因为它是LDH_1和LDH_2的共同底物，测定α-羟丁酸脱氢酶实际上就是测定LDH_1和LDH_2活力之和。由于采用的底物不同，故酶的活力不等于以乳酸为底物的LDH_1和LDH_2的活力。

一、参考值

61～155U/L（37℃）（比色法）。
72～182U/L（37℃）（连续监测法）。

二、临床意义

（1）心肌梗死患者血清α-HBD增高，发病后12～18h开始升高，2～3d达峰值，为正常值的2～3倍，持续7～20d后恢复正常。尽管肝脏和心脏疾病均能引起LDH活性升高，而α-HBD活性在肝脏疾病时则没有多大变化，心脏病患者则出现明显升高；此外，心包炎或胆囊炎都不引起α-HBD活性变化。因此计算α-HBD/LDH比值，正常人为0.67，急性心肌梗死患者超过0.8，肝病患者在0.6以下，HBD对确定心肌梗死具有一定的价值。

（2）α-HBD与LDH、AST、CK及CK-MB一起构成了心肌酶谱，对诊断心肌梗死有重要意义。

（3）活动性风湿性心肌炎、急性病毒性心肌炎、溶血性贫血等，因LD增高，故α-HBD亦增高。

（4）肝脏疾病患者α-HBD不升高，肝病时则α-HBD/LDH＜0.6，故当LDH升高而难于确定为心肌梗死或肝病时，测定α-HBD有助鉴别。

（陈磊）

第七节 丙酮酸激酶测定

丙酮酸激酶(PK)催化磷酸烯醇丙酮酸酯和 ADP 转变成丙酮酸和 ATP 的磷酸基转移酶,是糖酵解过程中的主要限速酶之一,有 M 型和 L 型两种同工酶,M 型又有 ML 及 M_2 亚型。ML 分布于心肌、骨骼肌和脑组织,M_2 分布于脑及肝脏等组织。L 型同工酶主要存在于肝、肾及红细胞内。心肌细胞坏死后,PK 释放入血,PK 的测定可用于诊断心肌梗死。

一、原　　理

利用丙酮酸在乳酸脱氢酶的作用下转变成乳酸的同时,将 NADH 或 DPNH(在 340nm 波长处有吸收峰)转变成 NAD^+ 或 DPN^+(无吸收峰)。根据吸光度的改变来推算此酶的活力。

二、参考值

血清(28.3 ± 12.8)U/L(丙酮酸激酶法)。

三、临床意义

(1)急性心肌梗死发病后 2h PK 活性开始升高,22～24h PK 活性达高峰(为对照值的 3 倍),第 2d 达峰值(为对照值的 4 倍),48～72h 后逐渐恢复正常。血清 PK 活性升高对急性心肌梗死的特异性较高。此外,由于急性心肌梗死后 PK 活性开始升高和恢复正常均较早,因此可用于急性心肌梗死延展或再梗死的诊断。但有人认为 PK 不如 CK 敏感,但是比 CK 特异,由于升高时间短暂,最好辅之以其他监测指标;也有人认为 PK 是诊断急性心肌梗死的简便、迅速而可靠的一项指标。

(2)宫颈癌、淋巴肉瘤、髓性白血病和霍奇金病患者血清 PK 总活性明显增高。

(3)肌源性疾病(假肥大型肌营养不良、Becker 型肌营养不良、肢带型以及面肩肱型肌营养不良)的患者,其血清 PK 活性明显升高,达对照值的 1～25 倍,阳性率＞90%。相反,在神经源性疾病(脊髓性肌萎缩、肌萎缩侧束硬化等)的患者,大多数人的血清 PK 活性正常。故测定血清 PK 活性对于区别肌源性或神经源性肌病有一定的价值。

(4)血液系统疾病:先天性非球形细胞溶血性贫血的患者红细胞中 PK 总活性显著降低。在其他一些血液病如急性白血病、红细胞性白血病、再生障碍性贫血、治疗无效性贫血、阵发性夜间血红蛋白尿、先天性发育不全性贫血等,红细胞 PK 活性可降低至对照值的 50%。

(杜江东)

第八节 肌红蛋白测定

肌红蛋白(Mb)是一种小分子色素蛋白,主要存在于心肌和骨骼肌细胞中。分子质量仅为 17.8kD,可与氧成可逆性结合,在肌细胞内有转运和贮存氧的作用,在心肌受损时即从心肌细胞中弥散出来进入血液循环。

一、参 考 值

血浆：< 87μg/L（补体固定法）。
血清：(29 ± 16.3)μg/L。
尿液：(29.85 ± 16.04)μg/L（放射免疫法）。
血清：(3.5 ～ 22.8)μg/L（ELISA 法）。

二、临床意义

（1）血与尿肌红蛋白水平升高见于急性心肌梗死，在发病 4h 开始升高，多在 24h 恢复正常。在尿中于 5 ～ 40h 开始从尿中排出，持续 3 ～ 4d。还可见于缺血性心脏病、心绞痛、心肌损伤、心源性休克、出血性休克等。

（2）升高见于肌营养不良症，如 Duchenne 型肌营养不良以及此病遗传基因携带者（60%～80%的 Mb 值升高）、先天性肌营养不良、肌强直性营养不良症、多发性肌炎与皮肌炎、进行性肌萎缩、甲状腺功能减退、药物所致肌病。

（3）在肾功能不全、烧伤、酒精中毒、糖尿病酸中毒时血与尿肌红蛋白水平也升高。

（杜江东）

第九节　心肌肌钙蛋白测定

Section 9

肌钙蛋白是肌细胞内肌纤蛋白上的一种调节钙介导的肌动蛋白和肌球蛋白之间相互反应的蛋白。通常心肌的肌钙蛋白由心肌表达，骨骼肌的肌钙蛋白由骨骼肌表达。

心肌和骨骼肌的肌钙蛋白的三种亚单位分别为不同基因所产生，并具有独立的结构和不同的调节作用，分别是：

（1）肌钙蛋白 T(TnT)是原肌球蛋白结合亚单位，其作用是将肌钙蛋白 C 和肌钙蛋白 I 连接到肌动蛋白和原肌球蛋白上，共同完成对心肌或骨骼肌收缩的调节。

（2）肌钙蛋白 I(TnI)是抑制亚单位，抑制肌动蛋白与肌球蛋白的偶联，使心肌或骨骼肌松弛。

（3）肌钙蛋白 C(TnC)是唯一与钙结合的亚单位，当 TnC 结合钙后引起空间构型的改变，并逆转 TnI 的抑制作用，使骨骼肌或心肌收缩。心肌肌钙蛋白测定方法有定性和定量两类。

心肌肌钙蛋白分为 2 个型：

（1）心肌肌钙蛋白 T(cT-nT)分子质量为 39kD。AMI 后 2h 就能在血清中测出，存在时间长，浓度较高。

（2）心肌肌钙蛋白 I(cTnI)：cTnI 在 AMI 早期诊断上的价值与 cTnT 相同。由于 cTnI 多肽链上有 39 个氨基酸残基为心肌细胞所特有而使得 cTnI 在特异性方面超过了 cTnT。

一、参 考 值

肌钙蛋白 I：阴性（干片法）。
肌钙蛋白 I：< 0.5ng/ml（微粒子酶免法）。

肌钙蛋白 I：10 ～ 15μg/L（免疫法）。

二、临床意义

（1）cTn 是心肌组织中的一种特有的调节蛋白，严重心肌缺血损伤时释放入血，是反映心肌损伤的血清标志物。血清 TnT > 0.5Fg/L，即可认为有心肌细胞损伤，其含量与年龄、性别、梗死部位及溶栓药物种类无关。cTnI 可因防腐剂、纤维蛋白原、血清中的嗜异抗体及类风湿因子的干扰而导致增高。

（2）cTn 检测对不稳定心绞痛预后判断有极其重要的意义。TnI 分子量较 TnT 小，心肌细胞损伤时 TnI 的检测较 TnT 更为敏感。对心肌炎的诊断、甲状腺功能减退的患者心肌损伤诊断、骨骼肌损伤的鉴别诊断、药物作用观察等均有很好的诊断价值。有报道急性心肌梗死患者同时检测 CK-MB、Mb、TnT、TnI 其诊断价值更高。

（3）cTn 测定可评估溶栓治疗的效果，再灌注成功患者的 cTnT 峰值时间≤26h，中位数为14h，而溶栓失败患者的峰值时间中位数约为 48h。cTn 测定还可确定围手术期有无急性心肌梗死或了解心脏及瓣膜手术时心脏保护措施是否得当。

（4）cTnI 和 cTnT 还可作为溶栓治疗后再灌注成功与否的灵敏特异的指标。

（5）cTn 在心脏移植后的第 4d 可逐步下降至正常，如出现增高应考虑为排斥反应。急性心功能衰竭时，也常出现 cTn 增高而 CK-MB 无异常。

（黄兴福）

第十节　心脏疾病实验室诊断的评价

一、CK 对于心脏疾病实验室诊断的评价

（一）CK 对诊断心肌梗死的诊断价值

（1）较 AST 或 LD 的特异性高，有利于实验室鉴别诊断。

（2）对于心肌梗死患者来讲，CK 的升高出现太迟，所以不能作为急诊检测项目。

（3）CK 增高的持续时间较短，2 ～ 4d 就恢复正常。

（二）CK 对诊断心肌梗死后再灌注的诊断价值

（1）经适当治疗后，梗死区心肌再灌注，CK 释放率成倍地增加，故 CK 测定有助于检出再灌注。

（2）CK 值仅有中度敏感，如在发病 4h 内 CK 即达高峰值，提示冠状动脉再通的能力为40%～ 60%，因此，总 CK 值不能检测很早期的再灌注。施行心律复转、手术、心脏移植、心导管检查和无并发症的冠状动脉成形术等均会引起 CK 值的增高。

二、CK 亚型对于心脏疾病实验室诊断的评价非

（一）CK-MB 对诊断心肌梗死的诊断价值

（1）CK-MB 几乎只存在于心肌组织中，因而 CK-MB 亚型的变化代表了心肌受到损伤，在

诊断 AMI 时有很高的特异性。测定 CK 和 CK-MB 是目前证实急性心肌梗死或心肌坏死的首选指标，心肌梗死后一般在 $6 \sim 8h$ 血清 CK-MB 水平升高，少数可在 $2 \sim 6h$ 即增高，峰值常在发病后 $20 \sim 24h$。若无并发症，则于 $36 \sim 72h$ 恢复至正常水平，因此每 12h 测定 1 次血清 CK-MB 可证实或排除心肌梗死，连续采集和测定 3 次样品是最经济的方案，当然必要时每 8h 或 6h 测定 1 次可提高对诊断的敏感性。与总 CK 值比较，CK-MB 的峰值时间稍提前，消失也较快。在心肌梗死范围较小的患者中，CK-MB 水平在血中升高的峰值时间较早，恢复正常的时间也快。通常血浆中的 CK-MB 来自心肌，若对患者做系列测定，血清中 CK-MB 活性呈升高和降低的典型图形，且峰值超过参考值上限，又无其他原因可解释时应考虑急性心肌梗死。因为当心肌缺血时 CK-MB 并不增高，大多数稳定心绞痛患者的血浆中也无 CK-MB 增高。心肌梗死发作后如无溶栓，通常在 $6 \sim 10h$ 血浆中 CK-MB 水平升高。

（2）在小面积心肌梗死时，虽然总 CK 活性较低或在正常值范围内，但由于有少量 MB_2 释放入血液，如 CK-MB 尚未超过正常范围时，$CK-MB_2/CK-MB_1$ 即可有明显升高，达到峰值的时间也最早。其比值的升高反映出心肌酶的释放，并被认为是早期诊断急性心肌梗死最敏感和特异的酶学指标。若以血浆中 $CK-MB_2 > 1.0U/L$ 和 $CK-MB_2/CK-MB_2 > 1.5$ 作为急性心肌梗死的诊断标准，在发病 $2 \sim 4h$ 的检测灵敏度为 59%，而发病后 $4 \sim 6h$ 的检测敏感性达 97%。另外非急性心肌梗死所致的心肌损伤，也可通过 CK 亚型的测定予以明确，心脏移植患者发生排异时 $CK-MB_2/$总 CK-MB 比值增高。

（3）由于 CK-MB 亚型的变化主要发生在 AMI 后 24h 内，因此，如果在治疗过程中发现血清 CK-MB 下降后出现 CK-MB 再度上升，提示有心肌梗死复发。

（4）非急性心肌梗死所致的心肌损伤，如心脏移植患者在发生排异时 $CK-MB_2/CK-MB_1$ 比值也可升高。

（二）CK-MM 对诊断心肌梗死的诊断价值

MM_3/MML 虽然也出现与 MB_2/MB_1 相似的变化，但由于 CK-MM 大量存于骨骼肌中，因此 MM_3/MML 对 AMI 诊断的特异性较差。早期心肌梗死的患者有 $CK-MM_3$ 释放，并且被酶切转化成其他亚型并迅速地从循环中清除。因此，只要有少量 $CK-MM_3$ 释放就会引起其在血浆中的浓度和 $CK-MM_3/CK-MML$ 比值的变化，一般以 $CK-MM_3/CK-MML > 0.5$ 作为诊断急性心肌梗死的标准，约有 94%的患者在首次采血时即确诊。正常人血清 $MM_3/MML < 1$，急性心肌梗死发病后最早半小时，一般 $1 \sim 2h$ 内即可出现血清 $MM_3/MML > 1$。严重的心绞痛患者，血清 $MM_3/MML < 1$，$MM_2/MML < 1$。但必须注意的是少数急性心肌梗死患者在胸痛发作后 $0 \sim 5h$ 内血清 CK-MM 亚型分析仍可正常，但随后又出现血清 $MM_3/MML > 1$。由此对于难于诊断的疑似患者，应在发病后连续检测多次。

如无并发症，心肌梗死后 $12 \sim 16h$ $CK-MM_3$ 被清除，并恢复到正常或接近正常，但此时 CK-MB 常是增高的。但是，由于 CK-MM 大量存于骨骼肌中，所以 CK-MM 亚型对心肌并不特异，在诊断心肌梗死时须排除急性骨骼肌损伤，其早期诊断急性心肌梗死的特异性为 77%～94%，与所采用诊断标准值的不同有关。

在急性心肌梗死发病后，通过测定虹清 CK-MM 亚型活性，可了解急性心肌梗死发病的时间以及再梗死情况。如血清 $CK-MM_3$ 持续上升，一般可推测其发病时间在 10h 以内。血清 CK-MM 亚型以 MML 为主则其发病时间在 25h 内；发病在 25h 后，血清 CK-MM 亚型则以 MML 为主。这对无痛性心肌梗死或对频发心绞痛后出现的急性心肌梗死患者来说，有助于推测急性心肌梗死的发病时间。

判断急性心肌梗死静脉溶栓治疗的疗效。当血清 MM_3/MML 比值的峰值提前，峰值距发病时间在 9h 以内者，判定冠状动脉再通的敏感性为 100%，特异性为 88%，诊断率为 94%，较血清 CK、CK-MB 及 CK-MM₃ 活性敏感。另有报道证实：急性心肌梗死静脉溶栓治疗开始后的第 1h 和第 2h 分别测定血清 CK-MM₃ 活性的差值，可用来判断与梗死相关的闭塞冠状动脉的再通情况。若以血清 CK-MMs 活性变化 10% 为界，其敏感性为 88%，特异性为 100%，诊断率为 94%。而且，只需在用药后 2h 内 2 次取血测血清 CK-MM₃ 即可，较为简便实用。

孟庆义等发现 AMI 后血清 MM₃/MML 比值与其他酶学指标不同，其动态变化呈"反 S 形"，即 MM₃/MML 比值达峰值并逐渐恢复到基础水平以后，继续下降并一度低于基础水平，然后再逐渐回升到基础水平(48～120h)，并证明这是由于亚型(MML、MM₂ 和 MM₃)从血液中清除速率存在差异，使 MM₃ 恢复正常的同时，MML 仍然在较高水平所致。故使用 MM₃/MML 比值诊断 AMI 时应注意梗死早期存在一段相对不敏感期，尤其在合并梗死扩展和再梗死时应当引起临床重视。

(三)CK 亚型对诊断心肌梗死后再灌注的诊断价值

(1) 心肌梗死后再灌注会引起血清 CK 释放成倍地增加，故 CK 测定有助于检出再灌注情况。然而，总 CK 测定为中度敏感，不能发现很早期的再灌注。

CK-MB 活性在心肌梗死的早期增加并于短期内达到峰值水平，是心肌再灌注的指示。下壁心肌梗死在治疗 2h 后 CK-MB 可增加 2.2 倍以上，前壁心肌梗死 2h 后可增加 2.5 倍以上，均提示心肌出现再灌注，上述标准的敏感性为 85%，特异性为 100%。急性骨骼肌损伤时血循环中可出现 CK-MB 一过性增高，虽然有人不主张以 CK-MB/CK 百分率 > 5% 作为心肌损伤与骨骼损伤的鉴别，但在一定程度上还是具有价值的。也有人建议以 CK-MB 质量/总 CK 活力的比率为 80ng/U 作为 CK-MB 的心肌来源或骨骼肌来源的鉴别。

(2)CK-MM 亚型也用于再灌注的判断，再灌注的确诊标准是 CK-MM₃ 升高率≥0.18%/min，根据血浆中 CK-MM₃ 绝对值和升高率有可能对冠状动脉再通，或暂时再通后又阻塞进行鉴别。CK-MB 亚型作为检出冠脉再通的指标是 CK-MB₂/CK-MB₁≥3.8，但与不通者的测定结果有一定重叠，若将 CK-MM₃ 升高率、CK-MB₂/CK-MB₁ 比率和 CK-MB₂ 升高率结合起来，可更正确地检测冠状动脉再通，在治疗前和治疗后 60min 及 90min 采血检测则最好。

(3) CK-MB 亚型是 PTCA 和 CABG 术后心肌细胞损伤的灵敏指标，可用来观察成形术中充气时间对于心肌缺血和功能的影响以及比较气囊和支架各种技术对自发再灌注的影响，在心脏手术中可用来比较各种保护心肌方法的效果。并认为 CK-MB 亚型有可能用于检查比心肌梗死病变更小的各种微小心肌损伤，对其诊断不稳定心绞痛的价值应进一步探讨。

三、LD 对于心脏疾病实验室诊断的评价

(一)LD 对诊断心肌梗死的诊断价值

少量组织坏死而释放的酶也能使血清 LD 活力增高，心肌梗死、肝炎、肝硬化、肾脏疾病、恶性肿瘤以及某些贫血患者均增高。此酶与 CK 相比，增高出现较慢，阳性率也较低，但维持时间长，故仍为诊断心肌梗死的一个有用指标。

急性心肌梗死时 LD 可高达正常 10 倍，但通常为 5～6 倍，一般在梗死后 8～18h LD 开始升高，48～72h LD 达高峰，并可持续 4～16d，平均为 10d。心力衰竭和心包炎伴肝淤血时 LDH 呈中等程度升高。由于人体许多脏器中均含有 LD，这些脏器受损时都可以使得血清 LD 活性升高，因而测定 LD 对于诊断急性心肌梗死的特异性较差。若能测定 LD 同工酶，则可以提高诊断的特异性。

(二)能引起 LD 升高的其他情况

(1)严重的心力衰竭，快速性心律失常或休克。

（2）肝细胞受损或坏死，急性肺梗死，急性肾梗死和脑梗死。

（3）骨骼肌疾患，包括感染、坏死、手术、创伤或营养不良。

（4）糖尿病酸中毒。

（5）恶性肿瘤，包括急性白血病及淋巴瘤。

（6）恶性及溶血性贫血。

（7）血样采集及储存中的技术性因素。

四、LD 同工酶对于心脏疾病实验室诊断的评价

在正常人血浆中 LD_2 远多于 LD_1，LD_1：$LD_2 < 0.76$。当心肌坏死时 LD_1 较 LD_2 释放多，LD_1 的百分率也较 LD_2 高，且 LD_1 较总 LD 升高更早，因此 LD_1：$LD_2 \geq 1$。当心肌梗死或心肌坏死时释放 LD_1 较 LD_2 为多，LD_1 百分率增加，$LD_1/LD_2 \geq 1$，一般在发病 $8 \sim 10h$ 内 LD_1 开始上升，峰值时间在发病 24h 后，LD_1 在血中持续增高可长达 $10 \sim 14d$ 后逐渐下降，恢复正常的时间也较总 LD 迟，因此 LD_1 是一种很好的心肌梗死回顾性诊断指标。当心肌梗死出现心衰、心源性休克等并发症时，虽然多数情况下 LD_1：LD_2 仍 ≥ 1，但两者的百分率均明显下降。采用琼脂糖电泳法测定 LD_1 对心肌梗死的敏感性达 86%，特异性为 91.3%。LD_1：$LD_2 \geq 1$ 是被公认的诊断急性心肌梗死的决定性水平，敏感性可达 91.6%，特异性 92.7%。

五、α-HBD 对于心脏疾病实验室诊断的评价

含 H 亚基的 LDH 对于作用物的特异性差，除乳酸外，尚可催化α-羟丁酸脱氢，故临床上又称α-羟丁酸脱氢酶。实际上α-HBD 不是一种独特的酶，而是 H 型 LDH 作用于另一底物的反映，故测定α-HBD 活性（主要代表 LD_1 的活性）对急性心肌梗死的诊断比测定 LD 总活性的特异性高。急性心肌梗死发病后 3d 测血清 HBDH 活性，诊断的敏感性及特异性均为 89%，预测价值为 90%。也有用血清α-HBDH 活性与 LDH 活性比值来鉴别肝病与急性心肌梗死。在 AST 和 CPK 已恢复正常的心肌梗死患者，测定α-HBD 可以提高阳性率。α-HBD 有助于心肌梗死的预后估计，急性心肌梗死时α-HBD/LDH > 0.8，血清α-HBD 超过 750U/L 者预后不良。此外，α-HBD 升高还见于心肌炎。

六、肌红蛋白(Mb)对于心脏疾病实验室诊断的评价

在诊断心肌损伤中，Mb 出现阳性的时间比其他常用的各种生化项目出现得早，近年来发展了免疫比浊法，如 Baum 等提出了免疫透射比浊方法，2min 就可测出定量结果。尽管 Mb 灵敏度较高，出现时间较早，但特异性较差，存在时间较短，此为不足之处。杨振华等用此方法测定 18 例 AMI 患者，Mb 超出正常上限时间为 $2.9 \pm 1.9h$，与此相比 CK-MB 为 $5.3 \pm 2.0h$。Castaldo 等分析 157 例发病 2h 内入院的 AMI 患者，用免疫比浊法测定 Mb，以 100μg/L 为判断值，其 6h 诊断灵敏度为 90%，特异性 100%，阳性预告值 100%，阴性预告值 94%，明显优于 CK-MB。Vuori 对 267 例胸痛患者，其中 37 例为 AMI，230 例为各型心绞痛患者，测定结果表明：胸痛发生后 $0 \sim 2h$ 内 Mb 和 Mb/CAⅢ的灵敏度分别为 40%和 60%，在 $2 \sim 6h$ 则升至 93%与 100%；胸痛发生后 $6 \sim 24h$ 内，Mb 或 Mb/CAⅢ与 CK-MB 灵敏度相似。Mb 的特异性在 $0 \sim 2h$ 分别为 91%与 96%，两者均比 CK 和 CK-MB 要好。因此认为测定肌红蛋白与碳酸酐酶Ⅲ(CA Ⅲ)的比值

比单独测定 Mb 对早期诊断 AMI 有更高的敏感度和特异性。在骨骼肌损伤时,Mb 和 CAⅢ均升高,但其比值保持恒定。在心肌损伤时,Mb/CAⅢ明显升高,对 AMI 早期诊断的准确度高于 Mb 和 CK。

Brogan 认为:可以比较由入院时(T_0)和第 1h(T_1)Mb 的差值,如超过 40μg/L 或者 T_0、T_1 2 次中有 1 次超过 110μg/L,即可诊断 AMI,此法不仅阳性率为 91%,特异性 96%,其最大特点是阴性预告值高达 99%,在除外 AMI 诊断上特别有效。Ishii 从判断再灌注价值,将 Mb 和 CK-MB 进行比较,对 49 例使用溶栓疗法患者,每 5min 做 1 次冠状动脉造影,比较治疗前、15min、30min 和 60min CK-MB 和 Mb 前后 2 次比值,如以 Mb 比值＞2.4,CK-MB 比值＞2.0 作为出现再灌注指标,则 Mb 在 15min 和 30min 检出再灌注的阳性率分别为 91% 和 97%,而 CK-MB 阳性率仅分别为 56% 和 84%,证实 Mb 在早期判断再灌注上特别有效。Lee 等在比较第 1 次入院心电图和各项生化指标出现较迟,首次心电图检查价值最大,灵敏度 68%,特异性 100%,预告准确性 85%,但结合 Mb 检查,灵敏度与预告准确性可分别增至 91% 和 96%。因此,随着方法学进展,Mb 有可能成为早期诊断和鉴别诊断 AMI 的一项有意义的项目。

Woo 在检测急诊早期 41 例因胸痛怀疑为 AMI 中,有 22 例确诊为 AMI。其检测结果表明:其中有 12 例 Mb 快速增加,峰值在(6.53 ± 5.45)h 出现,另 10 例患者处于 AMI 晚期,所以只能观察到 Mb 下降值,而看不到峰值,以每小时减少 20ng/ml 的初速度作为鉴别 AMI 的标准。在 19 例非 AMI 患者中,有 8 例的 Mb 值在参照值范围内,而另 11 例则持续升高。Mb 较 CK-MB 出现早 2 ～ 5h。

由于肌肉损伤和肾脏疾患时,Mb 也可升高,故不能单独使用 Mb 绝对值作为诊断 AMI 的标志。对于无其他原因引起血清 Mb 升高的患者,利用 Mb 为每小时 20ng/ml 的分界标准,足以能区分 AMI 和非 AMI。

七、肌钙蛋白对于心脏疾病实验室诊断的评价

I(cTnI)和 T(cTnT)可为 AMI 的诊断提供较 CK-MB 高的特异性和灵敏度。韩瑞平等报道:AMI 发病 3h,cTnT 阳性率 52%,CK-MB 在 4 ～ 48h 才逐渐升高。

Apple 观察了 48 例有类似 AMI 胸部不适的轻度心肌缺血患者(其中 ECG 提示为缺血性心肌损伤者 39 人,心脏 B 超提示异常者 32 人)。最高 CK 活性在正常范围内者 28 人,占 58%;增高低于 2 倍正常上限者 20 人,占 42%,CK 测定值为 (288 ± 144) U/L。最高 CK-MB 值为 (16.4 ± 11.8)μg/L,最高 cTnI 为 (13.2 ± 13.0)μg/L。最高 cTnI 浓度与最高 CK-MB 有明显正相关($P < 0.0001, \gamma = 0.581$);最高 cTnI 浓度与最高总 CK 活性也有明显正相关。cTnI 在所有时间阶段均在 0 ～ 6h 明显升高,CK-MB 仅在 7 ～ 12h 和 13 ～ 18h 升高,在胸痛发作后 7 ～ 36h cTnI 指数较 CK-MB 升高显著,在 19 ～ 24h 诊断灵敏度为 100%。所以在诊断轻度心肌损伤患者方面,cTnI 较 CK-MB 更敏感。

Franz 认为 cTnT 是评价心肌轻微损伤的敏感指标,可用于判定心肌炎的活动性与范围。与之不同的是:Bakker 等认为 cTnT 的特异性不及 CK-MB 总量和 Mb,归因于心肌坏死的 eTnT 是逐渐释放入血的。其灵敏度和特异性在 AMI 后 0 ～ 2h 分别是 55% 与 79%,2 ～ 4h 则为 48% 和 70%,4 ～ 8h 为 58% 与 89%,cTnT 的最大特点是在 4 ～ 6h 有较高的阳性预告值(90%)。

Adam 认为 cTnI 与 CK-MB 有同样的灵敏度无统计学差异,但 cTnI 能在 AMI 发作后 5 ～ 7d 内检测到。当心肌细胞坏死后这些结构蛋白即可分离释放入赢,而且在血中维持时间较长(有时可长达 2 周),不但可用于早期诊断,而且有利于做出回顾性诊断,心肌肌钙蛋白测定对心肌损伤具有高度的特异性。

用于早期诊断心肌梗死的作用至少与 CK-MB 相仿，用于回顾性诊断的优势也十分肯定，不少报道认为，cTnT 和 cTnI 测定对心肌梗死早期诊断的敏感性高于 CK-MB 活性测定，但有些资料报道，cTn 测定在早期诊断心肌梗死的敏感性与 CK-MB 质量分析、CK 同工酶亚型及其比值和 Mb 测定相仿。由于不稳定心绞痛患者测定 cTn 只有 39% 可出现阳性，因而一些学者认为 cTn 对心肌梗死诊断的特异性差。然而，当对 cTn 阳性的不稳定心绞痛患者进行 28 个月随访时，发现有 30% 患者陆续发生心肌梗死，表明 cTn 测定是预测不稳定心绞痛继发心肌梗死的危险性方面的极好指标。

（陈磊）

第十四章
Chapter 14

内分泌激素检验

激素是人体某些腺体或组织分泌的一类化学物质,具有特殊的生物学活性,能够传递细胞间的信息。通过血液运输而作用于身体各靶细胞,与特异性受体结合后,引起一系列生物化学反应,从而调节机体的新陈代谢和生理功能。按化学性质可将激素分为糖皮质类、氨基酸衍生物类、多肽和蛋白质类以及脂肪酸衍生物类四大类。各种激素的正常分泌与调节,以及靶细胞的正常反应能力,对维持身体的正常生理功能、发育具有重要的意义。

一、甲状腺素和游离甲状腺素测定

甲状腺素(T_4)是由甲状腺滤泡分泌的一种氨基酸衍生物,称为 3,5,3',5'-四碘甲腺原氨酸,它以两种状态存在:①与甲状腺结合球蛋白(TBG)结合,称为结合型甲状腺素(T_4);②呈游离状态的甲状腺素,称为游离型甲状腺素,两型之间可以互相转换。T_4 不能进入外周组织细胞,只有 FT_4 能够进入细胞发挥生理功能,在正常生理情况下,几乎所有的甲状腺素都是结合型的,游离型的很少。测定总 T_4 可以反映甲状腺的功能状况,而且不受含碘食物或药物的影响。

（一）标本采集、处理及检验方法

取静脉血 2ml,常用免疫法测定。

（二）参考区间

T_4:65 ～ 155nmol/L。

FT_4:10 ～ 30pmol/L。

（三）临床意义

1.升　　高

见于甲状腺功能亢进、先天性甲状腺结合球蛋白增多症、妊娠、新生儿及应用雌激素、原发性胆汁性肝硬化等。

2.降　　低

见于甲状腺功能低下、肾病综合征、严重肝病、先天性甲状腺结合球蛋白减少症、糖尿病酮症酸中毒、恶性肿瘤、心力衰竭等。

二、三碘甲腺原氨酸和游离三碘甲腺原氨酸测定

T_4 经过脱碘后转变为 3,5,3' 三碘甲腺原氨酸(T_3),T_3 是主要发挥生理效应的甲状腺素,它的主要生理作用是促进物质与能量代谢以及生长发育过程。T_3 也有两种状态,一种与 TBG 结

合为结合型,另一种为游离型(FT$_3$),结合型与游离型之和为总 T$_3$,两型可以相互转变。T$_4$ 的浓度是 T$_3$ 的 40 ～ 80 倍,而 T$_3$ 的生理活性是 T$_4$ 的 5 倍。结合型 T$_3$ 不能进入细胞,只有转变为 FT$_3$ 才能进入细胞发挥生理效应。

(一)标本采集、处理及检验方法

取静脉血 2ml,常用免疫法测定。

(二)参考区间

T$_3$:1.6 ～ 3.0nmol/L。

FT$_3$:4 ～ 10pmol/L。

(三)临床意义

(1)T$_3$ 和 FT$_3$ 的测定是判断甲状腺功能的基本试验,甲亢时总 T$_3$ 升高,是诊断甲亢的敏感指标,常在出现临床症状之前升高。

(2)与 T$_4$ 同时测定可作为鉴定甲亢类型的特异方法。

(3)妊娠、应用雌激素、口服避孕药时,可使 T$_3$ 升高;应用雄激素、肢端肥大症、肝硬化、肾病综合征时 T$_3$ 降低。

三、促甲状腺激素测定

促甲状腺激素(TSH)是由垂体前叶分泌的一种糖蛋白,由两条肽链(α-亚基、β-亚基)组成,其免疫学特性主要由β-亚基决定。TSH 的主要生理学功能是促进甲状腺细胞的增生和甲状腺激素的合成。

(一)标本采集、处理及检验方法

取静脉血 2ml,常用免疫法测定。

(二)参考区间

2 ～ 10mU/L。

(三)临床意义

1.升　　高

见于:

(1)原发性甲状腺功能减退。

(2)分泌 TSH 的垂体瘤、垂体性甲亢。

(3)原发性甲低、缺碘性地方性甲状腺肿。

(4)亚急性甲状腺炎、慢性淋巴性甲状腺炎、某些甲状腺肿瘤。

2.降　　低

见于:

(1)垂体功能减低、继发性甲状腺功能减退。

(2)大剂量应用糖皮质激素。

四、血清甲状腺结合球蛋白测定

血清甲状腺结合球蛋白(TBG)是一种由 4 个亚基构成的酸性糖蛋白,能特异性地与 T$_3$、T$_4$ 结合,将其运输至靶细胞,发挥生理效应。

(一)标本采集、处理及检验方法

取静脉血 2ml,常用免疫法测定。

（二）参考区间

15 ～ 34mg/L。

（三）临床意义

1.TBG 增高

见于遗传性 TBG 增多症、甲减、口服避孕药、雌激素治疗、妊娠、病毒性肝炎、肝硬化、多发性骨髓瘤。

2.TBG 降低

见于遗传性 TBG 减少症、营养不良、甲亢、雄激素和大剂量糖皮质激素治疗、肢端肥大症、肾病综合征等。

五、甲状旁腺激素测定

甲状旁腺激素（PTH）是由甲状旁腺合成分泌的一种多肽类激素，它在分泌细胞中很少贮存，分泌入血后半衰期也很短，因此其浓度必须依靠甲状旁腺的不断合成与分泌。PTH 的主要生理功能是拮抗降钙素，促进骨盐溶解，抑制肾小管对磷酸根的重吸收，维持血钙离子浓度的恒定。

（一）标本采集、处理及检验方法

取静脉血 2ml,常用免疫法测定。

（二）参考区间

1 ～ 10pmol/L。

（三）临床意义

1. 升　　高

见于原发性、继发性甲状旁腺功能亢进、维生素 D 代谢障碍、异位性甲状旁腺功能亢进、佝偻病、骨软化症、特发性高尿钙症、慢性骨病。

2. 降　　低

见于特发性甲状旁腺功能减退、维生素 D 中毒、恶性肿瘤转移、非甲状旁腺性高钙血症。

六、血降钙素测定

降钙素（CT）是甲状腺及甲状旁腺滤泡细胞分泌的肽类激素，分子量为 3 200。CT 的半衰期很短（4 ～ 12min），所以它的生理作用有赖于它的不断合成与分解，其主要生理功能是降低血钙水平。

（一）标本采集、处理及检验方法

取静脉血 2ml,常用免疫法测定。

（二）参考区间

男性:0 ～ 14ng/L。

女性:0 ～ 28ng/L。

（三）临床意义

1. 升　　高

见于:

(1)甲状腺髓样癌,约 70%的甲状腺髓样癌患者血清降钙素升高。

(2)肺癌、乳腺癌、胰腺癌、子宫癌、前列腺癌。

(3)某些内分泌综合征、恶性贫血、严重骨病、肾脏疾病、嗜铬细胞瘤。

2.降　　低

见于：

(1)甲状腺手术切除。

(2)重度甲状腺功能亢进、老年妇女。

七、血皮质醇测定

皮质醇是由肾上腺皮质的束状带和网状带分泌的类固醇激素，它的合成和分泌受 ACTH 的调节。95%以上的皮质醇进入血液后与肾上腺皮质结合蛋白结合，游离的皮质醇甚少。皮质醇的主要生理学功能是调节糖异生。当下丘脑—垂体—肾上腺皮质轴发生障碍时，血中皮质醇异常，并由尿排出，检测其含量对诊断内分泌及代谢性疾病有重要意义。

（一）标本采集、处理及检验方法

取静脉血 2ml，常用免疫法测定。

（二）参考区间

血皮质醇有明显的昼夜变化，早晨 8 时为 140～630nmol/L，下午 4 时为 80～410nmol/L，晚 8 时小于早晨 8 时的 50%。

（三）临床意义

1.增　　高

见于：

(1)肾上腺皮质功能亢进，如库欣综合征、肾上腺肿瘤。

(2)单纯性肥胖、应激状态(如手术、创伤、心肌梗死)。

(3)妊娠、口服避孕药、雌激素治疗。

2.降　　低

见于：

(1)肾上腺皮质功能减退、腺垂体功能减低。

(2)全身消耗性疾病。

(3)药物影响，如苯妥英钠、水杨酸等。

八、血浆醛固酮测定

醛固酮（Ald）是由肾上腺皮质的球状带细胞分泌，受肾素—血管紧张素系统的调节，主要以游离状态存在于血液中。其主要功能是促进肾小管对钠离子的重吸收和促进钾离子的排泄，以维持体液容量和渗透压的平衡。

（一）标本采集、处理及检验方法

取静脉血 2ml，用肝素抗凝，常用免疫法测定。

（二）参考区间

普通饮食(早晨 6 时)：卧位 238.6±104pmol/L；立位 418.9±245pmol/L。

低钠饮食：卧位 646.6±333.4pmoL/L；立位 945.6±491pmo/L。

（三）临床意义

1.升　　高

见于：

(1)原发性醛固酮增多症、先天性肾上腺皮质增生、癌症、腺瘤。

(2)高血压、肾病综合征、肝硬化、甲亢、低钠饮食。

(3)心力衰竭、手术、创伤、特发性水肿。

2.降　　低

见于：

(1)肾上腺皮质功能减低、原发性醛固酮减少症。

(2)高钠饮食、自主神经功能紊乱、妊娠高血压综合征。

(3)服用心得安、利血平、甘草等药物。

九、尿儿茶酚胺测定

儿茶酚胺包括肾上腺素、去甲肾上腺素和多巴胺，其主要作用是作为神经递质，少量进入血液起激素作用。儿茶酚胺激素的靶细胞分布很广，它们通过与靶细胞上的质膜受体结合而发挥作用。血液中的儿茶酚胺主要来源于交感神经和肾上腺髓质，随尿液排出。测定24h尿儿茶酚胺可以反映交感神经和肾上腺髓质的功能。

（一）标本采集、处理及检验方法

留24h尿加5ml浓盐酸防腐，记录总量后留20ml送检，常采用荧光分析法、高压液相色谱法测定。

（二）参考区间

71～229.5nmol/24h。

（三）临床意义

1.升　　高

见于嗜铬细胞瘤、交感神经母细胞瘤、慢性肾功能不全、原发性高血压、甲状腺功能减退、糖尿病、重症肌无力、大面积烧伤、低血糖、神经高度紧张。

2.降　　低

见于Addison病、甲状腺功能亢进、急性脊髓灰质炎、风湿病、营养不良。

十、尿香草扁桃酸测定

香草扁桃酸（VMA）是儿茶酚胺的衍生物。肾上腺素和去甲肾上腺素通过儿茶酚甲基转换酶的作用后，其终产物是香草扁桃酸，由尿排出，它在尿中的排泄量基本反映血中儿茶酚胺的水平。

（一）标本采集、处理及检验方法

用棕色瓶，加6mol/L盐酸10ml，收集24h尿液，记录总尿量，混匀后取100ml送检，多采用分光光度比色法测定。

（二）参考区间

5～45μmol/24h。

（三）临床意义

香草扁桃酸升高主要见于嗜铬细胞瘤、神经母细胞瘤、交感神经细胞瘤。

十一、血睾酮测定

睾酮是一种 C_{19} 类固醇激素，是主要的雄性激素。男性睾酮主要由睾丸间质细胞合成，少量来自肾上腺皮质；女性睾酮主要由卵巢和肾上腺皮质分泌的雄烯二酮演化而来。血中约98%与睾酮结合蛋白的β球蛋白结合，极少量呈游离状态。它由肝脏灭活，由尿液或胆汁中排出。睾酮的主要生理功能是作用于男性的性器官，促进精子的发育和成熟，促进和保持男性副性征。此外，可促进周围组织蛋白质的合成，并抑制其分解，保持正氮平衡。睾酮还有刺激肾脏合成促红细胞生成素的作用。

（一）标本采集、处理及检验方法

取静脉血2ml，常用免疫法测定。

（二）参考区间

1. 男　　性

20～49岁：270～1 734μg/L。

＞50岁：213～755μg/L。

2. 女　　性

绝经前：63～120μg/L。

绝经期：49～113μg/L。

（三）临床意义

1. 升　　高

见于：

(1)对性早熟诊断有决定性意义，见于男性性早熟、不完全性早熟。

(2)睾丸间质细胞瘤。

(3)原发性多毛症、睾丸性女性化综合征。

(4)男性甲亢、多囊卵巢综合征、妊娠期。

(5)肥胖症患者轻度增加。

2. 减　　少

见于：

(1)男性睾丸发育不全、无睾综合征。

(2)下丘脑或垂体性腺功能减低。

(3)慢性肝炎、慢性肾功能减退及慢性消耗性疾病。

十二、血雌二醇测定

雌二醇是一种 C_{18} 类固醇激素，是雌激素中生物活性最高的激素，由男性睾丸、女性卵巢和妊娠胎盘产生或由雌激素转化而来，其水平随月经周期而变化。雌二醇的主要生理功能是促进卵细胞的生成和发育，促进卵巢和女性性器官的发育，促进女性第二性征的出现，还可促进肝脏合成多种运输蛋白。血雌二醇浓度是检查下丘脑—垂体—生殖靶腺轴功能指标之一，对诊断早熟、发育不良等内分泌疾病及妇科疾病有一定的诊断意义。

（一）标本采集、处理及检验方法

取静脉血 2ml，常用免疫法测定。

（二）参考区间

男性成人：0 ～ 56pg/ml。

女性：卵泡期：0 ～ 160pg/ml；排卵期：34 ～ 400pg/ml；黄体期：27 ～ 246pg/ml。

（三）临床意义

1.升　　高

见于：

(1)女性性早熟、男性乳房发育。

(2)雌激素分泌瘤、应用促排卵药、男性女性化。

(3)卵巢肿瘤、无排卵性子宫功能性出血、肝硬化。

2.减　　低

见于：

(1)卵巢肿瘤、葡萄胎。

(2)宫内死胎、妊娠高血压综合征。

(3)下丘脑肿瘤、腺垂体功能减低。

(4)卵巢功能不全、卵巢切除、青春期延迟、原发性和继发性闭经、绝经、口服避孕药。

十三、血孕酮测定

孕酮由卵巢分泌，是多种类固醇激素生物合成的中间产物。孕酮的主要生理功能是促进子宫内膜增殖与腺体分泌，调节月经周期和维持妊娠的作用，有利于受精卵的着床，还有使子宫内膜增厚、促进乳腺发育和调节黄体功能的作用。

（一）标本采集、处理及检验方法

取静脉血 2ml，常用免疫法测定。

（二）参考区间

男性：未成年 0 ～ 1.3μg/L；成人 0.27 ～ 0.9μg/L。

女性：未成年 0 ～ 1.4μg/L；滤泡期 0.32 ～ 2.0μg/L；排卵期 0.77 ～ 2.3μg/L；黄体期 1.19 ～ 21.6μg/L；绝经期 0 ～ 1.0μg/L。

（三）临床意义

1.升　　高

见于葡萄胎、妊高征、糖尿病孕妇、多胎妊娠、原发性高血压、卵巢颗粒层膜细胞瘤、卵巢脂肪样瘤。

2.降　　低

见于原发性或继发性闭经、无排卵性功能性出血、妊娠功能不良、胎儿发育迟缓、死胎。

十四、促性腺激素 FSH、LH 测定

腺垂体分泌的促性腺激素(GTH)有促卵泡生成激素(FSH)和黄体生成素(LH)。FSH 和 LH 均为糖蛋白，由蛋白质中心和糖链组成，含有α及β亚单位，是由同一垂体细胞分泌的。FSH 和 LH 的α单位与 TSH 及 HCG 的α单位相似，但特异性的β亚单位使这些激素有其独特的生物活

性,均为独立的激素,只是具有共同的抗原决定簇,即存在彼此的免疫交叉反应。

在男性,FSH可刺激睾丸支持细胞发育,增强支持细胞中雄激素结合蛋白(ABP)的合成,从而使发育中的生殖细胞获得高浓度而且稳定的雄激素,促进生殖细胞发育分化为成熟的精子。LH的主要作用是促进睾丸间质细胞增生,促进其合成和分泌性激素(睾酮),协同FSH促进生精。同时睾酮释放入血,供给机体维持性功能的需要。

在女性,LH在FSH的协同作用下,促进卵泡的成熟,雌激素的合成和分泌;促进排卵和排卵后的卵泡变为黄体;促进黄体的合成和分泌孕激素及雌激素。

(一)标本采集、处理及检验方法

取静脉血2ml,常用免疫法测定。

(二)参考区间

1.FSH

男性:未成年0～5.5mIU/ml;成人0.7～11.1mIU/ml。

女性:未成年0.11～13mIU/ml;滤泡期2.8～14.4mIU/ml;排卵期5.8～21mIU/ml;黄体期1.2～9.0mIU/ml;绝经后25.8～134mIU/ml。

2.LH

男性:未成年0～4.1mIU/ml;成人0.8～7.6mIU/ml。

女性:未成年0～2.3mIU/ml;滤泡期1.1～11.6mIU/ml;排卵期17～77mIU/ml;黄体期0～14.7mIU/ml;绝经期7.7～58.5mIU/ml。

(三)临床意义

(1)卵巢疾病:①多囊卵巢综合征患者LH明显升高,而FSH则处在相对稳定的低水平,LH/FSH比值增大;②卵巢功能早衰时,LH、FSH均升高;③卵巢不敏感综合征时,因激素受体缺乏,可致LH升高。

(2)性腺发育不全、原发性闭经、原发性性功能减退等,女性患者多由原发性性发育缺乏,男性患者多由睾丸损伤或间质细胞损伤、肌营养不良及功能性青春前期无性腺综合征而引起的雌、孕激素(男性睾酮)分泌的减少,从而导致下丘脑—垂体的反馈调节失常,LH呈增高值。

(3)继发性性腺功能减退、席汉综合征、晚期垂体前叶功能减退、假性性早熟儿童、闭经、溢乳综合征、垂体腺瘤者等,FSH值下降。

(4)继发性性腺功能减退、垂体或下丘脑性闭经、席汉综合征、假性性早熟儿童等,病变主要在(或涉及)垂体—下丘脑,直接导致LH分泌减少,LH值下降。

(5)LH与FSH同时测定,在区分闭经的类型时,有极其重要的作用。如LH升高或正常,而FSH明显上升,则病变多为原发性卵巢病变或性腺发育不全、卵巢功能衰竭等;如LH明显上升,FSH下降或正常,则多为多囊卵巢引起;而当LH正常,FSH亦正常时,则多为子宫性闭经或多囊卵巢症候群或下丘脑—垂体轴病变或功能低下;当LH下降、FSH亦下降时,多为下丘脑—垂体轴病变或功能低下。

(6)高泌乳素血症患者,FSH、LH下降。

(7)真性性早熟儿童、卵巢不敏感综合征者,FSH、LH升高。

(8)因睾丸生殖上皮损伤,抑制激素分泌增加而通过负反馈使垂体FSH分泌增加的一类疾病,如睾丸精原细胞瘤、性腺发育不全、原发性性腺功能减退、Klinefelter综合征、Tumer综合征、阉割等,均可使血清FSH升高。睾丸精原细胞瘤患者,LH值亦可升高。

十五、血垂体催乳素测定

垂体催乳素(PRL)由垂体前叶催乳素分泌细胞合成并分泌。正常生理状态下,除妇女妊娠及哺乳期外,人血清中 PRL 含量极少。PRL 的主要生理作用是在分娩后刺激产妇泌乳,而对于青春期正常乳腺发育并不起重要作用。在妊娠期,PRL 分泌增多,并在其他激素(如雌激素、孕酮等)的协同作用下,促进乳腺进一步生长发育,并具备了泌乳的能力。人体的 PRL 不具备调节卵巢和睾丸功能的作用,但 PRL 可直接影响性腺功能,抑制促性腺激素对卵巢或睾丸的作用。生理情况下,PRL 每日分泌量约为 400μg,其中 75%在肝脏,25%在肾脏中代谢分解。PRL 在血循环中的半衰期为 50min。

（一）标本采集、处理及检验方法

取静脉血 2ml,常用免疫法测定。

（二）参考区间

男性:0 ～ 171μg/L。

女性:2 ～ 251μg/L。

（三）临床意义

1.PRL 生理性增高

主要见于:

(1)新生儿期:出生后 PRL 水平较高,一周后开始下降,直到儿童期均维持低水平。

(2)月经周期中期:PRL 峰的出现在 LH 高峰后的 24 ～ 72h,黄体期略高于卵泡期。

(3)睡眠状态:入睡后 PRL 逐渐升高。

(4)吸吮、产后、活动过度、应激状态均可致 PRL 升高。尤其在哺乳期,PRL 分泌升高持续一个很长时间,且每次喂哺吸吮时还有一个暂时的过度升高。

2.使 PRL 升高的药物

主要有:

(1)激素类药物:如 TSH、E_2、口服避孕药。

(2)精神、神经系统药物:如氯丙嗪、灭吐灵、吗啡、可待因等。

(3)降压药物:如利血平、甲基多巴等。

(4)抗组织胺药物:如甲腈咪胺等。

3.PRL 病理性增高

主要见于:

(1)垂体腺瘤,垂体功能障碍的一类疾病,如伴有肢端肥大症的垂体瘤、垂体功能亢进、部分空泡蝶鞍综合征等。

(2) 下丘脑性障碍的疾病, 如 Chiari-Frommenl 综合征（即产后闭经—溢乳综合征）及 Argonzdel-Castillos 综合征（即特发性闭经－溢乳综合征）,或下丘脑及其邻近部位的疾病、垂体柄切断等。

(3)甲状腺功能低下。

(4)肾功能减退或衰竭,如库欣综合征患者。

(5)皮肤和周围神经的损伤、乳腺疾患、子宫切除术等手术应激、脊髓结核、骨髓空洞症等。

(6)卵巢癌、肾癌、支气管癌以及畸胎瘤、多囊卵巢等。

4.PRL 病理性降低

主要见于:原发性不孕、席汉综合征、功能性子宫出血、继发性闭经、垂体前叶功能减退、乳腺癌次全切除术后等。

十六、促肾上腺皮质激素测定

促肾上腺皮质激素（ACTH）是腺垂体分泌的含 9 种氨基酸的直链 39 肽，其主要生理功能是刺激肾上腺皮质束状带及网状带的增生及皮质醇和醛固酮的分泌。血中皮质醇的浓度几乎完全取决于 ACTH 的水平。

（一）标本采集、处理及检验方法

取静脉血 2ml,常用免疫法测定。

（二）参考区间

早晨（8 时）：25 ～ 100ng/L。

下午（6 时）：10 ～ 80ng/L。

（三）临床意义

1.增　　高

见于：

(1)严重应急反应。

(2)增生性皮质醇增多症。

(3)异位性 ACTH 分泌症候群。

2.减　　低

见于：

(1)垂体前叶破坏、功能减退导致的 ACTH 分泌减少。

(2)大量糖皮质激素抑制垂体 ACTH 分泌。

十七、血生长激素测定

生长激素(GH)是一种重要的垂体激素,由腺垂体分泌,为单链蛋白质,含有 191 个氨基酸。主要生理功能为促进骨和软组织生长,促进蛋白质的合成、糖异生、脂肪分解、钙磷吸收。

（一）标本采集、处理及检验方法

取静脉血 2ml,常用免疫法测定。

（二）参考区间

成年男性：< 2.0μg/L。

成年女性：< 10.0μg/L。

儿童：< 20μg/L。

（三）临床意义

1.升　　高

见于：

(1)垂体肿瘤、肢端肥大症及巨人症的诊断及疗效判断。

(2)急性疾病、外科手术、灼伤、低血糖、注射氨基酸、麻醉。

2.降　　低

见于：

(1)垂体性侏儒症、腺垂体功能减退症。

(2)高血糖、皮质醇增多症、应用糖皮质激素。

十八、血抗利尿激素测定

抗利尿激素是由垂体后叶下丘脑视上核分泌的一种9肽激素,贮存在神经垂体内。其主要生理功能是有强烈的收缩血管的作用,增加肾远曲小管和集合管对水的重吸收,限制水的排泄,起抗利尿作用。

(一)标本采集、处理及检验方法

取静脉血 2ml,常用免疫法测定。

(二)参考区间

1 ～ 10μU/ml。

(三)临床意义

1.升　　高

见于:

(1)抗利尿激素分泌过多症、出血、水肿、脱水。

(2)恶性高血压、细胞外液渗透压高,体液容量减少。

况。

2.降　　低

见于:

(1)垂体性尿崩症。

(2)肾病综合征、烦躁多饮综合征。

(3)大量输入等渗液体,大量饮水。

(4)细胞外液渗透压下降,体液容量增加。

(马芳军　梁雪岩)

第十五章
Chapter 15

常见病原体检测

一、结核分枝杆菌检测

结核病的症状和体征往往不典型,虽可借助 X 线摄片诊断,但确诊仍有赖于细菌学检查。

(一)标本采集、处理

根据病变部位的不同,可取痰、胸腹水、尿、脑脊液、分泌物及组织等。痰最好为清晨第一口痰;尿为清晨中、后段尿;若培养,必须用消毒容器,患者应停药 1 ～ 2d 后再取标本培养。

(二)检验方法及评价

1.集菌涂片检查

先将标本(一般为痰)液化、离心,取沉淀涂片,抗酸染色后,镜检有无抗酸杆菌及抗酸杆菌的密度。此方法不能区分结核分枝杆菌和非结核分枝杆菌。另外,此方法灵敏度低,需 $5 \times 10^{3\sim4}$/ml 才可检出阳性。

2.分离培养

有杂菌污染的标本(如痰)应做前处理,以液化和杀灭杂菌,然后接种于以鸡蛋为基础的固体培养基。结核分枝杆菌生长缓慢,6 ～ 8 周后,根据菌落形态、产生的色素等加以判断是否为该菌。

3.基因诊断

应用聚合酶链反应技术检测结核分枝杆菌具有简便、快速、灵敏度高、特异性强的特点。

4.结核分枝杆菌抗体检测

可检测结核分枝杆菌的特异性抗,用以诊断结核病。

二、细菌培养

自感染部位培养出致病菌是感染的直接证据,而且作细菌的药物敏感性试验可指导临床合理用药。因此,细菌培养对细菌感染性疾病的诊断和治疗是非常必要的。细菌培养时标本的留取是第一步也是关键的一步,如果标本被污染,细菌的分离、鉴定则无法进行,因此在留取标本时应注意以下几点:

(1)留取标本一定要使用无菌容器。

(2)正常无菌部位的标本(如血液、脑脊液、胸水、腹水等)在留取时严格执行无菌操作技术。

(3)有正常菌群生长的部位(如痰、粪便、眼结膜等部位)在取标本时注意不要再被其他部位的细菌污染。留取尿液时要先清洗外阴,留取痰液时要先用生理盐水漱口。

三、艾滋病病原体检测

(一)标本采集、处理

采集静脉血(自凝)、尿、唾液、生殖道分泌物、脑脊液、乳汁、活检组织等。

(二)检验方法及评价

1.直接显微镜检查

用电镜检查组织活检标本或血细胞,若查到人类免疫缺陷病毒的病毒颗粒,具有诊断价值,但临床上较少应用。

2.聚合酶链反应

用逆转录聚合酶链反应检测待检标本的人类免疫缺陷病毒的 RNA 基因组,是目前检测人类免疫缺陷病毒的最敏感方法。

3.病毒分离鉴定

将标本接种于经植物血凝素转化的正常 T 淋巴细胞中,检测培养液中逆转录酶活性或查找 p24 抗原,并观察细胞病变,若阳性,则可确定人类免疫缺陷病毒存在。此方法只用于实验室研究。

4.血清学诊断

为目前临床上常用的确定人类免疫缺陷病毒感染的方法。可分为初筛试验（如酶联免疫吸附试验、快速凝集试验)和确证试验(如免疫印迹试验、间接免疫荧光试验等)。初筛试验检测为阳性,须做确证试验,若确证试验为阳性表示患者感染了人类免疫缺陷病毒。

四、梅毒病原体检测

(一)标本采集、处理

采集静脉血(自凝)、羊水、脑脊液、淋巴结穿刺液、皮肤黏膜损害部位的渗出液等。

(二)检验方法及评价

1.直接显微镜检查

将标本置于暗视野显微镜下,查找细长、有动力密螺旋体,或镀银染色后查找棕黑色密螺旋体,阳性结果可作确定试验。

2.聚合酶链反应

检测标本中梅毒螺旋体的 DNA,具有较高的敏感性和特异性。

3.血清学试验

分非密螺旋体抗原试验和密螺旋体抗原试验两大类,前者为筛选试验,后者为确证试验。

五、淋病病原体检测

(一)标本采集、处理

采集泌尿生殖道分泌物、静脉血(自凝)。

（二）检验方法及评价

1.直接显微镜检查

取患者泌尿生殖道分泌物涂片，革兰染色，镜下见中性粒细胞胞质内有革兰阴性、卵圆形或肾形成对排列的双球菌为阳性。因女性患者阴道内有杂菌，某些正常菌群在形态上与淋病奈瑟菌相似，因此该法不能作为诊断依据。对男性患者该方法特异性高。

2.聚合酶链反应

检测淋病奈瑟菌特异性基因，特异性高，所需时间短，有利于早期诊断。

3.分离培养和鉴定

此方法有很高的特异性，为诊断淋病的"金标准"。将标本接种于特制的培养基上，根据菌落的形态及细菌的生化反应来鉴定，但需 3～4d 的时间。

4.血清学试验

对无症状或培养阴性患者可采用血清学试验，但该法可出现假阳性和假阴性，需结合其他方法加以证实。

六、非淋菌性尿道炎病原体检测

（一）标本采集、处理

采集中段尿、前列腺液、精液、阴道分泌物。

（二）检验方法及评价

1.衣原体显微镜细胞学检查

取标本涂片、染色、镜检查找紫红色或蓝色包涵体。也可用单克隆荧光抗体染色，此法快速，特异性和敏感性均高。

2.聚合酶链反应

该法灵敏度高，但必须控制交叉污染以减少假阳性结果。

3.病原体分离培养和鉴定

将标本接种于特制的肉汤培养基中，初步鉴定是否为鳃脲脲原体，然后将培养物转种于固体培养基，观察到典型"荷包蛋"样菌落为阳性。但应注意菌落数，若＜ 10^4/ml 不具有临床意义。衣原体培养是将标本接种于细胞，培养后检测包涵体。

4.血清学试验

常用酶联免疫吸附试验，此法有很高的灵敏度及特异性。但非淋菌性尿道炎患者多为慢性反复感染，原有抗体水平较高，在临床应用中受到了限制。

（陈欢）

第十六章
Chapter 16

病毒血清学检验

一、甲型肝炎(HAV)IgM 测定

(一)操 作

(1)取标本稀释液 100μl(或 2 滴)加到包被板内(阴、阳对照孔直接加入 100μl 对照血清),将待测血清各取 5μl 加入反应孔内,置 37℃温箱反应 30min。

(2)用蒸馏水将洗涤液 15ml/50ml 稀释至 300ml/1 000ml 后洗板 5 次,每次放置 5～10s。

(3)每孔加入 100ml(或 2 滴)酶结合物,置 37℃温箱反应 30min。

(4)洗板五次(同操作 2)。

(5)将底物 A、B 液各 50μl(或 1 滴)加入反应孔内,37℃避光显色 10min。

(6)每孔加入终止液 50μl(或 1 滴)混匀终止反应。

(二)结果判定

以酶标仪 450nm 波长测定各孔 OD 值(减去空白孔后计算)。

临界值 = 阴性对照(N)OD 值 + 0.10

标本 OD 值≤临界值为阴性,标本 OD 值>临界值为阳性。

(三)注意事项

(1)试剂盒置 2～8℃保存,有效期 6 个月,请于有效期内使用。

(2)不同批号试剂请勿混用。

(3)严格按说明书操作。反应温度和时间必须严格控制。

(4)请将拆封后未用完的包被板放入塑料袋内封紧保存。

二、乙型肝炎病毒表面抗原(HBsAg)

(一)操 作

1.加样及酶

按待测样品的数取一定量的预包被酶联板。每次实验设空白对照 1 孔,阴、阳性对照各 2 孔。在各孔依次加入待检标本及阴、阳对照 50μl,然后每孔各加酶结合物 50μl(1 滴)(空白对照孔不加),混匀,贴上不干胶条,置 37℃温育 30min。

2.洗 板

弃去反应孔内液体,将 20 倍洗涤液用蒸馏水稀释 20 倍后注满各孔,静置 10～20s,甩掉洗

涤液。重复洗板 5 次,最后拍干。

3.显　　色

依次在每孔加显色剂 A 液、B 液各 50μl(1 滴),混匀,置 37℃温育 10min。

4.终　　止

依次在每孔加终止液 50μl(1 滴),混匀。

5.测　　定

用酶标仪对空白孔调零,单波长 450nm/620～690nm 读取各孔的 OD 值。

(二)结　　果

(1)阴性对照 OD 平均值≤0.1 且阳性对照 OD 平均值≥0.8 时实验正常,否则实验无效。

(2)临界值(curoff 值)计算:临界值(curoff 值)=阴性对照平均 OD 值×2.1。

注:阴性对照平均 OD 值低于 0.05,按 0.05 计算,高于 0.05 按实际计算。

(3)待检样品 OD 值≥临界值(curoff 值)者,为 HBsAg 阳性;待检样品 OD 值<临界值(curoff 值)者,为 HBsAg 阴性。

(三)临床意义

感染乙肝病毒,为乙肝病毒携带者。

三、乙型肝炎病毒表面抗体(HBsAb)测定

(一)操　　作

1.加样及酶

按待测样品的数取一定量的预包被酶联板。每次实验设空白对照 1 孔,阴、阳性对照各 2 孔。在各孔依次加入待检标本及阴、阳对照 50μl,然后每孔各加酶结合物 50μl(1 滴)(空白对照孔不加),混匀,贴上不干胶条,置 37% 温育 30min。

2.洗　　板

弃去反应孔内液体,将洗涤液用蒸馏水稀释 20 倍后注满各孔,静置 20s,甩掉洗涤液。重复洗板 4 次,最后拍干。

3.显　　色

依次在每孔加显色剂 A 液、B 液各 50μl(1 滴),混匀,置 37℃温育 10min。

4.终　　止

依次在每孔加终止液 50μl(1 滴),混匀。

(二)结果计算和判断

采用 450nm 波长的酶标仪,先用空白孔调零,然后读取各孔的 OD 值。

标本 OD 值/阴性对照平均 OD 值≥2.1 判断为阳性,反之,为阴性。

注:阴性对照 OD 值低于 0.05,按 0.05 计算,高于 0.05 按实际 OD 值计算。

(三)临床意义

保护性抗体,感染乙肝病毒康复后或注射疫苗后。

四、乙型肝炎病毒核心抗体(HBcAb)测定

(一)操　　作

1.加样及酶

按待测样品的数取一定量的预包被酶联板。每次实验设空白对照 1 孔,阴、阳性对照各 2

孔。在各孔依次加入待检标本及阴、阳对照 50μl,然后每孔各加酶结合物 50μl(1 滴)(空白对照孔不加),混匀,贴上不干胶条,置 37℃温育 30min。

2.洗　　板

弃去反应孔内液体,将洗涤液用蒸馏水稀释 20 倍后注满各孔,静置 20s,甩掉洗涤液。重复洗板 4 次,最后拍干。

3.显　　色

依次在每孔加显色剂 A 液、B 液各 50μl(1 滴),混匀,置 37℃温育 10min。

4.终　　止

依次在每孔加终止液 50μl(1 滴),混匀。

(二)结果计算和判断

采用 450nm 波长的酶标仪,先用空白孔调零,然后读取各孔的 OD 值。按下式计算临界值(COV):

判定结果:COV ＝阴性对照平均 OD 值× 0.4 ＋阳性对照平均 OD 值× 0.6。

标本 OD 值/COV≤1.0 判断为阳性,反之为阴性。

注:阴性对照 OD 值＞1.5,按 1.5 计算,＜ 1.5 按实际值计算。

(三)临床意义

出现于急性乙肝急性期,恢复后仍可持续阳性数年或更长时间。

五、乙型肝炎病毒 e 抗原(HBeAg)测定

(一)操　　作

1.加样及酶

按待测样品的数取一定量的预包被酶联板。每次实验设空白对照 1 孔,阴、阳性对照各 2 孔。在各孔依次加入待检标本及阴、阳对照 50μl,然后每孔各加酶结合物 50μl(1 滴)(空白对照孔不加),混匀,贴上不干胶条,置 37℃温育 30min。

2.洗　　板

弃去反应孔内液体,将 20 倍洗涤液用蒸馏水稀释 20 倍后注满各孔,静置 10 ～ 20s,甩掉洗涤液。重复洗板 5 次,最后拍干。

3.显　　色

依次在每孔加显色剂 A 液、B 液各 50μl(1 滴),混匀,置 37℃温育 10min。

4.终　　止

依次在每孔加终止液 50μl(1 滴),混匀。

5.测　　定

用酶标仪对空白孔调零,单波长 450nm/620 ～ 690nm 读取各孔的 OD 值。

(二)结果判断

(1)阴性对照 OD 平均值≤0.1 且阳性对照 OD 平均值≥0.8 时实验正常,否则实验无效。

(2)临界值(curoff 值)计算:临界值(curoff 值)＝阴性对照平均 OD 值× 2.1。

注:阴性对照平均 OD 值低于 0.05,按 0.05 计算,高于 0.05 按实际计算。

(3)待检样品 OD 值≥临界值(curoff 值)者,为 HBeAg 阳性;待检样品 OD 值＜临界值(curoff 值)者,为 HBeAg 阴性。

(三)临床意义

反映 HBV 的复制和判断传染性强弱,急性乙肝 HbeAg 短暂阳性,持续阳性提示转为慢性。

六、乙型肝炎病毒 e 抗体(HBeAb)测定

(一)操　作

1. 加样及酶

按待测样品的数取一定量的预包被酶联板。每次实验设空白对照 1 孔,阴、阳性对照各 2 孔。在各孔依次加入待检标本及阴、阳对照 50μl,然后每孔各加酶结合物 50μl(1 滴)(空白对照孔不加),混匀,贴上不干胶条,置 37℃温育 30min。

2. 洗　板

弃去反应孔内液体,将 20 倍洗涤液用蒸馏水稀释 20 倍后注满各孔,静置 10～20s,甩掉洗涤液。重复洗板 5 次,最后拍干。

3. 显　色

依次在每孔加显色剂 A 液、B 液各 50μl(1 滴),混匀,置 37℃温育 10min。

4. 终　止

依次在每孔加终止液 50μl(1 滴),混匀。

5. 测　定

用酶标仪对空白孔调零,单波长 450nm/620～690nm 读取各孔的 OD 值。

(二)结果判断

(1)阳性对照 OD 平均值≤0.1 且阴性对照 OD 平均值≥0.8 时实验正常,否则实验无效。

(2)临界值(cutoff 值)计算:临界值(curoff 值)=阳性对照平均 OD 值×0.6＋阴性对照平均 OD 值×0.4。

注:阴性对照平均 OD 值＞1.5,按 1.5 计算,＜1.5 按实际计算。

(3)待检样品 OD 值＞临界值(curoff 值)者,为 HBe 阴性;待检样品 OD 值≤临界值(cutoff 值)者,为 HBe 阳性。

(三)临床意义

出现于急性乙肝后期、慢性 HBV 感染时。

七、乙型肝炎病毒前 S1 抗原测定

(一)原理及用途

采用双抗体夹心 ELISA 法,用抗-PreS1 和抗-HBs 作为固相化抗体和酶标抗体,如果标本中存在乙肝病毒 PreS1 抗原,则形成抗体—抗原—酶标抗体复合物,加入 TMB 底物产生显色反应,反之则无显色反应。适用于血浆及血清类标本。

(二)试　剂

实验所用试剂均由中国科学院上海生物化学研究所研制。

(三)检测步骤

(1)每孔加入待测标本 50μl,设阴阳对照各 2 孔,每孔加入阴、阳对照各 50μl,并设空白对照 1 孔,置 37℃孵育 30min。

(2)手工洗板:弃去孔内液体,洗涤液注满各孔,静置 5s,甩干,重复 5 次后拍干。

洗板机洗板:选择洗涤 5 次程序洗板后拍干。

(3)每孔加入酶结合物 50μl(空白对照除外),置 37℃孵育 30min。

（4）同步骤（2）。

（5）每孔（包括空白对照孔）先、后加入显色液 A、B 各 1 滴，充分混匀后，置 37℃ 孵育 15min（避光）。

（6）每孔加入终止液 1 滴，混匀。

（7）用酶标仪读数，取波长 450nm（建议使用双波长的酶标仪比色，参考波长 630nm），先用空白孔校零，然后读取各孔 OD 值。

（四）结果判断

（1）所有阴性对照、阳性对照和标本的读数值减去空白对照孔读数即为计算值。

（2）阳性对照读数必须比阴性对照大 0.300。实验结果成立。

（3）结果判断：临界值（CUTOFF）＝ 2.1×阴性对照平均 OD 值。

测试标本的计算值大于或等于临界值则为阳性。

测试标本的计算值小于临界值为阴性。

注：阴性对照平均 OD 值≤0.05 时，按 0.05 计算；≥0.05 时，按实测值计算。

（五）注意事项

（1）使用前试剂盒应预先在室温下平衡 30min。

（2）试剂盒在 2～8℃ 避光保存，启用后尽快用完。

（3）不同批次的试剂组分不能混用。

（4）待测标本不可用 NaN_3 防腐，如需稀释请用小牛血清稀释标本。

（5）使用本试剂盒应看作有传染性物质。

（6）用滴瓶滴加时，滴瓶应垂直，用力和速度应均匀；加样后充分混匀。

（7）温育反应板温度和时间必须严格控制。

（8）阳性对照仅用于判断试剂盒内的包被微孔板和酶是否有效，不是临界值的标志。

（9）反应终止后，请在 10min 内判断结果。

（10）封片纸不能重复使用。

八、乙型肝炎病毒前 S2 抗原测定

（一）参考结果

酶联免疫法：阴性。

（二）临床意义

该抗原与传染性密切相关。阳性：提示病毒复制活跃，具有较强的传染性。

（三）标本采集

无抗凝静脉血 2ml。

九、丙型肝炎抗原测定

（一）原　　理

为双抗体夹心 ELISA 法，检测患者血清中的 HCV 核心抗原，据报告此法敏感性可达 95%，特异性为 99.5%。可平均缩短 HCV 感染的窗口期 1 个月，达到早期诊断目的。

（二）试　　剂

购买经国家食品药品监督管理局批准的专用商品试剂盒，在有效期内使用。

（三）操　作

按试剂盒说明书操作。

（四）结果判定

以待测血清吸光度/临界值吸光度（S/CO）比值 0.8～1.0 为可疑；1.0～1.2 为弱阳性；＞1.2 为强阳性。临界值吸光度（CO）＝0.04＋阴性对照 3 个复孔吸光度均值。

（五）参考区间

正常人血清 HCV 抗原阴性。

（六）附　注

（1）同 ELISA 法测定抗 HCV-IgG 抗体。

（2）此法尚缺乏广泛的临床应用验证。

（七）临床意义

HCV 感染急性期患者血清 HCV 核心抗原阳性。

十、丙型肝炎病毒抗体测定

（一）操　作

（1）100μl 样品稀释液加入各个反应孔中，（预留空白对照 1 孔、阳性对照 2 孔及阴性对照 2 孔）。

（2）将 10μl 待测样品加入有样品稀释液的反应孔中，混匀。

（3）在预留孔中分别加入阳性对照、阴性对照和空白对照，加样量为 100μl，3 种对照均不需稀释，空白对照为样品稀释液。

（4）封板，置 37℃孵育 30min。

（5）手工洗板：弃去反应孔内液体，洗涤液注满各孔，静置 5s，甩掉洗涤液。重复洗板 5 次，最后拍干。

（6）每孔加酶结合物 100μl（或 2 滴），混匀，封板，置 37℃孵育 30min。

（7）重复操作步骤（5）。

（8）每孔加显色剂 A 液 50μl（或 1 滴）显色剂 B 液 50μl（或 1 滴），充分混匀，置 37℃孵育 10min。

（9）每孔加终止液 50μl（或 1 滴），混匀。

（10）用酶标仪读数，取波长 450nm（建议使用双波长的酶标仪比色，参考波长 630nm），先用空白对照孔校零，然后读取各孔 OD 值。

（二）结果判断

（1）阳性对照 OD 值应≥0.6，若＞2.5 时，按 2.5 计算。阴性对照 OD 值不得＞0.05。

（2）Cutoff Value 的计算，COV＝0.1×阳性对照平均 OD 值＋阴性对照平均 OD 值。

（3）测试标本的 OD 值＜COV 则为 HCV 抗体阴性，测试标本的 OD 值≥COV 则为 HCV 抗体阳性。

（三）临床意义

阳性为丙肝病毒（HCV）感染。抗 HCV 阳性持续 6 个月以上预示转为慢性丙肝的可能性较大。

十一、抗丁型肝炎 IgG 抗体测定

（一）试　剂

使用国家有关部门鉴定合格的试剂盒。内含 HDVAg 包被微孔板、酶抗人 IgG、底物液、阳性、阴性对照血清等。

（二）操　作

按试剂盒说明书或参考以下方法。

(1)加待测血清 50μl/孔，设阳性及阴性对照，置 37℃ 下 1h，洗涤。

(2)加 HRP-羊抗人 IgG，50μl/孔，置 37℃ 下 1 h，洗涤。

(3)加 TMB-H$_2$O$_2$ 底物显色，室温显色 15min。

（三）结果判断

同抗 HCV-IgG 测定。

（四）临床意义

阳性为丁型肝炎病毒(HDV)感染。

十二、抗丁型肝炎 IgM 抗体测定

（一）试　剂

使用国家有关部门鉴定合格的商品试剂盒。内含抗人 u 链包被的微孔板、HDVAg 酶标 HDVAg、底物及对照血清等。

（二）操　作

按试剂盒说明书或参考以下方法：

(1)微孔板中加入 1 ∶ 10 稀释成的待检血清(设阴性，阳性对照)，4℃ 过夜或置 37℃ 下 1 h，洗 4 次。

(2)加入 HDVAg，4℃ 过夜或置 37℃ 下 1h，洗 4 次。

(3)加入酶标抗 HDVAg，置 37℃ 下 1h，洗 4 次。

(4)加入底物溶液，显色。

（三）结果判断

常规判定结果测试标本的 OD 值＜COV 则为 HCV 抗体阴性，测试标本的 OD 值≥COV 则为 HCV 抗体阳性。

（四）临床意义

阳性为丁型肝炎病毒(HDV)早期感染。

十三、抗戊型肝炎 IgG 抗体测定

（一）试　剂

使用国家卫生部门正式批准文号的商品试剂盒，抗原为 2 ～ 3 个多肽片段，包被液易用 10mmol/L pH 7.4 PBS，样品稀释液为 pH 7.2 Tris-HCl，10s/LBSA，1ml/Ltween20，酶标抗人 IgG。

（二）操　作

按试剂盒说明书或参考以下操作。

（1）将抗原多肽包被微孔板，室温过夜，洗 3 次。

（2）每孔加稀释液 100μl，标本 5μl，置 37℃下 30min，同时设阴性阳性对照，洗 6 次。

（3）每孔加 HRP-抗人 IgG100μl，置 37℃下 30min，洗 6 次。

（4）每孔加底物溶液（TMB-H_2O_2）100μl，室温显色 15min，加 10/LSDS 50μl 终止反应，测 630nm OD 值。

（三）结果判断

临界值 COV 为 0.25 ＋阴性对照均值，测试标本的 OD 值＜COV 则为 HCV 抗体阴性，测试标本的 OD 值≥COV 则为 HCV 抗体阳性。

（四）临床意义

阳性为戊型肝炎病毒（HEV）感染。

（贺猛）

第十七章

Chapter 17

血型血清学检查

第一节　红细胞血型系统

目前红细胞血型至少已发现有 26 个血型系统,400 多种血型抗原。A、B、O 血型是最早发现的一个血型系统,也是对人类影响最大的一个系统。

一、A、B、O 血型的分类

人类红细胞表面有两种抗原,分别为 A 抗原和 B 抗原,A 型红细胞表面含 A 抗原,B 型红细胞表面含 B 抗原,AB 型红细胞表面含有 A 和 B 两种抗原,O 型红细胞既不含有 A 抗原也不含有 B 抗原。在人的血清中,存在着两种天然抗体,一种叫抗 A 抗体,一种叫抗 B 抗体,在 A 型人的血清中含有抗 B 抗体,在 B 型人的血清中含有抗 A 抗体,在 AB 型人的血清中既不含有抗 A 抗体也不含有抗 B 抗体,O 型人的血清中含有抗 A 和抗 B 两种抗体,两种抗体可分别与相应的 A 或 B 抗原发生免疫反应。各型人的红细胞抗原及血清中含有的抗体见表 17-1。

表 17-1　各型红细胞抗原及血清中含有的抗原抗体

血型	红细胞所含抗原	血清中所含抗体
O	—	抗 A、抗 B
A	A	抗 B
B	B	抗 A
AB	A、B	—

二、A、B、O 抗原猺与血型物质

A、B、O 系统的血型抗原有 A、B、H 3 种,它们属于多糖类抗原,主要存在于红细胞表面,与脂质、蛋白质结合在一起,不溶于水,可溶于乙醇,抗原的成分由多糖和多肽组成。多肽部分决定血型的抗原性,多糖部分决定血型的特异性,H 抗原是 A、B 抗原基础物质。A、B、O 各型红细胞上都有 H 抗原,O 型最多,其顺序分别为 O > A2 > A2B > B > A1B。ABH 抗原在胎儿 37d 时便能检出,以后反应的敏感性不断增强,至出生时红细胞 ABH 抗原的敏感性已是成人的 20%,至 20 岁时达到高峰,抗原性终生不变,所以,初生儿不易鉴定血型。A、B 抗原不仅存在于

红细胞和组织细胞上,而且以水溶性状态广泛存在于体液和分泌物中,如唾液、精液、胃液、羊水、汗液、胆汁、乳汁等。在体液和分泌物中出现的这些物质多为半抗原,称为血型物质,血型物质也存在于动物和其他生物体内,如猪胃、马胃、大肠杆菌等。

血型物质在血型与输血中有以下几种用途:测定体液中的血型物质,辅助鉴定 A、B、O 血型,特别是对鉴定抗原性弱的亚型有很大帮助。A、B、O 系统的天然抗体可被血型物质中和。因此,可用血型物质鉴别抗体的性质。不同型混合血浆,由于血型物质中和了血浆中抗 A 和抗 B 凝集素,可使效价显著降低,因此,输混合血浆时,一般可忽略血型问题。血型物质能特异性地与相应抗体结合,从而可全部或部分地抑制抗体效价,据此利用红细胞凝集抑制试验可以检查肝、脾、肾等组织细胞及陈旧血痕、精液斑、唾液斑、毛发、皮肤中的血型物质,鉴定其血型。利用从动物脏器中抽出的血型物质免疫动物,可以得到高效价的抗 A、抗 B 血清。

三、A、B、O 血型抗体

(一)天然抗体

没有可以觉察的抗原刺激,在体内自然存在的抗体叫天然抗体,如人体血清中的抗A、抗B抗体,就属于天然抗体。天然抗体大多数都是 IgM,分子量 100 万 D,长 95nm,由于分子量大,不能通过胎盘,不耐热,70℃下加热 1h 便破坏,能在等渗盐水中与含有相应抗原的红细胞发生凝集,因此,又叫凝集素或盐水抗体或完全抗体,天然抗体多数属于冷性抗体,如抗 A、抗 B 在 0℃的效价可以是 37℃的 3 倍,但是为了避免特异性冷性抗体的干扰,A、B、O 血型鉴定还是应在室温进行,天然存在的抗 A、抗 B 抗体能被 A、B 血型的血清中和。

(二)免疫性抗体

通过输注异型抗原刺激机体产生的抗体,叫做免疫性抗体,如异型间输血、血型不同的妊娠、注射流感疫苗或破伤风抗血清(二者都含类 A 抗原物质)、肺炎球菌感染(膜中含类 A 抗原)、某些革兰阳性菌感染(含类B抗原物质)、注射母体血(麻疹治疗)等,都可引起免疫抗体的产生,造成输血反应、新生儿溶血症、血清病等不良结果,有时患者能被本身的红细胞刺激产生自体免疫性抗体,造成溶血性贫血。在免疫过程中,早期产生的抗体,多数是 IgM,后期的多数为 IgG,IgG 分子量为 16 万 D,分子的长度约为 25nm,能通过胎盘,较耐热,70℃加热时较稳定,又因 IgG 分子量小,加之红细胞间的电荷排斥,因此在生理盐水中与相应的红细胞作用,不能出现凝集现象,所以又叫不完全抗体,必须用胶体介质、酶介质或抗人球蛋白等试验,才能证明其存在。免疫性抗体一般都是温性抗体,在 37℃下作用较强。

(贺猛)

第二节　标准血清及标准红细胞的制备

Section 2

一、标准 A、B、O 血清的制备

选择 A 型、B 型、O 型的健康青、壮年,无菌操作采取静脉血液,使其在 37℃下凝固,待血清开始出现后,放冰箱内 12h 或 24h,使冷凝素被自身红细胞吸收。取出离心沉淀分离血清,再将分离出来的血清置于 56℃水浴中 30min 或 60℃水浴中 5min 灭活补体,然后测定其效价和凝集力,符合规定要求时,即成标准血清。各级血站亦可将试验后的无异常、无乳糜的 A、B、O 血型

管分别抽出,按以上步骤处理,即成标准血清。

二、凝集效价的测定

取小试管 20 支,分两排放置于试管架上,前排标明 A,后排标明 B,再将各排由左而右注明号码。各管均加生理盐水 0.2ml。吸取 A 型被测血清 0.2mL,加入 A 排第 1 管中,混匀,吸出 0.2ml 加入第 2 管中,如此稀释至第 10 管,从第 10 管吸出的 0.2ml 弃掉,用同样的方法取 B 型被测血清在 B 排中稀释,最后两排管的血清稀释倍数分别为 1 ∶ 2、1 ∶ 4、1 ∶ 8、1 ∶ 16、1 ∶ 32、1 ∶ 64、1 ∶ 128、1 ∶ 256、1 ∶ 512、1 ∶ 1 024。A 排管各加 B 型 2% 红细胞生理盐水悬液 0.2ml;B 排管名加 A 型 2% 红细胞生理盐水悬液 0.2ml,混匀。放置室温(18 ～ 22℃)1 ～ 2h 观察结果,以稀释倍数最高而又显凝集者为其凝集效价。混匀后,放室温(18 ～ 22℃)1 ～ 2h 观察结果。如被测血清在第七管仍显凝集,则其凝集效价为 1 ∶ 128,如第八管仍显凝集则其凝集效价为 1 ∶ 256。O 型标准血清抗 A、抗 B 的凝集效价测定,可参照上述方法进行。

三、标准血清的质量要求

A 型(抗 B)效价应在 1 ∶ 64 以上,B 型(抗 A)效价应在 1 ∶ 128 以上,如果低于上述标准,不能使用。并要检查效价低的原因,重新制备,如果效价太高,可按效价规定加适量等渗盐水稀释。且不含其他血型抗体,不形成缗钱状的假凝集,冷凝集素效价< 1 ∶ 4。

四、亲和力的测定

所谓亲和力是指标准血清与相对应的红细胞混合后出现的凝集速度及凝集块的大小而言。测定方法如下:取待测血清 0.1ml 放于玻片或瓷板上,取对应的 10% 红细胞生理盐水悬液 0.05ml,加于血清中混匀并涂成直径约 1cm 的圆形,立即记时。观察出现凝集的时间。并继续转动玻片或瓷板,至 3min 时观察凝集块的大小。标准血清亲和力的质量要求,在 15 ～ 30s 以内应出现凝集,3min 时凝集块应在 $1mm^2$ 以上,标准血清中不应含脂肪(脂肪可使效价迅速降低),不可污染细菌。

五、标准血清的保存方法

合格的标准血清每 50ml 加 1ml 1% 硫柳汞水溶液防腐。再于 A 型血清中加入 1% 的伊红水溶液,于 B 型血清中加入 1% 的煌绿水溶液,以识区别。最好小量分装,冰箱保存。用时拿出放置室温融化后再使用。

六、标准红细胞悬液的制备

2% 标准红细胞悬液的制备:按需要型别,取全血 1ml,加等渗盐水 2 ～ 3ml,充分摇匀离心沉淀,弃去上清液,然后再加生理盐水 2 ～ 3ml 按上述方法洗涤,共 3 次,最后取压积红细胞 2 滴,加新鲜等渗盐水 4ml,轻轻摇动,即成所需 2% 的标准红细胞悬液。取压积红细胞 5 滴,加新鲜等渗盐水 4ml,即成 5%红细胞悬液。取压积红细胞 5 滴,加新鲜等渗盐水 2ml,即成 10%红细胞悬液。标准红细胞盐水悬液临用前制备,最多存放 3d,用 ACD 溶液保存最长可保存 1 周。

(贺猛)

第三节　A、B、O 血型鉴定

Section 3

一、A、B、O 血型鉴定原理

根据红细胞上有或无 A 抗原或(和)B 抗原,将血型分为 A 型、B 型、AB 型和 O 型 4 种。可利用红细胞凝集试验,通过正、反定型准确鉴定 A、B、O 血型。所谓正定型,是用已知抗 A 和抗 B 分型血清来测定红细胞上有无相应的 A 抗原或(和)B 抗原;所谓反定型,是用已知 A 红细胞 B 红细胞来测定血清中有无相应的抗 A 或(和)抗 B。

二、试剂和材料

抗 A(B 型血)抗 B(A 型血)及抗 A＋B(O 型血)分型血清,5% A、B 及 O 型试剂红细胞盐水悬液(制备方法见附注),受检者血清,受检者 5%红细胞悬液(制备方法同标准红细胞悬液)。

三、方　　法

(一)试 管 法
1.正 定 型

取试管 3 支做好标记,分别加入抗 A、抗 B 和抗 A＋B 标准血清各 1 滴。每管加入被检者 5%红细胞悬液各 1 滴,混匀后在室温放置 5min。

2.反 定 型

取清洁小试管 3 支分别标明 A、B、O 细胞。用滴管分别加入被检者血清各 1 滴,A、B 和 O 型 5%标准红细胞悬液各 1 滴,再加入被检者血清各 1 滴。混合。立即以 1 000r/min 离心 1min。轻弹试管,观察红细胞有无凝集。对结果可疑标本,应以显微镜观察。

(二)玻 片 法
1.正 定 型

取清洁玻片 1 张(或白瓷板用蜡笔画格),依次标明抗 A、抗 B、抗 A＋B。按标记滴加相应的标准分型血清 1 滴,分别滴加被检者 5%红细胞悬液各 1 滴,转动玻片混合。

2.反 定 型

另取玻片 1 张(或白瓷板 1 块,用蜡笔画格),作好标记,分别加入被检者血清各 1 滴,再加入标准 A、B 和 O 型红细胞悬液各 1 滴,转动玻片混匀。室温放置 10 ～ 15min,转动玻片观察结果,结果见表 17-2。

表 17-2　A、B、O 血型鉴定的结果观察

标准血清＋被检者红细胞			血检者血型	标准红细胞＋被检者血清		
抗 A	抗 B	抗 A＋B		A 细胞	B 细胞	O 细胞
＋	－	＋	A	－	＋	－
－	＋	＋	B	＋	－	－
－	－	－	O	＋	＋	－
＋	＋	＋	AB	－	－	－

注:"＋"凝集,"－"不凝集

四、注意事项

标准血清质量应符合要求,用毕后应放置冰箱保存,以免细菌污染。试剂红细胞以 3 个健康者同型新鲜红细胞混合,用生理盐水洗涤 3 次,以除却存在于血清中的抗体及可溶性抗原。试管、滴管和玻片必须清洁干燥,防止溶血。操作方法应按规定,一般应先加血清,然后再加红细胞悬液,以便容易核实是否漏加血清。离心时间不宜过长或过短,速度不宜过快或过慢,以防假阳性或假阴性结果。观察时应注意区别真假凝集。判断结果后应仔细核对、记录,避免笔误。

五、临床意义

输血已成为临床上必不可少的治疗手段,输血必须输入 A、B、O 同型血,如输入异型血,输入的红细胞可能迅速破坏,导致严重的溶血反应,常常威胁生命甚至造成死亡。

(贺猛)

第四节　Rh 血型鉴定

Rh 血型是红细胞血型中最复杂的一个血型系统,因为我国人群 Rh 阳性的人只有 0.2%～0.4%,因此常规血型鉴定时不必做 Rh 血型,但对有输血史、妊娠史的患者在输血前应做 Rh 血型鉴定。Rh 血型系统有 5 种抗血清,即抗 C、抗 c、抗 D、抗 E、抗 e,可以检出 18 种不同的型别,但由于临床实验室很难得到这 5 种抗血清,况且在 Rh 抗原中,抗原性最强,出现频率最高,临床上影响最大的是 D 抗原,所以临床上一般只作 D 抗原的鉴定,受检者红细胞能与抗 D 血清凝集者为强阳性,不凝集者为阴性。Rh 血型的鉴定方法依抗体的性质而定,完全抗体可用盐水凝集试验,不完全抗体可选用胶体介质、木瓜酶及抗人球蛋白等试验。

一、Rh 血型定型

(一)原　理

Rh 血型抗体多系不完全抗体,属 IgG 型。因分子短小,与红细胞上的抗原作用后,不能使红细胞靠拢凝集。木瓜酶能破坏红细胞表面上的唾液酸,降低其表面电荷,减少红细胞之间的排斥力,红细胞得以靠拢,在不完全抗体的作用下,红细胞便出现凝集。

（二）试剂与材料

Rh 抗血清常用的为不完全抗 D、抗 C、抗 E 及抗 D 4 种。5%受检者红细胞盐水悬液。1%菠萝酶（或木瓜酶）溶液称取菠萝酶 1.0g，溶解于 100ml pH5.5 磷酸盐缓冲液内。0.067mol/L 磷酸盐缓冲液(pH5.5)$Na_2HPO_4$5ml 和 $KH_2PO_4$95ml 混合而成。已知 Rh 阳性及 Rh 阴性 5%红细胞悬液各 1 份。

（三）操　　作

取试管 3 支，分别标明受检者及阳、阴性对照。每管各加抗 D 血清 1 滴。按标记各管分别加不同的红细胞悬液 1 滴及 1%菠萝酶试剂各 1 滴，混匀后置 37℃水浴中 1h，观察结果。

（四）结果判定

阳性对照管凝集，阴性对照管无凝集，被检管凝集为 Rh(D)阳性，无凝集为 Rh(D)阴性。

（五）注意事项

应严格控制温度和时间，因 Rh 抗体凝集块比较脆弱，观察结果时，应轻轻侧动试管，不可用力振摇。阳性对照取 3 人 O 型红细胞混合而成，阴性对照不易得到。一般设计方法为正常 AB 型血清 1 滴，加 5%D 阳性红细胞悬液 1 滴和菠萝酶试剂 1 滴混匀，与受检管一同置 37℃水浴 1h。

（六）临床意义

Rh 血型与输血：Rh 阴性患者如输入 Rh 阳性血液，可刺激患者产生免疫性抗体，当第二次再接受 Rh 阳性血液时，即发生溶血性输血反应。Rh 阴性妇女如孕育过 Rh 阳性胎儿，当输入 Rh 阳性血液时亦可产生溶血性反应，严重者可导致死亡。Rh 血型与妊娠：Rh 阴性母亲孕育了 Rh 阳性胎儿后，在胎盘有小的渗漏时，胎儿血液可渗入母体血循环中，母体受到胎儿红细胞的刺激可产生相应的抗体。此种免疫性抗体能通过胎盘而破坏胎儿红细胞，如果第一胎所产生抗 D 抗体效价较低，一般对胎儿无明显影响。如再次妊娠 Rh 阳性胎儿时，抗 D 效价很快升高。此抗体通过胎盘进入胎儿体内而发生新生儿溶血病。

二、Du 血型鉴定

（一）盐水凝集试验

1.试　　剂

盐水抗 D 血清。受检者 2%～5%红细胞生理盐水悬液。D 阳性、D 阴性 2%～5%红细胞生理盐水悬液。

2.方　　法

取 3 支试管分别注明被检者姓名及阳性和阴性对照。每管加抗 D 血清 1 滴。按标明的试管分别加入被检者红细胞、D 阳性红细胞、D 阴性红细胞悬液各 1 滴，混匀后置 37℃水浴中 1h。

3.结　　果

阳性对照有凝集，阴性对照无凝集，被检管出现凝集为 Rh 阳性，无凝集者为 Rh 阴性。

（二）胶体介质试验

1.试　　剂

不完全抗 D 血清。AB 型血清（选择无不规则抗体和免疫性抗体，促凝能力强，不使红细胞形成缗钱状的血清）。洗涤的被检者，Rh 阴性、Rh 阳性压积红细胞。

2.操　　作

将上述各种压积红细胞用 AB 型血清分别配成 5%的红细胞悬液。取小试管 4 支分别标明被检者姓名，Rh 阴性、Rh 阳性及 AB 介质对照，按表 17-3 滴加反应物。

表 17-3 胶体介质试验操作表

反应物	被检者	Rh(—)对照	Rh(＋)对照	AB 介质对照
抗 D 血清	1 滴	1 滴	1 滴	
AB 血清	—	—	—	2 滴
被检红细胞	1 滴	—	—	1 滴
Rh(—)红细胞	—	1 滴	—	—
Rh(＋)红细胞	—	—	1 滴	—

混匀,置 37℃下 1h。

3.结　果

先看对照管,Rh 阳性对照管凝集,Rh 阴性对照管和 AB 介质对照管均不应凝集,被检管凝集者为 Rh 阳性,不凝集者为 Rh 阴性。

有 Rh 5 种抗血清的实验室,可用下列方法为 Rh 血型定型。

(1)试剂和材料。Rh 抗血清:不完全抗 C、抗 c、抗 D、抗 E 及抗 e。效价:抗 D 不低于 64,抗 E、抗 C 和抗 e 不低于 16.5%,受检者红细胞生理盐水悬液。1%菠萝酶(或木瓜酶)溶液。已知 Rh 阳性和 Rh 阴性 5%红细胞生理盐水悬液各 1 份。

(2)方法。取试管(12mm × 60mm)5 支,标明抗 C、抗 c、抗 D、抗 E、抗 e,按标明的内容分别加上述 5 种抗血清 1 滴,再加 5%受检者红细胞生理盐水悬液及 1%菠萝酶试剂各 1 滴,混匀。另取两支对照管用蜡笔标明阳性和阴性,分别加入不完全抗 D 血清 1 滴,阳性对照管加 Rh 阳性红细胞 1 滴,阴性对照管加 Rh 阴性红细胞 1 滴,再分别加 1%菠萝酶溶液 1 滴,置 37℃水浴中 1h,肉眼观察反应结果。将以上各管放 37℃下 1h 观察结果。

(3)结果判定。如阳性对照管凝集,阴性对照管不凝集,受检者凝集,即表示受检者红细胞上有相应抗原;受检管不凝集,即表示受检者红细胞上没有相应抗原,用 5 种抗 Rh 血清检查,结果可能有 18 种表型。

(贺猛)

第十八章
Chapter 18

采供血与输血检查

输血是临床治疗中不可缺少的治疗方法之一，输血安全日益受到重视。输血相关免疫学检查涉及采供血和输血前血液安全项目，如血型、血型抗体、交叉配血和（或）移植配型检查等工作，做好输血相关免疫学检查是保障输血治疗安全性和有效性的重要基础和重要环节。因此，血液标本收集处理应严格执行标准操作规程要求，对采血、输血前免疫学检查工作要形成制度和文件化管理。工作人员应严格执行操作规程，坚持检验工作的核对和记录要求，确保每一份标本检测结果的真实可靠。

第一节　供血者血液标本检查
Section 1

供血者健康标准和医学检查必须以确保输血安全、可靠、高质量为出发点，以不损害供血者健康为基础，严格按卫生部颁发献血体检标准进行。

年满 18 ～ 55 岁的健康公民，符合献血条件，可自愿申请献血。要求献血时，填写《献血健康情况征询表》，对自身健康状况进行评估并签名存档。

一、血样本的采集要求

（1）采供血机构必须经省级以上卫生行政部门批准设置，并提供整齐洁净、温度适宜、空气清新、明亮舒适的采血环境，配备相应设备、仪器、试剂和卫生技术管理。

（2）由具备上岗资格的医生、护士和检验人员认真核对供血者身份后，严格按国务院卫生行政部门制定的《献血者健康检查标准》免费给予健康体检，并留取相关资料和标本。

（3）供血者献血前一天晚餐及献血当日早餐不吃油腻食物。

（4）采血前核对献血表单与献血者姓名，无误后方可采血。

（5）献血前快速检测用血样本，一般采用一次性采血针或激光采血设备，按标准操作规程采集耳垂血或指尖血，并迅速完成献血前的血型鉴定、血色素（或血比重）、转氨酶、乙肝表面抗原等项目检测，结果合格后采集血液。

（6）采血时利用血袋导管留取复检和配血标本，常规血液检测血样本采集留取要求如下：①当采血达到一定要求时，在献血采血结束时留取 3 ～ 4ml 抗凝血。②应采用坚固、防水并带有旋盖的塑料标本试管存放血样本，应及时贴上献血编码标签。③采血结束后，在距血袋 20cm 处用止血钳夹紧采血管，由专人封口并热合数段分别用于血样本保存和临床输血前检查用。④将供血者的试管血样本和采血导管及时送检验科。

二、血样本处置

每次采集血样本和采集血液结束后，认真核对体检表、血样标本管数和标签是否完整，填写记录，以 2 ～ 8℃冷链方式保存、运输和移交检验科。

（1）血样本接收人员骸查血样本标签是否与要求相符，并记录血样本的来源和接收日期等，4℃妥善存放。

（2）进行血液检测前将血样本离心备用，依次进行各项检测。

（3）检查血样本有否溶血、足量，不符合要求的血样本须再留取采血导管。

（4）试验后，血样本须在 2 ～ 8℃保存 7d，以备复检用。血清样本须在－20℃保存半年以上。

（5）检验科在标准操作规程指导下，利用不同人员、不同试剂对艾滋病毒抗体、梅毒抗体、丙型肝炎抗体、乙型肝炎表面抗原、转氨酶、血型正反定型等规定项目进行两遍检验，均合格后方可向临床发血。

（马芳军）

第二节 受血者血液标本检查

一、检查项目

输血前免疫学检查（输血前检查）是输血科的主要工作，目的是通过检查为受血者选择输注后能在受血者体内有效存活的血液产品。要使受血者和供血者的血液在免疫血液学方面达到"相容"，输血前免疫学检查程序如下。

（1）认真审核输血申请单并做好受血者血样本和病史的收集、核对、检查，主要包括确认受血者信息和受血者血样本。

（2）受血者、供血者 A、B、O 血型鉴定。

（3）受血者 Rh 血型鉴定。

（4）受血者红细胞抗体筛查和鉴定。

（5）用受血者血样本与供血者血样本做交叉配血试验。

（6）有条件的实验室可进行白细胞抗体检查、血小板输血前检查和配血。

二、申请输血准备工作

（一）申请输血

申请输血时，医生需填写输血申请单应一式两份，以使检验人员尽可能多地了解受血者的相关病史资料和需要输用的血液成分品种，并存档。输血申请单应包括以下内容：

（1）受血者姓名、年龄、性别、民族。

（2）科室、床号、临床诊断。

（3）既往输血史、妊娠史、用药史。

（4）申请输血品种和数量。

（5）受血者输血前血常规和传染病相关检查结果。

(6)医生签名。

这些受血者病史信息,有助于解决临床输血检查中出现的问题,也可协助分析输血不良反应和制定较安全的输血方案。

(二)阅读输血申请单内容

输血科工作人员应仔细阅读输血申请单内容。凡资料不全的输血申请单,特别是缺少输血史、已婚女患者缺少妊娠史、无医生签名、不准确或填写潦草的输血申请单和血液标本,输血科(血库)不应接收,应退回科室让医生将相关内容补齐。

<h3 align="center">三、血液标本采集要求</h3>

(一)对受血者的要求

(1)受血者血标本一般要求在输血前 3d 内采集,以代表受血者当前的免疫状况。

(2)对近期反复输血患者应尽量采集最新的血样本进行检查,以避免输血导致的记忆性弱抗体漏检。

(二)对血标本要求

(1)一般需采集血样本 2 ~ 3ml。抗凝血或不抗凝血均可用做检查,但若是抗凝血,应注意排除纤维蛋白原和补体的干扰。如果患者使用肝素治疗,采出的血样本不凝集,应用鱼精蛋白处理血样本;治疗中使用右旋糖酐、聚乙酰吡咯烷酮等药物的患者,血样本应将红细胞洗涤后使用,或在用药前采集血样本。

(2)血液标本在采集前要反复核对输血申请单受血者姓名是否与实际受血者一致,确证无误后采血。

(3)采集血样本后立即在试管上贴好标有姓名、编号、采血日期的标签,并与被采血患者本人核对,采集后的血液标本须与输血申请单上的内容核对和确认。血标本应在 2 ~ 8℃冰箱内妥善存放,能代表受血者当前的免疫学状况,避免溶血和稀释。

(4)血样本用于血型鉴定和配合性试验前,应对血样本外观和标签上的所有内容再次核对,若有不符或疑问,须重新抽取血样本。

(5)输血后血样本在 2 ~ 8℃冰箱内保存至少 7d,不能马上丢弃,若受血者发生输血反应,可对存留的血样本进行血型和交叉配血等试验复查。

(6)尽量不从输液静脉采集血样本,以免血清被稀释,如果患者正在输液,允许从输液管中抽血,但要用生理盐水冲洗管道并弃去最初抽出的 5ml 血液后再采血。

(马芳军)

第三节　血样本的处置和记录

Section 3

血样本的交接和处置应严格执行操作规程要求,并坚持核查、记录制度,以确保准确和可追溯。血样本应在试验前后妥善保存在 2 ~ 8℃冰箱,以便需要时复检。

<h3 align="center">一、分离血清(血浆)</h3>

(1)将装有血样本的试管经 2 000 ~ 3 000r/min 离心 5min 后,用滴管吸取血清或血浆至另一干燥试管中。

（2）刚刚采集的不抗凝血样本,可置 37% 水浴保温 1h 使血液收缩,再经 2 000 ～ 3 000r/min 离心 5min,分离血清。

（3）将分离的血清用吸管吸取至干净空试管内,立即做好标记,备用。

二、配制和保存红细胞悬液

（1）取被检血液适量加入另一试管中,并向试管中加入 8 ～ 10 倍的生理盐水。用滴管吸取混匀后在 2 000r/min 离心 5min,弃上清,即为压积红细胞。遇特殊情况或进行抗球蛋白试验时应将压积红细胞反复洗 3 遍。

（2）洗涤后的压积红细胞用生理盐水配成浓度为 3%～ 5% 的红细胞悬液备用。红细胞悬液的简便配制法如下:①取压积红细胞 1 滴加生理盐水 2ml,大约配成 2% 红细胞悬液;②若取压积红细胞 1 滴,加入生理盐水 1ml,约为 5% 红细胞悬液。

三、试验中抗原抗体反应比例

在输血前检查的各种试验中,确保抗原(红细胞)、抗体(血清)反应的比例很重要。

（1）在试管法试验中,一般 2 ～ 3 滴血清加入 1 滴红细胞悬液混匀。

（2）使用玻片法时,血清与红细胞的比例以 1：1 为宜。

（3）当怀疑血清中可能存在某种弱抗体时,可适当增加血清用量。

四、结果判定

（1）在输血前检查中,对凝集反应结果的判定很重要,原则是将反应结果进行离心后,先肉眼观察结果,再用显微镜观察结果。

（2）结果的离心条件应严格,一般为 1 000r/min 离心 1min 或 3 400r/min 离心 15s,以免干扰试验结果。首先观察试管底部沉积的红细胞团,红细胞团外围呈花边状或锯齿状多为凝集,边缘整齐多为不凝集。如肉眼未观察到明显凝集,应坚持镜检观察。

（3）用试管法操作时,可根据凝集块大小及游离红细胞的多少判定凝集程度:①4 ＋或＋＋＋＋表示一个大凝块,几乎没有游离红细胞;②3 ＋或＋＋＋为有多个较大凝块和少量游离红细胞;③2 ＋或＋＋为有许多小凝块,游离红细胞约占 0.5;④1 ＋或＋是肉眼可见的许多细小凝块在大量游离红细胞中;⑤仅有极细凝集颗粒,有时需在显微镜下判定。

（4）真假凝集的鉴别在观察凝集反应时,应注意区别真凝集与假凝集反应。轻度假凝集在镜下呈缗钱状,此时可采用用盐水处理技术鉴别。如向反应试管中加入 17ml 生理盐水并混匀,再经 1 000r/min 离心 1min 或 3400r/min 离心 15s,弃上清后观察,假凝集一般消失;严重的假凝集使细胞集聚呈块,与真凝集难以区别。

（马芳军）

第四节　红细胞血型抗体筛检和鉴定

《临床输血技术规范》要求,对有输血史、妊娠史的受血者,血样本应常规进行红细胞抗体筛检试验,以及时发现具有临床意义的不规则抗体,避免误输不配合的血液。

一、临床准备工作

医生出具输血申请单或血型抗体申请单,写明患者姓名、性别、年龄、住院号、病区床号、诊断和患者既往输血史、妊娠史等情况。

二、血样采集与储存

(1)一般需采集静脉血样本 3～5ml,采集抗凝血或不抗凝血均可,最好是不抗凝血。

(2)血标本一般要求在输血前 3d 内采集,反复输血患者应尽量采集最新的血样本进行检查,输血反应患者血样应在输血后和输血 7d 后各采集一次筛检更好。

(3)采血前确认受血者,采血后对试管标记,并再次核对被采血者姓名。

(4)血样本应在试验前后妥善保存在 2～8℃冰箱,至少保存 7d,以便复检。

三、技术要点

(1)对有输血史、妊娠史的受血者,血样本应常规进行红细胞抗体筛检试验。

(2)试验可在交叉配血试验之前或同时进行。

(3)试验中所用试剂红细胞可采用 O 型筛选红细胞商品试剂,也可实验室自制,但每套试剂应尽可能多的包括以下常见抗原,如 D、C、c、E、e、M、N、S、s、P、k、K、k、Fy 等。

(4)试验方法应采用能检出完全抗体和不完全抗体的技术方法,以检出具有临床意义的抗体。应灵活运用盐水试验法、酶介质法、抗球蛋白法、凝聚胺法、柱凝集试验法等。

(5)抗体筛检阳性的血样本应进行抗体特异性鉴定,或送血站(血液中心)进一步检查。

四、注意事项

(1)抗体筛检试验阳性时,应采用自身对照和试剂红细胞进行抗体鉴定,确定抗体特异性。

(2)如果患者携带的是低频抗原的抗体或抗体表现出剂量效应,可能出现假阴性结果。因此对可疑的试验结果可考虑用多人份红细胞谱细胞或采用敏感性更高的试验技术进一步进行检测。

(3)当怀疑受检血样本中含有两种以上的同种抗体时,可采用吸收放散试验。

(4)对患者血样本进行相关的红细胞抗原鉴定,以协助判断筛检出的相应特异性抗体。

(5)阳性反应格局中,可能观察到对各个细胞反应强度不同的剂量效应。

(梁雪岩)

第五节　交叉配血试验

Section 5

一、概　　述

受血者在输血前,需将其血样本与供血者血样本进行交叉配合试验。交叉配血试验(配合性试验)的目的是要使受血者和供血者的血液之间不存在相应的抗原抗体,在交叉配血中无凝集和溶血结果,即达到免疫学上的"相容",确保受血者和供血者血液是相合的。

交叉配血是在输血前必做的试验,其做法系使供血者红细胞与受血者血清反应(主侧交叉配血)和受血者红细胞与供血者血清反应(次侧交叉配血),观察两者是否出现凝集的试验。其目的是检查受血者与供血者是否存在血型抗原与抗体不合的情况。

交叉配血中最重要的是 A、B、O 血型配合,必须 A、B、O 血型相同,且交叉配血无凝集才能输血。多年来一直沿用室温盐水配血法,这种方法的主要缺点是只能检出不相配合的完全抗体,而不能检出不相配合的不完全抗体,所以仅可以满足大部分输血者 A、B、O 血型配血要求。而除 A、B、O 系统以外的其他血型系统的抗体或多次接受输血患者及多次妊娠的妇女产生的抗体绝大多数为 IgG,在盐水介质中不能凝集红细胞。为检出不完全抗体,常用方法有抗人球蛋白法、蛋白璃法及胶体介质法等,这些方法也还存在某些缺点。为了输血安全及操作方便,必须改良配血方法。最近提出的用聚凝胺配制的试剂可以检出 IgM 与 IgG 两种性质的抗体,能发现可引起溶血性输血反应的绝大多数抗体。

聚凝胺配血法的原理认为聚凝胺是带有高价阳离子的多聚季氨盐 $(C_{13}H_{30}Br_2N_2)x$,溶解后能产生很多正电荷,可以中和红细胞表面的负电荷,减少细胞间之排斥力,缩小子其间之距离,,有利于红细胞产生凝集。用此法可以检出能引起溶血性输血反应的几乎所有规则与不规则抗体,此法已在实践中逐渐推广。

二、临床准备工作

医生出具输血申请,写明受血者姓名、性别、年龄、病案号、病区床号、诊断等,还要写明既往输血史、妊娠史、输血异常反应等情况。

三、受血者(供血者)血样本要求

(1)受血者一般需采血 3 ~ 5ml,采集抗凝血或不抗凝血均可,最好是不抗凝血。

(2)受血者血标本一般要求在输血前 3d 内采集,反复输血的受血者应尽量采集最新的血样本进行交叉配血。

(3)采血样本前确认受血者,采血后及时对试管标记,并再次核实被采血者姓名。

(4)从血袋上预留的配血"小辫"留取供血者血样本并放入试管,核对试管与血袋标记,确保一致。

(5)交叉配血后,受血者和供血者血样本均不能马上丢弃,须在 2 ~ 6℃至少保存 7d,输血后血袋至少保存 1d,以便需要时复检。

四、技术要点

(1)分别分离、制备受血者、供血者血清(血浆)和 3%~ 5%红细胞悬液备用。

(2)交叉配血除采用盐水试验法外,至少还要采用凝聚胺试验法。有条件也可按需要增加酶技术、抗球蛋白试验和微柱凝集技术等,以检出具有临床意义的抗原抗体反应。

(3)交叉配血通常应包括:①受血者血清或血浆对供血者红细胞(主侧配血)。②受血者红细胞对供血者血清或血浆(次侧配血)。③受血者血清或血浆对受血者红细胞(自身对照)。

五、注意事项

(1)缗钱状凝集:交叉配血试验中,在室温条件下出现凝集结果,但在37℃条件下凝集消失或减弱,镜下呈现细胞集聚呈缗钱状,用盐水技术处理假凝集可散开。该现象常见于多发性骨髓瘤、巨球蛋白血症以及表现血沉加快的疾病。

(2)交叉配血时主侧或次侧配血出现凝集,而自身对照阴性,提示存在某种同种抗体。

(3)交叉配血时主侧或次侧出现凝集,自身对照出现同等或更强程度的凝集,而受血者无近期输血史,提示存在自身抗体。应避免输血,必要时输用同型洗涤红细胞。

(4)交叉配血出现主侧及自身对照凝集,自身对照凝集较主侧配血凝集弱,提示可能存在自身抗体伴同种抗体的情况,或患者存在输血反应。应进一步鉴定,并积极联系血站或血液中心予以特殊合血服务。

(5)抗体筛检试验阴性而交叉配血试验阳性时,提示可能存在未检出的抗体。

(6)交叉配血中应严格掌握离心条件要求,离心速度或离心力不当,易造成假阴性或假阳性结果。

(7)交叉配血前,红细胞不正确的洗涤、悬浮,悬液红细胞浓度过低或过高,可能干扰试验结果。

(8)交叉配血中出现溶血为阳性结果,其相应红细胞可能被溶解而非凝集,应引起重视。

(梁雪岩)

第六节　输血技术

Section 6

一、概　　述

输血是指将人类本身所拥有的血液成分输入患者体内,以达到治疗的目的,所以它是和给予药物不同的一种特殊治疗手段。随着现代科学的发展,输血医学已逐渐形成一门独立的分支学科,输血的意义也有了新的变化。现代输血的内容已不仅是输入自然的血液成分,它还包括以现代生物技术生产的与血液相关的制品,如用DNA重组技术生产的各种造血因子等。即使是血液成分,也不仅是一种简单的再输入,而是可以根据需要,先在体外对血液进行处理后再输入。例如,用紫外线照射血液,分离造血干细胞在体处培养等后再输给患者,以达到特殊的治疗目的。此外,对现代输血的理解,除了"给予"以外,还有"去除"的含义。即利用某些手段将患者血中病理成分加以去除,如治疗性血细胞单采术和血浆置换术等。虽然上述方法还没有完全为临床广泛应用,但输血的意义已不仅只用于失血、贫血、出血性疾患等的治疗,而是有着更广阔的应用前景。

二、血库工作内容及要求

每个医院都应有输血科或称血库,血库是医院中一个重要部门,其最主要的任务就是要及时无误、保质保量的供给患者以需要的血液,达到治疗与抢救的目的。

（一）血库工作主要内容

（1）供血者的选择与血液的采取。这一工作多年来由血库完成，但为了提高血液质量，做好公民义务献血，现已多由红十字中心血站统一管理。

（2）做好血液的标记、记录等。

（3）做好血液的保管与储存，注意血液有无质量变化。

（4）做好有关输血前供者与受者的试验，如血型鉴定、交叉配血等，在确认无误后才能发放血液。

（5）了解患者输血后有无不良反应并进行复查核对，协助找出原因。

（二）血库工作须具备的条件

（1）工作人员要有足够的专业理论知识和熟练的操作技术。

（2）要有认真负责、救死扶伤的工作精神。

（3）要有职责分明的岗位制度。

（4）要有严格的操作规程及组织管理制度。

三、血液的保存

现在一般都是输库存血，即血液在血库有一个短暂的保存期。为了输入最有效的血液，也就是说要保存细胞的生存力，使其能在输入后继续生存，能完成其应有的作用，为此必须设法解决在保存中可能引起细胞损伤的各种问题，如盛血容器、抗凝剂、保存液等问题，其中以后两者更为重要。

（一）红细胞的储存损伤

把血液储存在液体基质中时，红细胞会发生一系列生物化学与结构上的改变，这些变化统称为红细胞储存损伤。这些损伤是影响输血后红细胞生存与功能改变的主要原因。储存血液中发生了致死性伤害的红细胞在输入后很快被受体清除。通常衡量血液是否合格的标准是看血液输入 24h 后其在活的红细胞能否达到输入量的 70%，如能达到 70% 即为合格。

储存损伤中重要变化之一就是红细胞中 ATP 的消失。ATP 降解成 ADP，又成 AMP，AMP 脱胺后变成次黄苷酸（IMP），并再继续降解，这样下去核酸池可消耗殆尽。人红细胞缺乏合成腺嘌呤和使 IMP 转成 AMP 的酶。但腺嘌呤可在有 5-磷酸核糖-1-焦磷酸盐（PRPP）存在时，在腺嘌呤磷酸核糖转移酶的作用下又合成 AMP，并再生成 ATP。这就启发人们向储存液中加入腺嘌呤与磷酸，从而延长红细胞的生存期。虽然上述看法由来已久，并在实际中加以应用，但近来也有报告认为与 ATP 含量没有直接关系，而是红细胞其他变化缩短了其生存期。

在储存早期，红细胞可由盘形变成球形，继之又可有膜脂质和蛋白的丢失以及结构蛋白的改变。最早期的形态改变与 ATP 的减少有关，并能因 ATP 含量的恢复而逆转，但严重的变形就不可逆了，并与输注后红细胞生存能力的减少有关。

还有一些非代谢性因素可以影响细胞膜的稳定性。现用的聚氯乙烯储血袋中如含有 DEPH 成分，有利于防止细胞膜变形的作用，但其在血循环中的毒性作用尚有待研究。

（二）抗 凝 剂

1.枸橼酸盐

输血工作中所用的最重要的抗凝剂是枸橼酸盐。枸橼酸盐能与所采血液中钙离子螯合，使其在凝血反应中失去作用，在输后又被身体所代谢。枸橼酸盐是现在用的所有抗凝储存液中的基本抗凝物质。最常用的是枸橼酸三钠，除抗凝作用外，它还能阻止溶血的发生。

2.肝　　素

肝素可以用做抗凝剂,但它缺乏支持红细胞代谢的能力。在肝素中,红细胞的 ATP 迅速消失,并伴有其他的储存损伤及输血后生存能力下降。此外,肝素的抗凝作用还可被肝素抑制因子及储存血液细胞中释放的凝血活酶类物质部分地中和。肝素抗凝血必须在采血后 48h 内输入。过去用肝素抗凝血主要是为了避免由枸橼酸抗凝血引起的低血钙症,以及用于新生儿换血症。目前,这些问题由于应用浓缩红细胞而减少了。

(三)血液保存液

血液保存液除必须具备抗凝作用外,还应该有保护细胞生存能力及功能的作用。针对这种要求,现在的保存液中主要成分有橼酸盐、葡萄糖、磷酸盐和腺嘌呤。根据配方不同分为 ACD 与 CPD 两大类,两者差别是 CPD 中加有腺嘌呤及磷酸盐,因此可延长红细胞的保存期达 35d,并使红细胞放氧功能增强。如只用枸橼酸盐,其有效期仅为 5d。溶液中的葡萄糖是红细胞代谢所必需的营养成分,可延长红细胞保存时间,且防止溶血;并可使细胞中有机磷消失缓慢,防止红细胞储存损伤。

ACD 液 pH 值较低,对保存红细胞不利,只能保存 21d,且放氧能力迅速下降,这是其缺点。由于成分输血的发展,各种成分又有各自的适应条件,例如,浓缩红细胞可用晶体盐保存液或胶体红细胞保存液,还可以用低温冷冻保存方法,而血小板的最适保存温度为 22℃(室温)。

四、全血输注

全血是指血液的全部成分,包括各种血细胞及血浆中各种成分,还有抗凝剂及保存液。全血有保存全血及新鲜全血之分,常用的是保存于(4±2)℃的全血。新鲜全血定义难以统一规定,要依输血目的而定。为了补充新鲜红细胞,可用保存 5d 的 ACD 全血或 10d 的 CPD 全血,如同时还要补充血小板或白细胞,则应分别用保存 1d 及 12h 内的全血。现在可用成分输血解决此问题。

(一)全血的应用情况

全血中主要是含有载氧能力的红细胞和维持渗透压的白蛋白。

(1)各种原因(手术、创伤等)引起的急性大量失血需要补充红细胞及血容量时。

(2)需要进行体外循环的手术时。

(3)换血,特别是新生儿溶血病需要换血时。

(二)输全血的缺点

(1)全血中所含血小板与白细胞引起的抗体,可在再输血时引起反应。

(2)对血容量正常的人,特别是老年人或儿童,易引起循环超负荷问题。因此,全血输注已逐渐减少,而代之以成分输血的应用。

五、成分输血

(一)概　　述

输全血有时可能既达不到治疗目的,又会引起某些副作用,而对血液也是一种浪费。例如,患血小板减少或粒细胞减少症,输全血很难达到提高血小板及白细胞数量的目的。如大量输血,又会因血容量的增加而增加心脏的负担。所以,从 20 世纪 70 年代开始采用成分输血,并取得了显著效果。

成分输血的优点有：

（1）提高疗效：患者需要什么成分，就补充什么，特别是将血液成分提纯，浓缩而得到高效价的制品。

（2）减少不良反应：血液成分复杂，有多种抗原系统，再加上血浆中的各种特异抗体，输全血更容易、引起各种不良反应。

（3）合理使用：将全血分离制成不同的细胞（红细胞、白细胞、血小板）及血浆蛋白（白蛋白、免疫球蛋白、凝血因子等）成分，供不同目的的应用。

（4）经济：既可节省宝贵的血液，又可减少经济负担。

开展成分输血首先要解决成分血的制备问题，分离各种细胞成分可以用塑料袋离心沉降的方法，也可用细胞单采仪器。细胞单采机可以从一个供血者采取多量的白细胞或血小板。这种方法可以减少由多个血源而引起输血免疫反应的机会。目前我国已普通开展成分血液的制备，但由于条件及仪器的不同，制备方法也有差异。

（二）红细胞输注

1. 红细胞制品种类

（1）少浆血：从全血中移出部分血浆，使红细胞压积约为 50%。

（2）浓缩红细胞：是一种重要的红细胞制品，已被临床广泛应用，其红细胞压积为 70%～90%，红细胞压积在 80% 以上者输注时应加生理盐水调节。

（3）代浆血或晶体盐红细胞悬液：移去大部血浆（90%），用代血浆或晶体盐溶液保存，其优点为既可补充红细胞与血容量，又可因除去血浆而减少不良反应，血浆亦可移做它用。

（4）少白细胞的红细胞：除去白细胞可减少由白细胞引起的不良反应，现在有专门除去白细胞的滤器，可在输血时应用。

（5）洗涤红细胞：用生理盐水洗红细胞 3～6 次，使其血浆蛋白含量极少，可降低输血不良反应，同时由于除去绝大多数的抗 A、抗 B 抗体。因此在必要时，把洗涤 O 型红细胞输给其他血型患者则比较安全。

（6）其他：尚有冰冻红细胞、年轻红细胞等。

2. 适用范围

（1）恢复带氧活力，任何原因的慢性贫血均可输注浓缩红细胞，因对血容量影响较少而不会引起心功能不全或肺水肿。

（2）急性失血如无全血时，可输入代浆血。

（3）洗涤红细胞最常用于因输血面发生严重过敏的患者。

（4）如果输后有反复发热的非溶血性输血反应时，可输少白细胞的红细胞。

（三）粒细胞输注

临床上输注白细胞主要指粒细胞，浓缩白细胞现在多用血细胞单采机分离而得。这种方法一次可处理几升血液，可获得高至 $(1.5～3.0)\times10^{10}$ 粒细胞，供患者一次输注。同时还可对同一供血者多次有计划地采集，而减少患者发生 HLA 致敏的机会。

1. 主要适应证

（1）用于治疗：当患者白细胞少于 $0.5\times10^9/L$、有严重细菌感染而经抗生素治疗 24～48h 无效时。治疗时应给输注大剂量白细胞，并至少连续输数天，才可能有效。

（2）用于预防：当治疗白血病或骨髓移植后引起粒细胞缺乏症时，输白细胞可能降低合并严重感染的危险，但引起副作用的弊病可能更大，故除非在严密观察下，不宜采取这种预防措施。

（3）新生儿败血症：特别是早产儿，由于粒细胞的趋化性、杀伤力均较弱，故易发生感染，而严重感染又导致粒细胞的减少，这种病例给于粒细胞输注，可明显降低其死亡率。

2.不良反应

输粒细胞时,除一般的输血不良反应外,尚有其特有的不良反应。

(1)畏寒、发热,严重者可有血压下降、呼吸紧迫。

(2)肺部合并症可有肺炎、肺水肿及由于白细胞聚集而形成、微小栓子等。

(3)粒细胞输注发生巨细胞病毒感染者比输其他血制品时更为多见。

(4)同种免疫较为常见。输粒细胞时必须用与患者 A、B、O 和 Rh 同型的血液,若能 HLA 血型相配则更为有益。

输注粒细胞后,临床疗效主要观察感染是否被控制、体温是否下降,而不是观察粒细胞数量增加与否。因为粒细胞在输入后很快离开血循环而在体内重新分布,且常移至炎症部位,所以不能以外周血粒细胞数做为疗效评价标准。

(四)血小板输注

1.血小板制品种类

(1)富含血小板血浆:约可获得全血中 70%以上血小板。

(2)浓缩血小板:将富血小板血浆再离心浓缩,分出部分血浆后而得。

(3)少白细胞血小板。

2.适 应 证

(1)血小板数减少:决定于血小板数与出血程度,一般血小板数 $< 20 \times 10^9/L$ 并合并出血时应给输血小板。

(2)血小板功能异常:如血小板无力症、血小板病、巨大血小板综合征,药物或肝肾功能引起的血小板功能异常等患者。

3.影响疗效因素

(1)脾大:正常人约有 1/3 血小板在脾破坏,脾肿大时可增加破坏量。

(2)严重感染:可使血小板存活期缩短。

(3)DIC 时大量消耗血小板。

有上述原因而又需要输血小板时需加大输入量。

(五)血浆及血浆蛋白制品的临床应用

输注血浆及其制品是现代成分输血的重要内容之一,在输血技术发达国家,对血浆和多种血浆蛋白制品的需要量很大。

1.血 浆

虽然有多种制备血浆的办法,但现在应用最多的是新鲜冷冻血浆,即于采血后 6h 内分离血浆,并迅速于 $-30℃$ 下冰冻保存,保存期可长达 1 年。融化后等同新鲜血浆,含新鲜血浆所有成分,甚至仍含有不稳定的因子Ⅷ与因子Ⅴ等。

适应范围:

(1)患有导致一种或多种凝血因子缺乏的疾病,如 DIC 等。

(2)肝功能衰竭而伴有出血倾向时。

(3)应用华法林等凝药物过量等。

血浆具有一系列综合价值,但也有使用不合理之处。例如,传统利用血浆来补充血容量、补充营养、消除水肿、增强免疫力等做法,现已因有其他血液制品或药物而取代,必须重新加以认识。

2.血浆白蛋白

主要用于补充血管内或血管外白蛋白缺乏。扩充血容量是使用白蛋白的重要指征,对血容量损失 50%~ 80%者,除输给红细胞外,应同时输给白蛋白,使血浆蛋白维持在 50g/L 以上;此外,还可用于白蛋白丢失及体外循环时,失代偿肝硬化。其不良反应较少而轻。

3.免疫球蛋白

输注免疫球蛋白属于被动免疫疗法,即相当于将大量抗体输给患者,使其从低免疫状态变为暂时高免疫状态。

免疫的蛋白制剂有:

(1)正常人免疫球蛋白:这种制品主要是 IgG、IGA 和 IgM,但含量甚微,只能供肌肉注射,禁止静脉注射。

(2)静脉注射免疫球蛋白:能使血中抗体水平迅速升高。

(3)特异性免疫球蛋白:含大量特异性抗体,它是预先用相应的抗原免疫而得,比正常免疫球蛋白所含特异性抗体高,疗效好。

适用范围:

(1)预防某些传染病和细菌感染,如麻疹、传染性肝炎等,可使用正常人免疫球蛋白。

(2)代替异种血清制品,如破伤风免疫球蛋白,以避免不良反应。

(3)免疫缺陷疾患、新生儿败血症等,可用正常免疫球蛋白或静脉注射免疫球蛋白。

4.凝血因子制品

(1)新鲜冰冻血浆:由于其含有全部凝血因子,可用于凝血因子缺乏患者。

(2)Ⅷ因子浓缩剂:可用于甲型血友病止血治疗及出血的预防,如反复多次注射,有些患者可产生抗体。引起艾滋病的报道亦不少见,所以现在已有应用多克隆和单克隆的免疫亲和层析技术纯化Ⅷ因子,以及用 DNA 基因重组技术制备Ⅷ因子的浓缩制剂。

(3) 凝血酶原复合物浓缩制剂:是一种混合血浆制成的冻干制剂,含有维生素 K 依赖性的 Ⅱ、Ⅶ、Ⅸ、Ⅹ因子。可用于乙型血友病出血的治疗,各种原因引起上述各因子缺乏者。使用本制剂的优缺点与Ⅷ因子浓缩剂相似。

六、自身输血

(一)自身输血优点

(1)避免由输血传染疾病。

(2)避免血型抗原等引起的同种免疫。

(3)避免由免疫作用而引起的过敏反应。

(4)自身输血者由于反复放血,可刺激红细胞再生。

(5)为无条件供血的地区提供血源。

(二)自身输血方式

(1)保存式自身输血:在手术前数周采集自身血液(全血或分离成分)保存,以备手术时使用,也可在某些疾病缓解期采集自身血液成分,以备必要时使用。适用于:①稀有血型配血有困难的患者,如需做选择性手术而需要输血时;②曾有过严重输血反应的患者;③预防因输血而传染疾病等。

(2)稀释式自身输血:在手术刚开始前,采取一定量血液,同时输注晶体或(和)胶体液,使血液稀释,而血容量维持正常。这样在做手术中损失的是稀释的血液,即主要是血浆和稀释液。当手术出血达一定程度时,再回输新鲜自身血液。

(3)手术中回收自身输血:即吸取术中所失之自身血,经处理后再加以回输。

以上三种自身输血方法各有其特点,应视患者的具体情况选择最佳方式,严格选择适应证,一个病例可以选择两种方法并用。

（马芳军）

第七节　输血相关免疫检查

Section 7

一、人类白细胞抗原(HLA)检测

(一)概　　述

HLA是人类最主要的组织相容复合物,这些抗原抗体不仅是白细胞特有,而且存于其他许多组织上,在调节机体免疫反应、破坏表达外来抗原的靶细胞方面有重要作用。HLA又称移植抗原,通过HLA配型能提高移植物的存活率,它作为一种遗传标记已用于有关疾病及人类遗传学的研究。在临床输血学中,对HLA的研究有助于提高成分输血的疗效及防止输血反应,HLA的研究已广泛应用于基础医学、临床医学、预防医学、法医学、社会医学等方面。

HLA是一个等显性遗传系统,即每个基因所决定的抗原都在细胞膜上显示,同一条染色体上不同位点的等位基因紧密连锁在一起,组成单倍型,从亲代传给子代。因此,每个人都有分别来自父母的两个单倍型。对一个个体做HLA分型时,得到的是表型结果。每一位点最多检查出两个抗原,如只检查出一个抗原说明是纯合子,或是带一个空白基因,只有通过家系调查才能知道其基因型。

(二)HLAI抗原

(1)I类基因产物为HLA-A、HLA-B、HLA-C抗原,由2条糖蛋白链(重链和轻链)组成,重链相对分子量约45 000,由HLA密码基因控制,有多态性。轻链为β_2,相对分子量11 800万,为单一条多肽,不由HLA密码控制,两条链以非共价链相连。Ⅱ类基因产物为HLA-DR、HLA-DQ、HLA-DP抗原,由α和β两条糖蛋白链构成。α链相对分子量为34 000,β链为29 000,DRα链无多态性,DQα与DPα有多态性,β链均有多态性。仅链由一个基因位点控制,β链由4个基因位点控制。

(2)HLA抗原主要分布在细胞膜上,不同细胞上抗原分子多少也不同。HLA-I类抗原分布广泛,几乎存在于所有有核细胞,但以淋巴细胞上密度最高。在正常情况下,肝细胞和心肌细胞上极少或缺如。成熟红细胞上无HLA-A、HLA-B、HLA-C和HLA-D抗原,而幼稚红细胞上有。但随成熟度增加而减少,除细胞外,血浆中也有相当含量的可溶性HLAUI类抗原,可能由细胞膜上分离下来。血小板除有HLA-A、HLA-B抗原外,还可从血浆中吸附一部分可溶性HLA抗原。血小板上某些HLA抗原如BW4和BW44,较淋巴细胞高40倍。HLAⅡ类抗原较I类范围窄,密度最高主要有单核细胞,还有些吞噬细胞及B淋巴细胞。Ⅱ类抗原作为一种分化抗原在不同细胞上表达。大多数骨髓分化细胞具有HIA～Ⅱ类抗原。T淋巴细胞一般不表达Ⅱ类抗原,但其被活化后也可能少量产生。肿瘤细胞可以表达Ⅱ类抗原,但其正常细胞却可以没有。例如,黑色素细胞无Ⅱ类抗原,而黑色素瘤细胞却常有Ⅱ类抗原。

(三)HLA分型方法

常用的有序列特异性引物分析、序列特异性寡核苷酸探针分析和建立在测序基础的分型技术三种。

(四)标本采集要点

(1)采血时间:有近期输血的患者要求在输血或输血液制品一周后采集静脉血标本3～5ml。

(2)采集血标本使用EDTA抗凝真空采血管,不能使用肝素抗凝,采集后立即颠倒混匀8次以上,以免标本凝集。

（五）标本储存和运输

（1）血标本采集后可以在 2～8℃ 冰箱放置 5d，如需要长期保存需要放置－40℃ 冰箱。

（2）运输 2～8℃ 保存的标本在冰盒中即可，－40℃ 保存的标本需要首先复融，然后冰盒保存运输。

（六）实验常见问题

1.DNA 量少

白细胞数低，如再生障碍性贫血、肾脏透析患者，应加抽血量或降低溶解，DNA 的 dH_2O 量。

2.扩增效率低

（1）DNA 不纯时，重新抽提 DNA。

（2）DNA 浓度太低，需适当增加模板 DNA 量。

（3）Taq 酶用量太低，活力不足时，适当增加酶用量，并注意各种酶的活力及耐热性可能有所不同。

3.非特异性扩增

（1）DNA 不够纯：为主要原因，应检测 DNA 纯度，重新抽提 DNA。

（2）PCR 产物污染：操作时必须戴手套，必要时须戴口罩，各工作区域物品严禁混用，并妥善处理废弃品。

4.内对照条带不出现

（1）反应体系中可能存在抑制因素。

（2）肝素抗凝血中抽提的 DNA。

（3）DNA 溶解于含有 EDTA 的缓冲液。注意不要把 DNA 溶于 TE 缓冲液，因为 EDTA 能够抑制 Taq 酶活力。

（4）DNA 不够纯。

（5）DNA 浓度太低。

5.假阴性扩增

体系中存在 Taq 酶抑制因子。

6.假阳扩增

（1）PCR 污染：戴手套操作，操作步骤要认真、细致、避免交叉污染。

（2）DNA 不纯：加样器、滴头质量不过关，加样不准确；引物混合物、Taq 酶、DNA 加样前未混匀。

（七）HLA 的临床意义

1.器官移植

HLA 配型能改善移植物的存活率。供体和受体的 HLA-A、HLA-B、HLA-DR 完全相同者的存活率显然高于不同者。在尸肾移植中，HLA-DR 配型效果更甚于 HLA-A、HLA-B 配型。HLA 配型的作用可以归纳为以下几点：

（1）在肾移植中，供受双方共有的 DR 抗原越多，或已检出的 DR 错配抗原数越少，移植存活率就越高。

（2）在移植前输血的患者中，DR 配型能提高存活率。

（3）骨髓移植前不宜输血，以防受体被免疫。且因经过射线或药物处理，供、受双方 HLA 型相合比 A、B、O 血型相合更为重要。

其他如心、肝、肺等器官的移植，多用于生命垂危的患者，脏器来源稀少，可供选择的器官有限，实际很难达到 HLA。配型相同，主要要求 A、B、O 血型相同。

自身骨髓移植虽不存在 HLA 配型问题，但只能用于白血病、肿瘤等，而不适用于原发性骨髓功能不全的疾病,如再生障碍性贫血等。

2.输　　血

为了合理使用血液,现在提倡成分输血疗法。例如,输入血小板、白细胞等血液制品,如 HLA 同型血液,当能提高疗效。因此,血站应建立有关献血员的 HLA 信息系统,以便于查询应用。

临床输血的发热反应中,有些是由 HLA 抗体引起,尤其是多次输血的患者,HLA 抗体可以破坏白细胞,为避免 HLA 引起输血反应,可在输血前做交叉淋巴细胞毒试验。

3.亲子鉴定

HLA 是至今所知人类最复杂的一个遗传多态性系统。如前所述,其表型之多难以计数,这个特点是其他血型系统难与相比的。因此,由于 HLA 系统的高度多态性,新生儿出生时 HLA 抗原就已完整表达,以及 HLA 的遗传规律已阐明等原因,而使其成为亲子鉴定中的一个有力工具,能肯定某些亲子关系,在法医学中具有重要意义。

4.疾病的诊断

经过多年研究调查,发现许多疾病与 HLA 有关。例如,我国的强直性脊椎炎(AS)患者中,91%带有抗原,而正常人带 B 町抗原者只占 6.6%。因此,检查抗原有诊断意义。

二、简易致敏红细胞血小板血清学试验

(一)概　　述

反复输血的患者可能导致血小板输血反应和输注无效状态,为防止和减少血小板输注无效的发生,必要时需在血小板输注前采用 SEPSA 技术进行血小板抗体检查和(或)血小板交叉配血。

SEPSA 是在 U 型孔微量反应板上进行。将血小板抗原固定在 U 型孔底上,与相应抗血清反应后,以抗 IgG 致敏红细胞为指示剂。如果血小板上有抗原抗体复合物,指示红细胞上的抗 IgG 和抗原抗体复合物结合,在 U 型孔底形成膜状红细胞层,为阳性结果;如果血小板上没有结合相应的 IgG 抗体,则指示红细胞向孔底移动不受阻,聚集在孔底中央,成为红细胞扣,为阴性结果。

(二)标本采集要点

(1)用促凝管采集静脉血 3 ～ 5ml,立即送实验室。

(2)送检单详细说明患者情况,包括现病史、用药史、输血史、主要症状及相关化验结果。

(三)固化血小板的制备

(1)采集静脉血 7ml,加入 1ml ACD-A 液抗凝(采血后 6h 内)。

(2)中型离心机 1 400r/min 离心 10min 制得富含血小板血浆(PRP)。

(3)PRP 中加入 1/10 量的 ACD-A 液,混合,2 800r/min 离心 15min。

(4)血小板压积(PC)用无菌生理盐水洗涤 2 次(2 800r/min 离心 10min),血小板悬液制备时,不能用力,应加少量盐水轻轻使血小板悬浮,然后加 5ml 盐水混匀。

(5)PC 用生理盐水调整为 $10^5/pl$。

(6)96 孔 U 型反应板,下面垫一块湿布,置 15min,以除去静电。

(7)各孔加入上述制备的血小板悬液 50μl,振荡 10s。

(8)2 000r/min 离心 5min,使血小板黏附于孔底。

(9)每孔中加入 100μl,8%甲醛(用 pH 7.2 PBS 稀释)固定 20min。

(10)用无菌生理盐水洗板 5 次,最后一次置 10min,弃盐水,然后加入无菌生理盐水(含 1%

蔗糖及 0.1% NaN_3 备用）。

(11)可通过间接试验来检查被检血清中的抗血小板抗体。

（四）血小板交叉配血

1.患者标本准备

(1)从静脉采集患者血样 3 ~ 5ml,不抗凝。最快时间送到血站配型实验室。检验申请单详细说明患者情况,包括现病史、用药史、输血史、主要症状及相关化验结果。

(2)输血后重新采集标本。

2.供血者标本准备

在实验前留取供者标本 5 ~ 8ml,用 ACD 抗凝,迅速颠倒混匀,送实验室室温静置 10min,离心取富含血小板的血浆实验备用。标本在 6h 内有效。

3.血小板交叉配血

将供血者标本离心后的血小板悬液,调整其浓度为 $10^5/\mu l$ 后,将血小板抗原包被于 U 型板上,与受血者血清反应后,再加入指示红细胞（结合有抗人 IgG 的绵羊红细胞）,观察反应结果。如血细胞成纽扣状,集中在孔底中央则为阴性结果,提示该血小板为配合性血小板。

（五）注意事项

(1)进行抗体检查时,在检查前将被检血清 4 000r/min 离心 10min,以去除沉淀。

(2)用于抗体检查的被检血样本不能使用血浆,须采集不抗凝血。

(3)被检血清不需要灭活。

(4)为防止静电干扰,宜在室温状态下操作。

三、微量淋巴细胞毒试验（LCT）

LCT 是血液 HLA 抗原和(或)HLA 抗体检查的常用技术。特异性的 HLA 抗体与相应淋巴细胞结合后在补体的参与下会引起淋巴细胞涨大溶解,溶解的淋巴细胞因细胞膜破坏染料透入被着色,如果 HLA 抗体和淋巴细胞之间没有发生抗原抗体反应,则细胞膜不被破坏,染料不能进入细胞,细胞不着色。

检验前应填补检验申请单,并详细说明患者情况,包括现病史、用药史、输血史、主要症状及相关化验结果。首先用肝素抗凝管采集静脉血样本 3 ~ 5ml。血样本运输时温度应控制在 15 ~ 28℃,不能放置在冰块中,以免白细胞和血小板发生凝集。标本采集后应尽快送实验室,立即分离淋巴细胞用于实验或保存。如果路途远,为避免淋巴细胞自然死亡,应在血样中加入 TeraseKi 溶液,比例为 1 ： 1。

四、外周血淋巴细胞的分离

混合淋巴细胞分离是利用密度梯度离心法。将肝素化稀释血置于具有一定比重(1.077)的淋巴细胞分离液上,通过离心使比重大于分离液的红细胞、粒细胞沉到分离液下层,比重小于分离液的淋巴细胞、血小板等留到分离液上面。进一步低速离心去除大部分血小板而获得较纯的淋巴细胞。

T、B 淋巴细胞分离是利用 B 细胞对固体表面有黏附性的特点,将混合淋巴细胞悬液注入尼龙棉柱,通过 37℃孵育使 B 细胞黏附在尼龙棉上。然后用不同温度的组织培养液冲洗尼龙棉柱,将非黏附的 T 细胞和黏附于尼龙棉上的 B 细胞分离,但应注意以下问题。

（1）血液病患者应注意采血时间。重型再生障碍性贫血患者应在治疗前采血；急性白血病患者在第一次完全缓解后停止化疗 2～3 周，或下次化疗前停止输血 2～3 周时采血；慢性粒细胞白血病患者，外周血白细胞计数 10×10^9 个/L 左右，淋巴细胞＞20%，停止化疗 2～3 周时静脉采血。

（2）肝素和淋巴细胞分离液使用前应预温至 22℃。

（3）肝素化血样在送往实验室过程中，应注意保温，切勿放置冰或干冰。

（4）在淋巴细胞分离过程中，应控制室温在 22～25℃，过低或过高应适当延长或缩短离心时间。

（5）细胞悬液置 4℃ 保存前，应尽量去除血小板，以避免保存过程中发生聚集。

五、HLA 抗体群体反应活性实验（PRA）

PRA 采用 ELISA 在 96 孔板上进行，板中各孔中已包被有 HLA-I、HLA-Ⅱ 类不同抗原，如果待检血清存在相应的 HLA 抗体，则相应孔中将发生抗原抗体反应，反应结果根据 ELISA 的原理来确定。肉眼观察，蓝色为阳性，无色为阴性。

标本制备：采集静脉血 3～5ml，用促凝真空采血管，可以 4℃ 保存 5d。输过血的患者要在输血 1 周后采集标本。邮寄或短途运送需要放 4℃ 冰盒保存，应避免剧烈震荡，防止溶血。

六、造血干细胞捐献者血样本检测

（一）试管的选择

用 5～8ml 的一次性真空采血试管作为采血容器，试管中的抗凝剂为液态的 EDTA-Na$_2$、ACI 或 CPD，试管的材质首选耐深低温冷冻的塑胶试管，在得不到此种试管时可以购买玻璃材质的试管。如果试管中的抗凝剂为固态，一定要检查抗凝剂是否为"熔化"后的重结晶，如果是，请不要使用。采集血样所用试管、针头、止血带、消毒剂、辅料等均应符合相关国家标准要求。

（二）采血要求

用一次性注射器或一次性真空采血试管上所带的采血针采集捐献者静脉血 5～8ml，然后将注射器的针头从采血试管的胶塞上直接扎进试管内（真空试管的采血针不用此步），使血液自动流入试管，颠倒试管若干次，使血液和试管中的抗凝剂充分混匀，防止凝集。

（三）注意事项

（1）血液的采集量一定要满试管的真空度，即 5～8ml。

（2）采血时一定要防止交叉污染。

（3）真空试管的塞子一定不要打开。

（4）必须将血样管颠倒混匀数次，使血样充分抗凝。

（5）采血试管上可以自行编号（如 1、2、3……,），也可写上捐献者的名字，但一定要和捐献者登记表上的编号或名字一致。试管的排列顺序要和登记表的顺序一致。

（6）血样采集完成后，请采血单位将血样于 40℃ 冰箱保存 1d，检查血样是否有凝集，如果有凝集，请重新采集，如果没有凝集，请尽快将合格的血样送到实验室。4℃ 冰箱保存限 7d，长期保存应置于 －40℃ 或 －80℃，冰箱内。

（马芳军）

第八节　输血反应与输血传播性疾病

Section 8

一、输血反应

当临床输血中发生输血反应时，应立即停止输血，对症治疗并查找原因，以便采取有效治疗措施。

（一）临床准备工作

（1）一旦发生输血反应，在及时救治的同时，医生应申请输血反应原因检查，出具检验申请单时应详细填写受血者病史情况，特别是既往输血史、妊娠史、用药史、申请输血品种和数量、输血反应症状和血常规结果。

（2）查找输血用血袋，送检验科或血站（血液中心）进行血型、抗体和交叉配血复检。

（二）患者血标本要求

（1）一般需采血 4～5ml 不抗凝血。

（2）确认患者，采血后及时对试管标记，并再次核实被采血者姓名。

（3）将输血前、后血样本离心，观察上清液颜色变化并及时进行血型、抗体和交叉配血复检。

（三）技术要求

（1）分别分离制备受血者、供血者血清（血浆）和红细胞悬液备用。

（2）将输血前、后血样本离心，观察上清液颜色有无溶血。

（3）对输血后样本进行胆红素检测。

（4）对输血后患者血样本做直接、间接抗球蛋白试验检查。

（5）进行受血者和供血者 A、B、O/Rh 血型鉴定，并与输血前检查结果比较是否一致。

（6）交叉配血复检：①受血者血清或血浆对供血者红细胞（主侧配血）；②受血者红细胞对供血者血清或血浆（次侧配血）；③受血者血清或血浆对受血者红细胞（自身对照）。

（7）用标准 O 型筛选红细胞或多人份与患者 A、B、O 同型的红细胞进行抗体检查。

（8）抗体筛检阳性的血样本应进行抗体特异性鉴定，或送血站（血液中心）进一步检查。

二、输血传播性疾病

输注血液或血液制品均有传播疾病的危险，常见的有乙型肝炎、丙型肝炎、艾滋病、巨细胞病毒感染、梅毒、疟疾、弓形体病等。此外，如血液被细菌污染，可使受血者由此引起菌血症，严重者可致败血症。在由输血引起的疾病中，以肝炎和艾滋病危害性最大。

（一）肝　　炎

输血后肝炎的传播情况与下列因素有关：①献血者人群中肝炎流行情况；②所用检测肝炎试验的灵敏度与特异性；③血浆制品中肝炎病毒灭活效果。

近年来，由于采用了比较灵敏的乙型与丙型肝炎的筛选试验，传播率明显下降，但仍不能避免其发生，尤以使用混合血浆制品时可能性为大。

（二）艾滋病

输入 HIV 感染的血液或血制品可患艾滋病。HIV 既存在于血浆中，也存在于细胞中，所以输入全血、细胞成分、血浆或其制品，均能传播艾滋病。血友病患者因常输入用大份数混合血浆制备的浓缩Ⅷ因子,而感染艾滋病的机会更多。

(三)巨细胞病毒

输血也是巨细胞病毒(CMV)感染途径之一,且多发生在免疫功能低下的受血者,如早产儿、先天性免疫缺陷者、器官移植患者等。在库存血中CMV存活时间较短,所以输库存血比输新鲜血传播CMV的机会少。

(四)疟　　疾

输全血或成分血均可传播疟原虫,疟原虫在冷冻红细胞中可存活数年之久。输血传播疟疾的潜伏期与输入疟原虫数量及种属有关。

(五)梅　　毒

献血者患梅毒并处于梅毒螺旋体血症阶段,可以传播梅毒。梅毒螺旋体在体外生活能力低,4℃时生存48～72h,40℃失去传染力,100℃立即死亡。近年来我国性病增加,因此对预防输血传播梅毒应给予高度重视。

(六)其　　他

此外当献血者有EB病毒感染、黑热病、丝虫病、回归热、弓形体感染时,均有可能通过输血传播。

(马芳军)

第十九章

Chapter 19

骨髓细胞形态学

骨髓是人体重要的造血器官。细胞形态学主要研究血细胞量与质的变化，从而诊断与造血系统有关的疾病。临床上凡遇无名热、恶液质、体重锐减、出血倾向、血细胞明显增多、减少或形态异常、不明原因之肝脾淋巴结肿大以及怀疑有原虫病等，均可通过骨髓细胞形态学检查，提供诊断及鉴别诊断依据。

目前认为，所有的血细胞均起源于共同的造血干细胞。造血干细胞是造血组织中一类目前尚无形态学特征描述的功能细胞，其功能特点为具有高度自我更新的能力，具有多向分化的能力。

第一节 血细胞形态

血细胞的生成过程可划分为 3 个连续的阶段，即造血干细胞、造血祖细胞和形态学上可辨认的各系原始幼稚细胞阶段，然后进一步成熟为具有特定功能的各系血细胞（终末细胞）。造血干细胞包括全能干细胞（TSC）以及由其分化的骨髓系干细胞和淋巴系干细胞。干细胞的增殖和分化受到造血微环境、造血细胞生长因子和白细胞介素以及神经和体液因子的调控，其中造血微环境的调控占重要地位。在具有细胞系特异性的造血生长因子的参与调控下，诱导干细胞向各系祖细胞分化。骨髓系干细胞可分化为红系、粒—单核系、巨核系、嗜酸性粒系等细胞。红细胞生成素诱导干细胞向红系祖细胞分化，并能刺激红系祖细胞增殖分化、促进幼红细胞分化成熟和启动血红蛋白的合成；粒—单核系集落刺激因子（GM-CSF）诱导向粒—单核系祖细胞分化，在不同的调控条件下，诱导增殖分化为粒细胞和单核细胞，单核细胞进入各种组织中转变为组织细胞，后者细胞内如已有吞噬物质，称为吞噬细胞；巨核细胞集落刺激因子（Meg-CSF）和血小板生成素（Tpo）诱导巨核系祖细胞的分化，促使巨核系祖细胞的形成、增殖以及巨核细胞的成熟和血小板的生成。淋巴系干细胞分化为 T 淋巴系祖细胞和 B 淋巴系祖细胞，然后形成 T 淋巴细胞、B 淋巴细胞。B 淋巴细胞受到丝裂原和抗原的刺激，可转化为原免疫细胞，并进一步转变为浆细胞。

血细胞的发育有一定规律性，而细胞发育阶段的划分无非是便于识别细胞的人为措施，掌握这些规律有助于正确地辨认各种血细胞。①细胞大小及外形：由大逐渐变小。只有巨核细胞相反，越成熟胞体越大；早幼粒细胞可比原粒细胞稍大。②胞核变化。大小：由大→小→脱核（如红细胞系）；形态：圆→凹陷→分叶（如粒细胞系）；染色质的颜色：淡红叶→紫红→深红；结构：细丝状→粗网状→块状；核膜：由不明显到明显；核仁的大小：由大变小；数目：多→少→消失。③胞浆：量由少变多（小淋巴细胞例外）；颜色由深蓝→浅蓝→淡红；颗粒从无到有，由非特异性颗粒到出现特异性颗粒(红细胞系例外)。④核质比例(N/C):细胞成熟过程中,胞核逐渐缩小(巨核细胞例外),胞质量逐渐增多,由核大质少变为核小质多,即由高 N/C 变为低 N/C。

一、正常血细胞形态

(一)粒细胞系统

1.原始粒细胞

胞体直径 10 ~ 18μm,圆形或类椭圆形。胞核较大,约占细胞的 2/3 以上,圆形或类椭圆形,居中或略偏位,核染色质呈细粒状,排列均匀,平坦如一层薄纱,无浓集,核膜较模糊。核仁 2 ~ 5 个,较小,清楚,呈淡蓝或无色。胞质量少,呈透明天蓝色,绕于核周,无颗粒,过氧化物酶染色阴性,但后期有时也可呈阳性反应。

2.早幼粒细胞

胞体直径 12 ~ 20μm,较原粒细胞大,圆形或椭圆形。胞核大,圆形或类椭圆形,位于中央或偏位。核染色质开始聚集,较原粒粗糙,核仁可见或消失。胞质量较多,呈淡蓝、蓝或深蓝色,浆内含大小、形态和多少不一的紫红色非特异的天青胺蓝颗粒,分布不均。过氧化物酶染色阳性。

3.中幼粒细胞

(1)中性中幼粒细胞:胞体直径 10 ~ 18μm,圆形。胞核椭圆形或一侧开始扁平,可能出现凹陷,占细胞的 1/2 ~ 2/3,染色质聚集呈索块状,核仁消失。胞质量多,染淡红,偏淡蓝色,内含电等量、大小较一致的特异的中性颗粒。

(2)嗜酸性中性粒细胞:胞体直径 15 ~ 20μm,胞核与中性中幼粒细胞相似。胞质内充满粗大、均匀、排列紧密、橘红色的特异的嗜酸性颗粒,颗粒内含有酸性磷酸酶、芳香硫酸酯酶和过氧化物酶,都是初级溶酶体。

(3)嗜碱性中幼粒细胞:胞体直径 10 ~ 15μm。胞核椭圆形,轮廓不清楚,核染色质较模糊。胞质内及核上含有数量不多、排列零乱、大小不等的紫黑色特异的嗜碱性颗粒。

4.晚幼粒细胞

(1)中性晚幼粒细胞:胞体直径 10 ~ 16μm,呈圆形。胞核明显凹陷呈肾形、马蹄形、半月形,但其核凹陷程度一般不超过核假设直径的一半。核染色质粗糙,排列更紧密,核仁消失。胞浆量多,染浅红色,充满中性颗粒。

(2)嗜酸性晚幼粒细胞:胞体直径 10 ~ 16μm,胞核在中央或偏一侧,呈肾形或椭圆形。胞质充满着嗜酸性颗粒,其颗粒粗大呈橘红色,大小一致,但有时见到深褐色或紫棕色颗粒。

(3)嗜碱性晚幼粒细胞:胞体直径 10 ~ 14μm。胞核固缩呈肾形,轮廓模糊。胞质内及核上含有少量、分布不均的嗜碱性颗粒。

5.杆状核粒细胞

(1)中性杆状核粒细胞:胞体直径 10 ~ 15μm,圆形。胞核凹陷程度超过核假设直径的一半,核径最窄处大于最宽处 1/3 以上,形态弯曲成带状,粗细均匀,核染色质粗糙呈块状,也可见核呈"S"形、"U"形或"E"形,核两端钝圆染深紫红色。胞质充满中性颗粒。

(2)嗜酸性杆状核粒细胞:胞体直径 11 ~ 16μm,圆形。胞核与中性杆状核粒细胞相似。胞质充满着粗大的橘红色嗜酸性颗粒。

(3)嗜碱性杆状核粒细胞:胞体直径 10 ~ 12μm。胞核呈模糊杆状。胞质内及胞核上含有紫黑色、大小不匀、数量较少的嗜碱性颗粒。

6.分叶核粒细胞

(1)中性分叶核粒细胞:胞体直径 10 ~ 14μm,圆形。胞核分叶状,叶与叶之间有细丝相连或完全断开，或者虽未断开，但有粗而明显的切痕。核常分 2 ～ 5 叶，核染色质浓集或呈较多小块，染深紫红色。胞质丰富，染淡红色，浆内分布着细小紫红色中性颗粒。

(2)嗜酸性分叶核粒细胞：胞体直径 11 ～ 16μm。胞核多分为两叶。胞质充满着粗大呈橘红色嗜酸性颗粒。

(3)嗜碱性分叶核粒细胞：胞体直径 10 ～ 12μm，胞核可分 3 ～ 4 叶或分叶不明显，常融合呈堆集状。胞质嗜碱性颗粒呈紫黑色，大小不一，分布不均，常掩盖在核上，以致核的形态看不清，有时很难确定为哪一个阶段细胞。

(二)红细胞系统

1.原始红细胞

胞体直径 15 ～ 20μm，圆形或椭圆形，边缘常有钝角状或瘤状突起。胞核圆形、居中或稍偏于一侧，约占细胞直径的 4/5，核染色质呈颗粒状，比原始粒细胞粗而密，核仁 1 ～ 2 个，大小不一，染浅蓝色。胞质量少，深蓝色，不透明，有油画蓝感，在核周围常形成淡染区。

2.早幼红细胞

胞体直径 10 ～ 18μm，圆形或椭圆形。胞核圆形或椭圆形，占细胞 2/3 以上，居中或稍偏位，核染色质可浓集成粗密的小块，较原红细胞粗糙，核仁模糊或消失。胞质量多，染不透明蓝或深蓝色，仍可见瘤状突起及核周淡染区。

3.中幼红细胞

胞体直径 8 ～ 15μm，圆形。胞核圆形或椭圆形，约占细胞的 1/2，核染色质凝聚成索条状或块状，其中有明显空隙，宛如打碎墨砚感，核仁完全消失。胞质内血红蛋白形成逐渐增多，嗜碱性物质逐渐减少，因含不等量血红蛋白，可呈不同程度的嗜多色性。

4.晚幼红细胞

胞体直径 7 ～ 10μm，圆形。胞核圆形，居中或偏位，占细胞 1/2 以下，核染色质聚集成数个大块或凝缩成紫黑色团块状。胞质量较多，浅灰或浅红色。

5.网织红细胞

为晚幼红细胞刚脱核的分化阶段，但仍属未成熟红细胞，胞浆内仍含嗜碱物质。在正常血液内占 0.5%～ 1.5%，直径 8 ～ 9μm。用煌焦油蓝作活体染色时，可在该细胞内看到蓝色网状、线状或颗粒状网织结构，此种结构越多，表示细胞越不成熟。

6.红 细 胞

正常红细胞平均直径 7.2μm，形态呈双面微凹之圆盘状，中央较薄，边缘较厚，染色后呈淡红略带紫色，中央部分淡染，无核。

(三)单核细胞系统

1.原始单核细胞

胞体直径 15 ～ 20μm，圆形或椭圆形。胞核较大，圆形、类圆形。核染色质纤细，呈疏松网状，结构不清晰，核仁 1 ～ 3 个。胞质较其他原始细胞丰富，呈灰蓝色，不透明，边缘不规则，有时可见伪足状突出。

2.幼稚单核细胞

胞体直径 15 ～ 25μm，圆形，不规则形。胞核圆形或不规则形，呈扭曲折叠状，有凹陷或切迹，核染色质较原始单核细胞粗糙疏松，呈丝网状，核仁隐匿或无。胞质较多，染灰蓝色，可见细小染紫红色的天青胺蓝颗粒。

3.单核细胞

胞体直径 12 ～ 20μm，圆形或不规则形，但常可见钝伪足。胞核形态不规则，常呈肾形、马蹄形、"S"形、分叶形、笔架形并有明显的扭曲折叠。核染色质较细致，疏松呈丝网状或条索状。

胞质量多,染灰蓝色和淡粉红色,半透明如毛玻璃样。浆内见更多细小的、分散均匀的灰尘样紫红色天青胺蓝颗粒,有时偶见空泡。

4.巨噬细胞

单核细胞进入组织内变成巨噬细胞,定居于组织的特异性巨噬细胞可有不同名称,如肝的枯否细胞等。静止性巨噬细胞原称组织细胞。胞体大小变异甚大,直径 20 ～ 80μm,被激活后可达 100μm 以上,外形不规则。胞核圆形、椭圆形、肾形、马蹄形或不规则形,核染色质呈粗糙海绵状,分布不均匀,可有明显核仁,多为 1 ～ 2 个。胞质丰富,嗜碱,呈灰蓝色,内含天青胺蓝颗粒,空泡多见,可含有大量吞噬物。

(四)淋巴细胞系统

1.原始淋巴细胞

胞体直径 10 ～ 18μm,圆或椭圆形。胞核大,位于中央或稍偏一侧,圆形或椭圆形,核染色质细致,呈颗粒状,但比原粒细胞稍粗,排列匀称,核膜浓厚,界限清晰,核仁多为 1 ～ 2 个,染淡蓝色,由于其周围的染色质浓染呈围堤状而常清晰可见。胞质极少,呈淡蓝色,透明,核周界明显,无颗粒。

2.幼稚淋巴细胞

胞体直径 10 ～ 16μm。胞核圆形或椭圆形,偶有小的凹陷,核仁模糊不清或消失,核染色质仍较细致。胞质较少,淡蓝色,偶有少许深染紫红色天青胺蓝颗粒。

3.淋巴细胞

(1)大淋巴细胞:胞体圆形,直径 12 ～ 15μm。胞核椭圆形稍偏一侧,核染色质排列紧密而均匀,浓染呈深紫红色。胞质较多,呈清澈的淡蓝色,可有少量大小不等的天青胺蓝颗粒。

(2)小淋巴细胞:胞体圆形,直径 6 ～ 9μm,胞核圆形或有小切迹,核染色质聚集紧密成大块状,结块的边缘不清楚,染紫红色。胞质量很少,颇似裸核,如可见,呈淡蓝色,一般无颗粒。

(五)浆细胞系统

1.原始浆细胞

胞体直径 14 ～ 18μm,圆形或椭圆形。胞核圆形,占细胞的 2/3 以上,居中或偏位,核染色质呈粗颗粒网状,染紫红色,核仁 2 ～ 5 个。胞质量多,染深蓝色,不透明,核附近较淡染,无颗粒。

2.幼稚浆细胞

胞体直径 12 ～ 16μm,多呈椭圆形。胞核圆或椭圆形,占细胞 1/2,居中或偏位,核染色质较原始浆细胞粗糙紧密,开始聚集,染深紫红色,核仁基本消失,有时隐约可见。胞质量多,染深蓝色,不透明,通常近核处有淡染色区,有时可有空泡及少数天青胺蓝颗粒。

3.浆细胞

胞体直径 8 ～ 15μm,圆形或椭圆形。胞核明显缩小,较圆可占细胞 1/3 以下,偏于细胞一侧,核染色质浓密成块,常排列成车轮状,无核仁。胞浆丰富,染蓝色或红蓝相混的蓝紫色,有泡沫感,核的外侧常有明显的淡染区,浆内常有小空泡,偶见少数天青胺蓝颗粒。

(六)巨核细胞系统

1.原始巨核细胞

胞体较大,直径 15 ～ 30μm,圆形或不规则形。胞核较大,圆形,不规则,核染色质呈深紫褐色或浓紫红色,粗大网状,排列紧密,可见核仁 2 ～ 31 个,染淡蓝色,且不清晰。胞质量较少,不均匀,边缘不规则,染深蓝色,无颗粒,核周着色浅淡。

2.幼稚巨核细胞

胞体明显增大,直径 30 ～ 50μm,外形常不规则。胞核不规则,有重叠或扭转,呈肾形或分叶状,核染色质呈粗颗粒状或小块状,排列紧密,核仁可有可无。胞质量增多,常有伪足状突出,染蓝色或浅蓝色,近核处呈淡蓝色或浅粉红色,出现少量天青胺蓝颗粒。

3.巨核细胞

(1)颗粒型巨核细胞:胞体甚大,直径 $40 \sim 70\mu m$,有时可达 $100\mu m$,其形态不规则。胞核较大,形态不规则,常层层叠叠、多叶扭曲或分叶状等,核染色质较粗糙,排列紧密呈团块状,紫红色,无核仁。胞质极丰富,染粉红色,夹杂有蓝色,质内含有大量细小的紫红色颗粒,常聚集成簇,但无血小板形成。

(2)产生血小板型巨核细胞:胞体巨大,直径 $40 \sim 70\mu m$,有时可达 $100\mu m$。胞核不规则,高度分叶状,核染色质呈团块状。胞质呈均匀粉红色,质内充满大小不等的紫红色颗粒或血小板。胞膜不清晰,多呈伪足状,其内侧及外侧常有血小板的堆集。

(3)裸核型巨核细胞:产生血小板型巨核细胞的胞浆解体后,释放出大量的血小板,仅剩一胞核,称为裸核。

4.血　小　板

胞体很小,直径仅 $2 \sim 4\mu m$,呈星形、椭圆形、逗点状或不规则形。胞质染浅蓝色或淡红色,中心部位有细小紫红色颗粒,但无细胞核。

(七)其他细胞

1.组织嗜碱细胞

又称肥大细胞。胞体直径 $12 \sim 20\mu m$,呈圆形、椭圆形、梭形、多角形或货郎鼓形等。胞核较小,圆或椭圆,居中或偏位,核染色质模糊,胞核常被掩盖,结构不清楚。胞质充满排列致密、大小一致的染深紫蓝色的嗜碱性颗粒。

2.内皮细胞

胞体直径 $25 \sim 30\mu m$,形态极不规则,多呈梭形。胞核圆或椭圆形,核染色质呈网状,多无核仁。胞质量少,分布于细胞的顶端,染蓝红色如棉絮状,可有细小的紫红色颗粒。

3.纤维细胞

骨髓中大型细胞之一,胞体常不规则,多为长尾形。胞核圆或椭圆形,核染色质纤细,成熟者无核仁。胞质丰富,多在细胞两端,染淡蓝色,胞膜模糊,浆内含纤维网状物、浅红色颗粒及少许天青胺蓝颗粒。该细胞在再生障碍性贫血的骨髓小粒中多见。

4.成骨细胞

胞体较大,直径 $20 \sim 40\mu m$,长椭圆形或不规则形,单个或多个成簇分布。胞核椭圆形或圆形,常偏于细胞一侧,核染色质深紫红色,排列呈粗网状,有 $1 \sim 3$ 个核仁。胞质丰富,染深蓝或灰蓝色,可见核旁淡染区,胞质边缘多呈模糊的云雾状。

5.破骨细胞

胞体巨大,直径 $60 \sim 100\mu m$,形态不规则,周边不整如撕纸状。胞核数目较多,$3 \sim 100$ 个,圆或椭圆形,彼此孤立,无核丝相连,核染色质呈粗网状,有 $1 \sim 2$ 个核仁。胞质丰富,染淡蓝或浅红色,有很多蓝紫色颗粒。

6.脂肪细胞

胞体直径 $30 \sim 50\mu m$,圆或椭圆形,胞膜极易破裂。胞核较小,形态不规则,常被挤在一边,核染色质致密,呈网状,无核仁。胞质内充满大量脂肪小球,大小不等呈薄膜状或空泡样,染淡粉红色或淡紫色,有时呈一个大脂肪空泡,中间有网状细丝,在核旁呈多色性,胞质边缘常不整齐。

7.吞噬细胞

不是一种独立系统的细胞,而是胞体内含有吞噬物质(如脂肪滴、色素颗粒、细菌及各种细胞)的一组细胞的总称,这组细胞包括纤维细胞、单核细胞、粒细胞和颗粒网状细胞等。吞噬细胞的形态极不一致,视其吞噬细胞的类型和吞噬物的多少而定,如胞质内充满吞噬物,胞膜几乎被胀破或已破,则其体积甚大;反之,则体积小。胞质淡蓝或灰蓝色。胞核形态不定,早期呈圆形、椭圆形或凹陷形,可见核仁,晚期则核被挤压至细胞一侧,核染色质固缩成块,核仁消失。

8.网状细胞

是一组不典型的骨髓固定细胞,其形态不一,命名亦异。由于这些细胞常与黏合性很大的间质物黏在一起,很不易抽出,即使抽出,细胞也常遭破坏。这组细胞的特点是:胞体大小不一,通常较大,形态不规则,边多不整,呈撕纸状。胞核圆或椭圆形,常有 1 ～ 2 个清晰的蓝色核仁,未分化细胞核较大,而分化者较小。胞质较丰富,有少许天青胺蓝颗粒。

9.退化细胞

退化细胞是一组在制作涂片时被破坏的骨髓细胞。

(1)退化的淋巴细胞:细胞散开,胞体大。核染色质淡紫红色,纤细较薄,有时可见假核仁,呈扁平状,无立体。胞质散乱,蓝色淡薄,有的无胞浆仅剩一散乱长圆的核。由于细胞黏性高,脆性大,推片时易被拉成扫帚状,形如竹篮,故名"篮细胞"。急性淋巴细胞白血病时,这样细胞较多,在诊断上有一定参考意义。

(2)Ferrata 细胞:多由被推散的晚期早幼粒细胞或早期中幼粒细胞组成。胞体大,周边不整。胞核椭圆形,偏于一侧,核染色质呈粗网状,可见核仁 1 ～ 3 个,比较扁平,无立体感。胞质淡蓝色,其间散布若干天青胺蓝颗粒,呈推散状分布。

(3)破坏的嗜酸粒细胞:这是被推散的嗜酸性细胞,周边不整,呈长椭圆形,胞核圆形偏侧,可有核仁。胞质量多,其内充满嗜酸性颗粒,向散射端分布。

二、异常血细胞形态

在病理情况下,各系统各阶段的血细胞形态,如胞体、胞核、胞质等方面都会出现异常改变。下面只叙述发生异常的共同特点。

(一)胞体异常

1.大小异常

胞体比同期正常细胞明显增大或缩小。

(1)巨幼红细胞,直径 22 ～ 28μm,见于巨幼红细胞贫血、红白血病、急性造血功能停滞。

(2)小型原始红细胞,直径 10 ～ 12μm,见于缺铁性贫血及感染等。

(3)巨大型原始粒细胞,直径 17 ～ 22μm,见于急性粒细胞白血病。

(4)小型原始粒细胞,直径 8 ～ 12μm,与淋巴细胞相似,见于急粒。

(5)大小不匀。

2.形态异常

(1)幼稚细胞形态畸形显著,不规则,多形性,瘤状突起,如幼稚单核细胞、原始粒细胞、恶性组织细胞,见于急单、急粒、恶组。

(2)成熟的细胞,如红细胞呈椭圆形、口形、球形、靶形、镰刀形、泪滴形、盔形及不规则形等。

(二)胞核异常

1.数目的异常

正常时只有一个核的细胞在异常时变为多个核。见于各系统白血病细胞、严重贫血。

2.形态异常

畸形怪状,极不规则,可呈凹陷、分叶、切迹、折叠、扭曲、笔架状,"S"、"W"、"V"形,肾形等。如白血病细胞、恶性异常组织细胞,变化显著。各阶段红细胞的核本为圆形,异常时也可成为分叶或其他不规则状,像晚幼红细胞核呈花瓣样,中性粒细胞胞核分叶困难,出现粗杆状、花生状或眼镜样的 Pelger-Huët 异常。

3.染色质异常

疏松、粗糙如巨幼红细胞或巨幼样粒细胞。

4.核仁异常

大小不一、数目增多、色泽改变等见于急性白血病的原始细胞、恶性组织细胞病的异常组织细胞。

5.异常核分裂

正常血细胞核分裂数目为 0.1%～0.5%。在白血病、恶性组织细胞病易见异常核分裂,即分裂体大小不等,数目多少不一,形态不规则,排列紊乱。

(三)胞质异常

1.胞质量异常

较正常减少或增多。

2.内容物异常

出现 Auer 小体、Phi(Φ)小体、中毒颗粒、空泡、Döhle 体、Chediak-Higashi 畸形、Alder-Reilly 畸形、May-Hegglin 畸形。红细胞出现 Cabot 环、Howell-Jolly 小体、嗜碱性点彩、变性珠蛋白小体。浆细胞可见 Russell 小体。

3.着色异常

如成熟的红细胞出现嗜多色性红细胞、嗜碱性红细胞、高色素大红细胞、低色素小红细胞。常见于溶血性贫血、巨幼红细胞性贫血、缺铁性贫血。

4.颗粒异常

颗粒大小异常,增多或减少。如早幼粒细胞白血病的早幼粒细胞天青胺蓝颗粒明显增多,巨幼红细胞贫血者有的中、晚幼粒细胞颗粒减少。

5.内外质现象

指胞质内外带发育不平衡,在色泽、颗粒大小及分布方面有明显差别,见于白血病细胞。

(四)核质发育不平衡

核发育落后于胞质即幼核老质,胞质发育落后于核即老核幼质。见于白血病、巨幼红细胞贫血及缺铁性贫血等,在各系统各阶段细胞均可出现,巨核细胞白血病可见产血小板型的幼巨核细胞。先天性 Pelger-Huët 异常也属此类。

(五)特殊异常细胞

如 Reed-Sternberg 细胞、Gaucher 细胞、Niemann-Pick 细胞等有多方面形态异常。

(陈磊)

第二节　骨髓细胞形态学检查

SECTION 2

一、标本取材与送检

骨髓细胞检查的结果正确与否,和取材标本的制备有密切关系,必须予以足够的重视。

(一)取材部位的选择

采取骨髓液以髂骨后上棘处为最宜,该处骨髓较薄,容易穿刺,且骨髓液丰富,很少被血液稀释;髂前上棘处易于受血液稀释的影响,有时需做棘突以及胸骨穿刺,但后者危险性较大,故少用。一般胸骨增生程度最好,棘突、髂骨次之。必要时可做多部位穿刺以明确诊断。

(二)标本吸取量

抽取 0.1 ～ 0.2ml 即可,过多则使骨髓液稀释影响检查结果。

(三)骨髓取材满意的几项指标

抽吸骨髓时患者有特殊的酸痛感,骨髓液中应含有骨髓小粒。显微镜下观察涂片,可发现骨髓中特有细胞,如巨核细胞、浆细胞、网状细胞、组织嗜碱细胞、幼稚红细胞和幼稚粒细胞。

(四)对涂片的要求

玻璃片应干净,无油腻,光滑。骨髓液抽出后,应立即涂成膜片,以免凝固。涂成的膜片应能分出头、体、尾三部,以便检查。涂片制成后应迅速扇干以免自然干燥时细胞发生皱缩变形,每次应涂片 3 张以上,以备做其他染色使用。

(五)对染色的要求

核细胞的特点要清晰分明,不合格标准时,染色时间可稍延长。

(六)标本送检

除骨髓片外,应同时附血片 2 ～ 3 张和病历摘要 1 份。

二、骨髓有核细胞计数

(一)正常参考值

(10 ～ 180)× 10^9/L。

(二)临床意义

增高示骨髓增生,如白血病、溶血性贫血、脾功能亢进等。降低示造血组织功能减退,如再生障碍性贫血。

三、骨髓巨核细胞计数

(一)正常参考值

单位面积 7 ～ 35 个;分类为原巨核细胞 0,幼巨核细胞 0 ～ 0.05,颗粒巨核细胞 0.10 ～ 0.27,产板型巨核细胞 0.44 ～ 0.60,裸核型巨核细胞 0.08 ～ 0.30。

(二)临床意义

1.增　　多

慢性粒细胞型白血病、真性红细胞增多症、原发性血小板增多症、骨髓纤维化症、脾功能亢进、急性大出血等。

2.减　　少

急、慢性再生障碍性贫血,各种急性白血病,血小板减少性紫癜,阵发性睡眠性血红蛋白尿等。

四、骨髓像的分析

(一)正常参考值

骨髓增生活跃,粒红比值为(2 ～ 4)∶1。细胞分类:①粒细胞系统:原粒＜0.02,早幼粒＜

0.05,嗜中性中幼粒＜0.09,嗜中性晚幼粒＜0.16,嗜中性杆状核＜0.25,嗜中性分叶核＜0.18,嗜酸性分叶核＜0.04,嗜碱性分叶核＜0.01;②红细胞系统:原红＜0.007,早幼红＜0.03,中幼红＜0.11,晚幼红＜0.14;③淋巴系统:原淋巴＜0.0002,幼稚淋巴＜0.004,淋巴细胞＜0.20;④单核系统:原单核＜0.0002,幼单核＜0.003,单核细胞＜0.03;⑤巨核细胞系统:巨核细胞＜0.0003;⑥其他:浆细胞＜0.006,网状细胞＜0.003,造血干细胞、组织嗜碱细胞少见。

（二）临床意义

增生明显或极度活跃见于白血病、红白血病、增生性贫血,粒红比值增高见于化脓性感染、类白血病反应、粒细胞性白血病、红细胞生成受抑制等,降低见于粒细胞生成受抑制、红细胞系统增生等。

原粒和早幼粒细胞增多(占20%～90%)为主,常见于急性粒细胞型白血病、慢粒急变,并有粒细胞形态异常。慢粒急性变,除原始细胞增多外,可见中、晚幼粒增多、嗜碱性粒细胞比例增加。以中性中幼粒细胞增多(占20%～50%)为主,常见于亚急性粒细胞型白血病、急性早幼粒细胞型白血病。以中性晚幼粒细胞和杆状核细胞增多为主,常见于各种急性感染、尿毒症、糖尿病酸中毒、痛风、某些药物和毒素影响、严重烧伤、急性失血、大手术后、恶性肿瘤、慢性粒细胞型白血病。以嗜酸性粒细胞增多为主,常见于过敏性疾病、寄生虫感染、某些血液病如何杰金氏病、嗜酸性粒细胞白血病。以嗜碱粒细胞增多为主,常见于慢性粒细胞白血病、嗜碱粒细胞型白血病、深部X线照射后反应。粒细胞系统减少,见于各种化学、物质因素及严重病毒感染,此时并有成熟停滞及粒细胞形态异常,如中毒颗粒及空泡等。原红及早幼红细胞增多见于红血病、红白血病、骨髓异常增生综合征等。以中幼和晚幼红细胞增多为主,常见于各种增生性贫血、原发性血小板减少性紫癜急性发作期、地中海贫血、黑热病等。单纯红系减少见于单纯红细胞型再生障碍性贫血;原淋巴及幼稚淋巴增多,见于淋巴细胞性白血病,以成熟淋巴细胞增多为主,见于传染性淋巴细胞增多症、慢性淋巴细胞性白血病、再生障碍性贫血、传染性单核细胞增多症及某些传染病;原始和幼稚单核细胞增多见于急、慢性单核细胞白血病,成熟单核细胞增多见于慢性感染等;浆细胞增多见于多发性髓瘤、浆细胞白血病、再生障碍性贫血、风湿热、巨球蛋白血症等;网状细胞增多见于恶性及反应性组织细胞增多症;造血干细胞增多见于干细胞白血病等;查见肿瘤细胞见于骨髓转移癌;Reed-Sternberg细胞见于何杰金氏病;Gaucher见于脑苷脂网状内皮细胞病;Nieman-Pick细胞见于神经磷脂网状内皮细胞病;海兰细胞见于ITP、先天性海兰组织细胞增生症;红斑狼疮细胞见于SLE;查到寄生虫可见于相应的寄生虫病。

（杜江东）

第二十章

脑脊液检验

第一节　脑脊液的解剖生理

脑脊液是细胞外液的一种,是血浆的低蛋白产物,不断地进行交换和吸收,它不但是维持神经组织功能的内环境,也是一个动力学的介质。

一、脑脊液的生成

人类脑脊液系统是由两个相连续的腔隙所构成的:间质间隙;脑和脊髓的间质间隙,与身体其他器官不同,是一个相当狭窄的管腔,通过不渗透的细胞基膜而与血管腔相隔离,这种膜构成了血脑屏障的结构基础。脑脊液腔由 3 个脑室(2 个侧脑室和第三脑室)、中央水管、第四脑室、脊髓中央管和蛛网膜下腔组成。脑脊液属细胞外液的一种,主要为脑室中的脉络丛所分泌,因侧脑室内的脉络丛最丰富,95%在侧脑室形成,其余大部分在第四脑室产生,此外有极少一部分来自脑与脊髓的血管周围间隙。经近年来研究,认为脑脊液也可由室管膜和脑实质生成。据 Oberson 以脉络丛闪烁照相的实验研究证明,脑脊液的产生来源有三:1/3 来自脉络丛和室管膜表面,1/3 来自颅内蛛网膜下腔,1/3 来自脊髓蛛网膜下腔。在正常情况下,脑脊液的分泌以中枢部位为主,其吸收以周围部位为主。在正常情况下,脑脊液生成率为 $0.3 \sim 0.4 ml/min$,每天分泌量一般不超过 $400 \sim 500 ml$。脑脊液分泌量因年龄而异,婴儿为 50ml,成人为 150ml。人体的脑脊液可能在 $4 \sim 8h$ 更新一次,每日更换 $3 \sim 4$ 次。当脑膜发生急性或慢性充血时,脑脊液的容量增加,这是由于脉络丛的渗透压增加和血浆渗透作用加强的缘故。当急性或慢性脑膜炎时,由于炎症渗出的出现,也可使脑脊液容量增加。正常成人脑脊液总量为 $120 \sim 180 ml$(平均 150ml),占体内水分总量的 1.5%,其分布如下:每个侧脑室含 $10 \sim 15 ml$;第四脑室共含 $5 \sim 10 ml$;脑蛛网膜下腔与各脑池(脚间池、桥脑池、小脑延髓池)共含 $25 \sim 30 ml$;脊髓蛛网膜下腔含 $70 \sim 75 ml$。

脑脊液在侧脑室脉络丛生成后,在脑室和蛛网膜下腔进行循环:通过脑室间孔进入第三脑室;与第三脑室生成的脑脊液汇合,通过中脑导水管至第四脑室;第四脑室的脑脊液通过外侧孔和正中孔流至蛛网膜下腔;一部分向上至脑底各池;此后缓慢流至脊髓蛛网膜下腔,再返回向上流至大脑半球的蛛网膜下腔,通过大脑凸面蛛网膜颗粒渗入上矢状窦。简要地说,脑脊液循环步骤为:侧脑室→室间孔→第三脑室→中脑导水管→第四脑室→外侧孔和正中孔→脑和脊髓蛛网膜下腔→大脑凸面蛛网膜颗粒→静脉窦(上矢状窦)。通常脑脊液皆朝着一个方向流动,每时每刻都在不停地循环着。维持脑脊液循环主要靠流体静压(即蛛网膜下腔压力减去大脑静脉压力)与血液的渗透压。上矢状窦是大脑皮质静脉和脑脊液回流的必经途径,当上矢状窦发生感染性血栓形成时,将影响静脉血和脑脊液的回流。

二、脑脊液的吸收

一般认为,脑脊液的吸收通过下列三条途径:主要由脑顶和脑底部的蛛网膜绒毛吸收至静脉窦内,以上矢状窦之蛛网膜颗粒吸收尤为明显;部分脑脊液由软脑膜、蛛网膜的毛细血管吸收;小部分脑脊液还可由脑和脊神经根周围间隙及血管周围间隙等吸收。Wright统计,约有4/5的脑脊液由脑的蛛网膜颗粒吸收,其余1/5的脑脊液大部分通过进入脊髓静脉的蛛网膜绒毛吸收。Johnston指出,脑脊液的吸收是通过蛛网膜颗粒的微小管系统进入上矢状窦。因此,脑脊液的吸收(ACSF)与蛛网膜下腔和上矢状窦的压力差(PCSF-PSS)以及脑脊液流经蛛网膜绒毛颗粒的阻力(Rav)有关,用公式表示如下:ACSF = PCSF-PSS/Rav。如上矢状窦压力增高(PCSF-PSS的值减少),则使蛛网膜绒毛微小管系统被压迫,以至关闭,这样脑脊液的吸收就减少,甚至停止。同理,当某些疾病使蛛网膜绒毛发生病变或阻塞时(Bay增加),也可影响脑脊液的吸收。当静脉压继续增高时,可减少或使脑脊液吸收受阻。如果脊髓蛛网膜下腔有梗阻时,脑脊液吸收的速度就明显减慢。当感染性多发性神经根神经炎时,由于脑脊液蛋白显著增高,也可阻碍脑脊液的吸收。脑脊液的吸收与颅内压也有关系,曾有实验表明,在脑脊液压力升至3 922Pa(400mmH$_2$O)之前,脑脊液吸收速度与颅内压之间仍成正比;当压力降至666Pa(68mmH$_2$O)以下时,脑脊液停止吸收;压力在1 098Pa(112mmH$_2$O)左右时,脑脊液的产生和吸收呈平衡状态。

三、脑脊液的功能

保护作用:脑脊液作为缓冲液保护脑和脊髓,减少或消除外力对脑脊液的冲击作用。颅脑外伤时,脑脊液一方面对脑组织起保护作用,减少暴力打击对脑部解剖和功能上的影响;另一方面,外伤后脑脊液产生量和质的相应变化,如出现脑脊液含血、颅内压升高或脑脊液漏引起的低颅压等,对于临床症状的发生和发展及其转归常有明显的影响。调节作用:调节颅腔、脊髓腔的容积,维持血渗透压,保持颅内压的恒定。脑脊液的体积约占整个颅内容量的10%,当脑脊液改变时可在一定程度上影响颅内压,但这种调节作用是有限的,可通过脑脊液的逐渐转移和缩短而达到。例如当颅内压增高时,颅内脑脊液可向椎管转移,或通过脑脊液的吸收加快或分泌减少,调节颅内压达到平衡。代谢作用:参与脑脊液营养代谢,完成神经细胞与体液间物质代谢交换。即通过脑脊液的作用,将血液的营养物质和氧供给神经组织,并将神经组织内的废物和二氧化碳带至血液,同时调节神经系统的碱储备,调节和维持酸碱平衡。脑脊液对中枢神经系统的营养作用很重要,当脑脊液循环有梗阻时,可产生神经组织的萎缩。

(陈磊)

第二节　脑脊液的适应证及标本采集

Section 2

脑脊液一般用腰椎穿刺术(腰穿)获得,必要时用小脑延髓池穿刺术(池穿)或侧脑室穿刺术。腰椎穿刺的适应证:当怀疑任何形式的脑炎或脑膜炎时,必须经腰穿做脑脊液检查。怀疑多发性硬化以及评价痴呆和神经系统变性病变时,腰穿脑脊液检查对临床诊断有一定帮助。疑有蛛网膜下腔出血时,不能做头颅 CT 检查或不能与脑膜炎鉴别时,有必要做腰穿。评价炎性神经病和多发性神经根病时,脑脊液检查可提供有价值的信息。怀疑脑占位性病变时,腰穿脑脊液检查时可以找到肿瘤标志。神经系统疾患需系统观察或需椎管内给药、造影和腰麻等。

一、腰椎穿刺的主要禁忌证

实施腰穿取脑脊液时,一定要考虑是否有颅内压升高,如果眼底检查发现视乳头水肿,一定要先做 CT 和 MRI 检查。影像学检查如脑室大小正常且没有移位,后颅凹没有占位征象,方可腰穿取脑脊液,否则不能做腰穿。穿刺部位有化脓性感染灶。凝血酶原时间延长、血小板计数低于 50×10^9 个/L、使用肝素或任何原因导致的出血倾向,应该在凝血障碍纠正后方可腰穿。脊髓压迫症做腰穿时应该谨慎,因为腰穿可以使脊髓压迫症状加重。开放性颅脑损伤或有脑脊液漏者。

二、腰椎穿刺的并发症

腰穿后头痛:是最常见的一种并发症,发生机制是由于腰穿放出脑脊液后使颅内血管扩张、充血或静脉窦被牵拉而引起的,或者是由于放出脑脊液过多造成颅内压减低,使由三叉神经感觉支支配的脑膜及血管组织牵拉、移位引起的头痛。腰背痛及神经根痛:腰穿后的腰背痛是由于穿刺造成局部软组织损伤所致,当穿刺不当使穿刺针斜面与韧带呈垂直方向时,可以切断韧带的纵行纤维,使韧带失去正常张力从而产生腰背部的酸痛。脑疝:腰穿时由于释放过多的脑脊液,使颅腔与椎管之间的幕上分腔与幕下分腔之间的压力增大,可促使脑疝的形成。患者腰穿后应去枕平卧 24h,严密观察病情,注意生命体征和观察瞳孔的变化。如发现头痛、颈痛、精神萎靡、瞳孔不等大、意识屏障加重等时,则应考虑发生脑疝的可能,积极采取脱水、降颅压等措施。出血:一般腰穿有创伤性出血时,大多是刺破蛛网膜或硬膜下静脉,出血量少时,很少引起临床症状。当刺破大血管,如马尾的根血管时,即可能产生大量出血,临床上类似原发性蛛网膜下腔出血。感染:由于消毒不彻底或无菌操作不严格,可能导致腰穿时的感染,包括脊柱骨髓炎、椎间盘感染、硬膜外脓肿和细菌性脑膜炎等。

三、腰椎穿刺的注意事项

腰椎穿刺前应注意有无颅内压增高症状和体征,必要时做眼底检查。颅内压增高时腰椎穿刺是相对的禁忌证,因为这时腰穿采取脑脊液有一定的危险性,可诱发脑疝,甚至导致死亡。但由于诊断上的需要必须做脑脊液检查者,腰穿要慎重。为安全起见,在腰穿前 0.5 ~ 1h 可先用尿素或甘露醇静脉点滴,经过 1 ~ 2h 后进行腰穿。心、肺功能不全及急性会厌炎患儿,在做充分的腰穿体位时,也可因而发生心跳与呼吸骤停,必须加以注意。腰穿后去枕平卧 24h,严密观察病情,经常注意生命体征和瞳孔的变化。如发现头痛剧烈、颈痛、精神萎靡、瞳孔不等大、意识障碍加重等,则有发生脑疝的可能,应积极采取脱水、降颅压等措施。放液不宜过速、过多,放出少量脑脊液(1 ~ 2ml),做最必要的检查。

四、标本的采集及注意事项

　　脑脊液标本由临床医生进行腰椎穿刺采集,必要时可从小脑延脑池或侧脑室穿刺获得。穿刺后应由医生做压力测定,正常脑脊液压力卧位为 0.78～1.76kPa(80～180mmH_2O);儿童为 0.4～1.0kPa(40～100mmH_2O)。任何病变使脑组织体积或脑脊液量增加时,脑脊液压力均可升高。待压力测定后,将脑脊液分别收集于 3 个无菌小瓶(或试管)中,每瓶 1～2ml 即可,第 1 瓶做细菌学检查,第 2 瓶做化学或免疫学检查,第 3 瓶做细胞计数。标本采集后要立即送检、化验,一般不能超过 1h。因为放置时间过久,其性质可能发生改变,影响检验结果。细胞破坏或沉淀,与纤维蛋白凝集成块,导致细胞分布不均而使计数不准确;细胞离体后迅速变形乃至渐渐消失,影响分类计数;葡萄糖迅速分解,造成含糖量降低;细菌溶解,影响细菌(尤其是脑膜炎双球菌)的检出率。采集的脑脊液标本应尽量避免凝固和混入血液。

　　血性脑脊液的判断。腰穿引起人工出血与蛛网膜下腔出血的鉴别:腰穿操作可引起轻微的红细胞增多,有时很难与颅内出血相鉴别。脑脊液中的少量红细胞,确定是腰穿损伤了血管还是颅内出血,这对临床的鉴别诊断有一定的价值。

　　腰穿外伤:腰穿不顺利,损伤局部血管。腰穿外伤若出血不多,则血液与脑脊液混合不均匀,先有血液,以后逐渐清亮,前后标本颜色不一致;若出血较多,标本静置后血液自行凝固;标本静置,当红细胞沉于管底后,上层液澄清,潜血试验呈阴性;显微镜检查均为新鲜红细胞;腰穿压力多正常。

　　蛛网膜下腔出血:腰穿顺利,无损伤;血液与脑脊液混合均匀,前后几个标本颜色相同;标本静置后,血液不会凝固;当红细胞沉于管底后,上层液为淡黄色,潜血试验呈阳性;显微镜检查为陈 1 日红细胞(细胞破碎,边缘不整);腰穿压力常增高。在腰穿外伤与蛛网膜下腔出血的鉴别诊断上,可做以下 3 种试验:①三管试验:先后用 3 个试管分别采取脑脊液进行比较,若第 1 管至第 3 管颜色逐渐变淡,红细胞计数也逐渐减少,则为人工损伤性出血;而蛛网膜下腔出血,则 3 管的颜色是一致的,红细胞计数大致相等。②离心试验:盛有脑脊液的试验经离心沉淀后,上层液若为无色、透明,则大多为人工损伤性出血;若上清液呈橘红色或黄色时,则大多为蛛网膜下腔出血。③潜血试验:人工损伤性出血时,由于红细胞尚未溶解,其上清液中无游离血红蛋白,故潜血试验呈阴性;而蛛网膜下腔出血 2h 后,由于游离血红蛋白的出现,潜血试验呈阳性。

　　含血脑脊液中白细胞计数的校正。出血初期在 12h 以内,可以按红细胞:白细胞＝(700～1 000):1 的比例计算,更精确的计算可按下列公式:$W = W_F - [W_B \times R_F/R_B]$,式中 W^- 为含血脑脊液中的白细胞校正数;W_F^- 为含血脑脊液中的未校白细胞数;W_B^- 为周围血中的白细胞数;R_F^- 为含血脑脊液中的红细胞数;R_B 为周围血中的红细胞数。

　　出血 24h 后,红细胞溶解,加上出血刺激脑膜,使得白细胞大量增加,就不能用上述规律计算。其增加的种类开始为中性粒细胞,以后为淋巴细胞,再后为单核细胞。

　　出血量的估计:根据红细胞的数量,可通过下列公式计算:

　　出血量(ml)＝[脑脊液中红细胞数×平均脑脊液量(150ml)]/周围血中红细胞数

　　出血时间的估计:根据红细胞溶解破坏产生的氧合血红蛋白和胆红质量的差异,导致脑脊液颜色不同,可以大致估计出血时间。出血时间在 2～4h,脑脊液上清液可无颜色变化;出血时间在 4～12h 后,由于开始溶血,脑脊液因含氧合血红蛋白,呈橘红色或粉红色;出血时间在 1.5～3.5d,脑脊液中因出现胆红质而呈橙黄色;以后逐渐吸收而呈黄色或淡黄色,约 3 周后转为正常。

(陈磊)

第三节　一般检查

Section 3

正常脑脊液外观无色、透明,比重为 1.003 ~ 1.008(平均为 1.005),pH 为 7.35 ~ 7.40,呈弱碱性,脑脊液 pH 较血 pH 稳定。脑脊液的酸碱状态主要受以下因素影响:血液和脑脊液间在不同部位的 CO_2 弥散量;通过血脑屏障,H^+ 和 HCO_2^- 的分布;从脑神经细胞释放的酸性代谢产物的速度等。

一、压力检查

压力测定是脑脊液检查的必须项目。如上所述,压力测定一定要在患者完全放松的情况下进行,否则压力测定值会高。压力测定的方法有压力计法和流速法。压力计包括压力管和压力表两种。当腰穿和其他穿刺成功后,接上压力管或压力表,即可见脑脊液压力逐渐上升。嘱患者充分放松,其上界可见一定幅度的脑脊液而不再上升,记录此时的压力,即位初压。正常情况下,脑脊液压力值因不同的穿刺部位和不同体位测定时,脑脊液压力测定有所不同。不同年龄的脑脊液压力有所区别,一般儿童脑脊液压力较成人低。对于腰穿的卧位压力,儿童为 490 ~ 981Pa(50 ~ 100mmH$_2$O),婴儿为 294 ~ 785Pa(30 ~ 80mmH$_2$O),新生儿为 127 ~ 637Pa(13 ~ 65mmH$_2$O)。脑脊液压力测定受下列因素影响:①呼吸,脑脊液压力随深呼吸而产生的波动为 98 ~ 196Pa(10 ~ 20mmH$_2$O),以胸式呼吸的影响为主,吸气时脑脊液压力降低,如呼吸性波动消失,提示椎管内有梗阻。②脉搏,脑脊液随脉搏而产生的波动为 20 ~ 39Pa(2 ~ 4mmH$_2$O)。③用力憋气,用力憋气时,可使脑脊液压力升高 98 ~ 490Pa(10 ~ 50mmH$_2$O)。脑脊液压力测定的临床意义如下。

(一)颅内压增高

侧卧位腰穿脑脊液压力 > 1 961Pa(200mmH$_2$O)时为颅内压增高,导致颅内压增高有以下原因:脑组织水肿和肿胀;脑脊液循环通路梗阻;脑脊液分泌增加或吸收障碍造成的脑脊液增多;硬脑膜内体积增加;脑瘤组织增生;颅内静脉窦淤血或静脉窦血栓;颅内循环血液量增加;动脉压急剧增高;颅脑外伤、颅内感染;静脉滴入大计量低张溶液;维生素A过多使脑脊液分泌增加;慢性低血钙时血脑屏障通透性增加。

(二)颅内压降低

侧卧位腰穿压力 < 588Pa(60mmH$_2$O)时为颅内压降低,颅内压降低常见于以下几种原因:近期内反复多次腰穿,脑脊液大量丢失;持续脑室引流;脑脊液鼻漏;脉络丛分泌的反射性抑制;枕骨大孔下或椎管内梗阻;频繁的呕吐、腹泻、进食少或慢性消耗引起的脱水;颅内放射治疗;脊髓麻醉;颅内手术后;恶病质;全身性疾病使丘脑下部功能失调;腰穿之前使用脱水药;胰岛素休克。正常情况下,脑积液压力随着脉搏的波动而波动,这种波动随着脑脊液压力的变化而不同,当颅内压增高时波动明显,当颅内压降低时波动减弱。如果脑脊液波动消失,常常提示:椎管梗阻;脑脊液蛋白增高,黏度增大;枕骨大孔疝形成。

二、颜　　色

正常脑脊液为无色透明。临床意义:红色主要由于穿刺损伤、蛛网膜下腔或脑室出血引起;黄色可因出血、梗阻、淤滞、黄疸等引起黄变症,有很重要的临床意义。陈旧性蛛网膜下腔或脑室出血,由于红细胞缺乏蛋白质和脂类对膜稳定性的保护,很易破坏、溶解,出血 4 ~ 8h 即可出现黄色。停止出血后,这种黄色仍可持续3周左右。椎管梗阻如髓外肿瘤、格林巴利综合征,当脑脊液蛋白质量超过 1.5g/L 时,颜色变黄,其黄色程度与蛋白质含量呈正比,且梗阻的部位越低,黄变越明显。重症黄疸、黄疸型传染性肝炎、肝硬化、钩端螺旋体病、胆道梗阻、核黄疸、新生儿溶血性疾病时,由于脑脊液中胆红质增高,可呈黄染。如黄疸和血脑屏障通透性改变长期存在,甚至血清中低浓度的胆红质也可造成脑脊液的黄变症。化脓性脑膜炎、重症结核性脑膜炎时,因脑脊液蛋白质含量明显增加而呈淡黄色或黄色。当颅内静脉血液循环和脑脊液循环有淤滞时,由于红细胞从血管内渗出,因而产生脑脊液变黄。脑膜、大脑皮质和白质毛细血管淤滞时,也可呈黄变。白色或灰白色多因白细胞增多所致,常见于化脓性脑膜炎。褐色或黑色常见于脑膜黑色素瘤及黑色素肉瘤等。绿色见于绿脓杆菌性脑膜炎、急性肺炎链球菌性脑膜炎及甲型链球菌性脑膜炎等。

三、透明度

正常脑脊液为清晰透明。临床意义:病毒性脑炎、神经梅毒、轻型结核脑膜炎、脊髓灰白质炎等脑脊液也可呈透明外观;脑脊液中的细胞如超过 300×10^6 个/L 时则变为浑浊;蛋白质含量增加或含有大量细菌、真菌等也可使其浑浊;结核性脑膜炎常呈毛玻璃样微混;化脓性脑膜炎常呈明显脓样浑浊。

四、薄膜或凝块

观察方法:当脑脊液内蛋白质(包括纤维蛋白原)增至10g/L 以上时,可出现薄膜或沉淀。化脓性脑膜炎往往在 1 ~ 2h 内形成薄膜、凝块或沉淀。结核性脑膜炎在 12 ~ 24h 形成膜状物或纤细凝块,取此膜涂片查结核分枝杆菌,阳性检出率高。神经梅毒可以出现小絮状凝块而不形成薄膜。蛛网膜下腔阻塞时,其远端部位的脑脊液因蛋白质含量高常呈黄色胶胨状。临床意义:凡可能有纤维蛋白析出的脑脊液标本,如临床上疑为结核性脑膜炎时,应保留标本,最好静置24h,观察有无凝块或薄膜形成。正常脑脊液放置24h 不形成薄膜,无凝块和沉淀。当脑脊液内蛋白质(包括纤维蛋白原)增至10g/L 以上时,可出现薄膜或沉淀。化脓性脑膜炎往往在1 ~ 2h 内形成薄膜、凝块或沉淀。结核性脑膜炎在 12 ~ 24h 形成膜状物或纤细凝块,取此膜涂片查结核杆菌,阳性检出率高。神经梅毒可以出现小絮状凝块而不形成薄膜。蛛网膜下腔阻塞时,其远端部位的脑脊液因蛋白质含量高常呈现黄色胶胨状。

五、显微镜检查

通过脑脊液细胞和外周血细胞间的对比研究以及脑脊液细胞改变的动态观察,可了解某些疾病的发病机制、中枢神经系统的免疫特性和中枢神经系统的病理演变过程,为临床诊断和治疗提供更多的理论依据。

六、脑脊液细胞的来源及功能

在正常情况下,脑脊液中细胞很少,其中大多数为淋巴细胞,少数为单核样细胞,偶见中性粒细胞、嗜酸性粒细胞。但在病理情况下,脑脊液中的细胞可迅速增加,出现各种激活状态的细胞。这些细胞一方面可提示不同原因所致的病变存在,另一方面也反映了脑脊液细胞在各种疾病状态下的作用。动物实验和人体研究证实,脑脊液细胞主要来源于血液中的细胞;在病理情况下,脑脊液中的淋巴细胞和单核样细胞尚可通过自身分裂进行增殖。脑脊液这些细胞的去向主要通过淋巴系统引流,变性和血液回流也是脑脊液细胞的重要去向之一。脑脊液细胞的功能因细胞种类不同而功能各异。淋巴细胞及其各种亚群是免疫反应的主要活性细胞,参与体液和细胞免疫反应,并对免疫反应有调节作用。单核吞噬细胞除具有吞噬作用外,还具有抗原的提纯、免疫调节及分泌等重要的生物学功能。中性粒细胞在许多类型的感染过程中首当其冲,具有趋化、吞噬和杀菌作用;嗜酸性粒细胞除具有吞噬和杀菌作用外,还参与变态反应的调节和抗寄生虫感染。脑脊液细胞基于近代细胞学、免疫学理论,将脑脊液细胞分为免疫活性细胞(小淋巴细胞、转化型淋巴细胞、淋巴样细胞、浆细胞)、单核吞噬细胞(单核细胞、激活型单核样细胞、巨噬细胞)、多形核粒细胞(嗜中性粒细胞、嗜酸性粒细胞)、脑脊液腔壁细胞(脉络丛细胞、室管膜细胞、蛛网膜细胞)、肿瘤细胞和污染细胞(软骨细胞、骨髓细胞)六大类。

七、细胞计数

(一)细胞总数

器材及试剂同红、白细胞计数。操作:澄清的脑脊液混匀后用滴管直接滴入计数池,计数10个大方格内红、白细胞数,其总和即为每升的细胞数,再换算成每升脑脊液中的细胞数。如细胞较多,可计数一大方格内的细胞数×10,即得每升脑脊液中细胞数。浑浊或带血的脑脊液可用血红蛋白吸管吸取浑浊的脑脊液,加入含0.38ml红细胞稀释液的小试管中,混合后加入计数池内,用低倍镜计数4个大方格内的细胞数,乘以50,即每升脑脊液的细胞数。

(二)白细胞数

血性标本:小试管内放入冰乙酸(1~2)滴,转动试管,使内壁沾有冰乙酸后倾去,然后滴加混匀的脑脊液(3~4)滴,几分钟以后,混匀充入计数池,按细胞总数操作中的红、白细胞计数法计数。血性标本:将混合的脑脊液用1%冰乙酸溶液稀释后进行计数。为除去因出血而来的白细胞,用下式进行校正。每升脑脊液内白细胞校正=每升脑脊液内红细胞×每升血液内白细胞数/每升血液内红细胞数。

(三)参考值

正常人脑脊液中无红细胞,仅有少量白细胞。成人:$(0~8)×10^6$个/L多为淋巴细胞及大单核细胞,两者之比约为7:3,偶见内皮细胞。细胞分类:①直接分类法:白细胞计数后,将低倍镜换成高倍镜,直接在高倍镜下根据细胞核的形态分别计数单个核细胞和多核细胞,应数100个白细胞,并以百分率表示。若白细胞少于100个,应直接写出单核、多核细胞的具体数字。②染色分类法:如直接分类不易区分细胞时,可将脑脊液离心沉淀,取沉淀物2滴,加正常血清1滴,推片制成薄膜,置室温或37℃温箱内待干,进行瑞氏染色后油镜分类。如见有不能分类的白细胞,应另行描述报告,如脑膜白血病或肿瘤时。

八、常规检查的注意事项

脑脊液采集后应在1h内进行计数,如搁置过久,细胞破坏,或沉淀与纤维蛋白凝成块,导致计数不准。标本必须摇匀方可滴入计数室,否则影响检验结果。穿刺损伤血管,导致血性脑脊液,此时细胞总数计数已无意义,白细胞计数亦须校正才有临床价值。通常的做法是:将混匀的脑脊液用 1% 冰乙酸溶液稀释后进行计数,为排除血性脑脊液中红细胞的影响,可用以下公式进行校正:校正后脑脊液白细胞数＝未校正脑脊液白细胞数－[脑脊液红细胞数×周围血白细胞数/周围血红细胞数]。细胞计数时,如发现较多的红细胞有皱缩或肿胀现象,应予以描述报告,以协助临床医生鉴别陈旧性或新鲜出血等。细胞计数时,须注意红细胞或淋巴细胞与新型隐球菌相区别。新型隐球菌具有"出芽"现象,不溶于乙酸,滴加 0.35mol/L 乙酸后,显微镜下仍保持原形,而红细胞被乙酸溶解消失,淋巴细胞的核和胞浆则更为明显;加印度墨汁(或优质绘图细墨汁)1 滴,加盖玻片,高倍镜下见新型隐球菌有厚荚膜,不着色,而红细胞和淋巴细胞无此现象。涂片固定时间不能太长,以免细胞皱缩,使分类计数发生困难,更不能高温固定。

九、脑脊液细胞的临床意义

正常脑脊液中白细胞为 $(0 \sim 5) \times 10^6$ 个/L,主要是单核细胞,没有中性粒细胞。若白细胞超过 10×10^6 个/L 则有病理意义,如出现中性粒细胞和浆细胞则可视为异常。儿童脑脊液的白细胞数较成人稍多,1 岁以内的正常婴儿白细胞数可达 10×10^6 个/L,而早产儿及新生儿的白细胞在 30×10^6 个/L 以内仍可达正常范围,但中性粒细胞不应超过 5×10^6 个/L。脑脊液内中性粒细胞增多,主要见于脑膜炎症(特别是急性炎症的渗出期)、出血和脑挫伤等。患脑瘤时脑脊液一般不出现中性粒细胞。中枢神经系统或脑膜疾患时(主要是感染性疾患),脑脊液白细胞增多。中性粒细胞占优势,常见于急性细菌性感染,或慢性感染急性发作时;急性细菌性脑膜炎时,脑脊液中性粒细胞可达 90% 以上。淋巴细胞占优势,常见于急性病毒性感染、急性细菌性感染的恢复期、慢性细菌性或霉菌性感染、梅毒螺旋体感染、肉芽肿和脑膜癌等。脑脊液中出现嗜酸性粒细胞是少见的,主要见于脑寄生虫病,如脑囊虫病、包虫病、血吸虫病、肺吸虫病、肺吸虫病、弓形体病、旋毛虫病、棘球蚴病和锥虫病等,也可见于嗜酸性粒细胞增多症、嗜酸性粒细胞脑膜炎、异物、淋巴瘤等。有些脱髓鞘病患者,脑脊液中嗜酸性粒细胞也可增多,但周围血中嗜酸性粒细胞并不增多,这可认为是中枢神经系统过敏性反应。荨麻疹或支气管哮喘者脑脊液中也可发现嗜酸性粒细胞。当中枢神经系统感染而脑脊液白细胞增多时,也可见嗜酸性粒细胞,但常少于白细胞总数的 1%;如嗜酸性粒细胞增多,超过白细胞总数的 10% 时,则提示为特异性感染或变态反应性疾患。慢性脑膜炎或脑脊液中,如出现嗜酸性粒细胞超过 2 个月,则更多要考虑到脑寄生虫病的可能。当鞘内注射物,如青霉素、链霉素、异烟肼、可的松、碘油(碘化油、碘苯脂)时,脑脊液中白细胞也可增多,这是由于异物刺激所致。脑室碘油造影后,在数天内脑脊液中白细胞和蛋白均有不同程度的增多。值得注意的是,脑脊液中白细胞增多是脑膜刺激的表现,但这种刺激不一定都是感染性的,如蛛网膜下腔出血、脑膜或脑室系统肿瘤、白血病、系统性红斑狼疮、结节病等,脑脊液中白细胞也可增多,这是反应性的增多。浆细胞和淋巴样细胞只在病理性脑脊液中出现,其胞浆具有产生免疫球蛋白的功能。脑脊液中浆细胞和淋巴样细胞的出现,提示中枢神经系统有感染,特别是病毒感染,可见于亚急性或慢性炎症过程,如亚急性硬化性全脑炎、病毒性脑炎、多发性硬化症、中枢神经系统变性疾病、迟发性过敏型反应和某些恶性脑瘤等。浆细胞和淋巴样细胞是 IgG 增多的反应,正常脑脊液中没有吞噬细胞,如出现吞噬细胞,多见于中枢神经系统出血、炎症、外伤等,最常见于蛛网膜下腔出血。肿瘤细胞出现在脑、脊髓或软脑膜恶性肿瘤,特别是肉瘤,如黑色素肉瘤或髓母细胞瘤(好发于儿童)。Marks 和 Marrack 指出,弥漫性癌肿、脑膜黑色素细胞瘤、髓母细胞瘤时,脑脊液细胞形态学检查阳性率很高,其次是脉络丛乳头状瘤、胶质细胞瘤、室管膜瘤和淋巴瘤。脑脊液中肿瘤细胞的特征:直径常超过 $20\mu m$;多核型;常含两个以上的核和核仁;核中胞浆的比率高;常见有丝分裂活动。骨髓性或淋巴性白血病时,脑脊液中可见髓细胞,偶见巨噬细胞。

十、常见脑、脑膜疾患的脑脊液细胞学特征

脑脊液细胞检查是脑、脑膜感染性疾病的一项极有价值的辅助诊断手段,也是评价疾病疗效和判断预后的一项很有意义的实验室检查技术。因中枢神经系统感染性疾病的致病菌不同,它们所引起的脑脊液细胞改变各有差异,因此了解和掌握这些细胞变化规律则有利于做出正确的临床诊断。一般中枢神经系统感染性病变的脑脊液细胞改变大致可分为三个时期:即以粒细胞反应为主的急性炎症期,以淋巴样细胞反应为主的亚急性增生期及以单核样细胞反应为主的修复期。但在不同致病菌感染时,三个时期的持续时间各不相同。细菌性化脓性脑膜炎:第一期反应最为明显。在发病初期,由于细菌毒素作用,细胞总数显著增多,一般为(500~20 000)×10^6个/L,尤其是脑膜炎双球菌性脑膜炎细胞总数增多最为明显。急性期中性粒细胞占绝对优势(90%~95%),淋巴细胞仅为5%~10%。经治疗后病情有改善时,细胞总数迅速下降,特别是中性粒细胞急剧下降,免疫活性细胞和单核吞噬细胞相对或绝对增高。在细菌性脑膜炎的修复期,细胞总数明显下降,不再有中性粒细胞,此期可持续数周,淋巴细胞逐渐减少,单核吞噬细胞逐渐增多。嗜酸性粒细胞可出现在化脓性脑膜炎的任何时期,特别在第三期更为多见。结核性脑膜炎:第二期反应最为明显。细胞总数可升高,一般情况下不超过500×10^6个/L。大多数起病初期为中性粒细胞、淋巴细胞反应,其中中性粒细胞占优势(占60%~70%,并非绝对优势)。随着病情发展,淋巴细胞、激活淋巴细胞、单核细胞和浆细胞的比例增加。中性粒细胞、淋巴细胞、激活淋巴细胞、单核细胞和及浆细胞同时存在是结核性脑膜炎的特点,这种混合型细胞反应一般持续时间较长,短时间内常无明显变化。在亚急性期,经过适当治疗后,病情好转,中性粒细胞下降或消失,以淋巴细胞及单核细胞为主。病毒性脑膜炎:不管治疗如何,均很快从粒细胞反应期进入亚急性期。细胞总数轻度升高,细胞计数多为(50~500)×10^6个/L,以淋巴细胞、淋巴样细胞和浆细胞为主,但在疾病的早期可出现短暂的嗜中性粒细胞占优势。这种急性期历时短暂,是病毒性脑膜炎的特点。但流行性乙型脑炎以中性粒细胞为主。真菌性脑膜炎:以新型隐球菌脑膜炎常见,细胞总数可轻度升高,细胞反应以混合性细胞反应,多数病例早期以嗜中性粒细胞占优势,而后以淋巴细胞占优势。但也有一开始就以小淋巴细胞为主,尚可出现浆细胞,偶见嗜酸性粒细胞和巨噬细胞。寄生虫脑病:脑脊液细胞总数可正常或轻度增加,一般不超过100×10^6个/L,以淋巴细胞占优势,极少数处于急性期的患者可以是中性粒细胞占优势,有时可见浆细胞。寄生虫脑病的特点是嗜酸性粒细胞增多。中枢神经系统肿瘤:细胞总数可正常或轻度增高,以淋巴细胞为主,有时可见肿瘤细胞。脑室、蛛网膜下腔出血及出血性脑炎可出现均匀性的血性脑脊液,除血细胞大量增加外,在脑脊液中也出现周围血中的各种血细胞,其中大多以中性粒细胞为主。

十一、蛋 白 质

脑脊液蛋白质含量明显低于血浆蛋白含量,脑脊液蛋白浓度仅相当于血浆蛋白的0.5%,即为200~400mg/L。脑脊液自脉络丛产生,在到达脊髓的过程中浓缩,故不同部位的蛋白含量也有所不同,通常脑室蛋白比小脑延髓池和脊髓蛛网膜下腔要少,一般不超过200mg/L。不同年龄组的脑脊液蛋白总量也略有不同,如儿童为100~200mg/L,老年人(50岁以上)为300~400mg/L。正常脑脊液蛋白总量不超过400mg/L,其中绝大部分为白蛋白,而球蛋白仅微量(不超过50mg/L),没有优球蛋白和纤维蛋白原。

（一）脑脊液蛋白增高形成的原理

椎管梗阻：脊髓压迫症，如脊髓肿瘤、肉芽肿、硬膜外脓肿、黏连性脊髓蛛网膜炎、脊椎结核、椎间盘脱出等，可造成椎管部分或完全梗阻。当椎管完全梗阻时，使脑与脊髓蛛网膜下腔互不相通，血浆由脊髓中的静脉渗出，脑脊液蛋白增高最显著，有时竟达 30.0 ～ 50.0g/L。梗阻部位越低，蛋白含量越高，如马尾病变，有时可出现脑脊液自凝现象。颅内占位性病变，如脑瘤、脑脓肿肉芽肿、颅内血肿等，均可引起脑脊液循环通路梗阻，导致脑脊液蛋白增高。尤其是脑室附近和小脑桥脑角肿瘤时，脑脊液蛋白增高较明显。脑膜和脉络从毛细血管通透性增高，促使多量的白蛋白、纤维蛋白渗入脑脊液内。脑脊液蛋白增高也标志着血脑屏障的破坏，常见于中枢神经系统感染，如脑炎、脑膜炎、蛛网膜炎、脑脓肿、麻痹性痴呆、脑囊虫病等。脑部感染时脑膜和脉络从毛细血管通透性增高，因而促使蛋白分子易于通过，首先是白蛋白增高，然后球蛋白和纤维蛋白增高，后两者仅在严重的脑膜炎或椎管完全梗阻时才出现。血性脑脊液：脑血管畸形或动脉瘤破裂、高血压病、脑动脉硬化症、风湿性或结核性脑脉管炎、大动脉炎、急性白血病、血小板减少性紫癜、血友病、系统性红斑狼疮等，引起脑出血或蛛网膜下腔出血时，血性脑脊液可使蛋白含量增高。脑出血时脑脊液可高达 20g/L。神经根病变，如急性感染多发性神经根—神经炎时，脑脊液蛋白增高较明显，出现蛋白细胞分离现象，在发病 2 ～ 3 周达高峰。腰骶神经根病时，由于神经根的刺激，脑脊液蛋白也可增高。退性行变：脑软化时因有异化脑组织的存在，可使脑脊液蛋白增高，尤其是软化灶累及脑室系统或大脑皮质时，蛋白增高更为显著。代谢障碍：尿毒症、黏液水肿、糖尿病、Adddison 氏病等，特别是伴有神经系统并发症时，脑脊液蛋白增高。血浆蛋白的改变：血浆蛋白的改变也可反映到脑脊液中来，如肝硬变、结节病、胶原性疾患、淋巴肉芽肿时，血和脑脊液中γ球蛋白增高；多发性骨髓瘤时，血和脑脊液中 7 球蛋白增高；多发性骨髓瘤时，血和脑脊液中β球蛋白增高。脊髓麻醉：腰麻后由于药物的刺激，也可引起脑脊液蛋白增高。Black 曾研究 200 例腰麻患者脑脊液的变化，其中 20 例腰麻后 3 个月内的患者，脑脊液蛋白轻度增高，以腰麻第 1 ～ 13d 蛋白增高最明显。

（二）蛋白质定性检查

1.脑脊液蛋白质定性的方法

常用的方法有 Pandy 试验、硫酸铵试验和李文生试验。Pandy 试验：需要的脑脊液标本量少，操作简单，结果观察较为明确，临床实验室常用此法，但过于敏感，一部分正常人亦出现极弱阳性（±）结果。硫酸铵试验：操作较为复杂，而且不如 Pandy 试验敏感，但该试验能分别测试球蛋白和白蛋白，故特异性高于 Pandy 试验，一旦试验阳性，其诊断价值较大。李文生试验：并非鉴别脑膜炎的特异性试验，由于沉淀物面不平，往往不易测量，有时两管中沉淀物相仿，亦难以判断，因此仅在实验室条件较差时考虑应用。脑脊液蛋白定性试验的注意事项：红细胞过多时，须离心沉淀，吸取上清液进行试验；试验中所用试管和滴管须十分洁净，否则容易出现假阳性结果；苯酚或硫酸铵试剂如不纯，可引起假阳性反应；室温低于 10℃，苯酚饱和度低，亦可引起假阴性结果。正常脑脊液蛋白定性参考值：正常脑脊液中蛋白质含量仅及血浆蛋白的 5%，即 0.2 ～ 0.4g/L，而且以白蛋白为主，故蛋白定性试验阴性。

2.蛋白质定量测定

正常时脑脊液的蛋白质含量较其他体液均低，因此测定时需选用敏感的方法。测定脑脊液蛋白质的方法很多，主要围绕提高敏感度及白蛋白和球蛋白含量在形成浊度与成色上一致。常用的方法有：考马斯亮蓝法、磺基水杨酸—硫酸钠浊度法、邻苯三酚红钼络合法。染料结合法如考马斯亮蓝法，虽然灵敏度很高，但对球蛋白显色较浅而使结果偏低，因为脑脊液中的蛋白质主要为白蛋白，所以有人认为考马斯亮蓝法对球蛋白的显色过浅，不会影响该法的临床应用价值，该法形成的考马斯亮蓝—蛋白质复合物易黏附器皿，影响比色杯，因此测定后必须用

95%乙醇或甲醇清洗。浊度法如磺基水杨酸—硫酸钠浊度法虽然操作简单,但敏感性不如考马斯亮蓝法,必须先经离心沉淀,以排除细胞及细胞蛋白的影响。浊度法是难得到准确结果的测定方法,影响因素较多,但因操作简便,结果对临床有诊断意义,故仍为大多数实验室采用,所以在操作时应注意实验时的温度、操作手法对形成浊度等的影响。脑脊液蛋白浓度过高时,一定要稀释后进行测定,否则对结果影响较大。本法加试剂后,10min内浊度进行性增加,到10min时达到顶点。因此必须严格掌握时间,才能得到正确结果。化学结合法,如邻苯三酚红钼络合法灵敏度同考马斯亮蓝 G-250,色素不吸附器皿,邻苯三酚红试剂国产价廉,故应用较多。

十二、葡 萄 糖

正常脑脊液中葡萄糖浓度因不同年龄和不同采集部位有所区别,成人为 2.5～4.4mmol/L,10 岁以下儿童为 1.9～4.7mmol/L,10 岁以上儿童为 2.8～4.4mmol/L,新生儿为 3.9～5.0mmol/L。成人腰穿脑脊液为 2.5～4.4mmol/L,小脑延髓池脑脊液为 2.8～4.2mmol/L,脑室脑脊液为 3.0～4.4mmol/L。脑脊液中葡萄糖含量取决于以下几种因素:血液葡萄糖的浓度;血脑屏障的通透性;脑脊液中葡萄糖的酵解程度;携带运转系统的功能。正常脑脊液中葡萄糖与血液中葡萄糖呈恒定的比值,过去认为是由于血脑屏障可以通透葡萄糖所致;后来认识到这种通透并不是简单的弥散,而是膜运转,称为携带运转或携带弥散。Fishmen 等假设在血脑屏障的细胞膜表面有一种活动物质,可以从血液中结合非脂溶性物质如葡萄糖,通过细胞膜运输到脑脊液中,这种携带运转系统周而复始,往返不已地从血液中结合葡萄糖,又释放到脑脊液中去,从而保证了一定的脑脊液葡萄糖浓度。

(一)脑脊液葡萄糖减低的原因

脑部细菌性或霉菌性感染:如化脓性或结核性、隐球菌性脑膜炎时,因细菌、霉菌与破坏的细胞都能释放出葡萄糖分解酶,使葡萄糖变为乳酸,而导致葡萄糖减低。此外,由于细菌或霉菌毒素引起中枢神经系统的代谢改变,或脑膜炎症细胞的代谢产物抑制了膜携带运转功能,致使葡萄糖由血向脑脊液运输发生障碍,于是脑脊液中糖减低。Sifontes 曾对结核性脑膜炎患者进行观察,当由静脉注射高渗葡萄糖,使其血糖急剧增高时,脑脊液中葡萄糖并不相应增高,而仅轻微增高,这也可以说明在结核性脑膜炎时确实有运转功能的障碍。脑脊液中糖减低的程度,与细菌、霉菌的生物学特性、发病的急缓、病程的长短、病情的轻重、治疗的效果以及机体的反应性有关。急性化脓性脑膜炎时,脑脊液中葡萄糖减低出现很早,而且比较显著,尤其是患脑膜炎双球菌和肺炎双球菌性脑膜炎,在发病 24h 内脑脊液中葡萄糖可迅速降到 1.1mmol/L 以下或微量,在疾病发展至高峰时,脑脊液中葡萄糖可消失。结核性脑膜炎或隐球菌性脑膜炎时,脑脊液中葡萄糖减低较急性化脓性脑膜炎出现得晚,程度也较轻。在结核性脑膜炎的初期,脑脊液中葡萄糖仍可正常,一周以后渐渐减低。慢性隐球菌性脑膜炎时,脑脊液中葡萄糖可降至微量。其他霉菌感染如毛霉菌病、放线菌病和酵母菌病等,脑脊液中葡萄糖也可减低。脑寄生虫病:脑囊虫病、锥虫病、血吸虫病、肺吸虫病、弓形体病等,均可使脑脊液中葡萄糖减低。脑膜肿瘤:弥散性脑膜肿瘤浸润时,脑脊液中葡萄糖减低,甚至消失。这是由于:活动的癌细胞可将葡萄糖分解;癌细胞能使碳水化合物的代谢不正常;脑膜癌肿可阻滞糖通过血脑屏障,从而不能维持血液和脑脊液的正常比例,但血糖却在正常范围。这种情况可见于各种类型的肉瘤、髓母细胞瘤、神经胶质母细胞瘤、星形细胞瘤、脉络丛原发性肿瘤、黑色素瘤、某些未分化的脑膜瘤和淋巴性白血病等。黑色素瘤时,脑脊液糖可降至 0.4～1.0mmol/L。胃、肺、乳腺和胰腺癌转移至脑膜时,也可使脑脊液中葡萄糖减低,癌细胞利用葡萄糖来增生可能是一个因素。低血糖:由于血糖含量减低,而脑脊液中葡萄糖也随之减低,特别是低血糖性昏迷以及胰岛素过量所致的低血糖状态时,脑脊液中葡萄糖明显减低。神经梅毒:主要见于梅毒性脑膜炎和麻痹性痴呆。其他:结节病侵犯脑膜时,脑脊液中葡萄糖也可减低。脑脊液糖减低还可见于头部放射治疗或中暑等。Blokhin 曾做动物实验,用 X 线照射狗的颞部,脑脊液糖可暂时减低,这说明反应性炎症引起的早期血管改变是一个因素。另外,还有一种情况是脑脊液标本未加盖保护,暴露于空气中的时间较长,在进行化验时,由于空气中有许多杂菌可将脑脊液葡萄糖分解,而使糖减低,以致被临床医生误认为是病理变化。因此,绝不能单凭某一化验结果来判断,必须紧密地结合临床症状和体征以及其他检查,全面掌握第一手资料,进行科学分析。

(二)脑脊液葡萄糖增高的原因

病毒感染:见于某些病毒性脑炎、脑膜炎,特别是流行性乙型脑炎。脑或蛛网膜下腔出血:血糖相当于脑脊液糖的 1 倍,如出现血性脑脊液,则使糖含量增高;脑出血或蛛网膜下腔出血时常损害丘脑下部,影响碳水化合物代谢。丘脑下部损害:急性颅脑外伤、一氧化碳中毒、缺氧性脑病、感染中毒性脑病、脑炎、脑出血(尤其是脑室出血)、弥漫性脑软化等,由于脑部弥漫性损害,常累及丘脑下部,通过植物神经系统,促进肾上腺素分泌增多,促进糖原分解,引起血糖增高,继而脑脊液中葡萄糖增高。影响脑干的急性颅脑外伤和中毒:Biemond 报告急性脑干损伤和中毒,可引起脑脊液中葡萄糖增高。糖尿病或静脉注射葡萄糖后患糖尿病时血糖增高,而脑脊液中葡萄糖也随之增高。严重糖尿病患者的脑脊液中可发现酮体,而且可在糖尿病性昏迷以前出现。静脉注射大量葡萄糖后,血糖和脑脊液中葡萄糖也增高。当静脉输入葡萄糖后,血及脑脊液中葡萄糖的平衡需 1 ~ 2h,对此类患者需同时测定血糖,以资对比。早产儿和新生儿因血脑屏障通透性较高,脑脊液中葡萄糖也可增高,并无病理意义。其他:精神分裂症时脑脊液中葡萄糖也可增高。脑脊液中葡萄糖定量测定方法与血浆葡萄糖测定法相同,只是由于脑脊液中葡萄糖含量仅为血糖的 3/5,故为了提高测定的灵敏度,可将标本用量加倍,最后计算结果除以 2 即可。常用的方法有邻甲苯胺法、葡萄糖氧化酶法等。脑脊液中葡萄糖定量测定注意事项:脑脊液中葡萄糖增高的意义虽然不大,但常可掩盖糖减低的真相,故也值得注意,以防止一种倾向掩盖另一种倾向。标本采集后应立即测定,尤其是细菌感染的标本,为了防止葡萄糖酵解,应加入氟化钠。正常脑脊液内葡萄糖含量仅相当于血糖的 50%~ 80%,早产儿及新生儿因血脑屏障通透性增高,故葡萄糖含量比成人高,一般认为无病理意义。葡萄糖增高见于早产儿及新生儿、饱餐或静脉注射葡萄糖后、血性脑脊液、影响到脑干的急性外伤或中毒、糖尿病等。葡萄糖降低是由于微生物对糖的消耗以及细胞对糖进行无氧酵解作用,或者血脑屏障通透性的改变,这在临床上颇为重要。常见于急性化脓性脑膜炎(往往低于 2.2mmol/L,甚至为0)、结核性脑膜炎、真菌性脑膜炎,脑瘤特别是恶性肿瘤、神经梅毒、低血糖等,其糖的含量愈低,则预后愈差。

十三、氯 化 物

脑脊液中氯化物(主要是氯化钠)含量高于血中氯化物,是血中氯化物含量的 1.2 ~ 1.3 倍。在正常情况下脑脊液氯化物浓度成人为 120 ~ 130mmol/L,儿童为 111 ~ 123mmol/L,婴儿为110 ~ 130mmol/L。脑脊液氯化物的测定有较大的临床意义,由于脑脊液中蛋白质含量较少,为维持脑脊液和渗透压的平衡,氯化物含量较血液中含量高 20%左右。当中枢神经系统发生病变时,脑脊液中氯化物浓度可发生改变,故通过检测脑脊液中氯化物含量可有助于中枢神经系统疾患的诊断。

脑脊液氯化物的浓度受下列因素的影响:血液氯化物的浓度:通常脑脊液中氯化物与血液中氯化物呈相应的比例(1.25 ∶ 1),当低血氯或高血氯状态时,脑脊液中氯化物的浓度也成比例地改变。血液氯化物浓度高时,脑脊液含氯化物量高;血液氯化物浓度低时,脑脊液含氯化物量亦减低。

(一)酸碱度

氯化物含量的多少与脑脊液的 pH 有关,通常在酸性情况下氯化物减低,在碱性情况下氯化物增高。脑膜的炎性渗出和黏连:化脓性或结核性脑膜炎时,炎性渗出和黏连较明显,有一部分氯化物附着于脑膜,因此脑脊液氯化物减低。

(二)垂体—间脑病变

氯化物代谢障碍是脑脊液氯化物减低的原因。脑部细菌性或霉菌性感染:当化脓性或结核性脑膜炎、隐球菌性脑膜炎时,由于细菌或霉菌将分解成乳酸,而使脑脊液呈酸性(pH 降低),于是氯化物含量减低。由于这种原因所造成的氯化物减低,多见于此类脑膜炎的急性期或活动期,或慢性感染而急性加剧时,并与脑脊液中葡萄糖减低同时出现。此外,脑膜与颅底有明显的炎症浸润、渗出和黏连,局部有氯化物附着,因此脑脊液氯化物亦减低。由于这种原因所造成的氯化物减低,多见于此类脑膜炎的后期,特别是严重的病例,多与蛋白增高同时出现。当脑脊液蛋白显著增高时,脑脊液氯化物减低。结核性脑膜炎时,脑脊液中氯化物的明显减低比糖减低出现得还要早。脑脊液氯化物减低也可见于布氏杆菌性脑膜炎。脑脓肿不伴有脑膜炎时,脑脊液中氯化物可仍然正常。

(三)低氯血症

体内氯化物的异常丢失:严重呕吐使氯化物随胃酸丢失;胃液、胰液或胆汁大量丢失;各种肾病(有水肿时,一部分氯化物进入水肿液中);严重的糖尿病、Addison 氏病,使氯化物大量排出。摄入氯化物过少:长期饥饿或限制氯化物摄入量(如低盐饮食)。由于血液中氯化物减低,而脑脊液中氯化物也随之减低。

(四)脑脊液氯化物增高的原因

病毒感染:病毒性脑炎、脑膜炎或脊髓炎时,脑脊液氯化物增高。

(五)高氯血症

化物排泄减少:急性或慢性肾小球肾炎所引起的肾功能不全、尿毒症时,由于完全无尿或尿闭,血中氯化物排泄障碍,使氯化物滞留于血中而导致脑脊液氯化物增高。氯化物摄入量过多:静脉滴入大量氯化钠,而肾排泄功能不良时,血和脑脊液中氯化物均增高。过度换气而致碱中毒:由于血中氯化物增高,而脑脊液中氯化物亦随之增高。常用的氯化物定量方法是硝酸汞滴定法、电量分析法和硫氰酸汞比色法等,其原理、试剂、注意事项与血清氯化物测定相同。

(陈磊)

第四节　化学检查

Section 4

一、酸度及气体强力

(一)参考值

pH $7.31 \sim 7.34$; PO_2 $5.3 \sim 5.9kPa$; PCO_2 $5.9 \sim 6.7kPa$。

(二)临床意义

急性脑梗塞、中枢神经系统炎症时,脑脊液 pH 及 PO_2 降低,乳酸升高,并对判断脑缺氧、代谢及脑血流有一定帮助。

二、蛋　白　质

脑脊液自脉络丛产生,在到达脊髓的过程中浓缩,故不同部位的蛋白含量也有所不同。蛋白总量不超过 400mg/L,其中绝大部分为白蛋白,而球蛋白仅微量(不超过 50mg/L),没有优球蛋白和纤维蛋白原。蛋白质含量与年龄成正比,如儿童为 100～200mg/L,老年人(50 岁以上)为 300～400mg/L。

(一)蛋白质定性试验

1.原　　理

脑脊液中球蛋白与苯酚结合,可形成不溶性蛋白盐而下沉,产生白色浑浊或沉淀。

2.参　考　值

阴性(Pandy 方法)。

(二)蛋白质定量

1.原　　理

磺柳酸对白蛋白的沉淀能力强于球蛋白,加入硫酸钠后使两者均能沉淀。

2.参　考　值

腰穿脑脊液蛋白质含量:200～400mg/L;脑池脑脊液蛋白质含量:100～250mg/L;侧脑室脑脊液蛋白质含量:50～150mg/L。

3.临床意义

椎管梗阻:脊髓压迫症,如脊髓肿瘤、肉芽肿、硬膜外脓肿、黏连性脊髓蛛网膜炎、脊椎结核、椎间盘脱出等,可造成椎管部分或完全梗阻,使脑与脊髓蛛网膜下腔互不相通,血浆由脊髓中的静脉渗出,脑脊液蛋白增高最显著,有时竟达 30.0～50.0g/L。梗阻部位越低,蛋白含量越高,如马尾病变,有时可出现脑脊液自凝现象。颅内占位性病变:如脑瘤、脑脓肿肉芽肿、颅内血肿等,导致脑脊液蛋白增高,尤其是脑室附近和小脑桥脑角肿瘤时增高更明显。脑膜和脉络从毛细血管通透性增高:脑脊液蛋白增高标志着血脑屏障的破坏,常见于中枢神经系统感染,如脑炎、脑膜炎、蛛网膜炎、脑脓肿、麻痹性痴呆、脑囊虫病等。血性脑脊液:脑血管畸形或动脉瘤破裂、高血压病、脑动脉硬化症、风湿性或结核性脉管炎、大动脉炎、急性白血病、血小板减少性紫癜、血友病、系统性红斑狼疮等,引起脑出血或蛛网膜下腔出血时,血性脑脊液可使蛋白含量增高,可高达 20g/L。神经根病变:如急性感染多发性神经根—神经炎时,出现蛋白细胞分离现象,在发病 2～3 周达高峰。腰骶神经根病时,由于神经根的刺激,脑脊液蛋白也可增高。退性行变:脑软化时因有异化脑组织的存在,可使脑脊液蛋白增高,尤其是软化灶累及脑室系统或大脑皮质时,增加更为显著。代谢障碍:尿毒症、黏液水肿、糖尿病、Addison 病等,特别是伴有神经系统并发症时,脑脊液蛋白增高。血浆蛋白的改变:肝硬化、结节病、胶原性疾病、淋巴肉芽肿时,血和脑脊液中γ球蛋白增高。脊髓麻醉:腰麻后由于药物的刺激,也可引起脑脊液蛋白增高。

三、蛋 白 电 泳

由于脑脊液蛋白质含量较少,在电泳前必须进行浓缩,一般用透析法,透析液可用高分子量聚乙二醇、右旋糖酐等。载体可用琼脂糖凝胶、醋酸纤维素薄膜、聚丙烯酰胺凝胶(FAGE)或等电聚焦电泳,后者分辨率高。近来已采用高效毛细管电泳法,其分辨率更高,而且脑脊液不需要经过浓缩。

(一)参考值

(葡聚糖凝胶透析浓缩,醋酸纤维素膜方法)前白蛋白:0.0278 ± 0.0016;白蛋白:0.6994 ± 0.0068;$\alpha_1 + \alpha_2$:0.0981 ± 0.003;$\beta + \epsilon$:0.1217 ± 0.003;γ:0.0524 ± 0.0028。

(二)临床意义

前白蛋白见于脑萎缩、舞蹈病、帕金森病、手足徐动症、脑积水及中枢神经变性疾病。白蛋白见于脑血管病变(脑梗死、脑溢血)、椎管阻塞。α-球蛋白见于脑部感染如急性细菌性脑膜炎、急性脊髓灰白质炎,脑部转移瘤、胶质瘤、癌性脑炎。β-球蛋白可见于动脉硬化,脑血栓,癫、重症脑外伤等脂肪代谢障碍性疾病。γ-球蛋白多发性硬化症、慢性细菌性脑膜炎、脑脓肿、周围神经炎、脑肿瘤。

四、酶学检查

正常脑脊液中含有多种酶,其活性远低于血清水平。当中枢神经系统某些疾患如炎、症、肿瘤、脑血管障碍等疾病时,则由于血脑屏障通透性增加致使血清酶移至脑脊液中;另外脑组织损伤、破坏、酶清除率下降时,脑细胞中酶则逸出;再者肿瘤细胞内酶的释放等因素均可使脑脊液中酶的活性增高。

(一)常用的脑脊液酶学检查

乳酸脱氢酶(LD)有五种(LD_1、LD_2、LD_3、LD_4、LD_5)同工酶形式。天门冬氨酸氨基转换酶(AST)。肌酸激酶(CK)主要有三种(CK_1、CK_2、CK_3)同工酶,脑脊液中的同工酶全部为CKl。溶菌酶(LZM)。

(二)参考值

成人脑脊液乳酸脱氢酶总活性为 10 ~ 25mIU。成人脑脊液天门冬氨酸氨基转换酶为 4.6 ~ 21.8IU/L。成人脑脊液肌酸激酶为 0 ~ 8mIU/L。正常人脑脊液含溶菌酶甚微或缺如。

(三)临床意义

脑脊液中乳酸脱氢酶活性约为血清中该酶活性的 1/10。细菌感染时,如细菌性脑膜炎,脑脊液中的乳酸脱氢酶活性多增高,同工酶以 LD_4 和 LD_5 为主;病毒感染时酶活性多正常,少数可以轻度增高,但以 LD_1 和 LD_2 为主;脑血管疾病(脑梗塞、脑出血或蛛网膜下腔出血)的急性期、脑肿瘤、脱髓鞘病,脑脊液中的乳酸脱氢酶活性增高。正常脑脊液中天门冬氨酸氨基转换酶约为血清中该酶活性的 1/2。脑脊液中天门冬氨酸氨基转换酶活性增高主要见于脑血管病变或炎症,在脑肿瘤及脑损伤时也增高。正常脑脊液中肌酸激酶活性低于血清中该酶的活性,测定其活性可了解脑组织破坏程度及细胞通透性的改变。脑脊液中 CK_1 增高多见于脑血管疾病时,其次为脑膜炎、脑肿瘤。结核性脑膜炎时,脑脊液中溶菌酶活性多显著增高,可为正常的 30 倍;化脓性脑膜炎及病毒性脑膜炎时酶活性亦可增高,但不及结核性脑膜炎显著。

五、葡 萄 糖

正常脑脊液中葡萄糖与血液中葡萄糖呈恒定的比值,过去认为是由于血脑屏障可以通透葡萄糖所致;后来认识到这种通透并不是简单的弥散,而是膜运转,称为携带运转或携带弥散。脑脊液中葡萄糖含量取决于以下几种因素:血液葡萄糖的浓度;血脑屏障的通透性;脑脊液中葡萄糖的酵解程度;携带运转系统的功能。

（一）原　　理

葡萄糖氧化酶催化葡萄糖氧化成葡萄糖酸，并产生过氧化氢。过氧化物酶在有氧受体时将过氧化氢分解为水和氧；氧受体4-氨基安替比林和苯酚去氢缩合为醌类化合物。

（二）参考值（Trinder法）

成人：2.5～4.4mmol/L；儿童：3.9～5.0mmol/L。

（三）临床意义

脑部细菌性或霉菌性感染：急性化脓性脑膜炎、结核性脑膜炎、隐球菌性脑膜炎。脑寄生虫病：脑囊虫病、锥虫病、血吸虫病、肺吸虫病、弓形体病等。脑膜肿瘤：弥散性脑膜肿瘤浸润时减低，甚至消失。淋巴瘤、神经胶质瘤、白血病、黑色素瘤，胃、肺、乳腺和胰腺癌转移至脑膜时也可使脑脊液葡萄糖减低。低血糖：低血糖性昏迷、胰岛素过量。神经梅毒：梅毒性脑膜炎和麻痹性痴呆。脑或蛛网膜下腔出血：因血液进入脑脊液，损害丘脑下部，影响碳水化合物代谢。丘脑下部损害：急性颅脑外伤、一氧化碳中毒、缺氧性脑病、感染中毒性脑病、脑炎、脑出血（尤其是脑室出血）、弥漫性脑软化等。急性颅脑外伤和中毒等影响脑干。

急性化脓性脑膜炎，脑脊液中葡萄糖早期减低最为明显，甚至测不出来。结核性脑膜炎、隐球菌性脑膜炎的脑脊液中葡萄糖降低多发生在中、晚期，且葡萄糖含量越低预后越差。病毒性脑膜炎时脑脊液中葡萄糖多为正常。

六、氯　化　物

脑脊液中氯化物含量高于血中氯化物，是血中的1.2～1.3倍，这是因为脑脊液要维持Donnan平衡所致。脑脊液中氯化物也随血浆氯化物的改变而变化。

（一）原　　理

用标准硝酸汞滴定脑脊液中的氯离子，生成溶解而不解离的氯化汞。当到达终点时，过量的汞离子与汞指示剂——二苯基卡巴腙作用，呈现淡紫红色。根据消耗的硝酸汞量，推算出氯化物浓度。

（二）参考值（硝酸汞滴定法）

成人：120～130mmol/L；儿童：111～123mmol/L；婴儿：110～130mmol/L。

（三）临床意义

减低：脑部细菌性感染：化脓性脑膜炎、隐球菌性脑膜炎、尤以结核性脑膜炎时最为明显。出现在低氯血症时（呕吐、脱水等）、肾病性水肿、严重糖尿病、Addison病。病毒性脑炎和脑肿瘤时无显著变化。脑脊液中氯化物含量如低于85mmol/L，有可能导致呼吸中枢抑制而出现呼吸停止。增高：尿毒症、肾功能不全、过度换气而致的碱中毒、氯化物摄入过量等。

七、谷氨酰胺

在脑组织氨基酸代谢过程中脱氨基作用所产生的游离氨，可借谷氨酰胺合成酶的作用合成谷氨酰胺以消除氨对中枢神经系统的毒性作用。脑脊液中氨大约是动脉血中的1/3。

（一）原　　理

脑脊液中谷氨酰胺在硫酸中加热使之水解，生成谷氨酸和氨。氨与硫酸结合成硫酸氨，用纳（Nessler）试剂显色，然后比色定量。加热水解时脑脊液中尿素也产生氨，因此要测定脑脊液中尿素含量，再折算去除。

（二）参 考 值

0.41～1.10mmol/L（硫酸加热水解法）。

（三）临床意义

当脑脊液中谷氨酰胺升高时也可反映大脑中氨的增加，并可用于诊断肝性脑病。见于晚期肝硬化、肝昏迷，可高达 3.4mmol/L。出血性脑膜炎、败血症脑病和呼吸衰竭继发性脑病时轻度增加。

八、乳酸（LA）

CSF中的乳酸浓度在很大程度上取决于中枢神经系统（CNS）的糖酵解作用，与血中的乳酸量无关。

（一）原　　理

在 NAD$^+$存在下，LD 催化乳酸脱氢氧化成丙酮酸。反应完成后，生成 NADH 与乳酸为等克分子。

（二）参 考 值

0.999～2.775mmol/L。

（三）临床意义

细菌性脑膜炎，如化脓性、结核性脑膜炎，由于细菌分解葡萄糖所致增高。而病毒性脑膜炎则在正常范围，因此对二者有鉴别诊断意义。大脑组织缺血、缺氧、低碳酸血症、脑积水、脑梗死、蛛网膜下腔出血等增高。癫状态、脑肿瘤、尿毒症等脑脊液中乳酸也可轻度增高。头部外伤合并脑肿胀，乳酸增高提示预后不良。

九、环磷酸腺苷

环磷酸腺苷是体内一种具有广泛生物效应的物质，在脑组织和脑脊液中含量更高。因此当脑和脑膜疾患时，由于细胞代谢紊乱可导致脑脊液中 cAMP 含量的改变，检测 cAMP 可能较蛋白质、葡萄糖和细胞计数等指标更敏感。

（一）原　　理

cAMP 是一种小分子半抗原，其特异性抗体是以人工合成的 2'-O-ScAMP-BSA 结合物免疫动物所获得。抗体对 2-O 位有取代基的 cAMP 的亲和力较无取代基的 cAMP 约大 100 倍。为提高测定方法的灵敏度，测定时应将[3H]标记 cAMP，样品和标准同时进行琥珀酰化反应，然后和抗体反应，从标准曲线查出样品中的浓度。

（二）参 考 值

（8.7±3.3）pmol/L（RIA 法）。

（三）临床意义

增高：见于细菌性脑膜炎、脑出血或蛛网膜下腔出血、脑梗死、髓母细胞瘤、脑囊虫病，脊髓压迫症产生实质性损害时。减低：见于脑萎缩或陈旧性脑损伤。脑脊液中 cAMP 变化较比血液中 cAMP 变化更具有特异性。

十、尿酸(UA)

脑脊液中的尿酸是由脑细胞中核酸转化而来的,因此脑脊液中尿酸的含量可作为脑细胞损伤的指标。

(一)原 理

尿酸酶氧化尿酸,生成尿囊素和过氧化氢。在过氧化物酶催化下,过氧化氢使3,5二氯2-羟苯磺酸和4-氨基安替比林缩合成红色醌类。

(二)参 考 值

$14.28\mu mol/L$。

(三)临床意义

增高见于脑瘤,尤其是恶性肿瘤,由于脑组织破坏酶释放所致,脑软化症。小脑畸形患者和60岁以上的老人由于脑萎缩而使尿酸增高。某些疾病致血脑屏障通透性增高,尿酸自血液进入脑脊液。

十一、脑脊液分光分析

(一)原 理

脑脊液中混入红细胞,经过一定时间,红细胞被破坏,释放出氧和血红蛋白、高铁血红蛋白、胆红素等色素,这些色素对分光光谱的最大吸收峰有差异,利用分光分析即可鉴别。

(二)参 考 值

正常脑脊液仅见280nm处蛋白吸收峰,即为阴性。

(三)临床意义

脑脊液如在415、460、540、575、630nm有色素吸收峰则为阳性。分光分析对脑出血、脑梗死或手术后再出血等的诊断有一定价值,主要用于区分脑脊液血性程度和性质。新鲜出血时,氧和血红蛋白出现最早,经2～3d达最高值,以后逐渐减低。胆红素却在2～3d后开始出现,并逐渐增高。在蛛网膜下腔出血患者发病2h,脑脊液内即可发现氧和血红蛋白,3～4d后出现胆红素吸收峰,其量逐渐增加,而氧和血红蛋白则有减少倾向,至第3周色素逐渐吸收消失。若再次出血,则可因混入色素再次合并增高。脑脊液中氧合血红蛋白的出现可作为新鲜出血或再出血的指标;高铁血红蛋白的出现,为出血量增多或出血时间延长的标志;胆红素的出现可说明为陈旧性出血。

(陈磊 贺猛)

第五节 细菌学检查

在无菌条件下进行腰穿,采集脑脊液2～3ml于无菌试管中,以500g下离心沉淀15min。倾去上清液,将沉淀物滴于洁净玻片,涂成一薄膜,待自然干燥固定,做染色,油镜下检查。若脑脊液内查出细菌或真菌,对临床诊断有决定性意义。

(一)革兰细菌

临床意义:化脓性脑膜炎、流行性脑脊髓膜炎常可查到脑膜炎球菌、肺炎链球菌、流感嗜血杆菌、金黄色葡萄球菌、铜绿假单胞菌、链球菌、大肠埃希菌等。

（二）抗酸杆菌

临床意义：结核性脑膜炎，常可找到抗酸杆菌。

（三）新型隐球菌

取脑脊液沉淀物涂片，加优质墨汁1滴染色，低倍镜下观察。临床意义：查见新型隐球菌，可确诊隐球菌性脑膜炎。

（贺猛）

第六节　细胞学检查

Section 6

一、脑脊液细胞收集及染色

脑脊液细胞的数量较少，种类多样，形态变化较大，以往用离心沉淀法涂片，但染色后形态不甚标准。自1954年Syak发明了细胞沉淀以来，这方面的工作有了突飞猛进的发展，并由此创立了一个新的学科——脑脊液细胞学。

近年来脑脊液细胞收集方法有很大改进，目前使用较多的细胞收集方法有沉淀法、微孔玻膜筛滤法、玻片离心法、纤维蛋白网细胞捕获法。细胞染色技术也采用了多种方法，常用的有迈—格—姬染色法、常规染色方法。高碘酸—雪夫（PAS）染色法，用于鉴别腺癌细胞和原始淋巴细胞；过氧化物酶染色，用以鉴别形态相似的幼稚细胞；脂类染色法，用于鉴别脂类吞噬细胞；硝基四氮唑蓝（NBT）染色法，用于鉴别细菌和病毒感染见于成熟和幼稚的中性粒细胞胞浆；非特异性酯酶（ANAE）染色法，适用脑脊液中T细胞辨认；吖啶橙荧光染色法，适用于对肿瘤细胞的辨认。

二、常见细胞的临床意义

（一）淋巴细胞

1.小淋巴细胞

与血中淋巴细胞相似，为正常脑脊液中的主要细胞，占细胞总数的60%～70%。当脑脊液细胞总数增多，比例失调，或伴有病理性细胞（如中性粒细胞、激活淋巴细胞、巨噬或浆细胞）时，则有诊断意义。增多见于中枢神经系统各类慢性细菌、病毒感染和非特异性脑膜刺激反应。

2.大淋巴细胞

是一种免疫母细胞，系由小淋巴细胞被激活转化而成，偶见于正常脑脊液，增多的临床意义同小淋巴细胞。

3.激活淋巴细胞

转化型淋巴细胞：由小淋巴细胞受抗原刺激后转化而成，多见于细菌性脑膜炎（特别是恢复期）、病毒性脑膜炎、结核性脑膜炎、脑脓肿、多发性硬化、脑梗死和蛛网膜下腔出血等。

4.大淋巴样细胞

由大淋巴细胞被抗原激活转化而成。偶见于正常脑脊液，主要见于中枢神经系统感染、蛛网膜下腔出血、脊髓造影、脑梗死、脑肿瘤、早期结核性脑膜炎等。

5.浆　细　胞

由B淋巴细胞转化而来。正常脑脊液中不存在浆细胞，它的出现必有抗原刺激。常见于中枢神经系统感染,尤以结核性脑膜炎、脑囊虫病和病毒性感染为主。有人认为,浆细胞的比例明显增多是多发性硬化的一种相对特征性的脑脊液细胞学改变。

(二)单核—吞噬细胞

1.单核细胞

其形态与血中所见者相似。正常脑脊液中的单核细胞占细胞总数的30%～40%,和淋巴细胞的比例约为3∶7或4∶6。若其比例倒错或单核细胞形态异常时则为病理性,可见于由多种原因引起的脑膜非特异性反应和脑组织的破坏性病变,如脑挫伤、缺血、出血、炎症、肿瘤和变性病等。

2.激活单核细胞

由单核细胞被抗原激活而形成。在正常情况下,此类细胞仅占2%。增多可见于中枢神经系统变性、炎性疾病、肿瘤和各种异物刺激等。

3.巨噬细胞

是由被激活单核细胞吞噬异物后转变而来的一组细胞。正常脑脊液中巨噬细胞不存在,它的出现常见于中枢神经系统炎症、出血、外伤等疾病的中、后期。

(三)多形核粒细胞

1.中性粒细胞

与血中同类细胞相似。正常脑脊液中无中性粒细胞,但因腰穿时偶可发生难以避免的穿刺外伤,致使脑脊液中可见中性粒细胞的污染。此时脑脊液细胞计数大多正常,仅偶见几个中性粒细胞可资鉴别。增多提示粒细胞反应,主要见于脑和脑膜的细菌及病毒感染、脑外伤、脑血管病、椎管内药物注射以及某些恶性肿瘤以及非特异性脑膜激惹等情况,但以细菌感染的急性炎症渗出期最为显著。

2.嗜酸性粒细胞

与血中同类细胞相似。正常脑脊液中,嗜酸性粒细胞不超过1%,婴幼儿可达4%。增多常见于猪囊虫病等中枢神经系统寄生虫病,其次为结核性脑膜炎、病毒性脑膜炎及少数脑瘤患者,蛛网膜下腔出血、造影检查和椎管内的药物注射等亦可引起嗜酸性粒细胞增多,但数量有限,持续时间短暂。

3.嗜碱性粒细胞

与血中同类细胞相似。正常脑脊液中很难见到嗜碱性粒细胞,增多见于炎症、异物反应、慢性粒细胞白血病。

(四)肿瘤细胞

1.颅内肿瘤细胞

细胞较大,核大,形态多变,染色质多,结构与着色不尽相同,偏碱。核仁的体积和数量增加,呈多形性,占据染色质大部分。胞浆深蓝色。一旦在脑脊液标本中发现肿瘤细胞,诊断价值极大,特别是对脑膜癌症的诊断更优于其他检查。

2.白血病细胞

脑脊液中白血病细胞的形态、结构与周围血液和骨髓中所见大致相同。脑脊液中的白血病细胞是诊断中枢神经系统白血病的重要依据,特别是对那些临床上尚未出现中枢神经系统受损症状的患者更为重要。

3.淋巴瘤细胞

淋巴瘤分为霍奇金病和非霍奇金病两大类。但仅以脑脊液细胞学检查对其进行分类极为困难,须结合临床资料和组织学观察才能做出准确的分类。一般来说,霍奇金病的细胞体大,两个或数个胞核紧紧相连,核椭圆,呈对影形或扭曲重叠,染色质疏松、细致,核仁大,色深蓝,胞浆边界不清。非霍奇金病的淋巴瘤细胞常大量成堆出现。细胞奇形怪状,胞核呈豌豆状或畸形,染色质增多聚集,核仁大而不规则。胞浆及胞核可见空泡,胞浆强嗜碱性。在脑脊液中发现,淋巴瘤细胞是诊断中枢神经系统淋巴瘤的可靠依据。

(贺猛　陈磊)

第七节　免疫学检查
Section 7

一、免疫球蛋白

脑脊液免疫球蛋白的主要来源:局部合成,中枢神经系统感染时激活免疫细胞产生。血脑屏障的改变,通过脑毛细管通透性增加,使血中的免疫球蛋白进入脑脊液中。由于测定方法的差异,正常脑脊液中免疫球蛋白稍有差异,一般情况下能够测定到的是 IgG、IgA 和 IgM,其余几种含量甚微。目前对脑脊液 IgG 亚类研究甚多。

(一)原　　理
免疫散射比浊法在抗体过量的前提下,通过光束时,悬浮颗粒所产生的散射光速率变化强弱与抗原浓度成正比。速率峰值经微电脑处理转换成抗原浓度。

(二)参 考 值
IgA:0 ～ 6mg/L;IgG:10 ～ 40mg/L;IgM:0 ～ 13mg/L;IgE:0mg/L;IgD:0mg/L。

(三)临床意义
增高:IgG 见于亚急性硬化性全脑炎、多发性硬化症、急性化脓性脑膜炎、结核性脑膜炎、种痘后脑炎、麻疹脑炎、神经梅毒、急性病毒性脑膜炎、脊髓腔梗阻、系统性红斑狼疮、巨人症、Arnoldchian 畸形等。IgA 见于脑血管病、变性疾患、Jacob-Greutzfeldt 病、化脓性、结核脑膜炎及神经性梅毒等。IgM 提示有中枢神经系统感染,如> 30mg/L 表示为细菌性脑膜炎而非病毒性脑膜炎。多发性硬化症、肿瘤、血管通透性改变,锥虫病等也可增高。IgM 浓度明显增高,是急性化脓性脑膜炎的特点,可达 43.0 ± 58.0mg/L。IgM 轻度增高,是急性病毒性脑膜炎的特征,IgM 一般为 5.0 ± 5.8mg/L,若 IgM 超过 30mg/L 可排除病毒感染的可能。各种类型的急性脑膜炎 IgA 和 IgG 水平均增高,而病毒性脑膜炎不如细菌性脑膜炎增高明显。IgG 的增高,在结核性脑膜炎较化脓性脑膜炎显著。细菌性脑膜炎在开始化学治疗后 14d 内 IgA 一直下降。减低:IgG 癫 X 射线照射、变性疾病、服类固醇药物等,IgA 支原体脑脊髓膜炎、小脑性共济失调、癫。

二、C-反应蛋白(CRP)

脑脊液 CRP 主要来自血浆,CSF 中 CRP 的浓度取决于血清中 CRP 浓度以及对血脑屏障的渗透性,是细菌性脑膜炎的重要诊断指标。

(一)原　　理
利用特异抗 CRP 抗体与检样中 CRP 反应,根据形成的沉淀环直径、沉淀峰高度、凝集程度或呈色程度,判定检样中 CI 心量。

(二)临床意义
化脓性或结核性脑膜炎时,脑脊液和血清中 CRP 的含量相当高。浆液性脑膜炎或脑炎时,

CRP 有时仅见于脑脊液中增高。中枢神经系统炎症患者急性期增加,至恢复期消失。

三、脑膜炎球菌抗原检测(协同凝集试验)

(一)原 理

Gowan I 株金黄色葡萄球菌体表面具有 A 蛋白,可以结合抗流脑 A 群菌抗体 IgG,当结合有特异性抗体的葡萄球菌试剂与菌体抗原或可溶性抗原相遇时,出现肉眼可见的凝集。

(二)临床意义

流行性脑膜炎呈阳性反应。有助于流脑的早期诊断。除协同凝集试验外,尚可采用对流免疫电泳、胶乳凝集试验等方法检测脑脊液中的特异抗原快速诊断流脑,可在几分钟到 4h 内获得结果。其他细菌性脑膜炎也可采用致病菌抗原检测法进行快速诊断。

四、乙型脑炎(乙脑)病毒抗原检测

乙脑的早期诊断可用荧光素标记的特异抗体来检测细胞内的乙脑病毒抗原,方法比较简单、快速,但阳性率不高。

五、结核性脑膜炎抗体

(一)原 理

将结核杆菌抗原(PPD)包被聚苯乙烯反应板微孔,当加入待测脑脊液,如含有抗结核杆菌抗体时则与包被抗原结合,在加入酶标记抗人 IgG 及底物溶液后即可呈色。呈色程度与检样中结核杆菌抗体呈正相关。

(二)参 考 值

[(测定孔 A—空白孔 A)/阴性孔 A]≤2 ∶ 1 为阴性(ELISA 法)。

(三)临床意义

结核杆菌抗体阳性证明有结核菌感染,阳性率为 84%。如果脑脊液中抗体水平高于自身血清,这对结核性脑膜炎的诊断及鉴别更有价值。

六、猪囊虫抗体

(一)原 理

用猪囊虫抗原包被聚苯乙烯反应板微孔,检样中的抗猪囊虫抗体与包被抗原结合,依次加入酶标抗人 IgG 和底物溶液,依据呈色深浅,可判断脑脊液中抗猪囊虫抗体的存在。

(二)参 考 值

阴性(ELISA 法)。

(三)临床意义

阳性者可诊断为猪囊虫病,本病患者的阳性率达 98%。此酶联免疫吸附试验测定囊虫抗体是一种特异性强、灵敏度高的方法,有助于绝大多数脑囊虫病患者的诊断。

七、单克隆抗体检测癌细胞

（一）原　　理

将新鲜脑脊液标本经 1 150r/min 离心 10min，沉渣用白明胶包被于玻片上，然后用苏木素和伊红染色，用磷酸缓冲液冲洗。加适当稀释度的单克隆抗体于玻片上，同时做阳性和阴性对照。置湿盒于室温 30min，取出后用 PBS 冲洗，加入纯化的羊抗鼠 IgG 荧光素结合物，再置室温 30min，干燥后加 90%甘油于玻片上于荧光显微镜下观察结果。

（二）参 考 值

阴性。

（三）临床意义

脑脊液中恶性细胞有癌细胞、神经外胚层瘤细胞和淋巴瘤细胞，其检测阳性率可达 60%。单克隆抗体技术可鉴定恶性细胞的组织来源，有助于癌性脑膜病的早期诊断。

（陈磊　贺猛）

第二十一章
Chapter 21

泪液检验

泪液(tears)是由泪腺分泌的一种水样液体,在眼球表面形成泪膜(tearfilm)。泪液具有复杂的成分,正常的泪液分泌具有屏障、抑菌、杀菌及免疫调节等多种功能,对于保护眼球、营养眼表组织及完善视觉功能等起着重要作用。许多眼病甚至全身性疾病都可影响泪液的组成成分和泪膜的结构,同时泪液的改变也常常是眼病的重要原因。

通过泪液的实验室检查,可了解其理化性质和组成成分,为相关疾病的诊断、治疗提供依据。泪液检查可以追溯到两千多年前简单的泪液化学分析,直到本世纪 20 年代发现了泪液溶菌酶和糖,泪液检查才逐步发展起来。到了 20 世纪 70 年代,国外掀起了泪液实验研究的热潮,大大推进了泪液实验工作的迅速发展。同时,随着眼科学的发展,多种全身及眼局部药物的大量应用及角膜接触镜的普及,眼表疾病日益增多,泪液的实验研究和实验室检查就显得更为重要。我国泪液学基础研究和临床实验室工作相对薄弱,从 20 世纪 80 年代起逐渐开展了泪液学的研究工作,目前我国的相关研究和实验室检查工作已逐渐受到重视。由于泪液检查的专科性较强,本项工作多在眼的临床科室和实验室中进行。

第一节 概 述

一、泪液的生成

泪液由泪腺分泌,其中95%以上由主泪腺分泌,少部分泪液来自副泪腺。泪液在眼表面形成泪膜。泪液分泌包括基础分泌和反射分泌,前者的分泌活动无神经支配,日夜不停;后者的分泌受交感神经和副交感神经等的支配,当机体受到局部或全身的物质或精神刺激时,通过神经反射产生泪液分泌效应,大量分泌泪液,形成泪流。泪液分泌到结膜囊后,借瞬目运动和泪小管的虹吸作用,向内眦汇集于泪湖,眼睑闭合时压力增加,使泪液沿泪点、泪小管、泪囊、鼻泪管途径流动,最后排入下鼻道。虽然泪液的分泌是连续不断的,但其基础分泌量较少,平均每分钟不到 1μl。有资料记载,在正常状态下,16h 泪液分泌量为 0.5 ~ 0.6ml。正因为泪液是不断分泌、不断流动代谢,分泌量又较少,再加上眼表的蒸发,所以正常情况下看不到大量泪液存在,只有泪液大量生成或泪道受阻时才可以有大量泪液从眼表溢出。

二、泪液的性质与功能

（一）泪液的性质

泪液是一种弱碱性透明液体，pH平均约为7.2，由黏液、浆液和脂质组成。黏液比例＜0.6%（睡眠时可达2%）；浆液占全相的98%以上，其中水分占绝大部分，固体成分约占1.8%，包括蛋白质、糖和无机盐，还包括溶菌酶、多种免疫球蛋白、补体、乳铁蛋白等多种复杂成分；脂质占1.4%，散布于浆液表面形成脂膜，可反射光线，减少泪液蒸发等。

（二）泪液的功能

在眼表形成泪膜，防止尘土、烟雾和微生物等异物直接侵害眼表；机械性冲洗、清洁眼表与泪道，清除异物及代谢产物、脱落的细胞等；泪液中含有多种抗微生物物质，如免疫球蛋白、补体、溶菌酶及乳铁蛋白等，执行非特异和特异的免疫功能，杀灭病原微生物，可防御病原微生物对眼表的侵袭；润湿眼表面，维持角膜的正常功能，润湿眼睑、球结膜界面，以利睑、球运动；泪膜，尤其是其表面的脂质层，构成光滑的光学界面，是眼睛视物功能重要的组成部分；营养角膜、结膜上皮细胞层，为其提供氧和糖分等营养。

三、泪液检查标本的采集与处理

一般认为泪液成分的浓度测定结果受标本采集方法的影响。鉴于泪液分泌量少，可以用机械法或化学物质刺激结膜或鼻黏膜增加泪液分泌，使标本量及某些由泪腺分泌产生的物质量增加，便于对泪液进行分析；但是刺激使泪液分泌增加，势必造成泪液某些成分的稀释，对稀释的程度又很难控制。因此，目前多用特制毛细管或滤纸取样法，以采集无刺激标本。

（一）毛细管采集法

用直径0.3～0.5mm的特制聚乙烯塑料毛细管置于下穹隆部结膜囊，利用其虹吸作用采泪约5min，可得泪液标本约5μl。本法采集标本为无刺激泪。

（二）滤纸片吸附法

用定量分析用的小滤纸条、圆形或方形滤纸片（常用直径为5mm的小圆纸片），称重消毒后，将其放入受检者下穹隆结膜囊，待纸片被泪液饱和后取出称重。根据泪液的密度（常以1.005计）计算所获取泪液的量（一般每片纸可获2.5～3.5μl泪液），最后用缓冲液稀释洗脱，取洗脱液供分析或密封冷藏备检。也有人用干燥灭菌的小纤维素海绵块、棉花球或棉花条代替滤纸取样。

（三）细管直接采集法

用注射器、钝针头或吸量管在内眦角、下泪湖或下穹窿结膜囊抽吸眼泪，这种方法采集的泪液样本为刺激反射泪。

（四）刺激采集泪液法

采前于下眼睑皮肤上涂少许清凉油、酒精或其他刺激性物质或针刺穴位等方法，待出现反射泪液后用毛细管在外眦部吸取泪液。这种方法可采集的泪液量较多，以供多项试验用，还适用于分析由泪腺所分泌的物质。最近Jones等人研究采用一种称为多孔聚酯杆（porouspoly-esterrods）方法收集泪液标本，通过对所收集标本中某些物质分析表明，该方法比毛细管采集法速度快近4倍，且增加了泪液成分的回收，分析的准确性和重复性高，可以用这种快速、方便、可靠的方法代替毛细管采集法，使泪液分析更广泛应用于临床工作。

（杜江东）

第二节　泪液的一般检查

对泪液的一般检查主要包括对泪液基本性状的判定，对泪液分泌量、酸碱度、渗透压的测定，以及对泪膜稳定性的观察等。通过这些检查可以对泪液的性质及泪腺的功能有一总体了解，其中泪液分泌量测定及泪膜稳定性观察对许多眼表疾病的诊断尤为重要。

一、泪液的外观

正常人的泪液为无色、无味、透明的液体，在病理情况下可出现异常变化。角结膜、泪腺感染时，其炎性分泌物进入泪液，呈现不同程度的浑浊，甚至呈黏液脓性。血性泪液可见于结膜炎、泪囊和泪腺肿瘤等。

二、泪液的 pH 测定

泪液 pH 常用精密 pH 试纸测定；也可直接将微电极放置于下穹窿部测定，结果较准确；或在微型 pH 测定器、精密的气体酸碱分析仪上进行测定。在仪器上测定时，须注意标本不能与空气接触过久，否则测定的结果有偏差。正常人泪液略偏碱，pH 变动范围在 6.4 ~ 7.7，长时间闭睑后酸移；泪液的 pH 有一定日间变化规律，上午低，午后逐渐增高，晚间又恢复到原水平；老年人泪液的 pH 偏高，此时溶菌酶活性降低，易于细菌生长，所以老年人易患干眼症和结膜炎。干性角膜炎、角膜外伤、春季卡他性结膜炎及我国高原居民泪液 pH 碱移，而沙眼和细菌性结膜炎患者的泪液 pH 不增高。有研究发现泪液 pH 与视力低下有一定关系，呈现出视力越低泪液 pH 越偏酸的趋势。对于眼症患者进行人工泪液替代治疗时，须严格控制泪液的 pH，以更好地模拟自然泪液的功能，改善眼部症状。所以人工泪液配制后应测定和校准其 pH。Yamada 等用一种称为 2-羧乙基—羧基荧光素（BCECF）的染料在体检测泪液 pH 时，该染料对 pH 的变化敏感。检测时把染料溶液滴入眼内，在两种波长光（490nm 和 430nm）激发下测量荧光强度，并计算其比值（490/430），比值的大小只与泪液的 pH 有关，而与其他因素如染料浓度等无关；同时用微型 pH 测定器测量方法作为对照，二者结果一致。因此，这种方法可用于测量角膜前泪膜 pH，对人体本身影响极小。

三、泪膜的检查

（一）泪膜（tearfilm）

眼表面泪膜—空气界面是一层重要的屈光表面，也是减少泪液蒸发的结构，完整稳定的泪膜对视力非常重要。泪膜的结构与组成为：内层为黏液层，主要为结膜杯状细胞分泌的糖蛋白，少部分由结膜其他细胞分泌；中层为浆液层，主要由主泪腺分泌，少量由副泪腺分泌，浆液层中含无机盐、葡萄糖、尿素、微量元素和乳铁蛋白、溶菌酶、免疫球蛋白和 EGF 等；外层为脂层，来自睑板 Zeis 和 Moll 腺，主要为低级性的胆固醇和蜡质。泪膜总厚度为 6 ~ 7μm，开睑时最厚达 8 ~ 10μm，30s 后变为 4.5μm。用不同方法对泪膜厚度测量结果有所差异，玻璃纤维方法所测之值比共聚集显微镜法偏小，因为前者测量值可能没有包括全部黏蛋白。对于泪膜结构，有研究认为泪膜主要由黏蛋白组成，水只占泪膜的极少部分，但也有完全相反的研究结果。不论如何，眼的视觉功能与完整的泪膜结构密切相关,干眼症患者泪膜完整性受到破坏,影响其正常的视力。如果增加环境的湿度,有利于脂质扩散,致泪膜脂层厚度增加,可改善于眼症的眼部不适。

(二)泪膜破裂时间(BUT)测定

泪膜破裂时间是指把荧光素钠滴入结膜囊后一次瞬目到泪膜出现干斑或黑斑的时间,通常用来衡量泪膜的稳定性。试验方法为:滴入结膜囊内 1%荧光素钠 2μl,眨眼数次后睁眼,通过裂隙灯显微镜的钻蓝光镜片往返观察角膜前的泪膜,记录一次瞬目到泪膜出现干斑的时间。泪膜破裂时间的参考范围为 15 ~ 45s,随着年龄的增长,BUT 值有逐渐降低的趋势。各种干眼症患者的 BUT 值降低,若 BUT < 10s,表示泪膜稳定性下降,可能是泪液分泌减少,应考虑干眼病的诊断。原发性 SS 患者 BUT 值亦下降。过敏性结膜炎患者 BUT 值降低,可能是由于过敏性反应导致结膜杯状细胞破坏,干扰了黏蛋白合成分泌和角膜上皮细胞的形成所致。

(三)泪镜观察泪膜脂层结构

泪膜的最外层是由睑板腺分泌的油脂构成,具有防止泪液蒸发的作用。睑板腺功能障碍患者,发生干眼的危险性大大增加,是导致眼表疾病的主要原因。脂层对维持泪膜功能、防止眼表不适非常重要,泪中高脂含量比低脂含量能更好地维持低的蒸发。Guillon 等研究用一种称为泪镜(tearscope)的光学装置观察泪膜的外层脂层结构。泪镜包括两个部件:头部为冷光源系统,用来照射泪膜;电源控制元件。

运用泪镜可以观察到各种不同角膜表面泪膜的脂层厚度、颜色、分布和流动等情况,根据观察结果将脂层分为无脂型、开网型、闭网型、流动型、不规则型、彩色条纹型等。观察的结果用于评价泪膜的稳定性;还可用于角膜接触镜(隐形眼镜)配戴前的检查,配戴前后泪膜变化的观察,以及早发现泪膜的不稳定性变化而采取有效措施。脂层的类型与干眼症的严重程度相关。泪膜脂层的形态观察,与荧光素染色、虎红染色、泪膜破裂时间都有密切的关系。

四、泪液的蒸发率与渗透压测定

(一)泪液的蒸发率

泪液的蒸发率是指单位眼表面积泪液从泪膜表面散失到空气中的量。尽管泪腺分泌和泪液排泄对泪液量非常重要,但泪液的蒸发因素同样重要。虽然泪液蒸发占泪液分泌量的很少一部分,但它对泪液渗透压影响很大。泪液的蒸发与泪膜的完整性、眨眼的频率、睑裂的宽度等因素有关。Mathers 等研究表明,干眼症患者泪液蒸发率明显增加,泪液蒸发的增加是干眼的主要影响因素;如果泪液蒸发维持在正常水平,即使泪液分泌量低,其渗透压仍可维持在正常水平。

(二)泪液渗透压测定(Osmolarity)

泪液渗透压是由溶解于泪液中的电解质离子形成的,如钠、钾、钙、镁、氯、碳酸氢根离子等。泪液的电解质测定常用露点沉降微量技术或专门的渗透压测量仪。正常的泪液渗透压平均为 305mosm/L。影响泪液渗透压的主要因素有泪液生成量、泪液排出量和眼表泪液蒸发量等;睑板腺所分泌的泪膜脂层能控制泪液蒸发,对保持正常泪液渗透压起至关重要的作用;当开、闭睑时,由于泪液蒸发的改变,泪液渗透压也稍有变化;泪液渗透压还与性别、饮食成分、泪液流量等因素有关,40 岁以上女性泪液渗透压增高。干性角结膜炎患者泪液渗透压增高,常在312mosm/L 以上。所以测量泪液渗透压可用于干眼症的诊断,诊断的敏感性和特异性均较高。但 Charlton 研究表明,肾透析患者虽然泪液渗透压增高,但并无干眼症状,可能与泪液中脲素水平过高有关,所以肾功能异常患者不能用此方法作为干眼症诊断指标。

(杜江东)

第三节 泪液及眼表细胞检查

一、泪液涂片细胞检查

正常人泪液直接涂片镜检或用瑞氏染色后分类计数,细胞常为阴性或可见少量白细胞,偶见脱落的上皮细胞。细胞较少时可将标本置于小口径的玻片离心沉淀器内,低速离心后镜检。化脓性结膜炎泪液涂片(常因分泌物较多,泪液与结膜分泌物混在一起)可见大量中性分叶核粒细胞和上皮细胞;比血性结膜炎时可见大量红细胞;过敏性结膜炎和寄生虫感染时可见嗜酸性粒细胞增多;Sigern 综合征和泪腺裂头蚴病的泪腺有淋巴和浆细胞浸润,泪液中也可见淋巴细胞增多。

有文献报道神经系统自身免疫系统疾病的泪液检查发现,疾病的不同时期有粒细胞、淋巴细胞、浆细胞和单核细胞反应,认为泪液的细胞学检查可以作为自体免疫系统疾病的一种无创伤、简便易行的诊断与监护方法。另外,感染结膜吮吸虫患者泪液涂片可见虫卵,偶见幼虫;眼蝇蛆病感染者的泪液可检出蝇卵。

二、上皮细胞活体染色

上皮细胞活体染色是诊断眼表疾病(尤其是干眼症)的有效方法,上皮的一些细微变化只有在活体染色中才能被发现。常用的染料为虎红和荧光素钠,染料滴眼半小时内,于裂隙灯下检查;也可用丽丝胺绿、奥新蓝、四氮唑红、台盼蓝等染料,但所染组织性质和颜色各不相同。正常角膜各种染料均不着色。虎红主要着染已死亡或变性的细胞,以及那些缺乏表面蛋白,尤其是黏蛋白覆盖的细胞和黏液,着色为红色。Pflugfelder 研究发现,各种疾病所致的杯状细胞密度降低,黏液上皮细胞减少,使角膜表面黏蛋白缺乏,均可使虎红着染,显示虎红对探查泪膜黏蛋白的完整性是优越的,是早期诊断干眼病较敏感的染色方法。

判断标准为:染色点≤4 为(+),40～50 点或见于中下部角膜为(++),≥51 点或见于全部角膜为(+++)。虎红着色增加,对 KCS 具有重要的诊断价值,也是早期诊断原发性 SS 的敏感、特异的方法之一。在神经营养性角膜炎中,泪液分泌减少,角膜上皮细胞受损,使虎红着染显著增加。在各种干眼症中,虎红染色与泪液乳铁蛋白水平存在负相关的关系。荧光素绿染上皮细胞破损处,与虎红不同的是荧光素无毒性刺激,且可经角膜基质扩散,只要有细胞与细胞之间连接的破坏即可着染,但是虎红较荧光素对于眼症的诊断有强特异性。有人提出用虎红和荧光素混合双重染色,可同时获得泪膜破裂时间、失活的上皮细胞和上皮缺损三方面资料,可作为眼表细微异常的常规检查。丽丝胺绿着染退变上皮和黏液,诊断价值同于虎红,但无刺激性。奥新蓝染黏液为深蓝。

(杜江东)

第四节 泪液的生化与免疫检查

Section 4

一、蛋白质类检查

(一)泪液溶菌酶测定(lysozyme)

溶菌酶广泛存在于动植物体内和人的外分泌液中。在人体各种分泌液中,泪液溶菌酶含量最高,约为血清中含量的 1 000 倍以上,主要由泪腺组织产生。泪液溶菌酶是眼局部非特异性免疫防御的重要组成部分,它不仅能直接溶解 G^+ 细菌,在补体作用下也能溶解 G^- 细菌,具有抗补体活性、调节炎症及免疫佐剂等效应。最新研究表明,泪液及唾液中的溶菌酶可能具有抗艾滋病毒作用,溶菌酶能分解病毒外壳糖蛋白中的糖,从而破坏病毒结构;也可能是破坏病毒要侵犯的细胞表面受体中的糖,使病毒不能与细胞结合。泪液溶菌酶测定的方法有免疫学方法和微生物学方法,后者利用溶壁微球菌作为底物,用平皿法或光电比浊法测定,这类方法操作简便,其检测灵敏度能满足泪液标本的要求。

1.平皿法

将溶壁微球菌加入琼脂中制成培养平皿,用吸有一定体积的泪液和不同浓度溶菌酶标准液的滤纸片贴在琼脂面上,置于37℃温箱,10 ~ 12h 后取出测量溶菌圈直径,与已知浓度的标准比较,计算出泪液溶菌酶浓度。

2.比浊法

将泪液标本加到含溶壁微球菌的缓冲液中,混匀后立即用光比色计测得吸光度 A_1,然后放入 37℃水浴 30min 后再测吸光度为 A_2,两次吸光度之差(A_1—A_2)代表标本中溶菌酶的活性;与同样处理的标准比较,计算标本中溶菌酶的浓度。

3.免疫学测定方法

有单纯免疫扩散法、放射免疫扩散法等。泪液溶菌酶浓度在 1 ~ 2g/L,随着年龄的增长而增加,但到 45 岁以后开始下降,婴儿期也偏低,但与性别无明显关系,也无明显的日周期变化。泪液溶菌酶浓度降低见于活动期沙眼、单孢病毒性角膜炎、干性角结膜炎、原发性 SS 患者,尤其是后者,泪液溶菌酶浓度明显下降。泪液溶菌酶降低的还有细菌性眼感染、角膜溃疡、虹膜睫状体炎、儿童严重营养不良、使用 8-肾上腺能受体阻滞剂药品以及烟雾和化学气体的环境污染等。Temel 等采用放射免疫扩散法研究发现配戴角膜接触镜者泪液溶菌酶含量偏高,虽然大多数配戴者并无不适表现,也无外眼炎症的病理学征象,但角膜接触镜毕竟对角膜是一种刺激,所以引起溶菌酶的改变。

(二)泪液乳铁蛋白测定(Lactoferrin,LF)

乳铁蛋白因首先在牛乳中发现,且具有很强的结合高铁的能力而得名。它是一种糖蛋白,等电点 pI 约为 7.8,分子质量在 75 000 ~ 86 000u,蛋白质部分由一条多肽链组成。LF 存在于人体的多种体液和分泌液中,如泪液、唾液、乳、尿液、精液、胰液、胆汁及呼吸道分泌物等,泪液LF 由泪腺产生,含量丰富,约占泪液蛋白总量的 1/4。LF 与铁结合后,妨碍细菌对铁的利用,从而干扰、抑制其代谢活动,具有抗菌、抗感染、免疫调节等作用;还可促进溶菌酶的抗菌作用,与SIgA 有协同作用,抗菌活性比二者单独存在时更强,其缺失可引起各种眼表疾病。测定泪液LF,可用各种免疫化学方法,通常实验室使用免疫扩散法和免疫比浊法,这两种方法简便易行。其他如 ELISA 或 RIA 方法均可进行 LF 测定。McCollum 报道一种专门的 LF 测定卡即可准确而快速地测定 LF,整个过程只需 10 ~ 15min,使其常规检测成为可能。因标本采取、测定方法和实验条件不同,泪液LF正常值的变化也较大,一般认为其均值约为1.45t/L。LF值与性别无关,但年龄在20岁以上,随年龄的增长,泪液LF含量逐渐降低。反射泪液中的乳铁蛋白较基础泪液中的含量高,反射性刺激泪液量增多,泪腺乳铁蛋白分泌释放增加。

原发性SS、继发性SS和KCS不伴SS的患者泪液乳铁蛋白水平均降低,并与其眼表损害程度有很大关系,因为眼表损害在很大程度上取决于泪腺的分泌功能,而泪腺分泌功能又可通过乳铁蛋白水平来评估。重症KCS患者泪液LF水平较正常者有明显下降。各种类型的干眼症,泪液乳铁蛋白水平均有不同程度的减少,可用它作为诊断各种干眼病(尤其是KCS)的敏感、可靠的指标。有研究认为,反射性泪液LF < 1g/L即可确诊干眼症。

(三)免疫球蛋白测定

泪液为体液的一部分,含有各种免疫球蛋白,执行着泪液的特异免疫功能,正常泪液的免疫球蛋白以SIgA和IgG为主。对泪液的各种免疫球蛋白成分进行分析,有助于了解眼的免疫功能状态,对眼表疾病的诊断及疗效观察有重要作用。但是由于泪液标本采集和测定方法不同,各家实验室所得免疫球蛋白正常参考范围差异较大。收集泪液时刺激的增加会使各种免疫球蛋白的含量发生改变,所以建议收集泪液时采用非刺激、无侵袭的方法。常用的测定方法有单向免疫扩散法、火箭免疫电泳、免疫比浊法及放射免疫法(双抗体-PEG法)等。

IgG、IgM、IgA:IgG和IgM增高见于流行性出血性结膜炎患者;沙眼未合并细菌感染时可减低;角膜移植排斥反应发生时泪液IgG含量升高,而排斥反应治愈后,IgG含量恢复正常,可以作为监测排斥反应的有效指标。IgA增高见于细菌性结膜炎角膜溃疡、流行性出血性结膜炎患者;减低可见于单纯疱疹性角膜炎、顽固性结膜炎、浅层结膜炎、蚕蚀性结膜炎等;对行准分子激光屈光性角膜切削术(PRK)患者泪液免疫球蛋白分析表明,术后初期三者含量均下降,尤以IgA明显,然后逐渐恢复或超出,又以IgA升幅最大,可持续达半个月。

(四)分泌型免疫球蛋白A(SIgA)

1.SIgA

是含有分泌片和J-链的二聚体,存在于初乳及黏膜分泌物如泪液、唾液、胃肠道及呼吸道分泌物中,由黏膜中浆细胞分泌产生,提供机体抵抗微生物入侵的第一道防线,与溶菌酶和乳铁蛋白一起,在眼组织的局部体液免疫中发挥作用。泪液中并存SIgA和IgA,来自泪腺。健康人泪液SIgA浓度范围在150 ~ 550mg/L。单纯疱疹性角膜炎(HSK)患者SIgA明显降低,慢性结膜炎、沙眼等眼表感染局部免疫力降低,SIgA水平也降低。

2.IgE

泪液IgE主要来自血清,与过敏反应有关。Nomura研究表明,过敏性结膜炎患者IgE水平较正常对照明显升高,提示检测泪液IgE有助于过敏性结膜炎的诊断;慢性结膜炎、春季卡他性结膜炎泪液中IgE含量均有增高,治疗有效则该值明显下降。泪液白蛋白测定与蛋白电泳:泪液白蛋白是由泪腺和结膜浆液腺分泌的一种特殊蛋白质,在区带电泳中位于前白蛋白区,但并不与抗前白蛋白抗体发生反应。泪液白蛋白具有遗传多态性,在聚丙烯酰胺电泳时分为5个带,可用于遗传学研究。泪液白蛋白测定也可用于评价泪腺的功能。此外,泪液中还含有与血液中相同的白蛋白(Alb),它和Ig一样是眼表面重要的免疫防护系统,在维持细胞组织生长、更新修复、运转机体所需物质及局部抗感染、中和毒素等过程中起重要作用。泪液白蛋白一般用免疫学方法测定。Dickinson研究发现,泪腺还分泌产生一种富含脯氨酸的蛋白质(BPLP),其功能可能是参与眼的局部防御。BPLP是泪腺腺泡细胞功能的标志,其含量测定为研究泪腺功能及各种外眼病提供了依据。

泪液葡萄糖测定:角结膜上皮可能存在所谓血泪屏障功能,阻止葡萄糖进入泪液,所以泪液中的葡萄糖含量较低。测定泪液葡萄糖可用氧化酶方法或用生化自动分析仪即可进行。正常人泪糖含量约为0.2mmol/L,有报道正常人泪糖含量0.14 ± 0.07mmol/L,糖尿患者泪糖含量

0.32 ± 0.18mmol/L。正常人泪液与血的葡萄糖之间无明显相关,而糖尿病患者则有相关性,因此泪液葡萄糖测定可以成为诊断糖尿病的较好方法,并可用于糖尿病的普查,方便易行。但也有研究认为糖尿病患者泪糖并无明显改变。

二、酶类检查

(一)乳酸脱氢酶(LDH)和苹果酸脱氢酶(MDH)及其同工酶的测定

泪液中 LDH 和 MDH 主要来自眼角膜上皮,它们在泪液中的浓度约为血清中该酶浓度的20 倍。LDH 为泪液中浓度最高的酶,电泳时分成结构不同的 5 种同工酶($LDH_{1\sim5}$),而 MDH 分为 MDHS 和 MDHM 两种同工酶。测定 LDH 和 MDH 的活性同血清测定方法相似,一般用速率法,以 L-乳酸和 L-苹果酸作为底物,测定 LDH 和 MDH 同工酶的含量一般用醋酸纤维膜电泳法。正常人泪液 LDH 1.29 ～ 9.02kU/L,同工酶以 LDH_5 和 LDH_4 含量最高;MDH 0.25 ～ 2.2kU/L,同工酶以 MDHS 为主,占 80%以上,若 MDHM > 20%则为异常。测定泪液 LDH/MDH 比值,在 69 岁以下者为 3.96 ± 0.7,70 岁以上者为 4.55 ± 0.51,与性别、眼别无关,LDH/MDH 比值能更好地反映角结膜代谢情况。在流行性角膜炎、角膜溃疡及角结膜化学损伤时,泪液 LDH 和MDH 活性下降,LDH/MDH 比值升高。凡角结膜上皮损伤,LDH 同工酶 H/M 比值和 MDHM 均有不同程度升高,但后者更能反映角膜组织损害的情况及病变程度,如在角膜溃疡、可疑 KCS,MDHM 升高而 LDH 的 H/M 值却无明显变化。泪液 LDH 同工酶和 LDH/MDH 比值的测定还有助于沙眼和慢性结膜炎的鉴别诊断,两者泪液 LDH 的 H/M 比值均明显下降,但沙眼 LDH/MDH 比值无明显变化,而且 LDH 的同工酶 M 亚基升高更显著。

(二)胶原酶测定

正常人泪液中无胶原酶。泪液胶原酶升高见于感染性角膜溃疡、干眼症患者的泪液中;角结膜创口愈合过程中含量也显著增加。

(三)电解质及微量元素测定

泪液中含有多种电解质,各离子浓度多数与血清离子浓度相关,其中泪液钠、镁、重碳酸根和氯离子浓度与其在血清中的浓度显著相关,故其测定可间接反映血中的离子浓度。除常量元素外,泪液中也含有多种微量元素,具有各种生物学功能,这些元素含量的变化,与眼的某些疾病密切相关。泪液囊性纤维性变患者的钙离子浓度增高,而钠离子浓度减低。翼状胬肉、单纯疱疹性角膜炎、泡性角结膜炎和慢性结膜炎患者,泪液钙离子浓度明显减低。复发 HSK 和慢性结膜炎患者泪液铁含量也减低;铁作为一种抑菌因子在抗炎中发挥作用,给这些患者补充铁剂可使炎症得到改善,推测铁可能是发生角结膜炎症及其他眼外炎症的因素之一。锌的重要功能之一是参与机体免疫防护机能,单纯疱疹性角膜炎泪液锌含量低于正常水平,病愈后则恢复正常,复发时又下降,所以泪液锌含量下降,免疫功能异常,与 HSK 发病相关。检查泪液微量元素含量的变化,在一定程度上可以反映视器微量元素代谢的状况,对于研究某些眼病的发病机理和新的治疗方法是有意义的。泪液一般的电解质离子检测在生化自动分析仪上进行,而微量元素的检测用中子激活法和原子吸收光谱法。

(马芳军)

第五节　泪液及眼分泌物的微生物检查

Section 5

泪液对眼表具有机械冲洗作用,眼表上皮细胞又是一道坚固的防线,同时泪液又含有抗微生物成分,如溶菌酶、乳铁蛋白、免疫球蛋白及补体等,所以眼表角膜、结膜、泪囊及巩膜等通常是无菌的,或有微生物存在但不致病,一旦眼表受损或机体抵抗力低下时,微生物即乘虚而入,引起感染。因此,对泪液及眼分泌物的微生物检查有助于这些感染性疾病的病原学诊断,还对某些全身性感染性疾病的诊断有所帮助。

一、细菌检查

一般细菌检查,以无菌方法收集泪液或用拭子采集眼分泌物,进行常规显微镜检查及细菌培养鉴定,要求遵循微生物学检查常规原则。

(一)显微镜检查

标本直接涂片,革兰氏染色后镜检,根据涂片得出初步印象,淋病奈瑟氏菌的检查要求采集标本后立即进行。

(二)细菌培养

普通细菌培养方法是将标本接种血平板,经(35 ± 1)℃培养24h后观察结果,若有菌落生长,则挑取可疑菌落进行鉴定。培养48h还无菌生长则可报告。实际上,正常泪液中可检出普通细菌种类繁多,以葡萄球菌最多见,其中优势菌为白色葡萄球菌,其他还有白喉棒状杆菌、大肠埃希氏菌、链球菌等,而只有少数人结膜无细菌存在,这给泪液细菌学检查带来一定困难,要求检查结果应与临床相结合考虑。泪液的细菌学检查对眼睑、眼囊、结膜、巩膜、角膜和前房感染的病原学诊断有价值。急、慢性角膜溃疡常可检出肺炎链球菌、金黄色葡萄球菌、乙型溶血性链球菌、铜绿假单胞菌等;引起结膜炎的细菌有金黄色葡萄球菌、肺炎双球菌、链球菌、淋病奈瑟氏菌、白喉棒状杆菌等;其他如新生儿眼炎、泪囊炎、巩膜炎、虹膜炎、眼窝蜂窝组织炎等局部炎症中可检出多种致病菌。对上述疾病的细菌学检查,一方面有助于疾病的临床诊断,另一方面病原菌药物敏感试验对指导治疗起重要作用。

二、沙眼衣原体检查

沙眼是沙眼衣原体感染所引起的一种慢性传染性结膜角膜炎。沙眼的分泌物中有病原存在,我国科学家汤飞凡等人首次用鸡胚接种连续传代培养方法首次分离出沙眼衣原体。对于沙眼的诊断,临床上一般采用结膜刮片镜检查找包含体。试验方法为:首先擦去结膜表面上分泌物,然后用无菌小刀刮取穹窿部及眼结膜上皮细胞,再用链霉素处理后备检。标本涂片、干燥、固定,最后用Giemsa染色后普通显微镜检查,沙眼患者结膜上皮细胞内可检出包含体,也就是由红蓝色原体及深蓝色始体颗粒聚集而成的结构。此外,也可行碘染色或异硫氰酸荧光(FITC)标记的沙眼衣原体单克隆抗体染色;也可用培养方法、免疫学方法检测抗沙眼衣原体抗体、分子生物学方法(PCR)检测沙眼衣原体核酸,但是沙眼衣原体培养很不方便,很难直接用于临床检验。

三、真菌检查

眼表一般无真菌生长,但也有少数人可检出真菌,据报道有曲霉菌、青霉菌、其他癣菌或酵母菌。当角膜擦伤、慢性炎症及术后长期滥用大量类固醇、抗生素及免疫抑制剂时,可能导致菌群失调,机体免疫功能受损,真菌的存在就会造成眼表长期慢性感染。如真菌性角膜炎,近年该病有增多的趋势,也可能与近年来对真菌的检测技术提高,使本病的诊断及时、准确有关。眼表真菌感染也可与细菌并存,使病情更为复杂。检查方法如下:

（一）显微镜检查

无菌方法采取的泪液标本或分泌物或角膜刮片用 20%氢氧化钠溶液处理后涂片，光镜下查找有无菌丝或孢子，也可用革兰氏染色后镜检。

（二）真菌培养

泪液标本接种沙保氏斜面琼脂培养基及液体培养基，按真菌常规方法进行培养、鉴定。

四、厌氧菌检查

泪液的厌氧菌检查分为常规镜检和培养，常规镜检以泪液标本直接涂片，常规染色镜检。培养方法是将泪液标本接种于改良心脑浸液血培养皿上或经疱肉培养基增菌后接种，置厌氧箱、厌氧罐或厌氧袋内 37℃培养，若有细菌生长立即常规取样涂片染色鉴定。正常泪液中的厌氧菌以痤疮丙酸杆菌为优势菌，其次为消化球菌。眼的炎症，如急、慢性泪囊炎、内麦粒肿、结膜炎、眼内容物炎等均可检出厌氧菌。泪液的厌氧菌检查对于厌氧菌感染所致炎症的诊断、治疗有指导作用。

五、病毒学检查

（一）单纯疱疹病毒（HSV）

眼的单纯疱疹病毒感染性疾病有单纯疱疹性角膜炎（HSK）、结膜炎及眼睑皮炎，其中主要是 HSVI 型感染所致。国内学者对 HSK 患者泪液的 HSV 检测结果表明，用 PCR 技术能够从 HSK 患者泪液中检测到 HSVDNA，发病早期检出率高。随着病程进展及有效的局部药物治疗，检出率下降，并且泪液与角膜拭子两种标本检查结果一致，所以泪液的 HSVDNA 检测可以作为 HSK 的病原学诊断及疗效观察方法，尤其对于早期或没有典型病变、角膜炎不能定性者，诊断价值则更高。常用于泪液 HSV 检测的方法有两种：一种方法是酶联免疫吸附试验（ELISA），即用 HSV 抗原的单克隆抗体作为工具，检测泪液中存在的 HSV 抗原，本法具有敏感、特异、快速的特性，适用于临床对 HSK 及其他 HSV 感染性疾病进行快速诊断、疗效考核及预后判断；另一种方法是用 PCR 进行 HSV 基因诊断，本法具有 PCR 方法共有的特点，即特异性、敏感性高，但须严格进行实验的质量控制，防止出现 DNA 污染而出现假阳性结果。单纯疱疹病毒感染性疾病的病原诊断方法还有病毒分离、免疫荧光染色等。

（二）HBV 与 HCV 检测

HBV 和 HCV 所致病毒性肝炎是经血缘传播严重危害人类健康的传染病，现症患者或慢性带毒者血液中可检出各种病毒标志物或病毒的 DNA、RNA，其他如唾液、乳汁、精液和分泌物等也可检出病毒成分。Feucht 等用 RT-PCR 方法检测丙型肝炎患者的泪液，血清 HCVRNA 阳性的患者，其泪液 HCVRNA 全部阳性，泪液和血清中的 HCV 核苷酸序列分析结果均具有同源性，证明 HCV 感染者的泪液中含有感染性病毒颗粒，HCV 并不仅仅通过血液传播，泪液同血液一样具有传染性。对 HBV 感染患者检测 HBVDNA 也得到类似的结果，说明泪液也是 HBV 贮存的场所，HBV 感染者的角膜不能作为供体行角膜移植术；对此类患者的眼科检查器械应严格消毒，以防经此途径造成肝炎病毒的交叉感染。泪液的 HBV 及 HCV 的检测标本方便易得，对人体无损害，可以作为一种替代血清病毒学检查的方法。但 Mendel 等在研究 HCV 慢性感染的病毒基因分型时，发现泪液 HCV-RNA 检出率（9.8%）远低于血清（76.5%），提示这种体液是否可以成为 HCV 传染的途径有待进一步研究。

（梁雪岩）

第二十二章

Chapter 22

唾液检验

一、唾液淀粉酶（salivary amylase）

（一）参考范围

成人：0.38mg/ml。

（二）临床意义

（1）唾液淀粉酶（AMS）是由唾液腺分泌的一组同工酶的混合物，其活性远比血清 AMS 高。唾液 AMS 活性测定对慢性胰腺炎有一定的辅助诊断和观察疗效等作用。试验方法同血清 AMS 测定。

（2）唾液 AMS 含量明显降低，主要见于各种慢性胰腺炎。此外，新生儿 AMS 活性极弱；产后 3 个月该酶的含量可升至成人的 2/3。

二、唾液 T_3、T_4（salivary triiodothyronine and thyroxine）

（一）参考范围

放射免疫法：

T_3：0.057 ± 0.22nmol/L。

T_4：2.05 ± 0.78nmol/L。

（二）临床意义

（1）唾液内所含有的 T_3（triiodothyronine）、T_4（thyroxine）含量很低，但其水平与血清 T_3、T_4 变化相关，尤其是能反映具有生物活性的游离 T_3、T_4 的水平。试验采用检测灵敏度较高的放免测定法，方法简单便于观察，再因其取材容易，已显示出显著的临床使用价值。

（2）唾液 T_3、T_4 增高主要见于甲状腺机能亢进症。

（3）本试验需在血清 T_3、T_4 放免试验盒测定方法上略加改良，主要有：①增加标准管的稀释倍数；②适当延长温育时间等。

三、唾液皮质醇（salivar cortisol）

（一）参考范围

放射免疫法：

上午 8:00：9.045 ± 1.161nmol/L。

下午 2:00：2.24 ± 0.594nmol/L。

夜间 12:00：1.053 ± 0.135nmol/L。

（二）临床意义

(1)唾液中游离皮质醇浓度只占血清中的 1/40 左右,但其水平不仅可以反映血清游离皮质醇的动态变化,并且亦呈现明显的昼夜节律性。鉴于放射免疫法(RIA)检测灵敏度高、简便易行,故本试验可作为检测肾上腺皮质功能方面的一项有效手段,在临床上颇受重视。

(2)肾上腺皮质增生和肿瘤患者,唾液皮质醇明显升高,且昼夜节律性消失,午后及晚上无明显降低。此外,唾液皮质醇升高也可见创伤、手术、心肌梗死等应激情况时。唾液皮质醇减低主要见于肾上腺皮质机能减退。

(3)因皮质醇分泌有明显的昼夜规律变化,故本试验宜上午 8 时及下午 3 时各采样送检,以提高对疾病的诊断意义。

（曹元应　张建军　房功思）

第二十三章
Chapter 23

羊水检查

第一节　概　　述

一、羊水的来源

妊娠期间充满羊膜腔的液体(即养胎之水)称为羊水。其来源如下:

(一)妊娠早期

主要是由母体血浆通过胎膜进入羊膜腔的透析液,也有少量由胎儿皮肤透析而来。随着妊娠的进展,羊膜面积扩大,胎儿逐渐成熟,羊水量也随之增加。

(二)妊娠中后期

胎儿尿可能成为羊水的主要来源。随着胎龄的增长,妊娠 11 ~ 14 周胎儿肾已有排尿功能,胎尿进入羊水;妊娠 18 周时胎儿每天尿量为 7 ~ 17ml;足月时达 43ml/h,成为羊水的重要来源。

二、羊水的代谢

母体、胎儿和羊水之间不断进行液体交换,保持着羊水量的动态平衡。羊水每 3h 即可更新一次。妊娠早期,羊水—母体间与母体—胎儿间水分交换率相等。随着妊娠的进展,交换率增加,胎儿起的作用越来越大。足月时,母体与胎儿间水分交换量达 3 500ml/h,有 40% 的水通过胎儿进入羊水。在羊水代谢过程中,羊膜完成约 50% 的羊水交换。胎儿消化道也是羊水吸收的重要途径,妊娠足月时胎儿每日可吞咽羊水约 500ml,经消化道进入胎儿血循环,形成的尿液再排入羊膜腔中。胎肺也可吸收少量羊水,但对羊水量的影响甚微。另外,脐带的 Wharton 胶质亦参与羊水的代谢。

三、羊水的成分

妊娠早期,羊水的组成成分除蛋白质和钠的浓度稍低外,其他成分基本上与母体血浆相似。妊娠中后期,由于胎儿吞咽、呼吸及排尿等功能的建立,以致羊水的成分发生很大变化。羊水中水分占 98% ~ 99%,有机物和无机盐为 1% ~ 2%。此外,尚有少量白细胞和胎儿脱落上皮细胞。

(一)无机成分

1.电解质

足月妊娠时,羊水钠 34 ～ 41mmol/L,钾 6.5 ～ 6.7mmol/L,氯 108 ～ 110mmol/L,钙 2.25 ～ 2.50mmol/L,镁 0.41 ～ 8.82mmol/L。

2.气体

足月妊娠,羊水 $P(O_2)$ 为 8kPa(60mmHg);$P(CO_2)$ 妊娠早期为 4.4 ～ 7.3kPa(33 ～ 55mmHg),后期 5.6 ～ 7.3kPa(42 ～ 55mmHg)。

(二)有机成分

1.蛋白质及其衍生物

羊水中 50%是蛋白质及其衍生物,平均 26g/L。随着妊娠进展,蛋白质含量逐渐下降,妊娠 22 周时为 10g/L,妊娠 36 周时为 5g/L,足月妊娠时,羊水中蛋白质含量约为母体血清蛋白质的 1/20,其中 60%～ 70%为清蛋白。羊水中前清蛋白来自胎儿并随胎龄的增长而增高,于 36 ～ 40 周达到最高值,超过预产期时下降,故可用做诊断过期妊娠的指标。羊水中的甲胎蛋白在妊娠 15 周时达高峰,随着胎儿的成熟而逐渐下降。在重症母婴 Rh 血型不合、死胎及无脑儿时,羊水中蛋白质含量增高。

2.葡萄糖

正常羊水中葡萄糖含量为 2.02 ～ 2.76mmol/L,较母体血清为低。羊水中的葡萄糖主要通过胎盘来自母体。妊娠 37 周后,由于胎盘透过能力下降,羊水中葡萄糖含量逐渐降低。

3.脂肪

羊水中脂肪含量约为 500mg/L,其中 50%为脂肪酸,磷脂含量为 30 ～ 45mg/L,胆固醇为 20 ～ 96mg/L。妊娠 36 周时三酰甘油为 20mg/L,足月时为 60mg/L。

4.代谢产物

羊水中代谢产物包括肌酐、尿酸、尿素等,它们都随着妊娠的进展而增加。羊水中代谢产物的含量与肾成熟度有关,是评价胎儿肾成熟度的指标。

5.激素

羊水中的激素主要有蛋白激素、前列腺素、甲状腺激素、甾体激素等。它们来源于胎儿和胎盘,其含量可直接反映胎儿—胎盘单位功能,从而能间接反映胎儿在宫内的安危状况。

6.酶

羊水中有大量的酶,种类很多,现在已经查明的即达数十种,如淀粉酶、磷酸己糖异构酶、胆碱酯酶、碱性磷酸酶、乳酸脱氢酶等,其来源主要有羊水中所含细胞的破坏释放、胎儿唾液腺分泌、泌尿道和消化道排泄、胎盘渗出、胎儿血清经羊膜渗入等。有些酶对了解胎儿的发育和诊断胎儿先天性代谢性疾病有一定帮助。

7.胆红素

正常妊娠时,羊水中有少量胆红素,随着胎儿的成熟而逐渐下降。妊娠 28 周前,羊水中的胆红素多为未结合胆红素,随着胎儿肝发育成熟,肝功能逐渐完善,羊水中未结合胆红素减少而结合胆红素增加。

(三)羊水细胞

羊水中有两类细胞:一类为来自胎儿表皮的脱落细胞,细胞核小,染色质较致密,细胞核与细胞质之比约为 1∶8;另一类为来自羊膜的细胞,细胞核大,细胞质染色较深,细胞核与细胞质之比约为 1∶3。妊娠 12 周前羊水中细胞很少,妊娠 32 周后,来自羊膜的细胞减少,足月时来自胎儿的无核多角形细胞增多。

四、羊水的功能

（一）妊娠期

（1）为胎儿提供适宜的生长环境，羊水可使胎儿周围环境保持适宜的温度，利于胎儿的生长发育，并使胎儿有一个较大的活动范围，防止胎儿与周围组织发生黏连，不至于由于强制体位而发生畸形。

（2）保护胎儿作用：可防御外界环境给予的外力打击、机械性创伤、强烈震动等对胎儿的伤害。

（3）蓄水池作用：羊水可能保持胎儿的水平衡，胎儿水分过多时可排入羊水，胎儿脱水时可由羊水供给水分。

（4）可能有促进胎儿器官发育的作用。

（5）有轻度溶菌作用，如果羊水没有被胎粪或血污染，有轻度溶菌作用。

（二）分娩期

在分娩期羊水形成水囊，在头先露时，可以缓和子宫颈的扩张。在臀位与足位时，可以避免脐带脱垂。在子宫收缩时，羊水可以缓和压力，使压力不直接加于胎儿。羊水还可使羊2膜腔保持一定张力，从而支持胎盘附着于子宫壁上，防止胎盘早剥。破水后羊水可以润滑产道，便利胎儿娩出。

五、羊水标本的采集

羊水穿刺应在严密消毒下进行，由妇产科医师操作经腹羊膜腔穿刺术采集。根据不同的检查目的，选择适宜的穿刺时间。如诊断胎儿是否患有遗传性疾病或进行胎儿性别的基因诊断，一般选择妊娠 16～20 周经腹羊膜腔穿刺，取羊水 20～30ml 送检。判别胎儿成熟度及疑有母婴血型不合，则在妊娠晚期抽取羊水 10～20ml 送检。抽出的羊水标本应立即送检，否则，应置 4℃冰箱保存，但不得超过 24h。采集的羊水标本经 1 000～2 000r/min 离心 10min 后，取其上清液做生化检查，沉淀物做有形成分检查。

六、羊水检查的临床意义

随着科学技术的飞速发展，羊水检测技术不断提高。因此，羊水检查对于降低围生儿死亡率及优生学的研究与发展起着重要作用。

（1）高危妊娠有引产指征，需了解胎儿成熟度及测定胎盘功能时，可通过羊水检查，选择分娩的有利时机，降低围生儿死亡率。

（2）曾有过多次原因不明的流产、早产或死胎史，疑有胎儿遗传性疾病者，或曾分娩过染色体异常的新生儿或胎儿者，或夫妇一方或双方有染色体异常，或其亲代有代谢缺陷病者，均可在产前进行羊水穿刺检查。

（3）35～40 岁以上高龄孕妇，排除胎儿染色体异常及必要的胎儿性别诊断。

（4）妊娠早期曾患过严重病毒性疾病，或接触过大剂量电离辐射或化学性物品或可能致畸药物。

（5）疑为母胎血型不合，需检查羊水中血型物质和胆红素，确定治疗措施及判断预后。

(6)检查胎儿有无宫内感染。

(7)监测胎儿发育是否正常。

(何玲英)

第二节　羊水一般性状检查

Section 2

一、量

(一)测量方法

1.B 型超声探测法

最大羊水池与子宫轮廓相垂直深度测量法:此法简单易行,无创无痛,准确性高。羊水指数法:比前者测定方法更敏感、更准确。

2.直 接 法

产妇破膜时收集羊水直接测量。

3.间 接 法

将已知剂量的标记物注入羊膜腔,从标记物被稀释的程度换算出羊水量。

(二)参 考 值

羊水量在妊娠 38 周前随胎龄而增加,但个体差异很大。妊娠 8 周时,羊水量为 5 ～ 10ml,10 周时为 30ml,12 周时约为 50ml,16 周为 150 ～ 250ml,20 周为 300 ～ 400ml,36 ～ 38 周达高峰,约 800 ～ 1 000ml,以后逐渐减少,足月时羊水量为 500 ～ 800ml。

(三)临床意义

1.羊水过多

凡在妊娠任何时期内,羊水量超过 2 000ml 者,称羊水过多。据文献记载,羊水量最多可达 15 000 ～ 20 000ml。多数孕妇羊水增多较慢,在较长时期内形成,称为慢性羊水增多;少数孕妇在数日内羊水急剧增多,称为急性羊水增多。羊水过多常见于下列情况:

(1)胎儿畸形:约 50% 为胎儿神经管缺陷,多见于无脑儿、脑膨出、脊柱裂;25% 为胎儿消化道畸形,以小肠或食管闭锁多见。

(2)胎盘脐带病变:如胎盘绒毛细管瘤、脐带帆状附着。

(3)孕妇及胎儿各种疾病:糖尿病、A、B、O 或 Rh 血型不合等。

(4)多胎妊娠:多见于单卵双胎妊娠。因双胎间血液循环相互沟通,血液循环占优势的胎儿尿量增加导致羊水过多。

(5)特发性羊水过多原因不明,孕妇、胎儿及胎盘均异常。

2.羊水过少

妊娠足月时羊水量少于 300ml 称为羊水过少。常见于下列情况

(1)胎儿畸形:胎儿先天性肾缺如、双肾发育不全、尿道闭锁。

(2)过期妊娠:胎盘功能减退,由于灌注量不足导致羊水过少。

(3)胎儿宫内发育迟缓:慢性缺氧引起胎儿血液循环重新分配,肾血流量下降,胎尿生成减少导致羊水过少。

二、颜色与透明度

正常妊娠早期羊水为五色透明或淡黄色液体,妊娠后期羊水中因混有胎儿脱落上皮细胞、胎脂、毳毛、少量白细胞、清蛋白及尿酸盐而略显混浊,呈轻微乳白色。异常时常见下列情况:

(一)金 黄 色
可能是母胎血型不合引起的胎儿溶血,导致羊水胆红素过多。

(二)红 色
表示有出血,或胎儿出血或胎盘剥离。

(三)棕红或褐色
表示宫内陈旧性出血,多为胎儿已死亡。

(四)黄绿或深绿色
表示羊水中混有胎粪,多为胎儿窘迫现象。

(五)混浊脓性或略带臭味
表示宫腔内已有明显感染。

(六)黄色黏稠能拉丝
表示胎盘功能减退或妊娠过期。

三、其他理学检查

(一)比密及酸碱度
足月妊娠的羊水比密为 1.007 ∼.025,pH 为 7.20 ∼ 7.60。

(二)渗透压及黏度
妊娠后期羊水渗透压为 230 ∼ 270mml/kg,黏度为 1.75 ∼ 1.85。

(何玲英)

第三节　胎儿成熟度检查

Section 3

胎儿成熟度检查的方法有超声诊断、放射线检查及羊水穿刺检查等。用于判断胎儿成熟度最好的标本是羊水,借助羊水中某些物质的消长可了解胎儿脏器功能,判断脏器的成熟度,对于高危孕妇选择决定有利分娩时机和确定处理方针、降低新生儿死亡率是十分重要的。

一、胎儿肺成熟度检查

胎儿肺成熟度检查对判断新生儿特发性呼吸窘迫综合征(IRDS)或称新生儿透明膜病(HMD)具有重要意义。新生儿特发性呼吸窘迫综合征是新生儿严重的疾病之一,主要见于妊娠 37 周前分娩的早产儿,也可见于剖宫产婴儿、母亲患有糖尿病或妊娠高血压综合征的初生儿,病死率可达 50%∼ 70%。IRDS 占所有新生儿死亡病例的 19.5%,其发病机制为肺泡表面活性物质卵磷脂缺乏,导致肺泡表面张力增加和稳定性降低,产生进行性肺膨胀不全,胎儿血氧降低,二氧化碳蓄积,出现呼吸性酸中毒,肺泡上皮细胞破坏,通透性增加,含纤维蛋白原的液体渗入肺

泡壁形成透明膜阻碍换气而死亡。胎儿肺成熟度测定常用的检查方法如下所述:

(一)薄层色谱法(TLC)卵磷脂/鞘磷脂比值(L/S)测定

1.方法评价

本法为临床最早评估胎儿肺成熟度状态的化学分析方法,准确性较高,至今仍为参考方法;但测定费力、耗时,需要特殊试剂、标准品等,标本离心过速、时间过长、血液污染(溶血)、胎粪以及薄层层析的精密度均影响测定的准确性。

2.原　　理

肺泡表面活性物质的生理功能是维持肺泡的稳定性,防止在呼气终了时肺泡塌陷。卵磷脂(lecithin,L)和鞘磷脂(sphingomyelin,S)是肺泡表面活性物质的主要成分。卵磷脂与鞘磷脂在妊娠34周前含量接近。妊娠35周后,卵磷脂被迅速合成,至妊娠37周达高峰,因而羊水中的含量也明显上升,而鞘磷脂在整个妊娠期无明显变化。采用薄层层析,可区分出两者的位置,将标本与标准品对照,测量标本的L和S色谱斑面积或通过光密度扫描可求出L/S的比值,根据L/S的比值可判断胎儿肺的成熟度。

3.检查方法

参阅临床生化检验。

4.参　考　值

正常 L/S≥2。

5.临床意义

(1)L/S < 2,表示肺不成熟,易发生 IRDS。

(2)L/S = 1.5～1.9 即临界值,表示肺不够成熟,IRDS 发生率为 50%。

(3)L/S = 2.0～3.4,表示胎儿肺已成熟,一般不会发生 IRDS。

(4)L/S = 3.5～3.9,表示胎儿肺肯定成熟。

(5)L/S≥4.0,表示过熟儿。

(二)羊水泡沫试验(foam test)[或称振荡试验(shake test)]

1.方法评价

本法是最常用的床边试验,操作简单,不需要特殊设备,结果报告迅速,假阳性率较低;但为间接估量羊水磷脂的方法,假阴性率高,可达 27%。

2.原　　理

羊水中主要的表面活性物质饱和磷脂在抗泡剂乙醇中经振荡后能形成稳定的泡沫,这种泡沫在室温下可保持数小时,而羊水中其他物质(如蛋白质、胆盐、醋酸盐、游离脂肪酸及未饱和磷脂)也能形成泡沫,但能被乙醇在几秒内迅速破坏而消除。

3.方　　法

临床上通常采用双管法。

(1)第一支试管,羊水 1ml 与 95%乙醇的比例为 1∶1,第二支试管比例为 1∶2,加液完毕塞紧试管塞,置于试管架上。

(2)用力振荡 15～20s,静置 15min 后观察结果。

4.结果判断

肺表面活性物质越多,泡沫也越多,阳性程度越强。

(1)两管液面均有完整的泡沫环为阳性。

(2)如第一管液面有完整的泡沫环,而第二管无泡沫环为临界值。

(3)若两管均无泡沫环为阴性。

5.参　考　值

正常为阳性。

6.注意事项

(1)羊水标本采集后,应立即进行试验,如不能及时试验,须4℃保存。试验可用混匀的羊水,也可用离心后的羊水上清液,但羊水不宜长时间离心,以免将活性物质沉淀,导致结果呈阴性反应。

(2)试管要清洁干燥,羊水与试剂用量应准确。

(3)若羊水中混有胎粪、血液,不宜使用。

7.临床意义

阳性意味着L/S≥2,提示胎儿肺成熟;仅第一管液面有完整的泡沫环提示L/S < 2;阴性提示胎儿肺未成熟。进一步精确的羊水泡沫试验还可以将羊水与 95%乙醇进行一系列的稀释试验。

(三)羊水吸光度测定

本法为间接估量羊水磷脂的方法,易受磷脂类物质以外其他羊水成分浊度的影响。

羊水吸光度(A)试验是以羊水中磷脂类物质的含量与其浊度呈正比的关系进行测定的。当波长为650nm 时,羊水中磷脂类物质越多,A_{650}越大,胎儿肺的成熟度越好。

临床意义:A_{650}≥0.075 为阳性,表示胎儿肺成熟;A_{650}≤0.050 为阴性,表示胎儿肺不成熟;两者之间为可疑。

(四)磷脂酰甘油(PG)测定

直接检测羊水中卵磷脂和磷脂酰甘油,其结果不受血液或胎粪的影响,故灵敏度和特异性高,是目前最可靠的方法。但操作复杂、费时,易受甘油(润滑剂)的干扰。

临床意义:PG 是肺泡表面活性物质磷脂成分之一,约占羊水中总磷脂的 10%。磷脂酰甘油在妊娠 35 周后出现于羊水中,其含量随妊娠时间的延长而增加。如羊水中出现 PG,提示胎儿肺已成熟,新生儿一般不会发生 IRDS;而当 PG 阴性时,即使羊水 L/S≥2,仍有发生 IRDS 的可能。因此,当进行羊水薄层层析 L/S 测定时,如出现 PG,则可肯定新生儿肺已成熟。

二、胎儿肾成熟度检查

(一)羊水肌酐测定

1.方法评价

羊水肌酐测定是反映胎儿整体成熟的一种较为可靠的试验。但羊水中肌酐浓度可受羊水量和胎儿肌肉发育程度以及孕妇血浆肌酐的影响。

2.参 考 值

≥176.8μmol/L提示胎儿肾成熟,132.6 ～ 176.7μmol/L 为可疑,≤132.5μmol/L提示肾未成熟。

3.临床意义

羊水中的肌酐为胎儿代谢产物,随胎尿排至羊水中,其排泄量反映肾小球的成熟度。随着妊娠的进展,胎儿肾功能逐渐成熟,来自母血的肌酐也可以通过胎盘循环经胎儿肾排泄于羊水中。自妊娠中期开始,羊水中肌酐含量逐渐增高,于妊娠34 周迅速上升,妊娠37 周后羊水肌酐含量≥176.8μmol/L,因此,将羊水中肌酐含量≥176.8μmol/L 定为胎儿肾成熟值。

(二)羊水葡萄糖测定

1.参 考 值

< 0.56mmol/L 提示胎儿肾发育成熟,> 0.80mmol/L 提示胎儿肾不成熟。

2.临床意义

羊水中的葡萄糖(AFG)主要来自母体血浆,部分来自胎儿尿。妊娠23 周前随羊膜面积增大,羊水量增加,羊水中葡萄糖浓度逐渐增加,至 24 周达到高峰值,约为 2.29mmol/L,以后随着胎儿肾成熟,肾小管对葡萄糖重吸收作用增强,胎尿排糖量减少,加上胎盘通透性随胎龄增加而减低,羊水葡萄糖浓度逐渐减低,临产时可降至 0.40mmol/L 以下。因此,测定羊水中葡萄糖含量可以反映胎儿肾发育情况。

三、胎儿肝成熟度检查

妊娠 12 周羊水中开始出现胆红素,因妊娠早期的胎儿肝不具有结合、转化胆红素的能力,故羊水中胆红素多数为非结合型的胆红素,由胎儿红细胞破坏所产生。随着妊娠时期增长,胎儿肝发育,肝功能逐渐完善,非结合型的胆红素逐渐转化为结合型的。至妊娠 36 周,羊水中的胆红素就完全消失,说明胎儿肝已经成熟。所以,羊水中胆红素的量可反映胎儿肝成熟程度。

（一）参 考 值

正常胎儿羊水中胆红素应 < 1.71μmol/L（改良 J-G 法）。

（二）临床意义

(1)判断胎儿肝成熟程度：< 1.71μmol/L 提示胎肝成熟,1.71 ～ 4.6μmol/L 提示胎肝成熟可疑,> 4.61μmol/L 提示胎儿安全受到威胁,> 8.03μmol/L 提示多有胎儿窘迫。

(2)可协助诊断胎儿溶血及估计溶血进展情况,为临床处置提供依据。母胎血型不合溶血,羊水中胆红素达 16.2μmol/L 时,应采取终止妊娠措施,否则胎儿多难存活。

(3) 孕妇本人有某种原因的溶血性贫血或严重肝功能障碍时,羊水中的胆红素也会升高,在解释结果时应予以注意。

四、胎儿皮脂腺成熟度检查

计算羊水中脂肪细胞百分率是判断胎儿皮肤是否成熟的重要指标。

（一）检查方法

(1)取羊水离心沉淀物,滴于载玻片上。

(2)加 1.36mmol/L 硫酸尼罗蓝水溶液 1 滴与之混合。

(3)1 ～ 2min 后加盖片,在火焰上缓慢加热到 50 ～ 60℃,维持 2 ～ 3min,置显微镜下观察。

(4)计数 200 ～ 500 个细胞,计算脂肪细胞的比值。

（二）结 果

脂肪细胞染成橘黄色,无核,其他细胞为蓝色。

（三）参 考 值

脂肪细胞百分率 > 20% 提示胎儿皮肤成熟,10%～ 20% 为胎儿皮肤成熟可疑,< 10% 提示胎儿皮肤未成熟,> 50% 表示过期妊娠。

（四）临床意义

羊水中的脂肪细胞是胎儿皮脂腺及汗腺脱落的细胞,其出现率与胎龄有着密切关系。随着妊娠的进展,胎儿皮脂腺逐渐成熟,羊水中脂肪细胞占总细胞数的比例逐渐升高,在妊娠 34 周前胎儿脂肪细胞 ≤1%,妊娠 34 ～ 38 周,脂肪细胞为 1%～ 10%,妊娠 38 ～ 40 周时为 10%～ 15%,妊娠 40 周以后则超过 50%。因此,计数羊水中脂肪细胞的百分率可作为评价胎儿皮肤成熟度的重要指标。

五、胎儿唾液腺成熟度检查

羊水中淀粉酶活性可反映胎儿唾液腺成熟程度。

(一)参考值

> 300U/L 提示胎儿唾液腺成熟，200 ～ 300U/L 为临界值，< 200U/L 提示胎儿唾液腺不成熟。

(二)临床意义

羊水中的淀粉酶分为胰腺型同工酶和唾液腺型同工酶，分别来自胎儿的胰腺和唾液腺。胰腺型同工酶在妊娠过程中变化不大，唾液腺型同工酶从早期妊娠开始逐渐升高，显示胎儿唾液腺有分泌功能，到妊娠 37 周后其活性上升加快。妊娠 37 周前羊水淀粉酶的活性多在 200U/L 以下，而妊娠 37 周后多在 300U/L 以上，因此测定羊水中淀粉酶活性可作为判断胎儿唾液腺成熟度的指标。由于羊水中的淀粉酶来源于唾液腺，不通过胎盘，不受母体淀粉酶的影响，因而有人认为以羊水淀粉酶来判断胎儿成熟度，可能较其他方法更可靠。

(何玲英)

第四节 先天性遗传性疾病的产前诊断

先天性疾病是指胎儿出生前就已存在的病理现象，包括智力、器官结构和功能的缺陷。遗传性疾病是指由于个体生殖细胞或受精卵的遗传物质发生突变(或畸变)所引起的疾病。

遗传性疾病常常是先天的，而先天性疾病并不都是遗传的。有些先天性疾病是由于受精卵发育时期受体内外各种环境因素影响形成的疾病，若下次受孕这些因素不复存在，胎儿可以不发生这些先天性疾病。

一、遗传性疾病分类

(一)染色体病

由于染色体数目和结构异常所致。常染色体数目异常表现为某对常染色体多一条染色体，称为三体，如先天愚型(21-三体综合征)。常染色体结构异常表现为缺失、重复、倒位及异位。性染色体数目异常，如先天性卵巢发育不全症(45, XO)，患者表现为弱智、发育障碍、多发畸形。

(二)单基因病

仅有一对基因发生突变或异常，又称单基因遗传病。其遗传方式有三种：常染色体显性遗传；常染色体隐性遗传；性连锁遗传，即致病基因位于性染色体(X 或 Y 染色体)上，又叫伴性遗传。单基因病中大多数表现为由于酶的缺陷引起代谢紊乱、代谢中间产物蓄积而出现临床症状的先天性代谢病。

(三)多基因病

由两对或两对以上基因异常和环境因素共同造成的基因突变所致的疾病。每对基因彼此之间没有显性和隐性区别，而是共显性。多基因作用有明显的累积效应。临床上主要表现为先天畸形，如唇腭裂、畸形足、脊柱裂、无脑儿、神经管畸形、幽门狭窄、先天性心脏病和先天性髋关节脱位等。多基因病占产前诊断的 40%～ 50%，占出生总数的 2.6%。

产前诊断(即出生前诊断,又称宫内诊断)是指在胎儿出生前采用影像学、生物化学、细胞遗传学及分子生物学技术,通过观察胎儿外形、分析胎儿染色体核型、检测羊水和胎儿细胞的生化项目和基因等,判断胎儿是否患有先天性遗传病,以确定是否进行选择性流产。

二、染色体核型分析

染色体病产前诊断的主要方法是染色体核型分析,将新鲜羊水 20～30ml 离心得到羊水细胞,经 RPMI 1 640 培养液与 25%小牛血清中培养 8～10d 后,用秋水仙碱处理,使大部分细胞停留在分裂中期,以获得分裂相细胞,将细胞经低渗、固定、制片等过程处理后,进行吉姆萨染色或用显带染色,然后进行核型分析。

近年来由于分子遗传学技术的不断提高,应用原位杂交技术或引物原位 DNA 合成技术,仅需 1h 即可获得准确的染色体核型分析结果。染色体核型分析主要用于检查因染色体数目或结构异常而造成的遗传性疾病。

三、羊水细胞性染色质检查

羊水细胞性染色质检查可以预测胎儿性别,估计某些伴性遗传病的发生几率。

(一)羊水细胞制片

于妊娠 16～20 周时,经羊膜腔穿刺抽取羊水约 10ml,注入离心管,以 1 000r/min 离心 10min,用干燥、洁净吸管吸取上清液(可留做生化检验项目使用),管底沉淀物加新鲜固定液(甲醇∶冰乙酸＝3∶1)约 8ml,固定 30min,再以 1 000r/min 离心 10min,弃去上清液,再加少许新鲜固定液,用吸管将沉淀物轻轻吹吸成细胞悬液,于清洁、干燥的载玻片上滴 1～2 滴细胞悬液,空气中干燥待染色。

(二)X 染色质(Barr 小体)检查(硫堇染色法)

1.试　　剂

(1)硫堇原液:将硫堇 2.0g 溶于 50%乙醇 25.0ml,溶解后过滤备用。

(2)乙酸—巴比妥缓冲液:取乙酸钠($NaCH_3COO \cdot 3H_2O$)0.485g、巴比妥钠 0.735g、去 CO_2 蒸馏水 25.0m1,混匀并充分溶解即成。

(3)0.1mol/L 盐酸。

(4)硫堇应用染液:将硫堇原液 20.0ml、缓冲液 14.0ml、盐酸液 16.0ml 混合即成,可用数月。

(5)火棉胶液:将硝化纤维素 500ml 溶于 1∶1 的无水乙醇、乙醚 100ml 中。

2.染　　色

(1)将待染涂片置无水乙醇中 3min,取出后放入火棉胶液内 1～2min,空气干燥数秒钟,再依次置于 70%、50%乙醇中各 5min,过蒸馏水两次各 5min。

(2)加 0.1mol/L 盐酸 0.1m1 于涂片上,使其在室温下水解 10～20min,于流水中冲洗,再于蒸馏水中冲洗 5min,然后在硫堇应用液中染色 10～20min,取出以流水冲洗后,经蒸馏水冲洗,并迅速过 70%乙醇中分色(几秒钟),依次置于 80%、95%乙醇和无水乙醇中各 1min,空气中干燥后油镜检查。

3.镜　　检

油镜下,根据细胞核的形态分为可数细胞和非可数细胞。前者细胞核大,核膜完整,结构清晰,染色质均匀;后者细胞核小、固缩或染色过深,结构不清或核重叠,有破损。在可数细胞的核膜内缘处可见到呈深蓝色的三角形、半圆形或馒头形的染色质块，其大小约为 1.2μm × 0.71μm，即为 X 染色质（又称 Barr 小体）。为避免将普通染色质聚集点误认为 X 染色质，凡未与核膜连贴者均不计入 X 染色质。计数 100～200 个可数细胞，报告 X 染色质阳性的比值。

4.结果判断

X 染色质细胞≥6%为女胎，≤5%为男胎。

（三）Y 染色质的检查

1.试　　剂

（1）5g/L 阿的平荧光染液：取二盐酸阿的平或磺酸阿的平 50mg 溶于 10.0ml 重蒸馏水中，放在有色玻璃瓶内，置 4℃冰箱备用。此染液最好临用前制备，有效期 3d。

（2）枸橼酸—磷酸盐缓冲液：取 0.1mol/L 枸橼酸溶液 8.4ml、0.2mol/L 磷酸氢二钠 11.6ml，混匀后将 pH 调至 5.6 备用。

2.染　　色

取已固定好的羊水细胞悬液片，于阿的平染液中染色 10～15min，取出后用缓冲液冲洗并加盖片，即可在荧光显微镜下观察。

3.镜　　检

在荧光显微镜下，先用低倍镜查找，再用油镜仔细观察。在荧光显微镜下，在细胞核的中心或近核膜处发出明亮荧光的小点即为 Y 染色质，直径 0.25～0.35μm，轮廓清晰，比周围的荧光强而明显，有时在荧光小体周围有一较淡的着色区，与其余核质荧光分开。选择核质均匀、核膜完整清晰的可数细胞，计数 100 个，计算有 Y 染色质细胞的比值。

4.结果判断

Y 染色质细胞≥5%为男胎，＜4%为女胎。

（四）羊水细胞性染色质检查的临床意义

羊水细胞性染色质检查的目的是判断与性别有关的性连锁遗传病，根据检测结果决定是否终止妊娠。临床上常见的性连锁遗传病有血友病甲、血友病乙、红绿色盲、原发性低丙种球蛋白缺乏症、G-6-PD 缺乏症、Ⅱ型黏多糖沉积病、Ⅱ型糖原代谢病、肌营养不良等。如果胎儿父亲为 X 连锁隐性基因携带者，母亲正常，则女胎全为 X 连锁隐性基因携带者，而男胎正常，故最好流产全部女胎；若胎儿母亲为 X 连锁隐性基因携带者，父亲正常，则男胎一半正常，一半为患者，女胎一半正常，一半为基因携带者，故应流产男胎，可防止发病胎儿的降生。

四、羊水生化及免疫学检查

用羊水上清液进行生化及免疫学检查，对神经管缺陷及某些遗传性代谢病的产前诊断有很大临床意义。

（一）神经管缺陷检查

胎儿畸形的种类很多，其中常见者为开放性神经管缺陷病。羊水中甲胎蛋白、胆碱酯酶的测定对本病的诊断较为重要。

1.甲胎蛋白（AFP）

测定羊水中 AFP 是目前诊断胎儿神经管缺陷的重要指标。AFP 主要在胎儿肝和卵黄囊内合成，部分来自胎儿胃肠道、羊膜及绒毛膜细胞，随胎尿排入羊水。

正常妊娠 16～20 周羊水中 AFP 可达 40mg/L，妊娠 20～22 周逐渐下降，妊娠 32 周后降至 25mg/L，直至妊娠足月。在无脑儿和脊柱裂等开放性神经管缺陷胎儿，胎血中的 AFP 从暴露的神经组织和脉络丛进入羊水中，结果使羊水中 AFP 含量明显高于正常，可达 10 倍以上。

由于胎儿血中 AFP 含量是羊水 AFP 含量的 150～200 倍,若穿刺时伤及胎儿或胎盘造成出血,可使羊水中 AFP 含量明显升高,造成假阳性,故操作时应加以注意。羊水中 AFP 升高并非神经管缺陷的特有表现,还可见于死胎、先天性食管闭锁、脑积水、骶尾畸形瘤、先天性肾病、糖尿病和某些染色体病等。因此,若进行羊水 AFP 测定,应同时测定羊水总胆碱酯酶或真胆碱酯酶,以提高准确率。

2.羊水总胆碱酯酶(TChE)

羊水含有的胆碱酯酶(ChE)依其对乙酰胆碱的亲和力的不同,分为真性胆碱酯酶(AChE)和假性胆碱酯酶(PChE)两种。妊娠早期胎儿机体内即已生成并分泌 ChE,于妊娠 12 周时羊水中 ChE 显著升高。

在开放性神经管缺陷的胎儿,由于从胎儿的脑脊液和血清中渗出到羊水中的 ChE 比成熟时更多,故测定羊水总胆碱酯酶活性,结合胎儿羊水中 AFP 含量,可尽早发现胎儿开放性神经管缺陷。

3.羊水中真性胆碱酯酶测定

羊水中真性胆碱酯酶活性增高与开放性神经管畸形高度相关。应用聚丙烯酰胺凝胶电泳分析 AChE,有助于开放性神经管缺陷胎儿的确诊。但因羊水中 AChE 的含量极微,故检测手段要求较高。在开放性神经管缺陷羊水电泳时,可见明显的 AChE 快泳区带,在平行操作时加入 AChE 特异性抑制剂的样品中,AChE 快泳区带消失。虽然凝胶电泳分析对无脑儿和开放性脊柱裂的筛检阳性率可达 99.5%,但其他严重先天畸形(50%)、流产(47%)及胎儿脐疝(75%)时羊水 AChE 也可呈阳性,因此,羊水 AChE 电泳结果必须结合其他临床资料综合评价。

(二)黏多糖沉积病检查

黏多糖沉积病是由于细胞溶酶体酸性水解酶先天性缺陷所致的遗传性代谢病。黏多糖包括透明质酸、硫酸软骨素、硫酸皮肤素、硫酸乙酰肝素及硫酸角质素,由于这些物质降解受阻,在溶酶体内大量蓄积,导致胎儿多脏器及多组织受累。该病患者主要临床表现为严重的骨骼畸形、肝脾大、智力障碍以及其他畸形,症状为进行性,预后不良。

黏多糖沉积病产前诊断以测定培养羊水细胞内特异的酶活性最为可靠。但其测定对实验室设备及操作人员技术水平要求较高,一般临床实验室难以开展。目前,临床上常用的实验方法是甲苯胺蓝定性试验和糖醛酸半定量试验。

1.甲苯胺蓝定性试验

正常妊娠早期,羊水甲苯胺蓝定性试验为弱阳性,妊娠中后期应为阴性。若妊娠中后期羊水甲苯胺蓝定性试验为阳性,提示胎儿患有黏多糖沉积病。

2.糖醛酸半定量试验

肌酐中糖醛酸含量可反映酸性黏多糖的多少。正常妊娠 16～20 周,羊水糖醛酸含量为 3.3～7.0mg/mg Cr,如果高于此值,提示胎儿患有黏多糖沉积病。

(三)死胎检查

1.肌酸激酶(CK)测定

在正常妊娠羊水中 CK 活性约为孕妇血清的 1/5 或更低,主要是 CK-BB。羊水中 CK 升高主要来源是死胎组织的骨骼肌分解,而且是 CK-MM 升高,其活性的高低与死亡时间成正相关。死亡后 1～2d CK-MM 为 10～40U/L,4～5d 为 1 000～5 300U/L,10d 为＞8 000U/L,20～30d 为＞10 000U/L。故羊水 CK 测定对诊断死胎较为准确。

2.乳酸脱氢酶(LDH)测定

死胎羊水 LDH 活性明显升高,但由于宫内组织损伤,羊水受血液污染,均可引起 LDH 升高,故特异性不强。

（四）羊水血型物质检查

怀疑母胎血型不合时，可在妊娠晚期抽取羊水检查血型物质，预测胎儿血型。若母胎 A、B、O 或 Rh 血型不合，则可测定羊水中抗体效价和胆红素，做好围生期监护与治疗及新生儿防治的准备。但应注意约 20%的孕妇为非分泌型，羊水中无血型物质。

（五）胎膜早破和胎儿窘迫的检查

观察羊水的性状以及有无胎粪污染，结合阴道分泌物酸碱度测定，涂片检查有无胎脂、毳毛、脂肪细胞和结晶形态进行判断。

（何玲英）

第二十四章

尿液一般检验

第一节　尿液的生成及主要成分

Section 1

一、尿液的生成

尿液由肾脏生成,通过输尿管、膀胱及尿道排出体外。肾单位是肾脏泌尿活动的基本功能单位。肾单位包括肾小体与肾小管两部分,肾单位与集合管共同完成泌尿功能。当体内血液流经肾小球毛细血管时,其中的细胞、大分子蛋白质和脂类等胶体被截留,其余成分则经半透膜滤过,进入肾小囊腔形成原尿。原尿通过肾小管时,约大部分水分、电解质、葡萄糖、氨基酸、乳酸及肌酸、部分硫酸盐、尿酸等物质又重新被吸收回血;肾小管也分泌一些物质加入尿中;肾小管滤过的原尿经过曲小管和集合管的重吸收和排泌、浓缩与稀释作用成为终尿排出体外。因此尿液的生成,包括肾小球滤过,肾小管的重吸收和排泌3个过程。在感染、代谢异常、肾血管病变、变态反应性疾患、毒素或药物刺激情况下,泌尿道的病理产物或血液中的异常成分,可随尿排出。尿液的性状和组成,可反映机体的代谢情况。

二、尿液的主要成分

正常尿含水分96%～97%,固体物3%～4%。正常成人每天由尿中排出总固体约60g,其中无机盐约25g,有机物约35g。无机盐中约1/2是钠和氯离子;有机物中主要是尿素(每天可排出约30g),其次是少量的糖类、蛋白质、酶、性激素和抗体,以及种类繁多的代谢产物。

(贺猛)

第二节　尿液一般检查的适应证

Section 2

一、用于对泌尿系统疾病的诊断与疗效观察

泌尿系统的炎症、结石、肿瘤、血管病变及肾移植术后发生排异反应时,各种病变产物直接

进入尿中,引起尿液成分变化,因此尿液分析是泌尿系统诊断与疗效观察的首选项目。

二、用于对其他系统疾病的诊断

尿液来自血液,其成分又与机体代谢有密切关系,任何系统疾病的病变影响血液成分改变时,均能引起尿液成分的变化。如糖尿病时进行尿糖检查、急性胰腺炎时进行尿淀粉酶检查、急性黄疸型病毒性肝炎时做尿液胆色素检查等,均有助于上述疾病的诊断。

三、用于安全用药的监测指标

某些药物如庆大霉素、卡那霉素、多黏菌素 B 与磺胺类药等常可引起肾损害,用药前及用药过程中需观察尿液的变化,以确保用药安全。

四、对人体健康状态的评估

用于预防普查,如对人群进行尿液分析,筛查有无肾、肝、胆疾病和糖尿病等,以达到早期诊断及预防疾病的目的。

(贺猛)

第三节　尿液标本采集及保存

一、尿液标本采集

为保证尿液检查结果的准确性,必须正确留取标本:避免阴道分泌物、月经血、粪便等污染;无干扰化学物质(如表面活性剂、消毒剂)混入;尿标本收集后及时送检及检查(2h 内),以免发生细菌繁殖、蛋白变性、细胞溶解等;尿标本采集后应避免强光照射,以免尿胆原等物质因光照分解或氧化而减少。

二、尿标本的种类

(一)晨　尿

即清晨起床后的第一次尿标本,为较浓缩和酸化的标本,血细胞、上皮细胞及管型等有形成分相对集中且保存得较好,适用于可疑或已知泌尿系统疾病的动态观察及早期妊娠试验等;但由于晨尿在膀胱内停留时间过长易发生变化,门诊患者携带不方便已采用清晨第二次尿标本来取代晨尿。

(二)随机尿(随意一次尿)

即留取任何时间的尿液,适用于门诊、急诊患者。本法留取方便,但易受饮食、运动、用药等影响,可致使低浓度或病理临界浓度的物质和有形成分漏检,也可能出现饮食性糖尿或药物如维生素 C 等的干扰。

(三)餐后尿

通常于午餐后 2h 收集患者尿液,此标本对病理性糖尿和蛋白尿的检出更为敏感,因餐后增加了负载,使已降低阈值的肾不能承受。此外由于餐后肝分泌旺盛,促进尿胆原的肠肝循环,而餐后机体出现的"减潮"状态也有利于尿胆原的排出。因此,餐后尿适用于尿糖、尿蛋白、尿胆原等检查。

(四)3h 尿

收集上午 3h(如 6 时～9 时)尿液,测定尿液有形成分,如白细胞排出率等。

(五)12h 尿

晚 8 时排空膀胱并弃去此次的尿液后,留取在次日晨 8 时夜尿,作为 12h 尿有形成分计数,如 Addis 计数。

(六)24h 尿

尿液中的一些溶质(肌酐、总蛋白质、糖、尿素、电解质及激素等)在一天的不同时间内其排泄浓度不同,为了准确定量,必须收集 24h 尿液。于第 1d 晨 8 时排空膀胱弃去此次尿液,再收集至次日晨 8 时全部尿液,用于化学成分的定量。其他:包括中段尿、导尿、耻骨上膀胱穿刺尿等。

三、尿液标本的保存

冷藏于 4℃:尿液置 4℃冰箱中冷藏可防止一般细菌生氏及维持较恒定的弱酸性。但有些标本冷藏后,由于磷酸盐及尿酸盐析出与沉淀,妨碍对有形成分的观察。

加入化学防腐剂:大多数防腐剂的作用是抑制细菌生长和维持酸性,常用的有以下几种:

(一)甲醛(福尔马林 400g/L)

每升尿中加入 5ml(或按 1 滴/30ml 尿液比例加入),用于尿管型、细胞防腐,适用于 Addis 计数。注意甲醛为还原性物质可致班氏尿糖定性检查出现假阳性。当甲醛过量时可与尿素产生沉淀物,干扰显微镜检查。

`(二)甲　　苯

每升尿中加入 5ml 甲苯,用于尿糖、尿蛋白等定量检查。每升尿中加入麝香草酚 <1g,既能抑制细菌生长,又能较好地保存尿中有形成分,可用于化学成分检查及防腐,但如过量可使尿蛋白定性试验(加热乙酸法)出现假阳性,还能干扰尿胆色素的检出。

(三)浓　盐　酸

每升尿中加入 10ml,用于尿中 17 酮、17 羟类固醇、儿茶酚胺、Ca^{2+}、肾上腺素、去甲肾上腺素、香草扁桃酸(VMA)等的测定

(四)冰　乙　酸

每升尿中加入 10ml,用于尿中醛固酮。每升尿中加入 25ml,可用于 5-羟色胺的测定。碳酸钠每升尿中加入 10g,用于尿中卟啉的测定。

(贺猛)

第四节　尿液的理学检验

Section 4

一、尿　　量

尿量主要取决于肾小球的滤过率、肾小管重吸收和浓缩与稀释功能。此外尿量变化还与

外界因素如每日饮水量、食物种类、周围环境(气温、湿度)、排汗量、年龄、精神因素、活动量等相关。正常成人 24h 内排尿为 1～1.5L,24h 尿量＞2.5L 为多尿,可由饮水过多,特别是饮用咖啡、失眠及使用利尿剂或静脉输液过多时。病理性多尿常因肾小管重吸收和浓缩功能减退如尿崩症、糖尿病、肾功能不全、慢性肾盂肾炎等。24h 尿量＜0.4L 为少尿,可因机体缺水或出汗。病理性少尿主要见于脱水、血浓缩、急性肾小球肾炎、各种慢性肾功能衰竭、肾移植术后急性排异反应、休克、心功能不全、尿路结石、损伤、肿瘤、尿路先天畸形等。尿量不增多而仅排尿次数增加为尿频。见于膀胱炎、前列腺炎、尿道炎、肾盂炎、体质性神经衰弱、泌尿生殖系统处于激惹状态、磷酸盐尿症、碳酸盐尿症等。

二、外 观

尿液外观包括颜色及透明度。正常人新鲜的尿液呈淡黄至橘黄色透明,影响尿液颜色的主要物质为尿色素、尿胆原、尿胆素及卟啉等。此外尿色还受酸碱度、摄入食物或药物的影响。浑浊度可分为清晰、雾状、云雾状浑浊、明显浑浊几个等级。浑浊的程度根据尿中含混悬物质种类及量而定。正常尿浑浊主要是因含有结晶和上皮细胞所致,病理性浑浊可因尿中含有白细胞、红细胞及细菌所致。放置过久而有轻度浑浊可因尿液酸碱度变化,尿内黏蛋白、核蛋白析出所致。淋巴管破裂产生的乳糜尿也可引起浑浊。在流行性出血热低血压期,尿中可出现蛋白、红细胞、上皮细胞等混合的凝固物,称“膜状物”。常见的外观改变如下:

(一)血 尿

尿内含有一定量的红细胞时称为血尿。由于出血量的不同可呈淡红色云雾状,淡洗肉水样或鲜血样,甚至混有凝血块。每升尿内含血量超过 1ml 可出现淡红色,称为肉眼血尿。主要见于各种原因所致的泌尿系统出血,如肾结石或泌尿系统结石、肾结核、肾肿瘤及某些菌株所致的泌尿系统感染等。洗肉水样外观常见于急性肾小球肾炎。血尿还可由出血性讲病引起,见于血友病和特发性血小板减少性紫癜。镜下血尿指尿液外观变化不明显,而离心沉淀后进行镜检时能看到超过正常数量的红细胞者称镜下血尿。

(二)血红蛋白尿

当发生血管内溶血,血浆中血红蛋白含量增高,超过肝珠蛋白所能结合的量时,未结合的游离血红蛋白便可通过肾小球滤膜而形成血红蛋白尿。在酸性尿中血红蛋白可氧化成为正铁血红蛋白而呈棕色,如含量甚多则呈棕黑色酱油样外观。隐血试验呈强阳性反应,但离心沉淀后上清液颜色不变,镜检时不见红细胞或偶见溶解红细胞之碎屑,可与血尿相区别。卟啉尿症患者,尿液呈红葡萄酒色,碱性尿液中如存在酚磺肽、番泻汁、芦荟等物质、酸性尿液中如存在氨基比林、磺胺等药物也可有不同程度的红色。血红蛋白尿见于蚕豆黄、血型不合的输血反应、严重烧伤及阵发性睡眠性血红蛋白尿症等。

(三)胆红素尿

当尿中含有大量的结合胆红素时,外观呈深黄色,振荡后泡沫亦呈黄色,若在空气中久置可因胆红素被氧化为胆绿素而使尿液外观呈棕绿色。胆红素见于阻塞性黄疸和肝细胞性黄疸。服用痢特灵、核黄素、呋喃唑酮后尿液亦可呈黄色,但胆红素定性阴性。服用大剂量熊胆粉、牛黄炎药物时尿液可呈深黄色。

(四)乳 糜 尿

外观呈不同程度的乳白色,严重者似乳汁。因淋巴循环受阻,从肠道吸收的乳糜液未能经淋巴管引流入血而逆流进入肾,致使肾盂、输尿管处的淋巴管破裂,淋巴液进入尿液中所致。其主要成分为脂肪微粒及卵磷脂、胆固醇、少许纤维蛋白原和白蛋白等。乳糜尿多见于丝虫病,少数可由结核、肿瘤、腹部创伤或手术引起。乳糜尿离心沉淀后外观不变,沉渣中可见少量红细胞和淋巴细胞,丝虫病者偶可于沉渣中查出微丝蚴。乳糜尿需与脓尿或结晶尿等浑浊尿相鉴别,后二者经离心后上清转为澄清,而镜检可见多数的白细胞或盐类结晶,结晶尿加热加酸后浑浊消失。为确诊乳糜尿还可于尿中加少量乙醚振荡提取,因尿中脂性成分溶于乙醚而使水层浑浊程度比原尿减轻。

(五)脓   尿

尿液中含有大量白细胞而使外观呈不同程度的黄色浑浊或含脓丝状悬浮物。见于泌尿系统感染及前列腺炎、精囊炎,脓尿蛋白定性常为阳性,镜检可见大量脓细胞。还可通过尿三杯试验初步了解炎症部位,协助临床鉴别诊断。

(六)盐类结晶尿

外观呈白色或淡粉红色颗粒状浑浊,尤其是在气温寒冷时常很快析出沉淀物。这类浑浊尿可通过在试管中加热、加乙酸进行鉴别。尿酸盐加热后浑浊消失,磷酸盐、碳酸盐则浑浊增加,但加乙酸后二者均变清,碳酸盐尿同时产生气泡。除肉眼观察颜色与浊度外,还可以通过3杯试验进一步对病理尿的来源进行初步定位。尿三杯试验是在一次排尿中,人为地把尿液分成三段排出,分别盛于3个容器内,第1杯及第3杯每杯约10ml,其余大部分排于第2杯中。分别观察各杯尿的颜色、浑浊度并做显微镜检查。多用于男性泌尿生殖系统疾病定位的初步诊断。

三、气   味

正常新鲜尿液的气味来自尿内的挥发性酸,尿液久置后,因尿素分解而出现氨臭味。如新排出的尿液即有氨味提示有慢性膀胱炎及慢性尿潴留。糖尿病酮症时,尿液呈烂苹果样气味。此外还有药物和食物,特别是进食蒜、葱、咖喱等,尿液可出现特殊气味。

四、比   密

尿比密是指在4℃时尿液与同体积纯水重量之比。尿比密高低随尿中水分、盐类及有机物含量而异,在病理情况下还受尿蛋白、冰糖及细胞成分等影响。如无水代谢失调、尿比密测定可粗略反映肾小管的浓缩稀释功能。

(一)参 考 值

晨尿或通常饮食条件下:1.015～1.025;随机尿:1.003～1.035(浮标法)。

(二)临床意义

1.高比密尿

可见于高热、脱水、心功能不全、周围循环衰竭等尿少时,也可见于尿中含葡萄糖和碘造影剂时。

2.低比密尿

可见于慢性肾小球肾炎、肾功能不全、肾盂肾炎、尿崩症、高血压等。

3.等 渗 尿

慢性肾功能不全者,由于肾单位数目大量减少、尤其伴有远端肾单位浓缩功能障碍时,经常排出比密近于1.010(与肾小球滤液比密接近)的尿称为等渗尿。

(贺猛)

第五节　尿液的沉渣检验

Section 5

一、非染色尿沉渣镜检

（一）操　作

取刻度离心管，倒入混合后的新鲜尿液 10ml，1 500r/min 离心 5min。离心后，弃去上清液，留 0.2ml 沉渣，轻摇离心管，充分混合。取尿沉渣 0.02ml，滴在载玻片上，加上盖玻片镜检。

（二）结果判断

尿沉渣镜检观察，在低倍镜下（LP），观察其中有形成分的全貌及管型。在高倍镜下（HP）观察鉴定细胞成分和计算数量，应观察 10 个视野所见最低和最高值，记录结果。管型用高倍镜鉴定，但计数数量按低倍镜观察 20 个视野，算出一个视野的平均值，记录结果。

（三）参　考　值

细胞成分：每高倍视野所见的最低至最高值：红细胞（0 ～ 3）/HP，白细胞（0 ～ 5）/HP；管型（透明）：每低倍视野平均值（0 ～ 1）/全片。尿结晶和盐类数量以每高倍视野＋、2＋、3＋、4＋报告。

（四）注意事项

清晨空腹第一次尿，应在 1h 内送检。应准备干净及干燥采尿杯，在一定情况下，由患者采集中段尿。女性患者应清洗外阴后留尿。为保持尿沉渣中细胞成分维持原来的形态特征，要求迅速送检，见到各种上皮细胞也应报告，报告方式参照白细胞。

（五）临床意义

尿内白细胞增多，表示泌尿系统化脓性炎症。红细胞增多，见于肾小球肾炎、泌尿系统结石、结核或恶性肿瘤。透明管型可偶见于正常人清晨浓缩尿中；当有轻度或暂时性肾或循环功能改变时，尿内可有少量透明管型；在肾实质性病变时可见较多的颗粒管型。红细胞管型的出现见于肾小球肾炎等。颗粒管型的出现提示肾单位有淤滞现象。脂肪管型的出现，见于慢性肾炎、肾病型及类脂性肾病。在慢性肾功能不全时，尿内出现肾衰竭管型，提示预后不良。蜡样管型的出现，提示肾有长期而严重的病变，见于慢性肾小球肾炎的晚期和肾淀粉样变。

二、尿沉渣定量检查（1h 尿沉渣计数）

（一）操　作

标本收集：患者先排尿弃去，准确收集 3h 尿液于清洁干燥容器内送检。

准确测 3h 尿量，充分混合，取尿液 10ml，置刻度离心管内，1 500r/min 离心 5min，弃去上层 9ml 尿液，留下 1ml。充分混合，吸尿液 1 滴，注入血细胞计数池内。细胞数 10 个大方格，管型数 20 个大方格。

（二）计　算

1h 细胞数＝ 10 大方格细胞总数×100×3h 尿总量数/3；1h 管型数＝ 20 大方格管型总数/2×100×3h 尿总量数/3。

（三）参　考　值

红细胞：男性＜ 3 万个/h，女性＜ 4 万个/h；白细胞：男性＜ 7 万个/h，女性＜ 14 万个/h。

注：尿液应新鲜，pH 应在 6 以下，若为碱性尿，则血细胞和管型易溶解。检查尿液相对密度重最好为在 1.025 以上，如 < 1.016 为低渗尿，细胞易破坏。如尿中含大量磷酸盐时，应加入少量稀乙酸液，使其溶解；但切勿加酸过量，以免红细胞及管型溶解；含大量尿酸盐时，应加温使其溶解以便观察。

（四）临床意义

急性肾炎患者红细胞增多；肾盂肾炎患者白细胞可明显增多。

（陈欢）

第六节　尿液的化学检查

Section 6

一、尿液蛋白质检查

正常人的肾小球滤液中存在小分子量的蛋白质，在通过近曲小管时绝大部分又被重吸收，因此终尿中的蛋白质含量仅为 30 ～ 130mg/24h。随机一次尿中蛋白质为 0 ～ 80mg/L，尿蛋白定性试验为阴性反应，当尿液中蛋白质超过正常范围时称为蛋白尿。含量 > 0.1g/L 时定性试验可阳性。正常时分子量 7 万以上的蛋白质不能通过肾小球滤过膜，而分子量 1 万～ 3 万的低分子蛋白质虽大多可通过滤过膜，但又为近曲小管重吸收。由肾小管细胞分泌的蛋白如 Tamm-Horsfall 蛋白（T-H 蛋白）、SIgA 等，以及下尿路分泌的黏液蛋白可进入尿中。尿蛋白质 2/3 来自血浆蛋白，其中白蛋白约占 40%，其余为小分子量的酶如溶菌酶等、肽类、激素等。

（一）可按蛋白质的分子量大小分成 3 组

高分子量蛋白质：分子量 > 9 万，含量极微，包括由肾髓襻升支及远曲小管上皮细胞分泌的 T-H 糖蛋白及分泌型 IgG 等。

中分子量蛋白质：分子量 4 万～ 9 万，是以白蛋白为主的血浆蛋白，可占尿蛋白总数的 1/2 ～ 2/3。

低分子量蛋白质：分子量 < 4 万，绝大多数已在肾小管重吸收，因此尿中含量极少，如免疫球蛋白 Fc 片段，游离轻链、α_1 微球蛋白、β_2 微球蛋白等。

（二）蛋白尿形成的机制

1.肾小球性蛋白尿

肾小球因受炎症、毒素等的损害，引起肾小球毛细血管壁通透性增加，滤出较多的血浆蛋白，超过了肾小管重吸收能力所形成的蛋白尿，称为肾小球性蛋白尿。其机制除因肾小球滤过膜的物理性空间构型改变导致"孔径"增大外，还与肾小球滤过膜的各层特别是足突细胞层的唾液酸减少或消失，以致静电屏障作用减弱有关。

2.肾小管性蛋白尿

由于炎症或中毒引起近曲小管对低分子量蛋白质的重吸收功能减退而出现以低分子量蛋白质为主的蛋白尿，称为肾小管性蛋白尿。尿中以 β_2 微球蛋白、溶菌酶等增多为主，白蛋白正常或轻度增多。单纯性肾小管性蛋白尿，尿蛋白含量较低，一般低于 1g/24h。常见于肾盂肾炎、间质性肾炎、肾小管性酸中毒、重金属（汞、镉、铋）中毒，应用庆大霉素、多黏菌素 B 及肾移植术后等。

3.混合性蛋白尿

肾脏病变如同时累及肾小球及肾小管，产生的蛋白尿称混合性蛋白尿。在尿蛋白电泳的图谱中显示低分子量的β_2MG 及中分子量的白蛋白同时增多,而大分子量的蛋白质较少。

4.溢出性蛋白尿

血循环中出现大量低分子量(分子量< 4.5 万)的蛋白质如本周蛋白。血浆肌红蛋白(分子量为 1.4 万)增多超过肾小管回吸收的极限于尿中大量出现时称为肌红蛋白尿,也属于溢出性蛋白尿,见于骨骼肌严重创伤及大面积心肌梗死。

5.偶然性蛋白尿

当尿中混有多量血、脓、黏液等成分而导致蛋白定性试验阳性时称为偶然性蛋白尿。主要见于泌尿道的炎症、药物、出血及在尿中混入阴道分泌物、男性精液等,一般并不伴有肾本身的损害。

6.生理性蛋白尿或无症状性蛋白尿

由于各种体外环境因素对机体的影响而导致的尿蛋白含量增多,可分为功能性蛋白尿及体位性(直立性)蛋白尿。

7.功能性蛋白尿

机体在剧烈运动、发热、低温刺激、精神紧张、交感神经兴奋等所致的暂时性、轻度的蛋白尿。形成机制可能与上述原因造成肾血管痉挛或充血而使肾小球毛细血管壁的通透性增加所致。当诱发因素消失后,尿蛋白也迅速消失。生理性蛋白尿定性一般不超过(＋),定量< 0.5g/24h,多见于青少年期。

8.体位性蛋白尿

又称直立性蛋白尿,由于直立体位或腰部前突时引起的蛋白尿。其特点为卧床时尿蛋白定性为阴性,起床活动若干时间后即时出现蛋白尿,而平卧后又转成阴性,常见于青少年,可随年龄增长而消失。其机制可能与直立时前突的脊柱压迫肾静脉,或直立时肾的位置向下移动,使肾静脉扭曲而致肾脏处于淤血状态,淋巴、血流受阻有关。

（三）参 考 值

尿蛋白定性试验:阴性;尿蛋白定量试验:< 0.1g/L 或≤0.15g/24h(考马斯亮蓝法)。

（四）临床意义

因器质性变,尿内持续性地出现蛋白,尿蛋白含量的多少,可作为判断病情的参考,但蛋白量的多少不能反映肾脏病变的程度和预后。

1.急性肾小球肾炎

多数由链球菌感染后引起的免疫反应。持续性蛋白尿为其特征。定量检查大都不超过3g/24h,但也有超过 10g/24h 者。一般于病后 2 ～ 3 周蛋白定性转为少量或微量,2 ～ 3 个月后多消失,也可呈间歇性阳性。成人患者消失较慢,若蛋白长期不消退,应疑及体内有感染灶或转为慢性的趋势。

2.急进性肾小球肾炎

起病急、进展快。如未能有效控制,大多在半年至 1 年内死于尿毒症,以少尿甚至无尿、蛋白尿、血尿和管型尿为特征。

3.隐匿性肾小球肾炎

临床常无明显症状,但有持续性轻度的蛋白尿。蛋白定性检查多为(±)～(＋),定量检查常在 0.2g/24h 左右,一般不超过 1g/24h。可称为"无症状性蛋白尿"。在呼吸系统感染或过劳后,蛋白可有明显增多,过后可恢复到原有水平。

4.慢性肾小球肾炎

病变累及肾小球和肾小管,多属于混合性蛋白尿。慢性肾炎普通型,尿蛋白定量检查多在3.5g/24h 左右;肾病型则以大量蛋白尿为特征,定量检查为 3.5 ～ 5g/24h 以上,但晚期,由于肾小球大部毁坏,蛋白排出量反而减少。

5.肾病综合征

是由多种原因引起的一组临床综合征,包括慢性肾炎肾病型、类脂性肾病、膜性肾小球肾炎、狼疮性肾炎肾病型、糖尿病型肾病综合征和一些原因不明确的肾病综合征等。临床表现以浮肿、大量蛋白尿、低蛋白血症、高脂血症为特征,尿蛋白含量较高,且易起泡沫,量试验常为 3.5 ～ 10g/24h,最多达 20g/24h 者。

6.肾盂肾炎

为泌尿系统最常见的感染性疾病,临床上分为急性和慢性两期。急性期尿液的改变为脓尿,每日排出量不超过 1g/24h。如出现大量蛋白尿应考虑有否肾炎、肾病综合征或肾结核并发感染的可能性。慢性期尿蛋白可呈间歇性阳性,并有较多的白细胞和白细胞管型。

7.肾内毒性物质引起的损害

由金属盐类如汞、镉、铀、铬、砷和铋等或有机溶剂如甲醇、甲苯、四氯化碳等,以及抗菌药类如磺胺、新霉素、卡那霉素、庆大霉素、多黏菌素B、甲氧苯青霉素等,可引起肾小管上皮细胞肿胀,退行性变和坏死等改变,故又称坏死性肾病。系因肾小管对低分子蛋白质重吸收障碍而形成的轻度或中等量蛋白尿,一般不超过 1.5g/24h,并有明显的管型尿。

8.系统性红斑狼疮的肾脏损害

本病在组织学上显示有肾脏病变者高达 90%～ 100%,但以肾脏病而发病者仅为 3%～ 5%。其病理改变以肾小球毛细血管丛为主,有免疫复合物沉淀和基底膜增厚。轻度损害型尿蛋白定量检查约为 0.5 ～ 1g/24h,肾病综合征型则尿蛋白大量增多。

9.肾移植

肾脏移植后,因缺血而造成的肾小管功能损害,有明显的蛋白尿,可持续数周,当循环改善后尿蛋白减少或消失,如再度出现蛋白尿或尿蛋白含量较前增加,并伴有尿沉渣的改变,常提示有排异反应发生。

10.妊娠和妊娠中毒症

正常孕妇尿中蛋白可轻微增加,属于生理性蛋白尿。此与肾小球滤过率和有效肾血流量较妊娠前增加 30%～ 50%,以及妊娠所致的体位性蛋白尿(约占 20%)有关。妊娠中毒症则因肾小球的小动脉痉挛,血管腔变窄,肾血流量减少,组织缺氧使其通透性增加,血浆蛋白从肾小球漏出之故。尿蛋白如定量超过 5g/24h,提示为重度妊娠中毒症。

二、本周蛋白尿检查

本周蛋白是免疫球蛋白的轻链单体或二聚体,属于不完全抗体球蛋白,分为 κ 型和 λ 型,其分子量分别为 22 000 和 44 000,蛋白电泳时可在 α_2 至 γ 球蛋白区带间的某个部位出现 M 区带,多位于 γ 区带与 βγ 区之间。易从肾脏排出称轻链尿。可通过肾小球滤过膜滤出,若其量超过近曲小管所能吸收的极限,则从尿中排出,在尿中排出率多于白蛋白。肾小管对本周蛋白具有重吸收及异化作用,通过肾排泄时,可抑制肾小管对其他蛋白成分的重吸收,并可损害近曲、远曲小管,因而导致肾功能障碍及形成蛋白尿,同时有白蛋白及其他蛋白成分排出。本周蛋白在加热至 40 ～ 60℃ 时可发生凝固,温度升至 90 ～ 100℃ 时可再溶解,故又称凝溶蛋白。

(一)原　理

尿内本周蛋白在加热至 40 ～ 60℃ 时,出现凝固沉淀,继续加热至 90 ～ 100℃ 时又可再溶解,故利用此凝溶特性可将此蛋白与其他蛋白区分。

(二)参考值

尿本周蛋白定性试验:阴性(加热凝固法或甲苯磺酸法)。

（三）临床意义

1.多发性骨髓瘤

是浆细胞恶性增生所致的肿瘤性疾病,其异常浆细胞(骨髓瘤细胞),在制作免疫球蛋白的过程中,产生过多的轻链且在未与重链装配前即从细胞内分泌排出,经血循环由肾脏排至尿中,有 35%~ 65%的病例本周蛋白尿呈阳性反应,但每日排出量有很大差别,可从 1g 至数十克,最高达 90g 者,有时定性试验呈间歇阳性,故一次检查阴性不能排除本病。

2.华氏巨球蛋白血症

属浆细胞恶性增殖性疾病,血清内 IgM 显著增高为本病的重要特征,约有 20%的患者尿内可出现本周蛋白。其他疾病:如淀粉样变性、恶性淋巴瘤、慢淋白血病、转移瘤、慢性肾炎、肾盂肾炎、肾癌等患者尿中也偶见本周蛋白,可能与尿中存在免疫球蛋白碎片有关。

三、尿液血红蛋白、肌红蛋白及其代谢产物的检查

（一）血红蛋白尿的检查

当血管内有大量红细胞破坏,血浆中游离血红蛋白超过 1.5g/L(正常情况下肝珠蛋白最大结合力为 1.5g/L 血浆)时,血红蛋白随尿排出,尿中血红蛋白检查阳性,称血红蛋白尿。血红蛋白尿特点,外观呈浓茶色或透明的酱油色,镜检时无红细胞,但隐血呈阳性反应。

1.原　　理

血红蛋白中的亚铁血红素与过氧化物酶的结合相似,而且具有弱的过氧化物酶活性,能催化过氧化氢放出新生态的氧,氧化受体氨基比林使之呈色,借以识别血红蛋白的存在。

2.参 考 值

正常人尿中血红蛋白定性试验:阴性(氨基比林法)。

3.临床意义

阳性可见于各种引起血管内溶血的疾病,如 6-磷酸葡萄糖脱氢酶缺乏在食蚕豆或用药物伯氨喹啉、碘胺、非那西丁时引起的溶血。血型不合输血引起的急性溶血,广泛性烧伤、恶性疟疾、某些传染病(如猩红热、伤寒、丹毒)、毒蕈中毒、毒蛇咬伤等大都有变性的血红蛋白出现。遗传性或继发性溶血性贫血,如阵发性寒冷性血红蛋白尿症、行军性血红蛋白尿症及阵发性睡眠性血红蛋白尿症。自身免疫性溶血性贫血、系统性红斑狼疮等。

（二）肌红蛋白尿的检查

肌红蛋白是横纹肌、心肌细胞内的一种含亚铁血红素的蛋白质,其结构及特性与血红蛋白相似,但仅有一条肽链,分子量为 1.6 万~ 1.75 万。当肌肉组织受损伤时,肌红蛋白可大量释放到细胞外入血流,因分子量小,可由肾脏排出。尿中肌红蛋白检查阳性,称肌红蛋白尿。

1.原　　理

肌红蛋白和血红蛋白一样,分子中含有血红素基团,具有过氧化物酶活性,能用邻甲苯胺或匹拉米洞同过氧化氢检出,肌红蛋白在 80%饱和硫酸铁浓度下溶解,而血红蛋白和其他蛋白质则发生沉淀,可资区别。

2.参 考 值

肌红蛋白定性反应,阴性(硫酸铵法)肌红蛋白定量试验:＜ 4mg/L(酶联免疫吸附法)。

3.临床意义

阵发性肌红蛋白尿:肌肉疼痛性痉挛发作 72h 后出现肌红蛋白尿。行军性肌红蛋白尿,非习惯性过度运动。创伤:挤压综合征、子弹伤、烧伤、电击伤、手术创伤。原发性肌疾病:肌肉萎

缩、皮肌炎及多发性肌炎、肌肉营养不良等。组织局部缺血性肌红蛋白尿:心肌梗死早期、动脉梗死。代谢性肌红蛋白尿:乙醇中毒、砷化氢、一氧化碳中毒,巴比妥中毒、肌糖原积累等。

(三)含铁血黄素尿的检查

含铁血黄素尿为尿中含有暗黄色不稳定的铁蛋白聚合体,是含铁的棕色色素。血管内溶血时肾脏在清除游离血红蛋白过程中,血红蛋白大部分随尿排出,产生血红蛋白尿。其中的一部分血红蛋白被肾小管上皮细胞重吸收,并在细胞内分解成含铁血黄素,当这些细胞脱落至尿中时,可用铁染色法检出,细胞解体时,则含铁血黄素颗粒释放于尿中,也可用 Prussian 蓝反应予以鉴别。

1.原　　理

含铁血黄素中的高铁离子,在酸性环境里与亚铁氰化物作用,产生蓝色的亚铁氰化铁,又称普鲁士蓝反应。

2.参 考 值

含铁血黄素定性试验:阴性(普鲁士蓝法)。

3.临床意义

尿内含铁血红素检查,对诊断慢性血管内溶血有一定价值,主要见于阵发性睡眠性血红蛋白尿症、行军性肌红蛋白尿、自身免疫溶血性贫血、严重肌肉疾病等。但急性溶血初期,血红蛋白检查阳性,因血红蛋白尚未被肾上皮细胞摄取,未形成含铁血黄素,本试验可呈阴性。

四、尿中卟啉及其衍生物检查

卟啉是血红素生物合成的中间体,为构成动物血红蛋白、肌红蛋白、过氧化氢酶、细胞色素等的重要成分,是由四个吡咯环连接而成的环状化合物。血红素的合成过程十分复杂,其基本原料是琥珀酰辅酶 A 和甘氨酸,维生素 B 也参与作用。正常人血和尿中含有少量的卟啉类化合物。卟啉病是一种先天性或获得性卟啉代谢紊乱的疾病,其产物大量由尿和粪便排出,并出现皮肤、内脏、精神和神经症状。

(一)卟啉定性检查

1.原　　理

尿中卟啉类化合物(属卟啉、粪卟啉、原卟啉)在酸性条件下用乙酸乙酯提取,在紫外线照射下显红色荧光。

2.参 考 值

尿卟啉定性试验:阴性(Haining 法)。

(二)卟胆原定性检查

1.原　　理

尿中卟胆原是血红素合成的前身物质,它与对二甲氨基苯甲醛在酸性溶液中作用,生成红色缩合物。尿胆原及吲哚类化合物亦可与试剂作用,形成红色。但前者可用氯仿将红色提取,后者可用正丁醇将红色抽提除去,残留的尿液如仍呈红色,提示有卟胆原。

2.参 考 值

尿卟胆原定性试验:阴性(Watson-SchWartz 法)。

3.临床意义

卟啉病引起卟啉代谢紊乱,导致其合成异常和卟啉及其前身物与氨基-γ-酮戊酸及卟胆原的排泄异常,在这种异常代谢过程中产生的尿卟啉、粪卟啉大量排出。其临床应用主要为:肝性卟啉病呈阳性;鉴别急性间歇性卟啉病。因患者出现腹疼、胃肠道症状、精神症状等,易与急性阑尾炎、肠梗阻、神经精神疾病混淆,检查卟胆原可作为鉴别诊断参考。

五、尿糖检查

临床上出现在尿液中的糖类,主要是葡萄糖尿,偶见乳糖尿、戊糖尿、半乳糖尿等。正常人尿液中可有微量葡萄糖,每日尿内排出 < 2.8mmol/24h,用定性方法检查为阴性。糖定性试验呈阳性的尿液称为糖尿,尿糖形成的原因为:当血中葡萄糖浓度 > 8.8mmol/L 时,肾小球滤过的葡萄糖量超过肾小管重吸收能力("肾糖阈")即可出现糖尿。尿中出现葡萄糖取决于三个因素:动脉血中葡萄糖浓度;每分钟流经肾小球中的血浆量;近端肾小管上皮细胞重吸收葡萄糖的能力即肾糖阈。肾糖阈可随肾小球滤过率和肾小管葡萄糖重吸收率的变化而改变。当肾小球滤过率减低时可导致"肾糖阈"提高,而肾小管重吸收减少时则可引起肾糖阈降低。葡萄糖尿除因血糖浓度过高引起外,也可因肾小管重吸收能力降低引起,后者血糖可正常。

(一)参考值

尿糖定性试验:阴性(葡萄糖氧化酶试带法)。

尿糖定量试验: < 2.8mmol/24h(< 0.5g/24h)浓度为 0.1 ~ 0.8mmol/L。

(二)临床意义

1.血糖增高性糖尿

饮食性糖尿:因短时间摄入大量糖类(> 200g)而引起。确诊须检查清晨空腹的尿液。

2.持续性糖尿

清晨空腹尿中呈持续阳性,常见于因胰岛素绝对或相对不足所致糖尿病,此时空腹血糖水平常已超过肾阈,24h 尿中排糖近于 100g 或更多,每日尿糖总量与病情轻重相平行。如并发肾小球动脉硬化症,则肾小球滤过率减少,肾糖阈升高,此时血糖虽已超常,尿糖亦呈阴性,进食后 2h 由于负载增加则可见血糖升高,尿糖阳性,对于此型糖尿病患者,不仅需要检查空腹血糖及尿糖定量,还需进一步进行糖耐量试验。

3.其他疾病血糖增高性糖尿

见于甲状腺功能亢进,由于肠壁的血流加速和糖的吸收增快,因而在饭后血糖增高而出现糖尿;肢端肥大症,可因生长激素分泌旺盛而致血糖升高,出现糖尿;嗜铬细胞瘤,可因肾上腺素及去甲肾上腺素大量分泌,致使磷酸化酶活性增强,促使肝糖原降解为葡萄糖,引起血糖升高而出现糖尿;库欣(Cushing)综合征,因皮质醇分泌增多,使糖原异生旺盛,抑制己糖磷酸激酶和对抗胰岛素作用,因而出现糖尿。情绪激动等情况下,脑血糖中枢受到刺激,导致肾上腺素,胰高血糖素大量释放,因而可出现暂时性高血糖和糖尿。

4.血糖正常性糖尿

肾性糖尿属血糖正常性糖尿,因近曲小管对葡萄糖的重吸收功能低下所致。其中先天性者为家族性肾性糖尿,见于范可尼综合征,患者出现糖尿而空腹血糖、糖耐量试验均正常;新生儿糖尿是因肾小管功能还不完善;后天获得性肾性糖尿可见于慢性肾炎和肾病综合征时。妊娠后期及哺乳期妇女,出现糖尿可能与肾小球滤过率增加有关。

(三)尿中其他糖类

尿中除葡萄糖外还可出现乳糖、半乳糖、果糖、戊糖等,除受进食种类不同影响外,可能与遗传代谢紊乱有关。

1.乳糖尿

有生理性和病理性两种,前者出现在妊娠末期或产后 2 ~ 5d,后者见于消化不良的乳儿尿中,当乳糖摄取量在 100～150g 以上时因缺乏乳糖酶,则发生乳糖尿。

2.半乳糖尿

先天性半乳糖血症是一种常染色体隐性遗传性疾病。由于缺乏半乳糖—磷酸尿苷转化酶或半乳糖激酶,不能将食物内半乳糖转化为葡萄糖所致,患儿可出现肝大、肝功损害、生长发育停滞、智力减退、哺乳后不安、拒食、呕吐、腹泻、肾小管功能障碍等,此外还可查出氨基酸尿(精、丝、甘氨酸等)。由半乳糖激酶缺乏所致白内障患者也可出现半乳糖尿。

3.果 糖 尿

正常人尿液中偶见果糖,摄取大量果糖后尿中可出现暂时性果糖阳性。在肝脏功能障碍时,肝脏对果糖的利用下降,导致血中果糖升高而出现果糖尿。

4.戊 糖 尿

尿液中出现的主要是 L-阿拉伯糖和 L-木糖。在食用枣、李子、樱桃及其他果汁等含戊糖多的食品后,一过性的出现在尿液中,后大性戊糖增多症,是因为缺乏从 L-木酮糖向木糖醇的转移酶,尿中每日排出木酮糖 4～5g。

六、尿酮体定性试验

酮体是乙酰乙酸、8-羟丁酸及丙酮的总称,为体内脂肪酸代谢的中间产物。正常人血中丙酮浓度较低,为 2.0～4.0mg/L,其中乙酰乙酸、8-羟丁酸、丙酮分别约占 20%、78%、2%。一般检查方法为阴性。在饥饿、各种原因引起糖代谢发生障碍脂肪分解增加及糖尿病酸中毒时,因产生酮体速度大于组织利用速度,可出现酮血症,继而产生酮尿。

(一)酮体检查

1.朗 格 法

(1)原理:含酮体的尿液中加亚硝基铁氰化钠后,与胺液接触时出现紫色环。在试验中加少量冰乙酸可防止过量肌酐所引起的假阳性。

(2)操作:取新鲜尿液 5ml,加亚硝基铁氰化钠 250mg,再加冰乙酸 0.5ml,反复振荡使其溶解,混合均匀,沿管壁缓慢加入 280g/L 氢氧化铵 2ml,使之与尿液形成界面,静置后观察。

(3)结果判断:阴性:10min 后无紫色环。微量:10min 内只出现淡紫色环。＋:10min 内逐渐出现紫色环。2＋:较快出现紫色环。(3～4)＋:立即出现紫色环。

2.粉 剂 法

(1)操作:于凹玻片凹孔内加入一小匙酮体试剂粉。滴加新鲜尿液于粉剂上,完全浸湿。

(2)结果判断:试剂粉出现紫色为阳性。根据颜色出现的快慢和深浅报告:弱阳性、阳性、强阳性。5min 内不出现紫色或仅出现淡黄色或棕黄色为阴性。

(3)注意事项:灵敏度:丙酮为 1 000mg/L;乙酰乙酸为 80mg/L。本反应需在试剂与水分接触呈碱性并产热时使氨放出。因此,冬季最好放 30℃左右水浴箱内完成。

(二)乙酰乙酸检查

1.原 理

尿中乙酰乙酸与氯化高铁形成赭红色乙酰乙酸铁。

2.操 作

取新鲜尿约 5ml 于试管中,滴加 100g/L 氯化高铁溶液,至尿中磷酸盐完全沉淀为止。如上清液呈赭红色即为阳性。

3.注意事项

尿液必须新鲜,久置后乙酸乙酸可转变成为丙酮。尿中如含氨基比林、酚类或磺柳酸盐类等药物时均呈阳性反应。如需鉴别其他物质干扰时,可取尿液 10ml,加蒸馏水 10ml,煮沸蒸发剩下 10ml,促使乙酰乙酸转变成丙酮挥发。冷却后,再重复上述试验,如从阳性转变成阴性,证明为乙酸乙酸。其他原因引起的假阳性则色泽不褪。

4.临床意义

正常尿中不含酮体。严重未治疗的糖尿病酸中毒患者酮体可呈强阳性反应。妊娠剧吐、长期饥饿、营养不良、剧烈运动后也可呈阳性反应。

七、脂肪尿和乳糜尿检查

尿液中混有脂肪小滴时称为脂肪尿。尿中含有淋巴液、外观呈乳糜状称乳糜尿。由呈胶体状的乳糜微粒和蛋白质组成,其形成原因是经肠道吸收的脂肪皂化后成乳糜液,由于种种原因致淋巴引流不畅而本能进入血循环,以至逆流在泌尿系统淋巴管中时,可致淋巴管内压力升高、曲张破裂、乳糜液流入尿中呈乳汁样。乳糜尿中混有血液,则称乳糜血尿。乳糜尿中主要含卵磷脂、胆固醇、脂酸盐及少量纤维蛋白原、白蛋白等。如合并泌尿道感染,则可出现乳糜脓尿。

(一)原　　理

乳糜由脂肪微粒组成,较大的脂粒在镜下呈球形,用苏丹III染成红色者为乳糜阳性。过小的脂粒,不易在镜下观察,可利用其溶解乙醚的特性,加乙醚后使乳白色浑浊尿变清,即为乳糜阳性。

(二)参 考 值

乳糜定性试验:阴性。

(三)临床意义

1.淋巴管阻塞

常见于丝虫病,乳糜尿是慢性期丝虫病的主要临床表现之一。这是由丝虫在淋巴系统中,引起炎症反复发作,大量纤维组织增生,使腹部淋巴道或胸导管广泛阻塞所致。过度疲劳、妊娠及分娩后等因素诱发出现间歇性乳糜尿,偶尔也见少数病例呈持续阳性。

2.其　　他

先天性淋巴管畸形、腹内结核、肿瘤、胸腹部创伤、手术伤、糖尿病、脂血症、肾盂肾炎、包虫病、疟疾等也可引起乳糜尿。

八、尿液胆色素检查

尿中胆色素包括胆红素、尿胆原及尿胆素。由于送检多为新鲜尿,尿胆原尚未氧化成尿胆素,故临床多查尿胆红素及尿胆原。

(一)胆红素检查

胆红素是血红蛋白分解代谢的中间产物,是胆汁中的主要成分,可分为未经肝处理的未结合胆红素和经肝与葡萄糖醛酸结合形成的结合胆红素。未结合胆红素不溶于水,在血中与蛋白质结合不能通过肾小球滤膜。结合胆红素分子量小,溶解度高,可通过肾小球滤膜,由尿中排出。由于正常人血中结合胆红素含量很低($< 4\mu mol/L$),滤过量极少,因此尿中检不出胆红素,如血中结合胆红素增加可通过肾小球滤膜使尿中结合胆红量增加,尿胆红素试验呈阳性反应。

1.原　　理

尿液中的胆红素与重氮试剂作用，生成红色的偶氮化合物。红色的深浅大体能反应胆红素含量的多少。

2.参 考 值

胆红素试验：阴性（试带法）。

（二）尿胆原检查

1.原　　理

尿胆原在酸性溶液中与对二甲氨基苯甲醛作用,生成樱红色化合物。

2.参 考 值

尿胆原定性试验：正常人为弱阳性,其稀释度在 1 ： 20 以下（改良 Ehrlich 法）。

（三）尿胆素检查

1.原　　理

在无胆红素的尿液中,加入碘液,使尿中尿胆原氧化成尿胆素,当与试剂中的锌离子作用,形成带绿色荧光的尿胆素—锌复合物。

2.参 考 值

尿胆素定性试验：阴性（Schilesinger 法）。

3.临 床 意 义

临床上根据黄疸产生的机制可区分为溶血性黄疸、肝细胞性和阻塞性黄疸 3 型。

尿三胆检验在诊断鉴别 3 型黄疸上有以下重要意义：

（1）溶血性黄疸：见于体内大量溶血时,如溶血性贫血、疟疾、大面积烧伤等。由于红细胞破坏时未结合胆红素增加,使血中含量增高,由于未结合胆红素不能通过肾,尿中胆红素检查为阴性。未结合胆红素增加,导致肝细胞代偿性产生更多的结合胆红素。当将其排入肠道后转变为粪胆原的量亦增多,尿胆原的形成也增加,而肝脏重新利用尿胆原的能力有限（肝功能也可能同时受损）,所以尿胆原的含量也增加,可呈阳性或强阳性。

（2）肝细胞性黄疸：肝细胞损伤时其对胆红素的摄取、结合、排除功能均可能发生障碍。由于肝细胞坏死、肝细胞肿胀、毛细胆管受压,而在肿胀与坏死的肝细胞间弥散经血窦使胆红素进入血循环,导致血中结合胆红素升高,因其可溶于水并经肾排出,使尿胆红素试验呈阳性。但由于肝细胞处理未结合胆红素及尿胆原的能力下降,故血中未结合胆红素及尿胆原均可增加,此外经肠道吸收的粪胆原也因肝细胞受损不能将其转变为胆红素,而以尿胆原形式由尿中排出,因此在肝细胞黄疸时尿中胆红素与尿胆原均呈明显阳性,而粪便中尿胆原则往往减少。在急性病毒性肝炎时,尿胆红素阳性可早于临床黄疸。其他原因引起的肝细胞黄疸,如药物、毒物引起的中毒性肝炎也出现类似结果。

（3）阻塞性黄疸：胆汁淤积使肝胆管内压增高,导致毛细胆管破裂,结合胆红素不能排入肠道而逆流入血由尿中排出,尿胆红素检查呈阳性。由于胆汁排入肠道受阻,故尿胆原、粪胆原均显著减少。可见于各种原因引起的肝内外完全或不完全梗阻,如胆石症、胆管癌、胰头癌、原发性胆汁性肝硬化等。

九、尿液氨基酸检查

尿中有一种或数种氨基酸增多称为氨基酸尿。随着对遗传病的认识,氨基酸尿的检查已受到重视。由于血浆氨基酸的肾阈较高,正常尿中只能出现少量氨基酸。即使被肾小球滤出,也很易被肾小管重吸收。尿中氨基酸分为游离和结合两型,其中游离型排出量约为 1.1g/24h,

结合型约为 2g/24h。结合型是氨基酸在体内转化的产物,如某氨酸与苯甲酸结合生成马尿酸,N-2 酰谷氨酸与苯甲酸结合生成苯乙酰谷氨酸。正常尿中氨基酸含量与血浆中明显不同,尿中氨基酸以甘氨酸、组氨酸、赖氨酸、丝氨酸及氨基乙磺酸为主。排泄量在年龄组上有较大差异,某些氨基酸儿童的排出量高于成人,可能由于儿童肾小管发育未成熟,重吸收减少之故。但成人的β-氨基异丁酸、甘氨酸、门冬氨酸等又明显高于儿童。尿氨基酸除与年龄有关外,也因饮食、遗传和生理变化而有明显差别,如妊娠期尿中组氨酸、苏氨酸可明显增加。检查尿中氨基酸及其代谢产物,可作为遗传性疾病氨基酸异常的筛选试验。血中氨基酸浓度增加,可溢出在尿中,见于某些先天性疾病。如因肾受毒物或药物的损伤,肾小管重吸收障碍,肾阈值降低,所致肾型氨基酸尿时,患者血中氨基酸浓度则不高。

(一)胱氨酸尿检查

胱氨酸尿是先天性代谢病,主要原因是肾小管对胱氨酸、赖氨酸、精氨酸和鸟氨酸的重吸收障碍导致尿中这些氨基酸排出量增加。由于胱氨酸难溶解,易达到饱和,易析出而形成结晶,反复发生结石,尿路梗阻合并尿路感染;严重者可形成肾盂积水、梗阻性肾病,最后导致肾功能衰竭。

1.原　　理

胱氨酸经氰化钠作用后,与亚硝基氰化钠产生紫红色反应。

2.参　考　值

胱氨酸定性试验:阴性或弱阳性。

胱氨酸定量试验:正常尿中胱氨酸、半胱氨酸为 83 ～ 830μmol(10 ～ 100mg)/24h 尿(亚硝基铁氰化钠法)。

3.临床意义

定性如呈明显阳性为病理变化,见于胱氨酸尿症。

(二)酪氨酸尿检查

酪氨酸代谢病是一种罕见的遗传性疾病。由于缺乏对羟基苯丙酮酸氧化酶和酪氨酸转氨酶,尿中对羟基苯内酮酸和酪氨酸显著增加,临床表现为结节性肝硬化、腹部膨大、脾大、多发性肾小管功能障碍等。

1.原　　理

酪氨酸与硝酸亚汞和硝酸汞反应生成一种红色沉淀物。

2.参　考　值

尿酪氨酸定性试验:阴性(亚硝基苯酚法)。

3.临床意义

临床见于急性磷、氯仿或四氯化碳中毒,急性肝坏死或肝硬化、白血病、糖尿病性昏迷或伤寒等。

(三)苯丙酮尿检查

苯丙酮尿症是由于患者肝脏中缺乏苯丙氨酸羟化酶,使苯丙氨酸不能氧化成酪氨酸,只能变成苯丙酮酸。大量苯丙氨酸和苯丙酮酸累积在血液和脑脊液中,并随尿液排出。

1.原　　理

尿液中的苯丙酮酸在酸性条件下,与三氯化铁作用,生成蓝绿色。

2.参　考　值

尿液苯丙酮酸定性试验:阴性(三氯化铁法)。

3.临床意义

苯丙酮酸尿见于先天性苯丙酮酸尿症。大量的苯丙酮酸在体内蓄积,对患者的神经系统造成损害并影响体内色素的代谢。此病多在小儿中发现,患者的智力发育不全,皮肤和毛发颜色较淡。

(四)尿黑酸检查

尿黑酸是一种罕见的常染色体隐性遗传病,本病是由于患者体内缺乏使黑酸转化为乙醚乙酸的尿黑酸氧化酶。而使酪氨酸和苯丙氨酸代谢终止在尿黑阶段。尿黑酸由尿排出后,暴露在空气中逐渐氧化成黑色素。其早期临床症状为尿呈黑色,皮肤色素沉着,在儿童期和青年期往往被忽视,但在中老年期常发生脊柱和大关节炎等严重情况。

1.原　理

尿液中的尿黑酸与硝酸银作用,遇上氨产生黑色沉淀,借以识别尿黑酸的存在。

2.参　考　值

尿黑酸定性试验:阴性(硝酸银法)。

3.临床意义

黑酸尿在婴儿期易观察,因其尿布上常有黑色污斑。患者一般无临床症状,至老年时可产生褐黄病(即双颊、鼻、巩膜及耳郭呈灰黑色或褐色),是尿黑酸长期在组织中积储所致。

(五)Hartnup病的检查

Hartnup病是一种先天性常染色体隐性遗传病。由于尼克酰胺缺乏,患者常表现为糙皮病性皮疹及小脑共济失调。这是由于肾小管对色氨酸重吸收发生障碍所致。可用薄层法予以确证,在层析图上可见10种以上的氨基酸。

1.原　理

2,4-二硝基苯肼与尿中存在的α-酮酸(由异常出现的单氨基单羧基中性氨基酸经代谢所致)作用生成一种白色沉淀物。

2.参　考　值

Hartnup病的检查:阴性(2,4-二硝基苯肼法)。

3.临床意义

当发生先天性或获得性代谢缺陷时,尿中一种或数种氨基酸量比正常增多,称为氨基酸尿。

(1)肾性氨基酸尿:这是由于肾小管对某些氨基酸的重吸收发生障碍所致。非特异性:Fanconi综合征(多发性肾近曲小管功能不全)、胱氨酸病、Wilson病(进行性肝豆状核变性)、半乳糖血症。特异性:胱氨酸尿、甘氨酸尿。

(2)溢出性氨基酸尿:由于氨基酸中间代谢的缺陷,导致血浆中某些氨基酸水平的升高,超过正常肾小管重吸收能力,使氨基酸溢入尿中。非特异性:肝病、早产儿和新生儿、巨幼细胞性贫血、铅中毒、肌肉营养不良、Wilson病及白血病等,槭糖尿病、Hartnup病(遗传性尼克酰胺缺乏)、苯丙酮尿,由氨基酸衍生物的异常排泄所致。黑酸尿、草酸盐沉积症、苯丙酮尿及吡哆醇缺乏。

十、尿酸碱度检查

尿液酸碱度即尿的pH,可反映肾脏调节体液酸碱平衡的能力。尿液pH主要由肾小管泌H^+,分泌可滴定酸、铵的形成、重碳酸盐的重吸收等因素决定,其中最重要是酸性磷酸盐及碱性磷酸盐的相对含量,如前者多于后者,尿呈酸性反应,反之呈中性或碱性反应。尿pH受饮食种类影响很大,如进食蛋白质较多,则由尿排出的磷酸盐及硫酸盐增多,尿pH较低;而进食蔬菜多时尿pH常>6。当每次进食后,由于胃黏膜要分泌多量盐酸以助消化,为保证有足够的H^+和Cl^-进入消化液,则尿液泌H^+减少和Cl^-的重吸收增加,而使尿pH呈一过性增高,称为碱潮。其他如运动、饥饿、出汗等生理活动,夜间入睡后呼吸变慢,体内酸性代谢产物均可使尿pH降低。药物、不同疾病等多种因素也影响尿液pH。

(一)原　理

甲基红和溴麝香草酚蓝指示剂适当配合可反映pH 4.5 ～ 9.0 的变异范围。

(二)参 考 值

尿的pH:正常人在普通膳食条件下尿液pH 为4.6 ～ 8.0(平均6.0)。

(三)临床意义

尿pH 降低:酸中毒、慢性肾小球肾炎、痛风、糖尿病等排酸增加;呼吸性酸中毒,因CO_2潴留等,尿多呈酸性。

尿pH 升高:频繁呕吐丢失胃酸、服用重碳酸盐、尿路感染、换氧过度及丢失CO_2过多的呼吸性碱中毒,尿呈碱性。

尿液pH 一般与细胞外流pH 变化平行但应注意:低钾血症性碱中毒时,由于肾小管分泌H^+增加,尿酸性增强;反之,高钾性酸中毒时,排K^+增加,肾小管分泌H^+减少,可呈碱性尿;变形杆菌性尿路感染时,由于尿素分解成氨,呈碱性尿;肾小管性酸中毒时,因肾小管形成H^+、排出H^+及H^+-Na^+交换能力下降,尽管体内为明显酸中毒,但尿pH 呈相对偏碱性。

十一、尿路感染的过筛检查

尿路感染的频度仅次于呼吸道感染,其中有70%～ 80%因无症状而忽略不治,成为导致发展成肾脏病的一个原因。无症状性尿路感染的发生率很高,18%的妇女有潜在性尿路感染。

(一)氧化三苯四氮唑还原试验

此法是利蒙(Limon)在1962 年提出的一种尿路感染诊断试验。当尿中细菌在10^5个/ml时,本试验为阳性,肾盂肾炎的阳性为68%～ 94%。

原理:无色的氯化三苯四氮唑,可被大肠埃希菌等的代谢产物还原成三苯甲;呈桃红色—红色沉淀。

(二)尿内亚硝酸盐试验

本试验又称Griess 试验。当尿路感染的细菌有还原硝酸盐为亚硝酸盐的能力时,本试验呈阳性反应。大肠埃希菌属、枸橼酸杆菌属、变形杆菌属、假单胞菌属等皆有还原能力,肾盂肾炎的阳性率可达69%～ 80%。

原理:大肠埃希菌等革兰阴性杆菌,能还原尿液中的硝酸盐为亚硝酸盐;使试剂中的对氨基苯磺酸重氮化,成为对重氮苯磺酸。对氨基苯磺酸再与α-萘胺结合成N-α-萘胺偶氮苯磺酸,呈显红色。

十二、泌尿系结石检查

泌尿系结石是指在泌尿系统内因尿液浓缩沉淀形成颗粒或成块样聚集物,包括肾结石、输尿管结石、膀胱结石和尿路结石,为常见病,好发于青壮年,近年来发病率有上升趋势。近年由芬兰科学家证明形成肾结石的原因是由自身能够形成矿物外壳的微小细菌。代谢性尿石,是由体内或肾内代谢紊乱而引起,如甲状腺功能亢进、特发性尿钙症引起尿钙增高、痛风的尿酸排泄增加、肾小管酸中毒时磷酸盐大量增加等,其形成结石多为尿酸盐、碳酸盐、胱氨酸、黄嘌呤结石。继发性或感染性结石主要为泌尿系细菌感染,特别是能分解尿素的细菌如变形杆菌将尿素分解为游离氨使尿液碱化,促使磷酸盐、碳酸盐以菌团或脓块为核心而形成结石。此外结石的形成与种族(黑人发病少)、遗传(胱氨酸结石有遗传趋势)、性别、年龄、地理环境、饮食习惯、营养状况以及尿路本身疾患如尿路狭窄、前列腺增生等均有关系。结石的成分主要有6种,按所占比例高低依次为草酸盐、磷酸盐、尿酸盐、碳酸盐、胱氨酸及黄嘌呤。多数结石混合两种或两种以上成分。因晶体占结石重量常超过60%,因此临床常以晶体成分命名。

(陈欢)

第七节　尿液沉渣组化定位的进展
Section 7

经常在泌尿系统疾病中见到的沉渣有各种管型、黏液丝、红细胞等,确定其来源,明确病变部位对诊断和治疗都有重要意义,目前临床常用的相差显微镜法和光镜染色法,人为因素影响较大,最终难于明确诊断,近年国内外多人报道应用免疫细胞化学染色法判断尿沉渣成分,较为科学的确定其是肾性还是非肾性沉渣。

一、尿红细胞免疫球蛋白细胞化学染色

正常尿液中无免疫球蛋白存在,但在肾小球及肾小管发生病变时尿中可检出免疫球蛋白,已经证实尿中红细胞多在 Henle's 环升支瘀着,肾小球来源的尿红细胞表面将被免疫球蛋白覆盖,而非肾小球来源的尿红细胞表面则无免疫球蛋白覆盖,为此应用细胞化学染色法可检测尿红细胞表面免疫球蛋白,以鉴别肾性血尿和非肾性血尿。本实验室经数年研究,在鉴别肾性血尿方面其准确率可达 98.8%。目前已应用于临床,采用直接免疫荧光方法。

（一）参 考 值

尿红细胞免疫球蛋白细胞化学定位:IgG: 阴性;IgA: 阴性;IgM: 阴性;IgE: 阴性。

（二）临床意义

鉴别肾性血尿和非肾性血尿。尿红细胞膜或红细胞表面显示任何一种荧光 Ig 或酶标记的免疫球蛋白阳性占红细胞 10%以上者均为阳性。

二、尿红细胞 Tamm-horsfall(THP)蛋白免疫细胞化学染色

THP 是肾小管髓袢升支粗段和远曲小管近段上皮细胞分泌的一种大分子糖蛋白。已证明肾小球来源的尿红细胞表面被覆 THP,而非肾小球来源的红细胞则没有,应用 THP 细胞化学技术亦可鉴别肾性或非肾性血尿。

（一）参 考 值

尿细胞 THP 细胞化学定位:阴性。

（二）临床意义

鉴别肾性和非肾性血尿。

三、尿沉渣黏液线免疫球蛋白化学染色

黏液线是尿液中最常见的有形成分,正常人黏液线免疫球蛋白阴性,肾小球肾炎患者的尿液黏液线可检出免疫球蛋白,与经病损的肾小球漏出有关。

（一）参　考　值

尿黏液线免疫球蛋白化学检查：阴性。

（二）临床意义

阳性出现对肾小球肾炎诊断有意义，阳性对慢性肾盂肾炎诊断也有价值。其他如用荧光抗体技术检查尿管型免疫球蛋白诊断肾小球肾炎等近年报道也较多。

（马芳军）

第八节　尿液分析仪的临床应用

目前，尿液分析仪在我国的临床检验中基本得到了普及，它可在一张小小的试纸条上将尿液中许多的化学成分测定出来，改善了工作环境，提高了检验速度。就目前尿分析仪而言有 8 项、10 项、11 项（pH、蛋白、葡萄糖、酮体、隐血、尿胆红素、尿胆素原、亚硝酸盐、比重、白细胞和维生素 C）之分，现在就尿液分析仪使用中的基本原理、注意事项及质量控制介绍如下。

一、尿分析仪测定的基本原理

将试剂带蘸入尿液中取出，试剂带上数个含有各种试剂的试剂垫，各自与尿中相应成分进行独立反应，显示不同颜色，颜色的深度与尿液中某种成分的浓度呈正比例关系。将沾附有尿液的试剂带放在仪器比色槽内，已产生化学反应的各种试剂垫被光源照射后，其反射光被球面积分析仪的光电管所接受，再由光信号转变为电信号，然后进一步转化为对应的数值结果，各参数反应原理如下。

二、尿 pH 试验

采用复合指示剂的原理（如溴麝香草酚蓝及甲基红），pH 指示范围为 4.8 ～ 8.5。本参数可因纸条上残留过多尿液使尿蛋白试垫上的酸性缓冲液污染 pH 试垫，造成结果偏酸性。被细菌繁殖的尿样可影响 pH 结果。

三、尿蛋白试验

试条浸有四溴酚蓝或四氯酚四溴璜酞指示剂，当尿蛋白浓度由低至高时，其颜色由黄绿色经绿至蓝色，当尿蛋白阴性时，试垫呈原有黄色。试垫只对白蛋白起反应，不与球蛋白、血红蛋白、本—周蛋白及其他尿蛋白发生反应或仅轻度反应，故尿蛋白阴性并不能排除尿液中其他蛋白的存在，当检验结果与临床诊断不符合时应用其他方法作确认试验。尿蛋白定量与定性的关系如下：当尿蛋白含量为 150 ～ 300mg/L 时，定性试验约为 ±，300mg/L 约为 ＋，1 000mg/L 约 ＋＋，3 000mg/L 约为 ＋＋＋＋。尿 pH ＞ 9，尿中污染季胺盐、氯已定或操作时试条浸入时间过长，可出现假阳性反应。

四、尿葡萄糖试验

采用葡萄糖氧化酶及过氧化物酶偶联的原理,当尿糖阳性时,试纸显色由黄、橘黄至棕色。本法只对葡萄糖起反应,不与乳糖、半乳糖或果糖等其他糖起反应。尿中含有大量维生素可致本试验出现假阴性;高比重碱性尿,可使糖检出率偏低。当尿中含有过氧化氢、次氯酸盐等强氧化剂干扰时,可呈假阳性反应,故尿容器必须清洁。

五、酮体试验

试垫内含有亚硝酸基铁氰化钠、甘氨酸及碱性缓冲剂,这些物质可与丙酮或乙酰乙酸作用形成紫色复合物,颜色由淡棕色至紫色。本试条对乙酰乙酸敏感,敏感度为 0.5 ～ 1.0mmol/L（5 ～ 10mg/dL）,对丙酮敏感度较差,与β-羟丁酸不起化学反应。酸性尿液、高比重尿、陈旧尿都可使结果呈弱假阳性,尿液中如有酚红或二羟基苯丙胺酸代谢产物可出现假阳性反应。酮体试垫会因受潮而很快失效,故操作时必须在取出试条后立即将盖盖紧,预防纸垫受潮失效。

六、胆红素试验

采用胆红素重氮反应原理,用重氮化 2,4-二氯苯胺及强酸性缓冲液,与胆红素作用后试垫可呈浅黄色至棕黄色。维生素 C 或亚硝酸盐可降低该法的灵敏度,氯丙嗪可致假阳性反应,尿液会因阳光暴晒而呈假阴性反应。

七、隐血试验

血红蛋白具有过氧化物酶样反应,能使有机过氧化物与显色原显色,根据血红蛋白的含量不同,垫块颜色由橘黄色变为绿色或深蓝色,试垫不仅与游离的血红蛋白起反应,而且还可与完整的红细胞起反应,在试垫上出现绿色斑点,提示为完整红细胞所致。垫块检出游离血红蛋白敏感度为 150 ～ 620μg/L,相当于红细胞 5 ～ 15 个/μl。高尿比重尿、高蛋白尿会降低该法敏感度,维生素 C、甲醛可致假阴性反应。肌红蛋白、强氧化剂如次氯酸钙或某种可产生过氧化物酶的微生物污染尿液,可呈假阳性反应。

八、亚硝酸盐试验

在酸性条件下亚硝酸盐与对氨基苯胂酸作用,形成重氮化合物与 3 羟基-1,2,3,4-氨苯喹啉产生桃红色重氮反应。因为许多细菌具有将硝酸盐还原成亚硝酸盐的能力,因此亚硝酸盐试验可作为尿路细菌性感染的一种过筛试验。但是,如果尿液在膀胱中滞留时间短（少于 4 ～ 6h）,不足以让细菌还原硝酸盐为亚硝酸盐时可呈阴性或弱阳性反应,故应采晨尿检查为好。食物中完全不含硝酸盐或感染的细菌不具有将硝酸盐转化为亚硝酸盐的功能时呈假阴性反应。某些药物如盐酸苯偶氮吡啶可使尿液呈红色,使测试结果呈现假阳性。

九、尿胆原试验

对二乙氨基苯甲醛与尿胆原在酸性条件下,可形成红色化合物。尿胆原成分不稳定,很快被氧化成尿胆素,致使出现假阴性。故被检尿液必须新鲜,正常新鲜尿液尿胆原呈弱阳性反应。该法可受许多因素干扰,如用甲醛防腐的尿液或尿液中含有大量亚硝酸盐时呈假阴性反应。

十、白细胞酯酶试验

利用粒细胞酯酶水解吡咯氨基酸酯与重氮盐作用显色的原理测定尿液中的粒细胞。该试验只对完整的粒细胞起反应,不与淋巴细胞和其他细胞起反应,正常尿液该试验为阴性,其检出灵敏度为白细胞$(5 \sim 15) \times 10^6$个/L。妇女在留取标本时注意不要污染白带。尿液中含有糖、头孢菌素或大量草酸盐可降低该项反应的敏感度。

十一、比　　重

尿比重试纸是由一种特殊的高分子电解质与 pH 指示剂组成。当尿中离子与试垫作用时,氢离子浓度增加,pH 改变,由指示剂显色表示,故比重是由离子浓度间接表示。

十二、尿液分析仪使用注意事项

(1)使用前必须仔细阅读仪器说明书,详细了解仪器的工作原理、操作规程、注意事项、校正方法以及仪器保养要求。

(2)仪器应安装在一个远离电磁干扰源、热源、防止阳光照射、防潮、通风好的实验台上,室内温度应在 $15 \sim 25℃$,相对湿度应 $< 80\%$。

(3)开机后用校正带进行测定,当校正带检测结果与校正带要求完全一致后才能进行质控物或尿标本的检测。对正常和异常两种质控尿液进行检测,如果"正常"质控物结果变为异常,或者"异常"质控物结果变为正常均为失控。如果质控物某一膜块(项目)在靶值 ± 1 个等量级内,仍作为未失控对待。

(4)尿质控物检测在允许范围时,可以进行尿标本检验,检验时要求尿液标本要新鲜,从排出到检测最长不能超过 2h。如确实不能及时送检时,应将标本置4℃下冷藏保存并不得超过6h。检验时尿标本从冰箱取出后应使其温度平衡到室温后再混匀进行检测。尿试带应在厂家推荐的条件下保存和使用,不应将试带放在直射光下照射或暴露在潮湿环境中。一次只取所需量的试带,并应立即将瓶盖盖好。多余试带不得放回原容器中,更不能将各瓶剩余的试带合并。操作中切勿触摸试带上的反应检测模块。尿液分析仪测定结果与手工法结果有一定的差异,并且影响因素也不完全一样。如尿分析仪主要对白蛋白起反应,对球蛋白反应不敏感。测定尿糖的灵敏度比班氏法高,但最高浓度只能测到(3 +);胆红素测定比手工法灵敏度低;尿分析仪只能与完整的粒细胞起反应,而不与淋巴细胞发生反应等。因此当用两者做对比试验时应注意到这些差别。尿液分析仪只能作为一个尿液检查的过筛手段。

(5)因为尿分析仪只能作些一般的化学检查,对尿液中的许多有形成分如管型、精子、上皮细胞、癌细胞、结晶等成分不能检查,因此当对尿液结果有怀疑时,应结合显微镜检查报告结果。

坚决反对使用尿液化学分析仪后不再作尿沉渣镜检的错误倾向。报告结果时还应注意报告清楚尿液颜色、透明度等一般性状检查。外观异常时，即使结果正常也应做显微镜检查。要结合临床进行结果分析，既不可一概以检验结果确定疾病，也不可一概否定检验结果，应对具体问题进行具体分析。

（杜江东）

第九节　尿液分析仪的质量控制

Section 9

一、严格按规定的要求操作

严格按厂家要求安装、使用和保养。每天测定标本前先用校验带监测仪器性能，使用校检带时应注意：试剂带架必须清洁、干燥；校检带不可浸尿或蘸水；不可用手摸校验带；校验带应保存在专用盒内，避光防潮；当仪器对校验带测定的结果与预测值不符时，应再以另一校验带（参考校验带）重新测试。校验不合格的仪器不准使用。

二、用质控人工尿液进行质量控制

开机后，当校验带测定结果在规定范围时，再用试纸条对质控人工尿液进行测定，其结果符合要求时再进行尿标本检测。由于人工尿液的化学成分总是不如自然尿液，有时会带来较大误差，故条件许可时，应制备以正常人尿为本底、再加入各有关成分的尿质控物。也可利用质控人工尿液对技术人员进行技术考核，即将参考尿液与待检尿标本一起送检，进行单盲试验，测定结果与靶值在一个"＋"或不足一个"＋"属合格，但靶值为一个"＋"，而测定为"－"者判为不合格，测定误差在"2＋"以上的为不合格应帮助查找原因，做出纠正。

三、尿液分析仪应该和镜检相结合

无论尿液分析仪还是尿沉渣分析仪都不能代替尿常规检查，它们只能作为过筛试验，因为尿液分析仪无法观察尿液中的红细胞、白细胞、上皮细胞、管型、巨噬细胞、肿瘤细胞、细菌、精子、结晶等有形成分，即使尿10项或11项分析仪对红细胞、白细胞的检查也只限在化学检查范围内，且尿分析仪所受的干扰因素很多，与实际镜检有一定差距，因此，当尿分析仪检验结果出现异常时，应结合显微镜检查报告结果，并以显微镜结果为准，因为这些有形成分对肾脏和尿路疾患的诊断和鉴别诊断、疾病的严重程度及预后有着重要作用，不可忽视。

四、尿分析仪过筛标准的确定

（一）过筛的概念

仪器和试剂带符合实验要求，在检验人员相对稳定条件下，制定一个标准，达到此标准可视为尿沉渣成分在正常范围内，可免除进一步显微镜检查为过筛试验。

（二）对尿分析仪过筛的标准介绍

首先用规范化的方法做尿沉渣显微镜检查取尿液 10ml，离心 5min 弃去上清液，留沉渣 0.2ml 摇匀，取 20μl 加盖玻片镜检。先用低倍镜观察全片，然后转高倍镜，检查 10 个高倍视野，如果白细胞为 0～5，红细胞为 0～3，透明管型在 20 个低倍视野下为 0～1，那么尿质控标准可确定为阴性。

（三）确定干化学过筛标准应注意的几个问题

1.白细胞

尿液必须新鲜（以免白细胞破坏）。注意由于尿液在膀胱贮留时间过长或者标本存放时间过长，或者由于其他原因引起白细胞破坏后酯酶释放到尿液中，镜检阴性，从而造成假阴性。另外尿分析仪的检测只与完整的粒细胞起反应，不与淋巴细胞反应或者破坏的粒细胞起反应。甲醛、高浓度胆红质、某些药物可出现假阳性。绝不能凭经验进行换算，因无法寻找换算方式和换算系数。

2.红细胞

既可对完整红细胞起反应，也可对游离血红蛋白起反应。尿液中含有对热不稳定酶（有类过氧化物酶作用出现假阳性）。肌红蛋白或大量维生素 C，都可干扰此试验。肾病患者、红细胞在肾脏或泌尿道破坏、尿比重过低、尿 pH 偏高等均易造成红细胞干化学检查呈现假阴性。

（杜江东）

第十节 使用尿液化学分析仪应注意的问题

尿液分析仪是由反射式光度计、微电脑和打印机以及该机相配的尿试纸等组成的，能检测尿 8 项或尿 10 项。各项目的测定原理及操作有关事项，详细阅读各厂方提供的说明书。本书对尿液化学分析仪使用中应注意的共同性问题归纳如下：

（1）操作人员上岗前必须仔细阅读仪器说明书，了解仪器的测定原理、操作规程、校正方法以及仪器保养要求。必须了解所用试带各膜块反应原理、注意事项、药物干扰可出现的异常以及参考范围。

（2）部分仪器开机后虽会自动校正，但仍应每天坚持将仪器随机所带的校正带进行校正，观察测定结果与校正带标示结果是否一致，只有完全一致才能证明该仪器处于正常运转状态。必须认真记录。每天坚持使用"正常"和"异常"两种浓度的质控物进行检测。如果"正常"质控物结果变为异常，或者"异常"质控物结果变为正常均为失效，应停止检测患者标本，寻找原因。如果质控物某一块在靶值 ± 1 个等级内，仍作为失控论处。以上质控物检测结果均应详细记录。

（3）尿液标本必须新鲜，并按要求留取。从排出到检测应在 2h 内完成，否则会影响尿化学成分及有形成分，如不能及时送检或分析，应置 4℃下冷藏保存，但冷藏时间最长不得超过 6h。有时冷藏后一些结晶析出会影响结果。从冰箱取出的尿标本应在室温中放置一定时间，使尿标本温度平恒到室温后再行混合，然后取样检测。尿试带应根据厂家推荐的条件保存，在有效期内使用。不应将试带放在直射光下照射或暴露在潮湿环境中。一次只取所需要量的试带，并应立即将瓶盖盖好。多余试带不得放回原容器，更不应合并各瓶的试带。操作中注意切勿触摸试带上的反应检测膜块。要注意药物对试带测定的干扰。尤其维生素 C 可使尿糖、胆红素及尿胆原呈假阴性。为避免维生素 C 对结果的影响，可选择抗维生素 C 的试带或用含有维生素 C 膜块色试带。当前国产尿试带尚未统一质量标准，因此也可造成结果差异，为此请勿轻易更换不同厂家的试带。要注意尿液化学分析仪测定结果与手工法的差异。例如尿试带测定是白蛋白，但对球蛋白不敏感；用葡萄糖氧化酶测定尿糖的灵敏度比班氏法高，但高浓度仅测到 3 ＋；尿胆红素试带结果比哈里森手工法灵敏度低；尿白细胞检查只能测出有无粒细胞，而不与淋巴细胞发生反应等，请参阅有关文献报道。

（4）尿液化学分析仪检测仅是一个过筛试验，坚决反对有的单位使用尿液化学分析仪后不再作尿沉渣镜检的错误倾向。有的单位也不再报尿液颜色、透明度等一般性状检查，这也是不对的。不少单位将热敏纸报告单直接贴在化验单上的做法也是错误的，因为热敏纸报告单上字迹一年半载会退掉，作为档案保存是不妥的。

（黄兴福）

第二十五章

生殖系统体液检验

第一节 精液的检验

Section 1

一、精液标本的采集

精液标本的采集是精液检查的一个重要步骤。采集的时间和方法各家报道不一。Levin 等报道 20 例 18～25 岁健康志愿者，每天手淫收集精液 1 次，连续 21d，测定每份标本的精液量、精子密度、精子活力。结果发现，射精频度与精子密度、精液量等无显著性差异。但也有人报道相反的结果。

（一）准备工作

向受检者讲清楚精液检查的意义、标本采集方法和注意事项；标本采集室最好在实验室附近，室温应控制在 20～35℃。室内必须清洁、肃静，无人干扰；采集精液标本前必须禁欲。一般情况下，25 岁以下禁欲 3d，25～35 岁以下禁欲 5d，35～45 岁以下禁欲 7d（禁欲亦包括无遗精或手淫）；采集精液前应排净尿液。

（二）采集方法

采集精液最好的方法是，让患者本人手淫采集，如有困难可用取精器（电按摩法）采集。禁止用性交中断法采集精液，因为这种方法会失掉射精的前一部分，而开始射精的精液精子浓度最高，终末部分精子浓度最低。将一次射出的全部精液直接排入于清洁、干燥容器内，不能用乳胶避孕套采集，因避孕套内含有滑石粉可影响精子活力。

（三）标本运送

精液标本留取后，应立即送检（如送检时间过长，超过 2h，或盛有溢漏，均不能做精液检查）。精液标本采集后在实验室存放或在运送过程中，其温度应保持在 25～35℃；若低于 20℃或高于 40℃，将影响精子活率（力）。在冬天运送标本时最好放在内衣口袋内，并应防止瓶子倒置。检验人员接受标本时应在瓶上编号，注明姓名、采集时间、禁欲天数等。

（四）标本采集次数

因精子生成日间变动较大，对于少精症患者不能仅凭一次检查结果做诊断。一般应间隔 1～2 周检查一次，连续检查 2～3 次。

二、精液检查的适应证

随着男性学、优生学及计划生育等学科的发展与需要,精液分析不仅重要而且其内容不断丰富与充实,精液分析的适应证在于:评价男性生育能力,为男性不育症的诊断、治疗观察提供依据;辅助男性生殖系统疾病的诊断;观察输精管结扎后的疗效观察;为计划生育的科研提供科学的依据;为人工授精和精子库筛选提供优质精子;为法医学鉴定提供有力的实验数据。

三、理学检查

(一)排 精 量

正常人一次排精量可因节欲时间而异,一般为 2～5ml,< 1.5ml 或 > 8ml 视为异常。精液减少见于射精管道阻塞、先天性精囊缺乏、脑垂体或睾丸间质细胞病变或生殖道有感染性疾病时。当因射精管阻塞、先天性精囊缺乏、生殖道有感染引起的精液减少时会同时伴有精子数量的减少甚至无精子。而脑垂体或睾丸间质细胞病变仅是精液量减少,而不伴有精子缺乏。

(二)颜色及透明度

正常人刚射精后精液为灰白色或乳白色,久未射精可略带淡黄色。自行液化后,呈半透明稍有浑浊的乳白色,患精囊炎或结核性炎症时,可呈黄色或呈脓样。

(三)气　　味

正常精液具有一种特有的腥臭味,该气味由前列腺产生,如缺乏该气味,可能是由于前列腺功能损害或由于前列腺炎症造成了该分泌物缺乏。

(四)黏稠度和液化

精液液化时间是指从排精至精液由胶冻状态转变成流动状液体的时间,正常人刚射出的精液呈稠厚的胶冻状,5～20min 后便从胶冻状态转变成液化状态,若 1h 不液化视为异常,24h 不液化则不能作显微镜检查,可报告 24h 不液化。若排出的精液黏稠度低,似米汤样,说明精子量少。

(五)精液酸碱度

精液 pH 测定应在射精后 1h 内完成,放置时间延长,精液 pH 下降。精液 pH 测定常采用精密 pH 试纸(pH 5.5～9.0)法检测,也可以用 pH 计法进行测定。精浆主要由精囊腺和前列腺分泌物混合而成,其中精囊腺分泌的弱碱性物质约占精浆量的 70%,而前列腺分泌的弱酸性物质约占 30%,因此正常精液 pH 呈弱碱性,为 7.2～7.8。若精液 pH < 7.0 或精液 pH < 8.0,可影响精子活力。当附属性腺或附睾有急性感染性疾病时,精液 pH 可以 > 8.0;而慢性感染性疾病时,精液 pH 可以 < 7.0。当精囊机能减退或先天性精囊缺如以及输精管阻塞时,精液 pH 也可下降。

四、显微镜检验

取液化充分摇匀的标本 1 滴于温玻片上,以低倍镜检查有无精子,然后改为高倍镜观察精子形态和其他的有形成分,如细菌、红细胞、白细胞和不成熟的精原细胞等,如全片精子,应将精液离心沉淀后再涂片检查,若仔细观察全片后仍没有精子,可报告无精子,其他试验可不做。

五、精子活力

精子活力包括精子活率和精子活动力。精子活率是指活精子的数目,是测定活精子与死精子的定量方法;而精子活动力是活动精子的质量,是测定精子活动能力的定性方法。

(一)操作方法

取 1 滴液化混匀精液滴于载片上,直径约 3mm,加盖片静置片刻。室温 25 ~ 30℃为宜,温度过低或过高会影响精子活力。通常在低倍镜下了解总体精子的活力,然后在高倍镜下计算 100 个精子的活率及活动力。

(二)精子活率分析

在高倍镜下,随机观察 100 个不同视野内精子的计数活动及不活动精子数,但不要选择盖片边缘视野,算出活动精子百分比,即为精子活动率(活率)。应用精子体外染色技术,可以更精确地测定活精子数目。

常用以下几种方法:

1.伊红 Y 或台盼蓝法

取 1 滴精液,加 1 滴 5g/L 伊红 Y 液或 20g/L 台盼蓝液(0.15mol/L pH7.4 磷酸盐缓冲液配制),1min 后推成薄片,空气中自然干燥。普通光镜下观察 100 个精子活精子的百分比(活精子不着色;死精子呈红色或蓝色)。

2.苯胺黑伊红法

取 1 滴精液,加 1 滴 10g/L 伊红 Y 液混匀,再加 2 滴 100g/L 苯胺黑液(0.15mol/L pH7.4 磷酸盐缓冲液配制),1min 后推成薄片,空气中自然干燥。在显微镜下观察 100 个精子活精子的百分比。在普通光学镜下,活精子不着色,死精子呈红色;在相差显微镜下,活精子呈蓝色,死精子呈黄色。

(三)精子活动力分析

通常用压片法,将完全液化的精液充分混匀,取 1 滴精液滴于清洁载玻片上,加盖片放置 37℃或室温 1min,高倍镜下随机选择 10 个视野,观察精子活动状态。精子活动力检测受时间、温度、精液的液化程度等因素的影响。

(1)WHO 把精子活动力分为 4 级。

0 级:不活动,无向前运动。

Ⅰ级:活动不良,向前运动微弱。

Ⅱ级:活动一般,有中等向前运动。

Ⅲ级:活动良好,向前运动活跃。

(2)我国卫生部出版的《全国临床检验操作规程》将精子活动力分为 5 级。

0 级:死精子、无活动力,加温后仍不活动。

Ⅰ级:不良,精子原地旋转、摆动或抖动,运动迟缓。

Ⅱ级:较好,精子运动方向不明确,不呈直线运动,也不活泼。

Ⅲ级:为中速运动,但波形运动的较多。

Ⅳ级:良好,为快速的直线运动,很快超过一个视野,运动活泼。在做精子活动力分级检测时,应在恒温箱内进行。在 10 × 40 倍视野下选择 4 ~ 5 个视野,观察计数 100 个精子的活动情况,按活动力分级标准计算出各级活动力精子的百分比。

(四)参考值及临床意义

在排精 1h 内,正常精液精子活率≥60%;射精后 3h,≥40%~ 50%;射精后 6h,≥20%~ 30%。

射精后 1h,精子活动力Ⅲ～Ⅳ级≥40%;射精后 3h 与 1h 差别不显著;射精后 6h 精子活力Ⅲ～Ⅳ级仅占 10%～15%。若 6h 已无活力,精子或精子活力Ⅲ～Ⅳ级降到 5%,可能影响生育。

精子活力下降主要见于:精索静脉曲张;生殖系非特异性感染,以及使用某些抗代谢药、抗疟药、氧化氮芥等。

六、密度计数

精子密度是指每升精液内精子数目,也称精子计数或槽子浓度。

(一)粗略估计法

取液化后混匀的精液 1 滴滴于载玻上,加盖片后,在高倍镜(10×40 倍)下观察 5 个视野,取平均数×10^9 即为粗略的精子数。如 5 个视野内平均数为 50,精子密度为 50×10^9 个/L。

(二)精确计算法

试剂(精子稀释液):碳酸氢钠 5g,40%甲醛溶液 1ml,加蒸馏水至 100ml。

操作:于小试管内加精子稀释液 0.38ml,吸完全液化精液 20μl,加入精子稀释液内。充分摇匀后,滴入细胞计数池内,静置 1～2min,待精子下沉后,以精子头部为基准在显微镜下计数规定范围内的全部精子数。

(三)参考值及临床意义

正常人精子计数存在明显的个体差异,同一个人在不同时间内差异也较大。正常精液精子密度为(60～150)×10^9 个/L(WHO 规定参考值为＞20×10^9 个/L)。目前公认,精子密度低于 20×10^9 个/L 为不正常,连续 3 次检查皆低下者可确定为少精子症。精液多次未查到精子为无精子症。主要见于:先天性或获得性睾丸疾病(如睾丸畸形、萎缩、结核、淋病、炎症等);先天性输精管、精囊缺陷或输精管阻塞(此类通过果糖含量测定可以鉴别);精索静脉曲张;有害金属中毒和放射线损害;老年人在 50 岁以上者精子生成减少。

七、精子形态分析

精子细胞形态学检查是了解正常精子与生理及病理范围内变异精子所占的比例,是反映男性生育能力的一项重要指标。通常用于形态学检查的方法有两种:一种是制成新鲜湿片,用普通显微镜和相差显微镜(15×40 倍)观察;另一种将精子固定、染色后用亮视野光学显微镜观察,染色的方法较多,可根据临床或研究需要自己选择。两种方法检查的精子形态无明显差别,染色后精子头可能稍有缩小。

(一)正常精子形态

正常的精子可分为头、体、尾三部。在精子形态学检查过程中,正常精子必须遵循严格标准:正常精子头部呈椭圆形或卵圆形,长 4.0～4.5μm,宽 2.5～3μm,长与宽的比值为 1.5～1.75,顶体区占头部的 40%～70%;必须不存在颈、中段或尾部的缺陷;细胞质微粒不大于正常头部的 1/3;将所有处于边沿异常状态的精子均列为异常精子。

(二)畸形精子

在正常精液中形态正常的精子平均占 80%,也可见到一定量比例的异常形态精子,主要表现为头部异常、体部异常、尾部异常和含有胞质微粒异常的精子。

1.头部形状、大小异常

包括大头、小头、锥形头、梨形头、无定形头、空泡样头(头部＞20%区域不着色的空泡区)、双头或以上缺陷的联合体。

2.体部异常

包括精子体部粗大(＞2μm)、折裂、不完整、不规则、弯曲、异常薄的体部(无线粒体鞘),或以上任何类型缺陷的联合体。

3.尾部异常

包括短尾、多尾、发夹状尾、断尾(角度＞90°)、宽度不规则,或卷尾,或尾部伴有末端微滴,或以上任何类型缺陷的联合体。

4.含有原生质滴(胞浆小滴)的异常精子

在一次正常精液中,这种细胞约占2.2%。胞浆小滴是精子细胞的残余体(residual body),其胞质小滴至少有头部一半大小,仍与头部中段或尾部上段相连。

(三)参考值及临床意义

正常精液中的异常精子应＜30%,如超过30%称为畸形精子,与睾丸、附睾的功能异常密切相关。可见于生殖系感染、精索静脉曲张、雄性激素水平异常时;某些化学药物(如硝基呋喃妥英)、遗传因素也可影响睾丸生精功能,导致畸形精子增多。

八、生精细胞形态学检查

未成熟的男性生殖细胞即生精细胞,这类细胞尚未完成其发育过程,包括精原细胞、初级精母细胞、次级精母细胞和发育不全的精子细胞。正常精液可见少量生精细胞;当曲细精管的生精功能受到损害时,精液中可以出现较多的病理性幼稚细胞,这种细胞表现为形态、大小以及核的形态和大小都不规则,应予以鉴别。

(一)异常生精细胞

主要表现在以下两个方面:

1.浆 破 损

胞体变形胀大或缩小,甚至破碎,形态多样、异常,胞浆内空泡不一,着色深浅不一,常见有深紫色大小不一的颗粒。有时核裸露,偶见精子穿入生精细胞的胞浆内。

2.胞核变性

胞核变性是异常生精细胞的主要特征。由于胞核受损,分化不良,染深紫色,可见到核固缩、溶解和核断裂等形态特征。核固缩,常使核变小,变致密,均匀染色。核溶解,常呈胞核膨胀、疏松,染色质模糊,着色较浅,或核膜破碎,轮廓不清。核断裂,可见胞核断裂或几个核碎片,呈断裂状态,可明显看出着色深浅分明的断裂纹。

(二)参考值及临床意义

正常生育男性精液中精原细胞平均值为0.8%,初级精母细胞平均值为8.0%,次级精母细胞平均值为7.0%,和精子细胞平均值为70%。若精液中找不到精子和生精细胞即为生精细胞存在异常,临床表现为无精子症或偶见精子的少精子症。这是由于睾丸曲细精管的基膜发生障碍,在精原细胞发育阶段就发生障碍,导致无精子症,属于原发性睾丸生精障碍,治疗上比较困难。若精液中生精细胞的形态发生异常,尤以胞膜、胞浆异常最为明显,即为生精细胞形态异常,提示睾丸曲细精管功能正常,但在减数分裂过程中,精母细胞阶段发生多种多样的形态上的变化。

九、其他成分及精子凝集检查

精液中可能出现的其他细胞:在正常精液中除见到生精细胞和精子外,还可见到少量的红、白细胞和上皮细胞。

(1)红细胞增多见于血精症、睾丸瘤和前列腺瘤等。

(2)白细胞增多见于生殖道炎症或恶性肿瘤。过去认为白细胞≥5/HPF 即为白细胞增多,但是由于在高倍镜下,精液中的未成熟生精细胞体积较大,常有 1～2 个核,易与白细胞相混淆,尤其是用未染色法对精液进行检测时不易识别,所以 WHO 组织制定的精液分析正常参考值,提出用正甲苯胺蓝过氧化物酶染色法检查精液中的白细胞,规定每升精液中白细胞数 > 10 亿的不育患者称为白细胞精子症。精液中的白细胞及其产物主要是通过干扰精子活动力、精子运动速度,阻碍精子成熟、降低精子密度和影响精子穿透卵子的能力。

(3)在正常生育男性精液中偶见到呈柱形或立方形、圆形以及多边形的前列腺上皮细胞;圆形或卵圆形嗜碱性胞质含色素颗粒的精囊细胞;呈多边形的尿道移行上皮细胞或前尿道脱落的柱状或鳞状上皮细胞。慢性前列腺炎常可出现多核上皮细胞,若同时见到较多的淋巴细胞,应考虑前列腺结核。前列腺上皮细胞在精液中大量出现见于前列腺增生症。

(4)精液中可能出现的病原菌。阴道滴虫:新鲜标本呈梨形或圆形滴虫,长 10～30μm,宽约 5～10μm,通过前端 4 根鞭毛的活动而前进,并以虫体腹面波动膜的波动而做螺旋式的运动。

(5)念珠菌:主要是白色念珠菌感染。这是一种小而卵圆形能出芽的薄壁酵母状菌,侵犯前列腺或精囊腺机会较多。方法是将精液加 1 滴 10% NaOH 溶液,在显微镜下观察可见细长菌丝或成群孢子体。支原体、衣原体:解脲支原体或衣原体感染可引起前列腺与精囊腺慢性炎症,可通过培养、免疫学或聚合酶链反应(PCR)技术检测。

(6)精子凝集:精子凝集是指精子头与精子头、精子尾与精子尾、精子头与精子尾之间的凝集。对于有精子凝集的涂片,应观察 10 个视野中凝集堆的分布,凝集精子量所占的百分率。凝集精子低于 10% 属于正常范围,超过 10% 提示有生殖道感染或有免疫性疾病存在的可能。

(何玲英)

第二节　前列腺液检验

Section 2

一、标本采集

令患者排尿后,用前列腺按摩法,取胸卧位,手指从前列腺两侧向正中方向按摩。再沿正中方向,向尿道外挤压。如此重复数次,再挤压会阴部尿道,即可见有白色黏稠性液体自尿道口流出。用小试管或玻璃片承接标本送检。当标本过少时要及时检验,防止标本干涸。严格地讲,用此种方法留取的标本应称为前列腺精囊液,它不能代表在射精时排到精液中的前列腺"刺激分泌液",这两种液体的生化成分很可能不同,因为在性兴奋过程中某些化合物加速分泌,且性高潮时由于前列腺收缩,会使分泌物全部排空,而用前列腺按摩法留取的标本只是其中的一部分。由于前列腺有许多小房,按摩时不一定把有炎症部分挤出,因此,可能首次检查正常的前列腺液,复查时又可见到成堆的白细胞,故前列腺检查常需重复。如患生殖系统结核,不适宜作前列腺按摩,防止引起结核扩散。

采集标本时应注意：前列腺急性感染时，原则上禁止按摩前列腺，以防止由于按摩后细菌进入血液而导致败血症。只有全身应用足够抗生素时，才可进行前列腺体按摩。嘱患者排尿后，检查者右手食指涂润滑剂后置于肛门外慢慢插入，直至食指尽量插入直肠内。摸准前列腺，用力适中、均匀，先从上向下按摩前列腺左右两叶各 2～3 次，然后由中线向肛门口按压 2～3 次，挤压会阴部尿道，白色前列腺液便从尿道口流出。取样时应弃掉第一滴腺液，再用玻璃片或玻璃管收集进行检查。检查前 3d 内应禁止性活动，因为性兴奋后前列腺液内白细胞常有增加。

二、显微镜检验

取得标本后，将载玻片上前列腺液涂成薄膜，在高倍镜下进行检查。

（一）血 细 胞

正常前列腺液内有少数白细胞，但无红细胞，白细胞一般 < 10 个/高倍视野。临床上白细胞数如 > 10 个/高倍视野，或成堆出现，即可诊断为慢性前列腺炎。如前列腺内大量出现红细胞见于精囊炎、前列腺化脓性炎症、前列腺癌或按摩时用力过重引起的出血。

（二）颗粒细胞

为体积较大的细胞，由于脂肪变性或吞噬作用，使胞浆内含有多量卵磷脂小体状的颗粒，有的是巨噬细胞，有的是吞噬细胞，此种细胞在炎症时常伴有大量脓细胞出现。老年人前列腺液中前列腺颗粒细胞较多。

（三）卵磷脂小体

为一种均匀分布的大小不等的折光性颗粒，略小于红细胞，呈圆球形，当前列腺炎时，卵磷脂小体常减少。

（四）淀粉颗粒

圆形或卵圆形，微黄色或褐色，为分层的细胞样体，其中央部分常含核样的小颗粒，系碳酸钙沉淀物质，如与胆固醇结合即形成前列腺结石。淀粉颗粒随年龄增加而增加，无临床意义。

（五）精 子

由于按摩时可压迫到精囊，故可在前列腺液中出现精子。

（六）滴 虫

可在前列腺液中加适量温盐水立即镜检。在滴虫性前列腺炎时，可以检出滴虫。

（七）细 菌

将前列腺液制成均匀涂片，待干后通过火焰固定，做革兰染色或抗酸染色，油镜镜检。前列腺炎患者，其前列腺液内可以找到细菌。以葡萄球菌为常见，链球菌次之，此外，在前列腺结核患者，可以查到结核杆菌，如已确诊生殖系统结核时，不宜作此项检查，以防引起扩散。

三、参考值及临床意义

正常人卵磷脂小体为多量或满视野，白细胞 < 5/HP。前列腺炎时，白细胞增多，可找到细菌，卵磷脂小体常减少。前列腺癌时，可有血性液体，镜检见多量红细胞、可见癌细胞。

（何玲英）

第三节 阴道分泌物的检验

Section 3

阴道分泌物为女性生殖系统分泌的液体,俗称"白带"。主要来自宫颈腺体、前庭大腺,此外还有子宫内膜、阴道黏膜的分泌物等。

一、标本采集

阴道标本采集前24h,禁止性交、盆浴、阴道检查、阴道灌洗及局部上药等,以免影响检查结果。取材所用消毒的刮板、吸管或棉拭子必须清洁干燥,不黏有任何化学药品或润滑剂。阴道窥器插入前必要时可用少许生理盐水湿润。根据不同的检查目的可自不同部位取材。一般采用盐水浸湿的棉拭子自阴道深部或阴道后部、宫颈管口等处取材,制备成生理盐水涂片以观察阴道分泌物。用生理盐水悬滴可检查滴虫,涂制成薄片以95%乙醇固定,经过巴氏染色,吉姆萨染色或革兰染色,进行肿瘤细胞筛查或病原微生物检查。

二、一般性状检查

(一)正常白带及临床意义

正常阴道分泌物为白色稀糊状,一般无气味,量多少不等,与雌激素水平高低及生殖器官充血情况有关。于近排卵期白带量多、清澈透明、稀薄似鸡蛋清,排卵期2～3d后白带浑浊黏稠、量少,行经前量又增加。妊娠期白带量较多。

(二)异常白带及临床意义

1.大量无色透明黏白带

常见于应用雌激素药物后及卵巢颗粒细胞瘤时。

2.脓性白带

黄色或黄绿色有臭味,多为滴虫或化脓性细菌感染引起;泡沫状脓性白带,常见于滴虫性阴道炎;其他脓性白带见于慢性宫颈炎、老年性阴道炎、子宫内膜炎、宫腔积脓、阴道异物等。

3.豆腐渣样白带

呈豆腐渣样或凝乳状小碎块,为念珠菌阴道炎所特有,常伴有外阴瘙痒。血性白带:内混有血液,血量多少不定,有特殊臭味。对这类白带应警惕恶性肿瘤的可能,如宫颈癌、宫体癌等。有时某些宫颈息肉、子宫黏膜下肌瘤、老年性阴道炎、重度慢性宫颈炎和宫内节育器引起的不良反应也可在白带中见到血液。

4.黄色水样白带

由于病变组织的变性、坏死所致,常发生于子宫黏膜下肌瘤、宫颈癌、子宫体癌、输卵管癌等。

三、清洁度检查

在生理状态下,女性生殖系统由于阴道的组织解剖学和生物化学特点足以防御外界病原微生物的侵袭。从新生儿到青春期,双侧大小阴唇合拢严紧,处女膜完整,阴道前后壁紧贴,使管腔闭合,到青春期后,由于雌激素的影响,阴道上皮由单层变为复层。上皮细胞除内底层外,均含有不同量的糖原,同时受卵巢功能的影响,有周期的变化及脱落。脱落后细胞破坏放出糖原,借阴道杆菌作用,将糖原转化为乳酸,使阴道pH保持在4～4.5,只有阴道杆菌能在此环境中生存。因此在正常健康妇女,阴道本身有自净作用,形成自然防御功能。

参考值:Ⅰ～Ⅱ级为正常。

临床意义:将阴道分泌物加生理盐水做涂片,用高倍镜检查,主要依靠白细胞、上皮细胞、阴道杆菌与球菌的多少划分清洁度卵巢功能不足、雌激素减低、阴道上皮增生较差时可见阴道杆菌减少,易感染杂菌。单纯清洁度不好而未发现病原微生物,为非特异性阴道炎。当清洁度为Ⅲ～Ⅳ度时常可同时发现病原微生物,提示存在感染引起的阴道炎。在此度期不宜做阴道手术,应先治疗炎症。

四、微生物检查

(一)阴道毛滴虫

将分泌物用生理盐水悬滴法置高倍镜下可见虫体呈顶宽尾尖倒置梨形,大小多为白细胞的2～3倍,虫体顶端有前鞭毛4根,后端有后鞭毛1根,体侧有波动膜,借以移动。阴道滴虫主要寄生于妇女阴道,引起滴虫性阴道炎,自阴道分泌物中检出滴虫是诊断的依据。患滴虫性阴道炎的患者,其临床表现为白带呈典型的稀薄、泡沫状,亦可呈脓性或绿黄色,有恶臭。分泌物刺激外阴部,可引起外阴瘙痒。当尿道及膀胱合并感染时,可有尿痛、尿频等症状,严重时可引起不孕。

(二)真菌(fungi)

多为白色假丝酵母菌,偶见阴道纤毛菌、放线菌等。采用悬滴法于低倍镜下可见到白色假丝酵母菌的卵圆形孢子和假菌丝。在阴道抵抗力减低时易发真菌性阴道炎。

(三)淋病奈瑟菌

用宫颈管内分泌物涂片,革兰染色后油镜检查,找革兰阴性双球菌,形似肾或咖啡豆状,凹面相对,除散在于白细胞之间外,还可见其被吞噬于中性粒细胞胞质之内。淋病奈瑟菌是性传播疾病的一种病原菌。人类是淋病奈瑟菌唯一的宿主,在性关系紊乱下造成在人群中的广泛传染及流行。淋病在世界上发病率较高,国内统计约占门诊性病患者的40%。

(何玲英)

第四节　羊水的检验

羊水是孕妇宫腔中充满于羊膜腔内的液体,随着妊娠时期的不同,其来源、容量与组成亦有变化。在妊娠期间羊水与胎儿之间的关系非常密切,因为羊水为胎儿的生长发育提供了一个理想环境,不仅可保护胎儿,而且可保持胎儿的新陈代谢和水的平衡,并可促进胎肺的发育功能。在分娩期羊膜内的羊水可协助宫口的扩张,亦可正确传导宫缩所产生的压力。近30年来,以羊水检查作为胎儿的产前诊断已广泛应用于临床与研究,取得了很大成功,这对于先天性畸形和遗传性疾病的诊断起了重要作用。本章就羊水的生理、病理、羊膜穿刺和分析以及临床意义方面进行较详细的介绍。

一、羊水的生理

(一)羊水的来源

羊水的确切来源还不十分明确,但无疑其主要来自母体,也来自胎儿。根据临床与实验观察,随着妊娠的进展及胎儿的逐渐成熟,其来源和成分亦有变化。有的学者认为,妊娠早期羊水主要是由母体血清通过胎膜进入羊膜腔的透析液。这种透析也可以通过脐带表面的羊膜、华尔通氏胶进行。胎儿呼吸道黏膜及皮肤也有类似的作用。随着妊娠的进展,到妊娠中期胎儿长大时,妊娠 12 周以后胎尿形成,直接排入羊膜腔中,此时羊水的量增多大约 50ml,这时胎儿尿可能为羊水的重要来源。胎儿 18 周时,每 24h 尿量为 7 ~ 17ml,足月时每小时尿量达 43ml。

(二)羊水的代谢

羊水不是一成不变的,在母体、胎儿与羊水间不断地进行液体快速交换,约每 3h 即可交换一次,在正常情况下保持三者之间的液体处于动态平衡。母儿间的液体交换量约为 3 600ml/h(胎盘交换);母体与羊水的交换量约为 400ml/h(胎膜交换);羊水与胎儿交换量较低,主要通过呼吸道、消化道、角化前的皮肤等。

(三)羊水量

正常妊娠时,随着妊娠的进展羊水逐渐增加,但个体差异很大。妊娠 8 周时,羊水仅 5 ~ 10ml;妊娠 12 周时,羊水 50ml;妊娠 11 ~ 15 周时,羊水每周平均增长 25ml;而妊娠 15 ~ 28 周时,羊水每周增加 50ml;妊娠 34 周时,羊水量达到高峰,平均 1 000ml,以后又逐渐减少;妊娠 42 周时,羊水量显著减少。羊水过多和羊水过少的标准目前尚不一致。有人认为足月妊娠时羊水量少于 400 ~ 600ml,则可认为羊水过少;妊娠 30 ~ 37 周时羊水量超过 1 700ml,或大多数研究者认为过期妊娠 43 周时羊水量超过 2 000ml,为羊水过多。羊水每 3h 更换一次,如此快的更换速度,说明羊水在胎儿代谢中起到活跃而重要的作用。

(四)羊水的成分

羊水是一种溶液,其中 98% ~ 99% 是水,1% ~ 2% 是溶质,并浮有不溶解的物质。早期妊娠时,羊水的成分与母体血浆成分相似,呈无色、透明的液体。随着妊娠进展,羊水成分不断地改变。在妊娠 16 周时,由于胎儿吞咽、呼吸及排尿功能的建立,使羊水成分发生很大变化。妊娠足月之羊水略显浑浊,不透明,可见小片状物混悬于羊水中(胎脂、上皮细胞或毳毛等有形物质),偏碱性,pH 7.2 左右,比重约 1.008,含有少量的无机盐及有机物质。除含电解质、代谢物、少量糖、脂肪及蛋白质外,还含有各种酶、激素,以及胎儿与羊膜的脱落细胞。

1.电解质

电解质含量基本同细胞外液,主要是钠、氯、碳酸氢根离子及少量的钾、镁、钙、磷酸氢根离子。随妊娠进展,因胎尿大量排入羊水中,逐渐使渗透压降低变为低渗的同时,钠离子显著降低。此外,钾轻微上升。其他如钙、镁、磷、锌、铁、硫及锰等浓度稳定,不随胎龄而改变。

2.蛋白质及其衍生物

羊水的有机物中 50% 是蛋白质与蛋白质的衍生物,羊水中有 27 种氨基酸。妊娠早期时,多数氨基酸在羊水中的水平较母体为高,足月时则较母血为低。电泳免疫化学实验指出,羊水蛋白质,除两种以外都和血清蛋白质的性质相同。有人认为羊水中没有纤维蛋白原,随着妊娠的进展,羊水中的蛋白质逐渐下降,22 周时,羊水中的蛋白质约为 19g/L,36 周时为 5g/L。正常妊娠时在羊水中有少量胆红素,26 ~ 28 周时达到高峰,以后逐渐下降;有 β 球蛋白、运铁蛋白存在;除免疫球蛋白 G 外,其余各种免疫球蛋白都低。羊水中尚有甲胎蛋白,含量高于母血,低于胎血。这种蛋白主要来源于胎儿,测定这种蛋白质量升高,对开放性神经管畸形诊断有很高价值。羊水中有各种氨基酸,浓度超过母血,但低于胎血,测定羊水中这类物质,对遗传学的研究及产前预测胎儿是否存在氨基酸紊乱疾病有一定临床价值。

3. 碳水化合物

妊娠及分娩期羊水中葡萄糖变异范围较大,含量比母血低,为 2.03 ～ 2.79mmol/L(36.4 ～ 49.8mg/dL);37 周以后,由于胎盘的渗透能力下降,葡萄糖含量有轻度降低。在妊娠期及分娩期,羊水中碳水化合物含量的高低不能说明与胎儿情况有任何关系。乳酸为羊水中主要有机酸,含量超过母体及胎体血浆,并随氧供情况而变动。低氧时,乳酸值高。分娩时,羊水中丙酮酸也增加,但这些碳水化合物的变化不能反映胎儿情况。除此以外,羊水中还有果糖、戊糖。

4. 脂 类

脂类为 4.9 ～ 5.6g/L(490 ～ 560mg/dL),其中 50% 为脂肪酸,磷脂为 0.39 ～ 0.52mmol/L(30 ～ 45mg/dL),胆固醇为 0.52 ～ 2.5mmol/L(20 ～ 96mg/dL)。甘油三酯在妊娠 36 周时为 0.022mmol/L(2mg/dL),足月时为 0.066mmol/L(6mg/dL)。Gluck 用薄板层析法证明,在妊娠 35 周时,卵磷脂(lecithin,L)快速上升而鞘磷脂(sphingomyelin,S)则不上升;L/S 值 > 2 者,提示胎儿肺功能已成熟,出生后不致发生呼吸困难综合征。通常在足月时 L/S 值可达 4 或以上。单独测定卵磷脂,如达 0.1mg/dL,也提示肺功能成熟。

5. 代谢产物

羊水中代谢产物包括肌酐、尿酸、尿素氮与母体血中相似,它们随着妊娠的进展而增加。28 周时即酐约为 88.4μmol/L(1mg/dL),足月时则为 176.8μmoL/L(2mg/dL),提示胎儿肾功能已成熟。

6. 气 体

随着妊娠进展,羊水中 PCO_2 升高,碳酸氢根减少,羊水中的酸度增加(胎儿处于低氧环境下,以糖醇解供能而增加羊水酸度),胎儿与羊水间 CO_2 交换极为迅速,几分钟内即可完成,故羊水中 PCO_2 及酸碱度可反映胎儿供氧情况。但测羊水中 PO_2 却不能代表胎儿供氧情况,因为正常羊水中 PO_2 甚低(约 25mmHg)。羊水 PO_2 受母体周围组织 PO_2 影响,例如胎死后羊水中 PO_2 可以正常,这是因母体周目组织血液中 PO_2 无改变。

7. 酶

目前研究发现,羊水中约行 25 种以上的酶。羊水中某种酶的缺乏与一些先天性代谢病有关,可不用做产前诊断。有人研究,乳酸脱氢酶、α 羟丁酸脱氢酶在严重溶血症中升高。酯酶在正常妊娠时羊水中单胺氧化酶随胎龄增加而上升,但 RH 血型不合引起胎儿死亡前其浓度骤降。另外,如羊水被胎粪铲染,则碱性磷酸酶上升。Bratlid 报道,羊水中含有溶菌酶,有溶菌作用。自妊娠 25 周到足月妊娠期间,溶菌酶作用最高,较妊娠早期高 3 倍,足月后羊水的溶菌酶作用也下降。正常妊娠与异常妊娠时羊水溶菌作用相同。羊水中溶菌酶量可达 4.2 ～ 13.0mg/L,较母血清中高 12 倍。羊水中有些酶的活性高峰与妊娠时期有一定关系。以淀粉酶为例,其分子量为 45 000,其主要来源于胎尿及胎儿的唾液,也有人认为来自胎儿胰腺者。淀粉酶的活性随胎龄而增加,至妊娠 36 周后急剧增多,为妊娠 10 ～ 16 周的 4 ～ 6 倍。因此,可利用估计胎龄。更为重要的是利用分析羊水细胞某些酶的活性及代谢产物变化,以诊断先天性代谢缺陷病。

8. 激 素

羊水中有各种激素,包括皮质醇、孕酮、睾酮、泌乳素、绒毛膜促性腺激素、雌三醇及前列腺素等。主要来源于胎儿及胎盘,因此激素量的变化可直接反映胎儿胎盘单位的功能。皮质醇:羊水中皮质醇在妊娠 10 ～ 15 周时为 13.8nmol/L(0.5μg/dL),35 ～ 37 周为 27.6nmol/L(1.0μg/dL),分娩时上升至 55.2 ～ 82.8nmol/L(2.0 ～ 3.0μg/dL)。有人报道,胎儿患先天性肾上腺皮质增生症时,羊水中 17 酮与孕三醇上升。无脑儿伴有肾上腺皮质功能不良,而羊水中 17 酮及 17 羟类固醇都低。由于这些变化在妊娠晚期才能被发现,因此对早期诊断和预防的价值不大。睾酮:男胎和女胎羊水中睾酮有区别。在妊娠 12 ～ 25 周时,男胎羊水中睾酮平均值为 0.78nmoL/

L(22.3ng/dL),幅度为 0.36～1.79nmol/L,在妊娠 17 周时呈高峰;女胎时,羊水中睾酮平均值为 0.14nmol/L(4ng/dL),幅度为 0.06～0.28nmoL/L。笔者认为,测定羊水中睾酮浓度可以预测胎儿性别。雌三醇:在妊娠晚期羊水中雌三醇较母尿低,但其含量曲线变动与母尿相平行。羊水中雌三醇含量随着妊娠进展而增加,测羊水中雌三醇含量也能反映胎儿胎盘功能,尤其是胎儿的安危状况。孕晚期羊水中游离雌三醇平均为 196nmoL/L(56.1μg/L),联结雌三醇为 3 262nmol/L(932μg/L)。虽然变动幅度很大,但后者如＜350nmol/L 可被认为有胎儿窘迫。母儿血型不合的溶血症病例,羊水中雌三醇水平很低,几乎很难测出雌三醇,因溶血症时胎儿肝脏功能受损,不能将游离雌三醇与醛糖酸结合,以致造成不易由胎尿排至羊水中。如果这些病例做羊水中胆红素时,同时做雌三醇测定可能会有帮助,但临床上不常用雌三醇量作产前诊断。绒毛膜促性腺激素(HCG):羊水中 HCG 含量也很低,在妊娠早、中期时,羊水中 HCG 量为 1 250～2 500U/L(羊红细胞凝集抑制实验法),妊娠晚期用上述方法在羊水中未能发现 HCG。泌乳素:在妊娠 8 周时,羊水中已能测出低浓度的泌乳素。自妊娠 10～12 周起,羊水中泌乳素快速上升,到 15～20 周达 2 000～3 000μg/L,以后逐渐下降,在妊娠后期为 450μg/L。羊水中泌乳素可能参与胎儿和羊水两个区域间的水盐平衡调节。肾素、血管紧张素:妊娠 16～20 周时,羊水中肾素活力与肾素前体平均浓度超过母血清中 10 倍;足月时,肾素活力超过 15～20 倍,肾素前体超过 48 倍。从以上资料分析,羊水中的肾素不像来自母血清,而应考虑子宫或胚胎的来源。分娩使羊水中肾素活力增加 80%,使脐血中增加 400%。血管紧张素Ⅰ也相应增加,胎血中肾素与血管紧张素Ⅰ增加可能使胎血压上升。足月时,羊水中血管紧张素Ⅱ接近母血中浓度。前列腺素(PG):妊娠早期羊水中 PG 含量甚少,足月妊娠时明显增加,分娩发动前达高峰,可能与分娩活动的开始有直接关系。PGF1α及 PGF2α对子宫肌肉有收缩作用。

9.羊水细胞

正常羊水中可见到两组细胞:一组来源于胎儿,多为胎儿皮肤脱落的鳞状上皮细胞,细胞核小而致密或无核,还有口腔黏膜,部分有消化道、尿道和生殖道,此外亦有来自喉头及器官的内胚层上皮;另一组来自羊膜,胞浆染色深,核大而边界清。胎儿表皮细胞:当胎儿存活在羊水中,其体表与羊水接触,经常有上皮细胞掉入羊水中。脱落的细胞有两种,一种染色后呈棕黄色,另一种染色后呈橘黄色,它们都来自胎儿成熟或不成熟的皮肤。鳞状上皮细胞的直径为 20～80μm,细胞质为嗜伊红青色,核为圆形,质致密,很易辨认。羊膜细胞:来自羊膜内层上的单层细胞,这些细胞剥落到羊水中,常常聚集成球状或囊状。羊膜细胞为卵圆形立方柱状细胞,其直径为 15～25μm,胞浆中有分散的空泡或单个大的空泡和核位于细胞边缘。未分化的细胞:大多数羊水的标本中有一种小的未分化的细胞,其大小为 25～30μm,来源不明确;另有一些固缩的细胞,大多数来自内胚层,其直径约 10μm,细胞核呈圆形,细胞质疏松。吞噬细胞:在羊水中可见到少量吞噬细胞,类似巨噬细胞或间质细胞。在染色的涂片中发现有吞噬能力的细胞,在间质中常包含着一个大空泡。

(五)羊水的功能

1.保护胎儿

胎儿在羊水中自由活动,防止胎体黏连。因羊水平均分布于胎体周围,羊水可保持宫腔内恒温、恒压,可减少因外力所致的胎儿损伤,也可避免子宫壁因胎儿活动而受损。

2.保持胎儿活动

在胚胎发育过程中,羊水存在可避免胚芽受压损伤而引起畸形;在胎儿期还可免于躯体和四肢不致受压变形,使胎儿保持一定的活动度。保持胎儿的液体平衡。

3.羊水有轻度溶菌作用

供给少量的营养物质胎儿的蛋白质 10%～15%来源于羊水。羊水可以减少因胎动引起的不适感,临产时胎囊可以水压扩张软产道,避免胎体直接压迫母体组织时间过长所引起的子宫颈、阴道损伤。

4.有冲洗阴道的作用

破膜时,羊水还有冲洗阴道的作用,可减少感染。

5.羊水检查

近些年来,随着科学的发展、技术的进步,通过羊水进行各种检查,了解胎儿发育成熟度或诊断遗传性疾病等,目前正在越来越多地应用于临床,作为产前了解胎儿的检查方法之一。

二、羊水的病理

(一)羊水过多

正常妊娠 36 周时羊水量约为 1 000ml,如超过 2 000ml,可认为是羊水过多。羊水的病理因素,在羊水过多时,羊膜上皮细胞并无明显变化,羊水成分亦无明显改变,但羊水过多常伴有母体方面病变,常见有以下三种情况:①双胎,胎儿畸形,其中无脑儿与水脑儿,此时可能因为胎儿丧失吞咽反射和缺少抗利尿激素,以致不能吞咽羊水而尿量特多,造成羊水积贮。②消化道畸形,如食道闭锁与小肠高位闭锁、肺发育不全影响羊水吸收和代谢受阻,均能出现羊水过多。③另外在无脑儿、脊柱裂、脐膨出等畸形中,胎儿体液大量渗出,也常发生羊水过多。妊娠合并糖尿病或血型不合常发生羊水过多。在胎盘超重、巨大时,亦可造成羊水过多。

(二)羊水过少

凡羊水量< 300ml 者为羊水过少,发生率约为 0.025%。胎儿尿闭症为羊水过少的病因。胎儿肾脏或泌尿道不发育,常可出现严重羊水过少。

三、羊水检查适应证

羊水检查属有创伤性检查,必须具有下列指征之一方可进行:①对高危妊娠有引产指征时,可了解胎儿成熟度,结合胎盘功能测定,决定引产时间,以降低围生期死亡率。②曾有过多次原因不明的流产,早产或死胎史,怀疑胎儿有遗传性疾病者;曾分娩过染色体异常婴儿者;夫妇一方或双方有染色体异常或亲代有代谢缺陷病者。③35 ～ 40 岁以上高龄孕妇,除外胎儿染色体异常。④必要的胎儿性别诊断。⑤妊娠早期曾患过严重病毒感染,或接触过大剂量电离辐射。⑥母胎血型不合,判断胎儿的预后。⑦疑有胎膜早破不能确诊时,可做阴道流液的 pH 及涂片检查有无羊水有形成分(结晶和脂肪细胞)以确定是否为羊水。

四、标本的采集

羊膜穿刺多由妇产科医师进行。根据不同的检查目的,选择不同的穿刺时间。为诊断遗传性疾病和胎儿性别,一般需于妊娠 16 ～ 20 周经腹羊膜腔穿刺抽取羊水 20 ～ 30ml,为了解胎儿成熟度则在妊娠晚期穿刺。一般抽取羊水 10 ～ 20ml,羊水抽取后必须立即送检。

五、一般性状

(一)量

1.参考值

早期妊娠:0.45 ～ 1.2L;足月妊娠:0.5 ～ 1.4L。

2.临床意义

羊水过多指羊水量＞2L，见于胎儿先天性异常，如无脑儿、食管闭锁、肠闭锁等。无脑儿是由于脑发育不全而致抗利尿激素分泌减少之故。食管闭锁及肠闭锁是由于胎儿吞噬羊水功能障碍所致。还见于母体疾病，如糖尿病，可能由于高血糖导致了胎儿的高血糖，增加了胎儿的利尿，当母体血糖控制后羊水量可减少。羊水过少指羊水＜0.3L，见于胎儿先天性畸形，肾发育不全和肺发育不全及羊膜发育不良。过期妊娠，羊水一般在0.5L左右。

（二）颜　　色

1.参考值

无色透明或呈淡黄色，妊娠后半期呈微乳白色。

2.临床意义

黄绿或绿色，表示羊水内混有胎粪，为胎儿窘迫的现象。棕红或褐色，多为胎儿已经死亡。金黄色，可能为母儿血型不合所引起的羊水胆红素过高。黏稠黄色，过期妊娠，胎盘功能减退等。浑浊脓性或带有臭味，表示宫腔内已有明显感染。

六、胎儿成熟度检查

胎儿成熟度的监测是决定高危妊娠选择合理的分娩时间和处理方针的重要依据，主要是通过羊水中某物质的消长来观察胎儿的器官功能是否发育完善。

（一）胎儿肺成熟度

1.泡沫试验

（1）原理：羊水中的一些物质可减低水的表面张力，经振荡后，在气液界面可形成稳定的泡沫。在抗泡沫剂乙醇的存在下，蛋白质、胆盐、游离脂肪酸和不饱和磷脂等形成的泡沫在几秒钟内即被迅速破坏消除。而羊水中的肺泡表面活性物质饱和磷脂是既亲水又亲脂的两性界面物质，它所形成的泡沫在室温下可保持数小时，故经振荡后可在气液界面出现环绕试管边缘的稳定泡沫层。

（2）参考值：第1管阴性时表示胎儿肺不成熟，第1管阳性第2管阴性表示胎儿肺成熟可疑，凡第1、2管均为阳性表示肺成熟。

（3）临床意义：此试验可作为判定新生儿特发性呼吸窘迫综合征，降低新生儿死亡率，特别是对妊娠高血压综合征及高血压合并妊娠患者可降低新生儿死亡率。

2.卵磷脂/鞘磷脂（L/S）

（1）原理：用有机溶剂氯仿抽提羊水中的磷脂，将标本与L/S标准品置由硅胶G或H铺成的薄层层析色谱（TLC）板上展开，可选择不同的染色剂如钼蓝、罗丹明B、硝酸氧铋、磷钼酸、氯化亚锡或饱和碘蒸气等，着色后依层析快慢标准品可显示磷脂酰甘油（PG）磷脂酰丝氨酸（PS）、磷脂酰乙醇胺（PE）、磷脂酰肌醇（PI）、卵磷脂（L）和鞘磷脂（S）的位置，将样品与标准品对照，测量样品L和S色谱斑面积或用光密度计扫描求得L/S比值。

（2）参考值：L/S≥2。

（3）临床意义：L/S = 1.5 ～ 1.99，为可疑值；≤1.49为不成熟值。在高危妊娠需提前终止妊娠时，必须了解胎儿肺是否成熟。这对防治新生儿特发性呼吸窘迫综合征（IRDS），降低新生儿死亡率，有很大意义。以L/S＞2作为判定胎儿肺成熟的阈值，预测IRDS的灵敏度为84%，非IRDS的特异性为87%。除早产儿易患IRDS外，孕妇患糖尿病时某些新生儿L/S比率＞2，IRDS的发病率却高于正常孕妇的新生儿，这点不应忽视。

3.羊水吸光度试验

(1)原理:羊水吸光度(A)试验是以羊水中磷脂类物质的含量与其浊度之间的关系为基础。

(2)参考值:$A_{650} \geq 0.075$ 为阳性。

(3)临床意义:当波长为 650nm 时,羊水中的磷脂类物质越多,A_{650} 越大,胎儿的成熟度越好。$A_{650} \geq 0.075$ 为阳性,表示胎儿成熟。如 $A_{650} \leq 0.050$ 为阴性,表示胎儿不成熟。

(二)胎儿肾成熟度检查

1.肌　酐

(1)参考值:早期妊娠:70.7 ～ 97.2μmol/L;足月妊娠:159.1 ～ 353.6μmol/L。

(2)临床意义:羊水中的肌酐来自胎儿尿,为胎儿代谢产物,其排泄量反映肾小球的成熟度。Cr 浓度 > 176.8μmol/L,表示胎儿成熟;132.6 ～ 175.9μmol/L 为可疑;≤131.7μmol/L 为不成熟。在 Rh 血型不合的情况下,羊水中 Cr 的浓度较低,一般在 151μmol/L 以下。

2.葡　萄　糖

(1)参考值:2.02 ～ 2.76mmol/L。

(2)临床意义:羊水葡萄糖主要来自母体,部分来自胎儿尿。妊娠 23 周前随羊膜面积扩大,羊水量增加,羊水葡萄糖逐渐增加,至 24 周达高峰 2.29mmol/L 左右,以后随胎儿肾成熟,肾小管对葡萄糖重吸收作用增强,胎尿排糖量减少,加上胎盘通透性随胎龄增加而降低,羊水葡萄糖便逐渐减低,临产时可降至 0.40mmol/L 以下。羊水葡萄糖 < 0.56mmol/L,提示胎儿肾发育成熟;> 0.80mmol/L 为不成熟。

(三)胎儿肝成熟度检查

1.原　　理

根据胆红素在 450mm 有吸收峰的特点,取 5 ～ 10ml 羊水以滤纸过滤去除上皮细胞与胎脂,以蒸馏水调零,光径 1.0cm,波长 450nm 读取吸光度。

2.参　考　值

胆红素光密度值妊娠 37 周以前羊水胆红素 OD 多在 0.02 以上,妊娠 37 周以后,多在 0.02 以下。胎儿肝成熟指标:胆红素 OD 变化 < 0.02 胎儿肝未成熟指标,胆红素 OD 变化在 0.04 以上临界 OD 值在 0.02 ～ 0.04,为可疑。

3.临床意义

如妊娠晚期仍可在羊水中查到胆红素应考虑有无 Rh 或 A、B、O 血型不合,此时应做胎儿和母亲的血型检查,若确诊母儿血型不合,可作为了解胎儿溶血程度的一种有效方法。

(四)胎儿皮脂腺成熟度检查

脂肪细胞:

1.原　　理

用硫酸尼罗蓝水溶液染色,置显微镜下观察,脂肪细胞无核,染成橘黄色,其他细胞染成蓝色。

2.参　考　值

> 20%。

3.临床意义

羊水中的脂肪细胞为从胎儿皮脂腺及汗腺脱落的细胞。晚期妊娠时,羊水中脂肪细胞出现率随胎龄增加而增高。估计妊娠期限,如脂肪细胞在 10% 以上,说明妊娠已 36 周;20% 以上说明妊娠已 38 周;足月可达 50%。> 20% 表示胎儿的皮肤和皮脂腺已成熟,10% ～ 20% 为可疑,< 10% 为未成熟;但≥50%,表示为过期妊娠。

（五）胎儿唾液腺成熟度检查

淀粉酶（Amy）：

1.参考值

30～1 500U（碘比色法）。

2.临床意义

羊水中淀粉酶来自胎儿胰腺及唾液腺。胰腺型同工酶自始至终变化不大，唾液腺型同工酶自妊娠 28 周左右开始增加较快，显示胎儿唾液腺有分泌功能，妊娠 36 周后其活性显著上升，胎龄＞38 周,若酶活性＞120U 为成熟儿,否则为未成熟儿。

七、先天性遗传疾病的产前诊断

先天性疾病包括:遗传性疾病,即亲代的病态基因经生殖细胞配子结合形成合子时传给子代的疾病;非遗传因素,如一些在配子形成,染色体联合时的基因突变,受精卵发育等过程中由于某些外在因素的影响而引起的疾病。这类疾病可表现为患儿智力、器官结构和功能的种种缺陷。

（一）染色体病核型分析

将新鲜的羊水 20～30ml 经离心得到羊水中的细胞,经 RP-Ml 1 640 培养液与 25%小牛血清中培养 8～10d 后,以秋水仙素处理,使细胞均停止在 M 期,以获得分裂相细胞,将细胞经低渗、固定、制片处理后,进行 Giemsa 染色或用显带染色,然后进行分析。

临床意义:核型分析主要用于检查染色体因数目或结构异常而造成的遗传性疾病。用于产前诊断。

（二）性染色质检查和性别基因诊断

1.性染色质检查

将羊水 10ml 注入离心管,以 1 000r/min 离心 10min,弃上清,管底沉淀物加甲醇:冰乙酸（3：1）液 8ml 固定 30min,按前述条件离心弃上清,再加少许新鲜固定液制备成细胞悬液,取 1～2 滴于载玻片上,空气中干燥待染。X 染色质采用硫瑾或甲苯胺蓝染色,经油镜观察两类细胞核,一类可数细胞,另一类为 X 染色质（又称 Barr 小体）。Y 染色质采用阿的平荧光染色,在荧光显微镜下观察,细胞核的偏中心部或近核膜处有 0.3μm 大小的荧光弧状圆点。

（1）参考值:X 染色质≥6%者判为女胎,≤5%者判为男胎;Y 染色质细胞≥5%诊断为男胎,＜4%为女胎。

（2）临床意义:羊水细胞性染色质检查有助于诊断性连锁遗传病如甲、乙型血友病,原发性低丙种球蛋白血症,自毁容貌综合征,肌营养不良,G-6-PD 缺乏症,黏多糖沉积病Ⅱ型,糖原代谢病Ⅱ型等。如果父亲为 X-连锁隐性基因携带者,母亲正常,则女性胎儿全为携带者（杂合子）,而男性胎儿正常;若母亲为 X-连锁隐性基因携带者,父亲正常,则男胎一半正常,一半为患者;女胎一半正常,一半为基因携带者,可根据检测结果决定是否继续妊娠。

2.性别基因诊断

目前随着基因诊断技术的发展,对胎儿性别诊断有了更准确、更灵敏的方法,使对于性连锁疾病诊断的正确性可靠性大为提高。Y 特异 DNA 探针对人性别诊断:有关 Y 染色体 DNA 的探针有多种,如 pHY3.4,pHY2.1 等,目前最公认的是 Y 染色体特异的 SRY 基因,在男性性别决定中起关键作用。将羊水细胞用细胞裂解液裂解后,点于硝酸纤维素膜上 32P 标记 SRY 基因探针直接进行斑点杂交,或将羊水细胞 DNA 经 0.7%琼脂糖凝胶电泳分离后进行 southern 印迹杂交,凡出现杂交斑点或带的为男性,不显示或显示极弱者为女性。PCR 基因扩增法测定性别:以常规蛋白酶-SDS-酚法提取羊水细胞 DNA 0.1～1.0μg 或直接羊水细胞裂解得到 DNA 为模板，进行 PCR 基因扩增测定胎儿性别。用于产前诊断胎儿性别的 Y 染色体基因有 4 种:DYZ1、DYS14、ZFY 和 SRY。目前认为 SRY 是睾处决定因子(TDF)的最佳候选基因。以两对 SRY 基因 HMGROX 保守序列的引物，进行 DNA 扩增，再经 1.5% 琼脂糖电泳，消化乙锭染色，根据 ΦX174/HaeⅢ分子量标准，男性胎儿在分子量为 217bp 处可见 SRY 特异区带。

八、羊水的生物化学检查

羊水是孕妇子宫内的重要组成部分。早孕时为孕妇血浆透析物，成分与血浆相似。到孕 4 个月后胎儿长大时，混入胎尿、代谢物和分泌物，成分逐渐复杂。羊水与母体血浆进行着物质交换，所以它与母体、胎儿关系密切。从羊水成分的变化，可窥视胎儿的安全状态与有否某些先天缺陷。

(一)羊水色泽检查的临床意义

羊水色泽的改变往往与胎儿疾病密切相关。正常妊娠早期羊水色泽清亮，随着妊娠进展，胎儿脱落细胞增多，羊水可略显浑浊。羊水颜色的明显改变常与母体及胎儿的病理状态有关，严重者肉眼观察可以判断。如果羊水有轻微色泽改变，肉眼难以判断时，可用光电计或色谱仪进行检查。羊水颜色加深，说明羊水中胆红质含量增加，这可能是胎儿有出血性疾病所致，如遗传性红细胞异常、胎儿溶血病等;也可能是无脑儿或十二指肠闭锁所致，这种情况与胎儿出血无关。羊水发绿，是由于胎便所造成，可以见于宫内感染的羊水。羊水呈红色，说明羊水内有新鲜出血，临床上常见于羊膜腔穿刺的创伤或胎盘早剥等疾病。羊水呈棕色，提示宫内有陈旧性出血，深棕色说明羊水有氧化血红蛋白，多见于宫内死胎等。

(二)羊水中甲胎蛋白的测定

甲胎蛋白(Alpha-Fetoprotein, AFP)是一种胎儿的特性α球蛋白。其分子质量为 64 000～70 000U，含糖量 3%～4%，是一种糖蛋白。AFP 主要在胎儿肝脏及卵黄囊内合成。AFP 最早在孕 6 周的胚胎体内出现，占胎儿血清球蛋白的 90%，理化性质类似白蛋白。胎儿 10～20 周时，肝细胞内合成 AFP 的速度最高，卵黄囊内 AFP 的合成速度至孕 8.5 周后逐渐减慢，至 11.5 周后合成很少，这时主要是胎儿肝脏合成，胎儿血 AFP 的浓度随着胎龄的增加而逐渐降低。如胎儿 6 周时 AFP 在胚胎体内出现，10～23 周时达高峰，21 周后逐渐减低，32 周后下降很快，到 40 周时达最低值，出生后 4～5h 降得更低，一直维持低值到 3 岁。一般认为羊水中 AFP 主要来源于胎尿，小部分来自胎儿胃肠道及羊膜绒毛膜细胞，由胎儿吞咽及消化道作用所降解。羊水中 AFP 值与胎血 AFP 值呈平行性升降，但比胎血值少 200 倍左右。母血清 AFP 虽来自羊水，但与胎血和羊水 AFP 值不一致。孕早期 AFP 高峰时，则母血清为最低水平;孕 32 周羊水中浓度下降时，母血中水平反而最高。这是由于羊水中 AFP 必须经过胎盘屏障方能渗透至母血中。在孕早期绒毛上皮细胞有两层，胎盘屏障较完善，而 AFP 是一种大分子蛋白质，不易渗透，虽在羊水中浓度很高，渗至母血中的 AFP 量反而不多。至孕中期绒毛上皮郎罕氏细胞逐渐退化，胎盘能力减弱，渗透较容易。因此，随着妊娠进展周数的增长而母血 AFP 值逐渐升高，至 32 周达高峰。以后因胎儿肝脏逐渐成熟，羊水中 AFP 来源明显减少，母血 AFP 量亦逐渐下降直至足月。羊水及母血 AFP 浓度的测定方法，目前常用的有火箭免疫电泳、放射火箭免疫电泳、放射免疫及酶联免疫吸附等定量测定方法。火箭免疫电泳测定 AFP 法，是电场作用下的单项琼脂扩散实验。其原理是将抗 AFP 血清与琼脂缓冲液适当比例混合后，均匀地铺在玻璃板上，凝固后，在琼脂板一端打一排孔，置于电泳槽阴极，加入羊水或母血清及标本抗原，施加电流的电场，使抗原向阳极泳动。凝胶中抗体的浓度保持均匀不变，而抗原在向阳极泳动的过程中浓度逐渐减低,所以与抗体反应产生的沉淀带也逐渐变窄,形成一个锥峰,状似火箭,故而得名。沉淀峰的长度与抗原的浓度成正比,与抗体的浓度成反比。染色后测量峰高与标准品比较,即可测出 AFP 的含量。酶联免疫吸附实验方法,创始于 1971 年。它既可用于测定抗原,又可以用于测定抗体,敏感性高,特异性强。可用此法检测 AFP,既可定性也可定量测定。仪器设备先进,使得操作流程更加规范化,在很大程度上解决了操作过程中的系统误差,目前在检验中大有取代放射免疫测定的趋势。正常参考值,各实验室测定方法不同,数值有差异。应建立本室正常参考数据。

1. 注意事项

有的文献报道,母血 AFP 检测诊断开放性神经管缺损检出率为 60%～100%,大多数为 70%～87.5%,羊水 AFP 测定诊断神经管缺损检出率较高,一般认为可达 90%～100%。在产前诊断时,测定血清 AFP 可作为常规筛查神经管缺损实验。因母血 AFP 值影响因素多,可靠性差,因此国内外学者均主张连续 2 次阳性后再考虑决定是否抽羊水检查。如果用于诊断神经管缺损的诊断,建议最好除测羊水 AFP 外,同时再测一项其他检查,如羊水的胆碱酯酶等,要慎重小心,以免引掉正常儿。如果穿刺伤及胎儿或胎盘,羊水受污染呈血性,可出现假阳性等情况而误诊,应予注意。胎龄计算要准确,否则影响很大。测定时间选择,母血 AFP 测定神经管缺损以 16～24 周检出率最高,16～18 周最适宜。羊水 AFP 的高值时期,14～20 周测定,在诊断胎儿上更有意义。

2. 临床意义

应用母血和羊水 AFP 产前筛查神经管开放缺损,这是我国"母婴保健法"提出的要求,一旦确定诊断,及时终止妊娠。因为神经管缺损是我国常见的危及胎儿健康的一种严重先天畸形,其发生率全国各地不一,我国平均发生率为 2.7%,在北方高发区为 10%～30%。筛查目的是防止患儿出生,以降低神经管缺陷的出生率,达到优生。胎儿脐膨出与消化道畸形(开放性腹壁缺损)内脏外翻,这样内脏与羊水接触,羊水的 AFP 含量高,故可测 AFP 作为此病产前诊断。诊断宫内死胎:死亡的胎体渗液进入羊水,加之此时胎盘屏障通透性增高,羊水的 AFP 剧增。无脑儿、先天性肾病、共济失调毛细血管扩张及胰腺纤维囊性变化的胎儿、双胎等,羊水 AFP 也呈高值。葡萄胎中缺乏胎儿组织,先天愚型胎儿羊水内 AFP 低值。一旦发现,要结合其他检查确诊。如先天愚型,结合羊水细胞或胎儿脐血染色体进一步检查。发现患儿,应建议及早终止妊娠,避免患儿出生。羊水中 AFP 偏低可见于 21-三体,应结合染色体检查进一步确诊。

(三)羊水中乙醚胆碱酯酶测定

乙醚胆碱酯酶(ACHE)即真性胆碱酯酶,主要来自胎儿的兴奋性细胞,如嗜铬细胞、神经节细胞、运动细胞、中枢神经细胞及肌细胞,反映神经系统成熟度。胎儿开放性神经管缺陷,如开放性脊柱裂及开放性腹膜缺损时,羊水中 ACHE 增加,如果同时测定羊水中假性胆碱酯酶活性,计算出羊水的 ACHE/PCHE 比值。还可区分开这两项缺损,比值＞0.27 者,可诊断为神经管缺损;≤1.0 者,则可诊断为开放性腹壁缺损。有时需结合 AFP 检测诊断。

(四)羊水中卵磷脂与鞘磷脂比值(L/S)测定

胎儿肺泡表面脂类活性物质主要为卵磷脂和鞘磷脂,系维持肺泡稳定性的重要物质,两者均可进入羊水内。1971 年 Cluck 提出从羊水中测卵磷脂和鞘磷脂的比值,以了解胎儿肺的成熟度。在孕 26 周后羊水中卵磷脂和鞘磷脂的量开始上升,卵磷脂上升较快,鞘磷脂上升缓慢;35 周后卵磷脂合成迅速加快,鞘磷脂稳定于原水平或稍下降。测定 L/S 比值,估计胎肺成熟度时临界指标 L/S = 2。如 L/S 比值＞2,说明胎儿已成熟;比值为 1.5～1.9 时为过渡型,有可能发生轻度或中度呼吸窘迫综合征;比值为 1.0～1.49 时胎肺未成熟;如果＜1.0 时,为典型肺未成熟;比值仍＜2,则说明胎肺功能发育不健全。故测定孕 35 周羊水的 L/S 比值,可预测宫内胎儿呼吸窘迫综合征和新生儿窘迫综合征发生的可能。注意事项:采集羊水标本后,送实验室立即检验,否则磷脂被羊水中的酶水解,影响结果的准确性。羊水标本污染红细胞,影响结果,如果有少量红细胞,可离心处理。操作严格,点样仔细、均匀,保证结果的可靠性。

(五)羊水肌酐测定

羊水肌酐均来自胎儿尿,因而其含量可反映胎儿发育成熟度,可用羊水中肌酐浓度作为判断胎儿肾成熟度指标。自妊娠后,羊水中肌酐浓度逐渐增加。34周时突然上升,孕36周时正常值为15mg/L,37周后超过20mg/L,说明胎儿已发育成熟。目前用仪器测定很方便。临床参考值:孕36周时正常值为15～19.9mg/L,37周后超过20mg/L,说明胎肾已发育成熟,15～19mg/L为可疑者,14.9mg/L以下为未成熟。假若羊水中肌酐达到20mg/L以上,直接表明肾功能成熟,间接表明胎龄已在36周以上。若妊娠足月或临近足月时羊水中肌酐浓度较低,不但提示胎儿肾功能不成熟,也有可能胎儿宫内发育迟缓。羊水肌酐上升应注意:孕妇血浆肌酐上升或妊娠高血压综合征时,因为母儿肌酐可自由相互通过胎盘,可使羊水肌酐上升。羊水肌酐减弱应注意:孕妇用利尿剂或胎儿窘迫时,羊水中肌酐减少。综上实验在判断时,应结合临床及其他检查综合分析诊断。

(六)羊水睾酮测定

睾酮是人体重要激素,主要由睾丸、肾上腺和卵巢分泌,其主要功能是促进男性第二性征的发育和维持。胚胎70d就开始分泌睾酮,孕17周时羊水睾酮达高峰。男胎与女胎羊水中睾酮有区别,一般在孕12～25周时,男胎者羊水睾酮正常平均值为224±11μg/L,女胎者羊水睾酮正常平均值为39±2μg/L,两者有显著差异。血液测定睾酮方法注意标本应及时测定,否则应将标本保存在2～8℃。如长期保存,应在-20℃以下保存。另外,严重溶血标本不能使用。临床意义:羊水睾酮测定可预测胎儿性别。如果诊断胎儿疾病的需要,可结合染色体检查。

(七)羊水雌三醇测定

妊娠时,母体内雌三醇主要由胎儿与胎盘联合生成。雌三醇可自由透过胎盘,胎体内雌三醇可经胎尿排入羊水中,故羊水中有雌三醇。羊水中雌三醇也随妊娠进展而增加,但由于羊水转换很快,激素波动也大,影响诊断的准确性。测定羊水中雌三醇也可以反映胎儿成熟等,妊娠末期羊水中雌三醇正常值为0.8～1.2mg/L。测定方法放有射免疫法、酶联免疫法等。临床意义:有人认为羊水中雌三醇测定对估计孕龄有参考意义,若羊水中雌三醇＞4mg/L,一般认为妊娠在37周以上;如雌三醇值突然下降,可能为先兆流产。血型不合做羊水胆红素测定时,可同时做雌三醇测定,若雌三醇＜1mg/L,提示胎儿危险。

(八)羊水中血型物质的测定

羊水中的血型物质取决于孕妇和胎儿的分泌状态,这种分泌状态常由基因调控,按孟德尔定律遗传。在正常人群中80%属于分泌型,约20%属于非分泌型。在分泌型胎儿羊水中含有与胎儿相同的血型物质,通过对这些物质的测定可以鉴定胎儿血型。非分泌型胎儿羊水中不含有胎儿血型物质,但可以通过羊膜腔穿刺取胎儿脐血对母儿血型不合做出产前诊断。如诊断为母儿血型不合,而且抗体效价又比较高的,可测羊水胆红素,根据其含量来判断胎儿溶血程度。但在产前诊断中应特别警惕胎儿及新生儿溶血症,本病对孕妇无影响,但出现胎儿全身水肿,甚至头皮亦出现水肿,严重者有肝脾肿大,病情严重时可造成死胎。也可于分娩后因溶血所产生的大量胆红素渗入脑细胞,引起中枢神经细胞的中毒病变,称核黄疸。核黄疸的病死率高,即使幸存也会影响病儿的智力和运动发育。因此,要早期诊断、治疗。如果产前诊断预测出胎儿有溶血时,要及早联系与胎儿血型相同的血,提早为新生儿换血。做好血源准备,但应注意,约20%的孕妇为非分泌型,羊水中无血型物质。

（九）羊水胆红素测定

胎儿红细胞破坏后形成胆红素,多数属于未联结型,未联结型胆红素进入羊水的途径尚不清楚。正常妊娠时羊水中有小量胆红素,26～28 周时达高峰,以后羊水中胆红素陆续下降,胎儿肝脏成熟后,可下降到零。羊水中胆素的量可反映胎儿宫内溶血程度。测定方法用分光光度计分析羊水中的胆红素吸光度。

临床参考值:胆红素于 450nm 处吸光度差,> 0.06 为危险值,0.03～0.06 为警戒值,< 0.03 为安全值。亦可测定胆红素含量,孕 36 周以上胆红素正常值为 0.513～1.26μmol/L(0.3～0.6mg/L),如增加至 3.42μmol/L(2mg/L),则提示胎儿有严重溶血。各实验室使用仪器不同,方法会有差异,应根据具体情况确定指标。

1. 注意事项

首先应在 B 超下定位,尽量避开胎盘穿刺,以减少胎儿、母体不必要的出血。如取出的羊水混有血液,可影响检查结果的正确性。因胎儿血中胆红素含量较羊水中含量大 25 倍,故穿刺羊水应准确而轻柔。羊水取出后,应立即放入棕色小瓶或以黑纸包裹的试管中,要避光保存,防止胆红素受紫外光而降解。穿出羊水呈深黄色,提示胆红素含量很高。

2. 临床意义

用于诊断母儿血型不合,对过去有新生儿溶血症分娩史,且本次妊娠孕妇抗体效价又很高,则应检查羊水中胆红素含量,可确切了解胎儿的溶血程度,以便及时采取对策。羊膜穿刺时间,一般最早在妊娠 30～32 周开始,必要时两周查一次。对过去新生儿溶血发病早或死胎发生早者,亦可酌情提前做羊膜穿刺,一般可在上次终止妊娠孕周的前 4 周进行。

3. 基因工程用于产前诊断

DNA 分子杂交法:用已知的一段互补 DNA(cDNA)作为探针,经放射标记后与羊水细胞的 DNA 行印迹杂交,并用放射自显影法得出结果,来诊断胎儿的遗传性疾病,如用珠蛋白α基因片段两个探针检测α珠蛋白生成障碍性贫性。限制性内切酶多态性位点(RELP)的连锁分析:DNA 限制性内切酶能识别特定的碱基顺序,因而能在识别位点特异地把 DNA 切割成各种一定大小的片段,通过琼脂糖凝胶电泳的分离,直接用溴化乙锭显色或用 Southern 印迹法把这些 DNA 片段转移到硝酸纤维素膜上,再与已用核素标记的特异基因探针进行 DNA 分子杂交,采用放射自显影技术,显示出相应的 DNA 片段,从而可鉴定出是否有基因缺失或异常,例如中国人β珠蛋白生成障碍性贫血的 RELP 连锁分析。利用 PCR 技术扩增 DNA,探测致病基因,即利用 PCR 技术可将一个基因拷贝放大 10 万倍,所得大量均一的 DNA 再用寡核苷酸探针杂交,放射自显影和酶切位点分析探测致病基因。至今利用 PCR 可推测的遗传病有 50 多种。

(何玲英)

第五节　人绒毛膜促性腺激素检测

Section 5

成熟女性因受精的卵子移行到子宫腔内着床后,形成胚胎,在发育成长为胎儿过程中,胎盘合体滋养层细胞产生大量的人绒毛膜促性腺激素(human chorionic gonadotropin,HCG),可通过孕妇血液循环而排泄到尿中。当妊娠 1～2.5 周时,血清和尿中 HCG 水平即可迅速升高,第 8 孕周达到高峰,至孕期第 4 个月始降至中等水平,并一直维持到妊娠末期。HCG 是由两个非共价键相连的肽链(α亚基及β亚基)组成的黏蛋白激素。其单个亚基不具有生物活性,当连接成完整化合物时始具活性,分子量约为 4.7 万。其主要功能就是刺激黄体,有利于雌激素和黄体酮持续分泌,以促进子宫蜕膜的形成,使胎盘生长成熟。α-HCG 亚单位的氨基酸排列与黄体

360

生成激素(LH)α亚单位相似,故用完整的抗 HCG 分子的抗体测定 HCG 时与 LH 间有免疫交叉反应。但它们的β亚单位各不相同。因此,为避免交叉反应,目前均采用高效的抗β-HCG 单克隆抗体进行特异的 HCG 检查,近年来还有人报道采用抗 B-HCG 羧基末端肽单克隆抗体以进一步提高检测的敏感性和特异性。

一、β-HCG 胶乳凝集抑制试验

β-HCG 是一种糖蛋白,作为抗原注入家兔体内,可使其产生相应抗体(抗β-HCG 血清),当这种抗体与抗原相遇时,即可产生免疫反应,但这种反应不能为肉眼所见。用化学方法将 HCG 交联在聚苯乙烯胶乳颗粒上,成为β-HCG 胶乳抗原,当此抗原与β-HCG 抗体结合时,就能见到胶乳颗粒的凝集。

二、胶乳凝集试验(LA)

HCG 胶乳吸附抗体遇尿中 HCG 结合多个抗原抗体复合体而发生凝集,为阳性反应;HCG 胶乳吸附抗体如尿中无一定量 HCG 则不发生凝集而均匀乳浊,为阴性反应。

(一)单克隆双抗体酶免疫法

两个单克隆抗体中,一个 HCG 抗体吸附于塑料小孔底部,将被测尿加入其中,另一个α-HCG 抗体与酶连结亦加入小孔内,如尿中含 HCG 时,HCG 的两端分别与以上两个抗体结合再洗去多余的未结合的抗体酶,然后加上底物,结合于 HCG 上的抗体酶促使底物显色,证明尿中有 HCG 存在;如不显色证明尿中没有一定量的 HCG 存在,不能与单克隆抗体酶结合,而在洗净过程中抗体酶被洗脱。

(二)单克隆抗体胶体金试验

原理:免疫胶体金法是将羊抗人 HCG 抗血清(多抗)、羊抗鼠 IgG 分别固定在特制的纤维素试带上并呈两条线上下排列,羊抗鼠 IgG 线在试带条上方为阴性对照,羊抗人 HCG 多抗在下方为测定。试带条中含均匀分布的胶体金标记的鼠抗人β-HCG 单克隆抗体和无关的金标记鼠 IgG。检测时将试带浸入被检尿液中后迅速取出,尿液沿试带上行,尿中的β-HCG 在上行过程中与胶体金标记单克隆抗体结合,待行至羊抗人 HCG 抗体线时,形成金标记的β-HCG 单抗尿 HCG 羊抗人. HCG 复合物而在试带上显紫红色区带,为 HCG 阳性反应,试带上无关的金标记鼠 IgG 随尿继续上行至羊抗鼠 IgG 处时与之形成紫红色的金标记抗原抗体复合物是为阴性对照。阴性只显一条紫红色线。

临床意义:HCG 的检查对早期妊娠诊断有重要意义,对与妊娠相关疾病、滋养细胞肿瘤等的诊断、鉴别和病程观察等有一定价值。

论断早期妊娠:敏感方法在受孕 2～6d 即可呈阳性。多胎妊娠者尿 HCG 常高于一胎妊娠。

异常妊娠与胎盘功能的判断:异位妊娠:如宫外孕时,本试验只有 60%的阳性率,在子宫出血 3d 后,HCG 仍可为阳性,故 HCG 检查可作为与其他急腹症的鉴别,HCG 常为 312～625U/L。流产诊断与治疗:不完全流产如子宫内尚有胎盘组织残存,HCG 检查仍可呈阳性;完全流产或死胎时 HCG 由阳性转阴,因此可作为保胎或吸宫治疗的参考依据。先兆流产:如尿中 HCG 仍维持高水平多不会发生流产,如 HCG 在 2 500U/L 以下,并逐渐下降,则有流产或死胎的可能;当降至 600U/L 则难免流产。在保胎治疗中,如 HCG 仍继续下降说明保胎无效,如 HCG 不断上升,说明保胎成功。在产后 4d 或人工流产术后 13d,血清 HCG 应低于 1 000U/L;产后 9d 或人工流产术后 25d,血清 HCG 应恢复正常。如不符合这一情况,则应考虑有异常可能。

滋养细胞肿瘤诊断与治疗监测:葡萄胎、恶性葡萄胎、绒毛膜上皮癌及睾丸畸胎瘤等患者尿中 HCG 显著升高,可达 10 万至数百万 U/L,男性尿中 HCG 升高,要考虑睾丸肿瘤如精原细胞癌、畸形及异位 HCG 瘤等。滋养层细胞肿瘤患者术后 3 周尿 HCG 应 < 50U/L,8 ~ 12 周呈阴性;如 HCG 不下降或不转阴,提示可能有残留病变,这类病例常易复发,故需定期检查。

其他:更年期、排卵期及双侧卵巢切除术均可致黄体生成素(LH)升高,因 LH 与 HCG 的α肽链组成相同而使采用抗 HCG 抗体的妊娠试验阳性,此时可用β-HCG 的单克隆二点酶免疫测定法鉴别。内分泌疾病中如脑垂体疾病、甲状腺功能亢进,妇科疾病如卵巢囊肿、子宫癌等 HCG 也可增高。

(何玲英)

第二十六章
Chapter 26

粪便检查

第一节　概　　述

人体胃肠道的主要生理功能是消化食物、吸收营养和排泄未消化的食物残渣(如淀粉颗粒、肉类纤维、植物细胞和植物纤维等),消化道的分泌物(如胆色素、黏液等)、分解产物(如靛基质、粪臭素)、肠壁脱落上皮细胞以及肠道细菌等废物也随粪便一并排出。食物的质和量,消化器官功能状态的改变或器质性的病变,均可影响粪便的性状与组成。

粪便的检查,能提供消化系统病变的基础资料。①可以了解消化道及通向肠道的肝、胆、胰腺等器官有无炎症、出血和寄生虫感染等情况;②根据粪便的性状、颜色,间接地判断胃肠胰腺、肝胆系统功能状态;③了解肠道菌群分布是否合理,检查粪便中有无致病菌,以防治肠道传染病;④用粪便隐血检查作为消化道恶性肿瘤的诊断筛选试验。粪便检查主要包括性状检查、化学检查和显微镜检查三方面。粪便检查对某些患有消化道疾病及寄生虫病感染患者,在临床诊断、治疗、防治方面有极其重要的意义,并可给临床提供可靠的诊断依据。粪便标本的采取直接影响检查结果的准确性,通常采用自然排出的粪便,标本采集时须注意以下方面。

(1)粪便检验应取新鲜标本,盛器要洁净,不得混有尿液,不可有消毒剂及污水,以免破坏有形成分,使病原菌死亡和污染腐生性原虫。

(2)采集标本时应用干净竹签选取含有黏液、脓血等病变成分的粪便;外观无异常的粪便须从表面、深处及粪端多处取材;至少应采集指头大小的粪便或稀便2ml,以供复查用或防止粪便迅速干燥。

(3)标本采集后应于1h内检查完毕,否则可因pH及消化酶等影响导致有形成分破坏分解。

(4)查痢疾阿米巴滋养体时应于排便后立即检查,从脓血和稀软部分取材,寒冷季节标本传送及检查时均需保温。

(5)检查日本血吸虫卵时应取黏液、脓血部分,孵化毛蚴时至少留取30g粪便,且须尽快处理。

(6)检查蛲虫卵须用透明薄膜拭子于晚12时或清晨排便前自肛门周围皱襞处拭取并立即镜检。

(7)找寄生虫虫体及作虫卵计数时应采集24h粪便。前者应从全部粪便中仔细搜查或过筛,然后鉴别其种属,后者应混匀后检查。

(8)做化学法隐血试验时,应于前3d禁食肉类及含动物血食物,并禁服铁剂及维生素C。

(9)做粪胆原定量时,应连续收集3d的粪便,每天将粪便混匀秤重后取出约20g送检。

(10)做细菌学检查的粪便标本应采集于灭菌有盖的容器内立即送检。

（11）无粪便排出而又必须检查时，可经肛门指诊或采便管拭取标本。灌肠或服油类泻剂的粪便常因过稀且混有油滴等而不适于做检查标本。

（12）粪便检验后应将纸类或塑料标本盒投入焚化炉中烧毁。搪瓷容器应泡于消毒液中（如过氧乙酸、煤酚皂液或新洁尔灭等）24h，弃消毒液后，流水冲洗干净备用。所用载玻片需用 5%煤酚皂液浸泡消毒。

（曹元应　张建军　房功思）

第二节　粪便的一般性状检查

Section 2

粪便的性状检查主要是观察粪便的外观，包括观察粪便的颜色，观察粪便中有无异常成分，如黏液、脓液、血液、结石、寄生虫体、乳凝块、异物以及脱落的组织成分。粪便排出后最好能迅速进行检查，若长时间放置，颜色等将发生变化，高温能加速变化，引起发酵或出现腐败现象。

一、临床准备工作

（1）因粪便标本的采集直接影响到检验结果的可靠程度，必须细致耐心地向患者交代清楚粪便标本采集、运送的各种注意事项，必要时进行多次复查。

（2）粪便检查应注意患者的饮食和服药情况，以排除非疾病因素的影响。注意一些非病理因素可以影响粪便颜色的改变。①时间：粪便标本未及时检查而久置则色泽加深。②食物：肉食者粪便呈黑褐色，食绿叶者呈暗绿色，食巧克力、咖啡者呈酱色，食西红柿、西瓜者可呈红色，食黑芝麻则呈无光泽的黑色，等等。③药物：消化道 X 线钡餐造影、服用硅酸铝呈灰白色，服活性炭、铋剂、铁剂、中草药可呈无光泽灰黑色，服番泻叶、大黄等呈黄色，等等。④婴儿：婴儿的粪便呈金黄色，这是因为婴儿的胆色素代谢功能尚未完善所致。

（3）通过粪便的性状检查，可初步诊断出消化道疾病。如粪便的颜色为灰白色，多见于各种原因引起的阻塞性黄疸，或钡餐造影所致；粪便鲜红色带有鲜血，可由结肠癌、痢疾、痔疮出血等所致；粪便为绿色糊状，常见于乳儿消化不良、成人服用中药或绿色蔬菜所致；米泔样便，呈白色淘米水样并带有黏液，见于霍乱；柏油样便，粪便呈暗褐色或黑色，富有光泽如柏油（沥青色），可见于上消化道出血；脓便或脓血便，常出现肠道下段炎症，见于痢疾、溃疡性结肠炎、结肠癌或直肠癌等，但有脓和血应加以鉴别。在阿米巴痢疾时出血为主，呈暗酱红色并带有腥臭味，脓和黏液并混有新鲜血液可见于细菌性痢疾；胨样便，常见于过敏性结肠炎。

（4）临床上观察粪便外观，结合其他实验室检查，如显微镜检查、化学检查可对有关疾病做出初步诊断或鉴别；如黑便可做隐血试验，若结果为强阳性，是上消化道出血，结果为阴性，则可能是药物、食物等引起的颜色改变。

二、标本处置

（1）标本采集后最好用有盖容器立即送检。

（2）送检过程中需防止出现标本溢漏情况，不得污染手、容器外壁和周围其他物品。

（3）粪便标本应及时检查，一般在采集后 1h 内检查完毕，如久置可因消化酶作用及 pH 变化等影响，改变标本性状。

（4）粪便标本容器最好用内层涂蜡的有盖硬纸盒，检查后焚毁消毒。

(5)检验用过的器材应浸入0.5%过氧乙酸中过夜消毒,煮沸后方可再用;粪便标本应焚化。

(6)混入尿液、水或其他成分的粪便标本或已经干燥的标本应拒收。

(7)使用容器不当,吸水性材料容器可将粪便标本中的液体成分吸干,影响检查结果,应拒收。

(8)采集1h后才送检的标本拒收。

三、临床意义

(一)量

正常成人大多每日排便一次,其量为100～300g,随食物种类、食量及消化器官的功能状态而异。摄取细粮及肉食为主者,粪便细腻而量少;进食粗粮,特别是多量蔬菜后,因纤维质多致粪便量增加。当胃、肠、胰腺有炎症或功能紊乱时,因炎性渗出、肠蠕动亢进及消化吸收不良,可使粪便量增加。

(二)外　观

粪便的外观包括颜色与性状。正常成人的粪便排出时为黄褐色成形便,质软;婴儿粪便可呈黄色或金黄色糊状。久置后,粪便中的胆色素被氧化可致颜色加深。病理情况下可见如下改变。

1.黏 液 便

正常粪便中的少量黏液,因与粪便均匀混合不易察见,若有肉眼可见的黏液,说明其量增多。小肠炎时增多的黏液均匀地混于粪便之中;如为大肠病变,由于粪便已逐渐成形,黏液不易与粪便混匀;来自直肠的黏液则附着于粪便的表面。单纯黏液便的黏液无色透明、稍黏稠,脓性黏液则呈黄白色不透明,见于各类肠炎、细菌性痢疾、阿米巴痢疾、急性血吸虫病。

2.溏　　便

便呈粥状且内在粗糙,见于消化不良、慢性胃炎、胃窦潴留。

3.胨 状 便

肠易激综合征(IBS)患者常于腹部绞痛后排出黏胨状、膜状或纽带状物,某些慢性菌痢患者也可排出类似的粪便。

4.脓性及脓血便

说明肠道下段有病变,常见于痢疾、溃疡性结肠炎、局限性肠炎、结肠或直肠癌。脓或血的多少取决于炎症的类型及其程度,在阿米巴痢疾时,以血为主,血中带脓,呈暗红色稀果酱样,此时要注意与食入大量咖啡、巧克力后的酱色粪便相鉴别。细菌性痢疾则以黏液及脓为主,脓中带血。

5.鲜 血 便

直肠息肉、结肠癌、肛裂及痔疮等均都可见鲜红色血便。痔疮时常在排便之后有鲜血滴落,而其他疾病多见鲜血附着于粪便的表面。过多地食用西瓜、番茄、红辣椒等红色食品,粪便亦可呈红色,但很易与以上鲜血便鉴别。

6.柏油样黑便

上消化道出血时,红细胞被胃肠液消化破坏,释放血红蛋白并进一步降解为血红素、卟啉和铁等产物,在肠道细菌的作用下铁与肠内产生的硫化物结合成硫化铁,并刺激小肠分泌过多的黏液。上消化道出血50～75ml时,可出现柏油样便,粪便呈褐色或黑色,质软,富有光泽,宛如柏油。如见柏油样便,且持续2～3d,说明出血量至少为500ml。当上消化道持续大出血时,排便次数可增多,而且稀薄,因出血量多,血红素铁不能完全与硫化物结合,加之血液在肠腔内推进快,粪便可由柏油样转为暗红色。服用活性炭、铋、铁剂等之后也可排黑色便,但无光泽且隐血试验阴性。

7.稀糊状或稀汁样便

常因肠蠕动亢进或分泌增多所致。见于各种感染性或非感染性腹泻,尤其是急性胃肠炎。小儿肠炎时肠蠕动加速,粪便很快通过肠道,以致胆绿素来不及转变为粪胆素而呈绿色稀糊样便。遇大量黄绿色稀汁样便(3 000ml 或更多)并含有膜状物时应考虑到伪膜性肠炎;艾滋病伴发肠道隐孢子虫感染时也可排出大量稀汁样便。副溶血性弧菌食物中毒可见洗肉水样便,出血性小肠炎可见红豆汤样便。

8.米泔样便

呈白色淘米水样,内含黏液片块,量大,见于重症霍乱、副霍乱患者。

9.白陶土样便

由于各种原因引起的胆管梗阻,进入肠内的胆汁减少或缺如,以致粪胆素生成相应减少甚至无粪胆素产生,使粪便呈灰白色,主要见于阻塞性黄疸。行钡餐造影术后可因排出硫酸钡而使粪便呈黄白色。

10.干结便

常由于习惯性便秘,粪便在结肠内停留过久,水分过度吸收而排出羊粪样的硬球或粪球积成的硬条状粪便,于老年排便无力时多见。

11.细条状便

排便形状改变,排出细条或扁片状粪便,说明盲肠狭窄,常提示有直肠肿物存在。

12.乳凝块

婴儿粪便中见有黄白色乳凝块,亦可见蛋花样便,提示脂肪或酪蛋白消化不完全。常见于消化不良、婴儿腹泻。

(三)气 味

正常粪便有臭味,主要因细菌作用的产物如吲哚、粪臭素、硫醇、硫化氢等引起。肉食者臭味重,素食者臭味轻。粪便恶臭且呈碱性反应时,是因未消化的蛋白质发生腐败所致。患慢性肠炎、胰腺疾病、消化道大出血、结肠或直肠癌溃烂时,粪便亦有腐败恶臭味。阿米巴性肠炎粪便呈鱼腥臭味。如脂肪及糖类消化或吸收不良时,由于脂肪酸分解及糖的发酵而使粪便呈酸臭味。

(四)酸碱反应

正常人的粪便为中性、弱酸性或弱碱性(pH 6.9 ～ 7.2)。食肉多者呈碱性,高度腐败时为强碱性。食糖类及脂肪多时呈酸性,异常发酵时为强酸性。细菌性痢疾、血吸虫病粪便常呈碱性,阿米巴痢疾粪便常呈酸性。

(五)寄 生 虫

蛔虫、蛲虫、带绦虫等较大虫体或其片段肉眼即可分辨,钩虫虫体须将粪便冲洗过筛方可看到。服驱虫剂后应查找有无虫体,驱带绦虫后应仔细寻找其头节。

(六)结 石

粪便中可见到胆石、胰石、粪石等,最重要且最多见的是胆石,常见于应用排石药物或碎石术之后,较大者肉眼可见到,较小者需用铜筛淘洗粪便后仔细查找才能见到。

(曹元应 张建军 房功思)

第三节　粪便的化学检查

Section 3

粪便的化学检查主要包括粪隐血试验、粪胆色素检查、消化吸收功能试验等，其中粪隐血试验临床常用。上消化道出血量较少时，粪便外观可无异常改变，肉眼不能辨认，特别是上消化道少量出血，红细胞被消化而破坏，在显微镜下亦不能证实是否出血。用肉眼及显微镜均不能证明的微量血液，而能用化学方法测定，称为隐血试验。消化道溃疡性病变的疾患，如溃疡、癌肿、结核、痢疾、伤寒等做隐血试验，在诊断、治疗上极为重要。

一、临床准备工作

（1）因粪便标本的采集直接影响到检验结果的可靠程度，必须细致耐心的向患者交代清楚试验前饮食、粪便标本采集、运送的各种注意事项，必要时进行多次复查。

（2）隐血试验方法很多，医生应该了解所用方法的敏感性。主要有两大类：一类是传统的化学触媒法，另一类是较新的免疫法。触媒法按不同的氧化显色剂分为邻联甲苯胺、愈创木酯、还原酚酞、无色孔雀绿等10余种。按检测灵敏度，还原酚酞法最高，无色孔雀绿最低，邻联甲苯胺中等。临床应用宜选中等度敏感的方法，敏感性太高或太低易造成假阳性或假阴性。现代隐血试验筛检用于化学试带法，一般多以邻联甲苯胺为显色基质，使用方便。各种触媒法原理类似，缺乏特异性。用免疫法特异性较好，也较敏感，是一种用抗人血红蛋白抗体检测，其与食物中动物血、非血红蛋白过氧化物复合物或药物均无反应，不需加以饮食控制，特异性优于触媒法。

（3）影响触酶法隐血试验的因素很多，造成假阳性的物质如新鲜动物食品（鱼、牛乳、鸡蛋、贝类、动物肉等）、菜果类食品（如大量绿叶菜、萝卜、香蕉、葡萄等）；某些药物，如铁剂、铋剂、阿司匹林、消炎痛、糖皮质激素等，故受检者须在检查前至少3d内禁食肉类等。造成假阴性的情况有：触媒法试剂失效以及有大量维生素C、铁、铜、铋、动物炭、碘化钾等触酶激活或抑制物存在，这些均须加以排除。

（4）月经血或其他部位如鼻、痔疮出血混入粪便标本中，可引起假阳性。

（5）血液在肠道停留过久或粪便标本久置，可使血红蛋白被肠道细菌分解，造成隐血试验假阴性。

（6）隐血试验由于检验人员取材部位不同，标本反应时间不同，检验员对显色的判断不同，故同一方法实验中可产生误差，必要时多次复查。

（7）隐血试验阳性可作为消化道溃疡性病变的诊疗指标，但隐血试验阴性并不能排除这些疾病的存在。胃、十二指肠溃疡病的出血常是大量的而不是持续性的，胃癌的出血则是微量的且为持续性。因而对于这些消化道的疾病，需要追踪做隐血试验。

（8）患者必须清楚标本采集前严格饮食控制、标本采集和运送是保证实验结果准确的前提，应认真与医生合作。

（9）免疫法实验前无需控制饮食，化学触酶法实验前3d严格禁食动物性食品，根据病情酌情禁食维生素C等还原性药物。

二、标本处置

（1）标本采集后最好用有盖容器立即送检。

（2）送检过程中需防止出现标本溢漏情况，不得污染手、容器外壁和周围其他物品。

（3）粪便标本应及时检查，一般在采集后 1h 内检查完毕，如久置血红蛋白被肠道细菌分解，造成隐血试验假阴性。

（4）试验中所用的试管、玻片及其他器具，必须清洗干净，且勿含有铜、铁等离子，防止试验出现假阳性。

（5）粪便标本容器最好用内层涂蜡的有盖硬纸盒，检查后焚毁消毒。

（6）检验用过的器材应浸入 0.5% 过氧乙酸中过夜消毒，煮沸后方可再用；粪便标本应焚化。

（7）混入尿液、水或其他成分的粪便标本或已经干燥的标本应拒收。

（8）使用容器不当，吸水性材料容器可将粪便标本中的液体成分吸干，影响检查结果，应拒收。

（9）采集后久置超过 1h 才送检的标本，血红蛋白被肠道细菌分解，影响检验结果，应拒收。

三、隐血试验

隐血是指消化道出血量很少，肉眼不见血色，而且少量红细胞又被消化分解以致显微镜下也无从发现的出血状况而言。

隐血试验（OBT）目前主要采用化学法，如邻联甲苯胺法、还原酚酞法、联苯胺法、匹拉米洞法、无色孔雀绿法、愈创木酯法等。其实验设计原理基本相同，都基于血红蛋白中的含铁血红素部分有催化过氧化物分解的作用，能催化试剂中的过氧化氢，分解释放新生态氧，氧化上述色原物质而呈色。呈色的深浅反映了血红蛋白的多少，亦即出血量的大小。以上试验方法虽原理相同，但在实际应用中却由于粪便的成分差别很大，各实验室具体操作细节如粪便取材多少、试剂配方、观察时间等不同，而使结果存在较大差异。多数文献应用不同稀释度的血红蛋白液对这些方法灵敏度的研究表明，邻联甲苯胺法、邻甲苯胺法、还原酚酞法最灵敏，可检测出 $0.2 \sim 1mg/L$ 的血红蛋白，只要消化道有 $1 \sim 5ml$ 的出血就可检出。还原酚酞法由于试剂极不稳定，放置可自发氧化变红而被摒弃。高度灵敏的邻联甲苯胺法常容易出现假阳性结果。中度灵敏的试验包括联苯胺法、匹拉米洞法、无色孔雀绿法，可检出 $1 \sim 5mg/L$ 的血红蛋白，消化道有 $5 \sim 10ml$ 出血即为阳性。联苯胺法由于有致癌作用而被淘汰，无色孔雀绿法在未加入异喹啉时灵敏度较差（20mg/L 血红蛋白），试剂的配制和来源均不如匹拉米酮方便。愈创本酯法灵敏度差，需 $6 \sim 10mg/L$ 血红蛋白才能检出，此时消化道出血可达 20ml，但假阳性很少。如此法为阳性，基本可确诊消化道出血。目前国内外生产应用四甲基联苯胺和愈创木酯为显色基质的隐血试带，使隐血试验更为方便，但未根本解决隐血试验方法学中的问题。

为解决隐血试验的特异性问题及鉴别消化道出血部位，当前发展最快的是免疫学方法，如免疫单扩法、对流免疫电泳、酶联免疫吸附试验、免疫斑点法、胶乳免疫化学凝聚法、放射免疫扩散法（SRID）、反向间接血凝法（RPHA）、胶体金标记夹心免疫检验法等。此类试验所用抗体分为两类，一种为抗人血红蛋白抗体，另一种为抗人红细胞基质抗体。免疫学方法具有很好的灵敏度，一般血红蛋白为 0.2mg/L 或 0.03mg/g 粪便就可得到阳性结果，且有很高的特异性。由于免疫学方法的高度敏感性，又由于有正常的生理性失血，如此高的灵敏度，在某些正常人特别是服用刺激胃肠道的药物后可造成假阳性。但免疫学方法具有快速、方便、特异的优点，目前被认为是对大肠癌普查最适用的试验。免疫法隐血试验主要检测下消化道出血，有 $40\% \sim 50\%$ 的上消化道出血不能检出。原因有以下几点：

（1）血红蛋白或红细胞经过消化酶降解变性或消化殆尽已不具有原来的免疫原性。

（2）过量大出血而致反应体系中抗原过剩出现前带现象。

(3)患者血红蛋白的抗原与单克隆抗体不匹配。

因此,有时外观为柏油样便而免疫法检查却呈阴性或弱阳性,此时需将原已稀释的粪便再稀释50～100倍重做或用化学法复检。近年来,某些实验室还采用卟啉荧光法血红蛋白定量试验(HQT),用热草酸试剂使血红素变为原卟啉进行荧光检测,这样除可测粪中未降解的血红蛋白外,还可测血红素衍化物卟啉(ICF),从而克服了化学法和免疫法受血红蛋白降解影响的缺点,可对上、下消化道出血同样敏感。但外源性血红素、卟啉类物质具有干扰性,且方法较复杂,故不易推广使用。此外,免疫学的方法也从检测血红蛋白与人红细胞基质扩展到测定粪便中其他随出血而出现的带有良好抗原性而又不易迅速降解的蛋白质,如白蛋白、转铁蛋白等,灵敏度达2mg/L。

粪便隐血检查对消化道出血的诊断有重要价值。消化性溃疡、药物致胃黏膜损伤(如服用阿司匹林、消炎痛、糖皮质激素等)、肠结核、克罗恩(Crohri)病、溃疡性结肠炎、结肠息肉、钩虫病及胃癌、结肠癌等消化道肿瘤时,粪便隐血试验均常为阳性,故须结合临床其他资料进行鉴别诊断。在消化性溃疡时,阳性率为40%～70%,呈间断陛阳性。消化性溃疡治疗后当粪便外观正常时,隐血试验阳性仍可持续5～7d,此后如出血完全停止,隐血试验即可转阴。消化道癌症时,阳性率可达95%,呈持续性阳性,故粪便隐血试验常作为消化道恶性肿瘤诊断的一个筛选指标,尤其对中老年人早期发现消化道恶性肿瘤有重要价值。此外在流行性出血热患者的粪便中隐血试验也有84%的阳性率,可作为该病的重要佐证。

四、粪胆色素检查

正常粪便中无胆红素而有粪(尿)胆原及粪(尿)胆素。粪胆色素检查包括胆红素、粪胆原、粪胆素检验。

(一)粪胆红素检查

婴幼儿因正常肠道菌群尚未建立或成人因腹泻等肠蠕动加速,使胆红素来不及被肠道菌还原时,粪便可呈金黄色或深黄色,胆红素定性试验为阳性,如部分被氧化成胆绿素则粪便呈黄绿色。为快速检测粪便中的胆红系可用Harrison法,如呈绿蓝色为阳性。

(二)粪胆原定性或定量

粪便中的粪胆原在溶血性黄疸时,由于大量胆红素排入肠道被细菌还原而明显增加;梗阻性黄疸时由于排向肠道的胆汁减少而粪胆原明显减少;肝细胞性黄疸时粪胆原则可增加也可减少,视肝内梗阻情况而定。粪胆原定性或定量对于黄疸类型的鉴别具有一定价值。无论定性或定量均采用Ehrlich方法,反应后生成红色化合物,呈色深浅与粪胆原量成正比。正常人每100g粪便中粪胆原量为75～350mg,低于或高于参考值可助诊为梗阻性或溶血性黄疸。

(三)粪胆素检查

粪胆素是由粪胆原在肠道中停留被进步氧化而成,粪便由于粪胆素的存在而呈棕黄色,当总胆管结石、肿瘤而致完全阻塞时,粪便中因无胆色素而呈白陶土色。可用Schmidt氯化高汞试剂联合检测胆红素及粪胆素。如粪便悬液呈砖红色表示粪胆素阳性,如显绿色则表示有胆红素被氧化为胆绿素,如不变色,表示无胆汁入肠道。

五、消化吸收功能试验

消化吸收功能试验是一组用以检查消化道消化吸收功能状态的试验,近年来由于采用了各种放射性核素技术而取得了很大进展。这组试验包括脂肪消化吸收试验、蛋白质消化吸收试验和糖类消化吸收试验等，但操作技术复杂，不便常规使用。因此，更要强调在粪便一般镜检中观察脂肪小滴、肌肉纤维等，以此作为胰腺功能不全的一种筛选指标。

此外，还可做脂肪定量测定，即在普通膳食情况下，正常成人每24h粪便中的总脂质量为2～5g（以测定的总脂肪酸计量），或为干粪便的7.3%～27.6%。粪便脂质主要来源是食物，小部分系来源于胃肠道分泌、细胞脱落和细菌的代谢产物。在病理情况下，由于脂肪的消化或吸收能力减退，粪便中的总脂量可以大为增加，若24h粪便中总脂量超过6g时，称为脂肪泻。慢性胰腺炎、胰腺癌、胰腺纤维囊性变等胰腺疾病，梗阻性黄疸，胆汁分泌不足的肝胆疾病，小肠病变如乳糜泻、Whipple病、蛋白丧失性肠病时均可引起脂肪泻。脂肪定量可协助诊断以上疾病，常用的方法有称量法和滴定法。称量法是将粪便标本经盐酸处理后，使结合脂肪酸变为游离脂肪酸，再用乙醚萃取中性脂肪及游离脂肪酸，经蒸发除去乙醚后在分析天平上精确称其重量。滴定法也称Vandekamer法，其原理是将粪便中脂肪与氢氧化钾乙醇溶液一起煮沸皂化，冷却后加入过量的盐酸使脂皂变为脂酸，再以石油醚提取脂酸，取二份提取液蒸干，其残渣以中性乙醇溶解，以氢氧化钠滴定，计算总脂肪酸含量。利用脂肪定量也可计算脂肪吸收率，以估计消化吸收功能。具体做法是在测定前2～3d给予脂肪含量为100g的标准膳食，自测定日起，仍继续给予标准膳食连续3d，每日收集24h粪便做总脂测定。

脂肪吸收率(%)＝(膳食总脂量－粪便总脂量)膳食总脂量×100%

正常人每天摄入脂肪100g，其吸收率在95%以上，脂肪泻时明显减低。

（曹元应　张建军　房功思）

第四节　粪便的显微镜检查

Section 4

正常粪便是由食物残渣、消化系统分泌物和消化道脱落细胞等组成，其中水分占3/4，固体成分占1/4。固体成分中，蛋白质、脂肪、无机盐共占40%，细菌占30%，食物残渣和细胞等占30%。粪便的显微镜检查主要是对有形成分如细胞、原虫、寄生虫卵等进行观察，以初步了解整个消化道及消化器官的功能状态或病理状态，是粪便常规检查中最重要的手段，有助于消化系统各种疾病的诊断。

一、临床准备工作

(1)因粪便标本的采集直接影响到检验结果的准确性，必须细致耐心地向患者交代清楚粪便标本采集、运送的各种注意事项，必要时进行多次复查。

(2)粪便显微镜检查，除了见到寄生虫卵、原虫等可明确诊断，其他检查内容阳性主要为临床提供辅助诊断。如镜检阴性，也不能排除肠道寄生虫或原虫感染。为提高虫卵阳性检出率，可进一步作集卵法(漂浮法、沉淀法)检查或寄生虫有关的免疫检查；疑有消化道肿瘤，则可作粪隐血试验；疑致病菌感染的，可作微生物学检查；如要明确脂肪痢，可对粪便标本作染色检查(可用苏丹Ⅲ、苏丹Ⅳ、油红O等)。为了更有效地观察阿米巴原虫，现最常用"色"染色进行识别；可用亚甲蓝染色，对粪便中细胞进行分类。

(3)正常粪便中可有磷酸盐、草酸钙、碳酸钙等少量结晶，与膳食有关，一般无临床意义。但应注意特殊的结晶如夏秘一雷登结晶，常见于过敏性肠炎、肠道溃疡、寄生虫感染、阿米巴痢疾等。

（4）粪便中出现霉菌可见于两种情况：①容器污染或粪便采集后在室温下久置后污染；②大量使用抗生素、激素、免疫抑制剂和放疗、化疗之后引起的霉菌二重感染所致。如白色念珠菌有致病菌作用，常见于肠道菌群失调；普通酵母菌大量出现可致轻度腹泻；人体酵母菌主要见于腹泻患者，其临床意义未明。

（5）粪便中常见的寄生虫卵主要有蛔虫、鞭虫、钩虫、蛲虫、绦虫、华支睾吸虫、血吸虫、姜片虫卵等；致病性肠道原虫有痢疾阿米巴滋养体及包囊、兰氏贾第鞭毛虫、人毛滴虫以及近年特别强调的与艾滋病相关的隐孢子虫。查到寄生虫卵、原虫即可确诊疾病。隐孢子原虫已成为确认腹泻的主要病原并成为艾滋病的检测项目之一。

（6）检查痢疾阿米巴滋养体，在收集粪便前应要求患者不可用液体石蜡或广谱抗生素，以免影响检查。

二、标本采集要点

（1）通常采用自然排出的粪便，无粪便排出而又必须检查时，可经肛门指诊或采便管拭取标本，灌肠或服油类泻剂的粪便常因过稀且可能有油滴等而不适于做检验标本。

（2）粪便检验应取新鲜的标本，不得混有水、尿液和其他成分，因此，不能采集尿壶或便盆中的粪便，不得将月经血或其他部位如鼻、痔疮出血混入粪便标本中。

（3）要求采集足量的标本，至少应采集指头大小的粪便或稀便2ml，以供复查用或防止粪便迅速干燥。

（4）采集时要求用干净的竹签选取含有黏液、脓血等异常病变成分的粪便，对外观无异常的粪便须从表面、深处及粪端多处取材。

（5）粪便标本容器最好用内层涂蜡的有盖硬纸盒，或其他干燥、清洁、无吸水性的有盖容器。

（6）标本采集时不得污染容器外壁。

（7）寄生虫虫体及虫卵计数，应收集24h粪便送检。

（8）检查蛲虫卵，需要用黏玻璃纸拭子，在清晨便前由肛门四周拭取标本，也可用棉拭子拭取标本，但均须立即镜检。为了提高检出率，应连续多次检查。

（9）检查日本血吸虫卵，应采取新鲜粪便黏液脓血部分送检。孵化日本血吸虫毛蚴，留取粪便至少30g。如疑为血吸虫病，除收集粪便标本检查外，也可以检查肠黏膜活体组织，即以直肠镜采取直肠黏膜标本少许，夹于两玻片间，镜检其有无虫卵。

（10）检查痢疾阿米巴滋养体，粪便容器不可混有消毒药品，否则会影响滋养体的活动，以至死亡。

（11）细菌学检查的粪便标本，应收集于灭菌封口的容器内，切勿混入消毒剂及其他化学药品。标本收集后及时送检。无粪便而又急需检查时，可用棉拭子经生理盐水浸湿后，插入肛门内做环形转动拭取标本。

三、标本处置

（1）标本采集后最好用有盖容器立即送检。

（2）送检过程中需防止出现标本溢漏情况，不得污染手、容器外壁和周围其他物品。

（3）寄生虫虫体及虫卵计数，应收集24h粪便送检。若粪便在短时间内不能检查，可加入10%福尔马林保存标本。用此法保存的粪便标本，虽然放置1个月后，所含虫卵的形态仍可识别,但虫卵的比重增加,不适于用浮集法检查。

(4)细菌学检查的粪便标本,为了转运标本,检查霍乱弧菌、沙门氏及志贺氏菌属等,可用棉拭子蘸取粪便标本后,接种于柯-勃(Cary-Blair)氏转运培养基中,在室温下保存或转运。若为检查其他肠道细菌,而不是霍乱弧菌时,可加入甘油保存液,以便保存或转运,只有在不得已的情况下,才用冷冻保存法保存或转运粪便标本。

(5)检查痢疾阿米巴滋养体,应于排便后立即检查。在寒冷季节须特别注意送检过程和检查时的保温。粪便容器不可混有消毒药品,否则会影响滋养体的活动,以至死亡。若在室温下,粪便放置超过半小时,滋养体也可失去活动力。

(7)涂片时应注意标本的选择。成形粪便应分别从粪便的深部和表面多部位取材,若粪便含有黏液、血液等病理成分时,则应取异常部分涂片检查。

(8)涂片需厚度适宜,覆以盖玻片后,将全片有系统的镜检,通常先用低倍镜观察,必要时再以高倍镜详细检查。

(9)痢疾阿米巴滋养体应于排便后立即检查,寒冷季节须特别注意检查时的保温。标本室温放置超过半小时,滋养体可失去活动力。

(10)粪便标本容器最好用内层涂蜡的有盖硬纸盒,检查后焚毁消毒。

(11)检验用过的器材应浸入0.5%过氧乙酸中过夜消毒,煮沸后方可再用,粪便标本应焚化。

四、临床意义

(一)细 胞

1.白细胞

正常粪便中不见或偶见,多在带黏液的标本中见到,主要是中性分叶核粒细胞。肠炎时一般少于15个/LHPF,分散存在,具体数量多少与炎症轻重及部位有关。小肠炎症时白细胞数量不多,均匀混于粪便内,且因细胞部分被消化而不易辨认。

结肠炎症如细菌性痢疾时,可见大量白细胞或成堆出现的脓细胞,亦可见到吞有异物的小吞噬细胞。在肠易激综合征、肠道寄生虫病(尤其是钩虫病及阿米巴痢疾)时,粪便涂片染色还可见较多的嗜酸性粒细胞,可伴有夏科-莱登结晶。

2.红细胞

正常粪便中无红细胞。肠道下段炎症或出血时可出现,如痢疾、溃疡性结肠炎、结肠癌、直肠息肉、急性血吸虫病等。粪便中新鲜红细胞为草黄色,稍有折光性的圆盘状。细菌性痢疾时红细胞少于白细胞,多分散存在且形态正常;阿米巴痢疾者红细胞多于白细胞,多成堆存在并有残碎现象。

3.巨噬细胞

为一种吞噬较大异物的单核细胞,在细菌性痢疾和直肠炎症时均可见到。其胞体较中性粒细胞为大,可为其3倍或更大,呈圆形、卵圆形或不规则形,胞核1~2个,大小不等,常偏于一侧。无伪足伸出者,内外质界限不清。常含有吞噬的颗粒及细胞碎屑,有时可见含有红细胞、白细胞、细菌等。此类细胞多有不同程度的退化变性现象。若其胞质有缓慢伸缩时,应特别注意与溶组织内阿米巴滋养体区别。

4.肠黏膜上皮细胞

整个小肠、大肠黏膜的上皮细胞均为柱状上皮,只有直肠齿状线处由复层立方上皮及未角化的复层鳞状上皮所被覆。生理情况下,少量脱落的柱状上皮多已破坏,故正常粪便中见不到。结肠炎症时上皮细胞增多,呈卵圆形或短柱状,两端钝圆,细胞较厚,结构模糊,夹杂于白细胞之间。伪膜性肠炎的肠黏膜小块中可见到成片存在的上皮细胞，其黏胨状分泌物中亦可大量存在。

5.肿瘤细胞

取乙状结肠癌、直肠癌患者的血性粪便及时涂片染色，可能见到成堆的具有异形性的癌细胞。在进行细胞镜检时，至少要观察10个高倍镜视野，然后就所见对各类细胞的多少给予描述。

（二）食物残渣

正常粪便中的食物残渣均系已充分消化后的无定形细小颗粒，可偶见淀粉颗粒和脂肪小滴等未经充分消化的食物残渣，常见的有以下几种。

1.淀粉颗粒

一般为具有同心性线纹或不规则放射线纹的大小不等的圆形、椭圆形或棱角状颗粒，无色，具有一定折光性。滴加碘液后呈黑蓝色，若部分水解为红糊精者则呈棕红色。腹泻者的粪便中常易见到，在慢性胰腺炎，胰腺功能不全、碳水化合物消化不良时，可在粪便中大量出现，并常伴有较多的脂肪小滴和肌肉纤维。

2.脂　　肪

粪便中的脂肪有中性脂肪、游离脂肪酸和结合脂肪酸三种形式。中性脂肪亦即脂肪小滴，呈大小不一圆形折光性强的小球状，用苏丹Ⅲ染色后呈朱红色或橘红色。大量存在时，提示胰腺功能不全，因缺乏脂肪酶而使脂肪水解不全所致，可见于急、慢性胰腺炎、胰头癌、吸收不良综合征、小儿腹泻等。游离脂肪酸为片状、针束状结晶，加热熔化。片状者苏丹Ⅲ染为橘黄色，而针状者不染色。其增多表示脂肪吸收障碍，可见于阻塞性黄疸，肠道中缺乏胆汁时。结合脂肪酸是脂肪酸与钙、镁等结合形成的不溶性物质，呈黄色不规则块状或片状，加热不溶解，不被苏丹Ⅲ染色。正常人食物中的脂肪经胰脂肪酶消化分解后大多被吸收，粪便中很少见到。如镜检脂肪小滴＞6个/高倍视野，视为脂肪排泄增多，如大量出现称为脂肪泻，常见于腹泻患者。此外食物中脂肪过多，胆汁分泌失调，胰腺功能障碍也可见到。尤其在慢性胰腺炎时，常排出有特征性的粪便量多，呈泡沫状，灰白色有光泽，恶臭，镜检有较多的脂肪小滴。

3.肌　纤　维

日常食用的肉类主要是动物的横纹肌，经蛋白酶消化分解后多消失。大量肉食后可见到少量肌纤维，但在一张盖片范围内（18×18mm）不应超过10个，为淡黄色条状、片状、带纤细的横纹，如加入伊红可染成红色。在肠蠕动亢进、腹泻或蛋白质消化不良时可增多。当胰腺外分泌功能减退时，不但肌肉纤维增多，且其纵横纹均易见，甚至可见到细胞核，是胰腺功能严重不全的佐证。

4.胶原纤维和弹性纤维

为无色或微黄色束状边缘不清晰的线条状物，正常粪便中很少见到。有胃部疾患而缺乏胃蛋白酶时可较多出现。加入30%醋酸后，胶原纤维膨胀呈胶状而弹性纤维的丝状形态更为清晰。

5.植物细胞及植物纤维

正常粪便中仅可见少量，形态多样化。植物细胞可呈圆形、长圆形、多角形、花边形等，无色或淡黄色，双层细胞壁，细胞内有多数叶绿体，须注意与虫卵鉴别。植物纤维为螺旋形或网格状结构。植物毛为细长、有强折光、一端呈尖形的管状物，中心有贯通两端的管腔。肠蠕动亢进、腹泻时此类成分增多，严重者肉眼即可观察到粪便中的若干植物纤维成分。

（三）结　　晶

在正常粪便内，可见到少量磷酸盐、草酸钙、碳酸钙结晶，均无病理意义。夏科-莱登结晶为无色透明的菱形结晶，两端尖长，大小不等，折光性强，常在阿米巴痢疾、钩虫病及过敏性肠炎粪便中出现,同时可见到嗜酸性粒细胞。结晶为棕黄色斜方形结晶,见于胃肠道出血后的粪便内,不溶于氢氧化钾溶液,遇硝酸呈蓝色。

(四)细 菌

1.正常菌群与菌群失调

粪便中细菌极多,占干重1/3,多属正常菌群。在健康婴幼儿粪便中主要有双歧杆菌、拟杆菌、肠杆菌、肠球菌、少量芽孢菌(如梭状菌属)、葡萄球菌等。成人粪便中以大肠埃希菌、厌氧菌和肠球菌为主要菌群,约占80%;产气杆菌、变形杆菌、铜绿假单胞菌等多为过路菌,不超过10%。此外尚可有少量芽孢菌和酵母菌。正常人粪便中菌量和菌谱处于相对稳定状态,保持着细菌与宿主间的生态平衡。若正常菌群突然消失或比例失调,临床上称为肠道菌群失调症,其确证方法需通过培养及有关细菌学鉴定。但亦可作粪便涂片,行革兰染色后油镜观察以初步判断。正常粪便中球菌(革兰阳性)和杆菌(革兰阴性)的比例大致为1:10。长期使用广谱抗生素,免疫抑制剂及慢性消耗性疾病的患者,粪便中影杆菌比值变大。若比值显著增大,革兰阴性杆菌严重减少,甚至消失,而葡萄球菌或真菌等明显增多,常提示有肠道菌群紊乱或发生二重感染,此种菌群失调症称伪膜性肠炎。此时粪便多呈稀汁样,量很大,涂片革兰染色后常见菌群为革兰染色阳性葡萄球菌(培养证明为金黄色溶血性葡萄球菌),其次为假丝酵母菌。由厌氧性难辨芽孢梭菌引起的伪膜性肠炎近年来日渐增多,应予以重视。

2.霍乱弧菌初筛

霍乱弧菌肠毒素具有极强的致病力,作用于小肠黏膜引起肠液大量分泌,导致严重水电解质平衡紊乱而死亡。用粪便悬滴检查和涂片染色有助于初筛此菌。取米泔样粪便生理盐水悬滴检查可见呈鱼群穿梭样运动活泼的弧菌,改用霍乱弧菌抗血清作悬滴检查,即做制动试验时呈阳性反应(弧菌不再运动)。粪便黏液部分涂片革兰染色及稀释石碳酸复红染色后,油镜观察若见到革兰阴性红色鱼群样排列,呈逗点状或香蕉样形态的弧菌,则需及时报告和进行培养与鉴定。

(五)肠道真菌

1.普通酵母菌

是一种环境中常见的真菌,可随环境污染而进入肠道,也可见于服用酵母片之后。胞体小,常呈椭圆形,两端略尖,微有折光性,不见其核,于繁殖期可见侧芽,常见于夏季已发酵的粪便中。其形态有时与微小内蜒阿米巴包囊或红细胞相混淆,但加入稀醋酸后不消失,而红细胞则被溶解。在菌群失调症患者,尚需与白色假丝酵母菌相区别,后者须见到假菌丝与厚膜孢子方可诊断,否则只能报告酵母样菌。

2.人体酵母菌

为一种寄生于人体中的真菌,亦称人体酿母菌。呈圆形或卵圆形,直径为 $5 \sim 15\mu m$,大小不一。内含一个大而透明的圆形体,称为液泡。此菌幼稚期液泡很小,分散于胞质之中,成熟时液泡聚合成一个大球体,占细胞的大部分。在液泡周围有狭小的胞质带,内有数颗反光性强的小点。此菌有时易与原虫包囊,特别是人芽囊原虫和白细胞相混淆,可用蒸馏水代替生理盐水进行涂片,此时人体酵母菌迅速破坏消失而原虫包囊及白细胞则不被破坏。亦可用碘染色,液泡部分不着色,胞质内可见 $1 \sim 2$ 个核,此菌一般无临床意义。大量出现时可致轻微腹泻。

3.假丝酵母菌

曾译作念珠菌。正常粪便中极少见,如见到首先应排除由容器污染或粪便在室温放置过久引起的污染。病理粪便中出现的假丝酵母菌以白色假丝酵母菌最为多见,常见于长期应用广谱抗生素、激素、免疫抑制剂和放、化疗之后。粪便中可见卵圆形($2.5 \sim 4\mu m$),薄壁、折光性强、可生芽的酵母样菌,革兰染色阳性。

(六)寄生虫

卵从粪便中检查寄生虫卵,是诊断肠道寄生虫感染的最常用的化验指标。粪便中常见的寄生虫卵有蛔虫卵、钩虫卵、鞭虫卵、蛲虫卵、华枝睾吸虫卵、血吸虫卵、姜片虫卵、带绦虫卵等。寄生虫卵的检验一般用生理盐水涂片法,除华支睾吸虫需用高倍镜辨认外,其他均可经低倍镜检出。在识别寄生虫卵时应注意虫卵大小、色泽、形状,卵壳的厚薄、内部结构等特点,认真观察予以鉴别,观察10个低倍视野,以低倍镜所见虫卵的最低数和最高数报告。为了提高寄生虫卵的检出阳性率,还可采用离心沉淀法,静置沉淀集卵法,通过去除粪渣、洗涤沉淀后涂片镜检,此种集卵法适用于检出各种虫卵。也可采用饱和盐水浮聚法,此法适用于检查钩虫卵、蛔虫卵及鞭虫卵。

(七)肠寄生原虫

1.肠道阿米巴

包括溶组织内阿米巴、脆弱双核阿米巴和结肠内阿米巴等。检查阿米巴时可直接用生理盐水涂片查滋养体,用碘染色法查包囊。溶组织内阿米巴可引起阿米巴痢疾,急性痢疾患者粪便中可见大滋养体;带虫者和慢性间歇型阿米巴痢疾粪便中常见小滋养体、包囊前期及包囊,应注意与结肠内阿米巴鉴别。脆弱双核阿米巴通常寄生在人体结肠黏膜腺窝里,只有滋养体,尚未发现包囊,具有一定的致病力,可引起腹泻,易与白细胞混淆,应注意鉴别。结肠内阿米巴寄生在大肠腔内,为无致病性共生阿米巴,对人感染较溶组织阿米巴普遍,无论滋养体或包囊均需与后者区分。

2.隐孢子虫

属肠道完全寄生性原虫,主要寄生于小肠上皮细胞的微绒毛中。目前至少存在着大型种和小型种两种不同形态的种别。在人体和多种动物体内寄生的均属小型种,即微小隐孢子虫,为 AIDS 患者及儿童腹泻的重要病原,为艾滋病重要检测项目之一。人体感染隐孢子虫后其临床表现因机体免疫状况而异,在免疫功能健全的人主要为胃肠炎症状,呕吐、腹痛、腹泻,病程 $1 \sim 2$ 周可自愈;在免疫功能缺陷或 AIDS 患者则有发热、嗳气、呕吐,持续性腹泻,排稀汁样大便,每日多达 70 多次,排水量每日达 $12 \sim 17L$,导致严重脱水、电解质紊乱和营养不良而死亡。隐孢子虫病的诊断主要靠从粪便中查出该虫卵囊。由于卵囊直径仅为 $4.5 \sim 5.5\mu m$,且透明反光,不易识别。需用比重 1.20 蔗糖水浓集法加以集中后于 600 倍放大条件下始可看到,换用 $1\,000 \sim 1\,500$ 倍放大,易于看到内部结构。吉姆萨染色卵囊呈淡蓝色,伴有红色颗粒状内含物。用相差显微镜观察时效果更佳。

3.鞭毛虫和纤毛虫

人体常见的鞭毛虫及纤毛虫有蓝氏贾第鞭毛虫、迈氏唇鞭毛虫、人肠毛滴虫、肠内滴虫、中华内滴虫和结肠小袋纤毛虫等。蓝氏贾第鞭毛虫寄生在小肠内,主要在十二指肠,可引起慢性腹泻。如寄生在胆囊,可致胆囊炎。结肠小袋纤毛虫寄生于结肠内,多呈无症状带虫状态,当滋养体侵入肠壁可引起阿米巴样痢疾。人肠毛滴虫一般认为无致病性,迈氏唇鞭毛虫及中华肠内滴虫较少见,一般不致病。除人肠毛滴虫仅见到滋养体外,其他鞭毛虫、纤毛虫都可见到滋养体与包囊。在粪便直接涂片观察时要注意它们的活动情况,并以鞭毛、波动膜、口隙、细胞核等作为鉴别的依据,必要时可在涂片尚未完全干燥时用瑞特染色或碘液、铁苏木精染色进行形态学鉴别。

4.人芽囊原虫

由 Brurnpt 首先命名,其后分类位置一直很乱。目前认为人芽囊原虫是寄生在高等灵长类动物和人体消化道内的原虫。可引起腹泻,其形态多样,有空泡型、颗粒型、阿米巴型和复分裂型虫体。只有阿米巴型为致病性虫体。

(曹元应 张建军 房功思)

参考文献

[1]俸家富,黄文芳.现代临床检验诊断大全[M].成都:四川科学技术出版社,2013.

[2]陈军,仲人前.实用临床检验诊断手册[M].北京:化学工业出版社,2013.

[3]江崇才.现代临床检验诊断学[M].北京:科学技术文献出版社,2012.

[4]张正,崔巍.医学检验诊断常规[M].北京:中国医药科技出版社,2012.

[5]张秀明.临床生化检验诊断学[M].北京:人民卫生出版社,2012.

[6]石同才.临床检验诊断手册[M].北京:人民军医出版社,2011.

[7]吕建新,樊绮诗.临床分子生物学检验[M].北京:人民卫生出版社,2012.

[8]刘建华,张贺伟,王微微.实用临床检验诊断手册[M].上海:第二军医大学出版社,2011.

[9]胡嘉波.临床检验诊断学实验教程[M].镇江:江苏大学出版社,2011.

[10]季国忠.临床检验诊断解析[M].南京:江苏科学技术出版社,2011.

[11]范宪周,孟宪敏.医学与生物学实验室安全技术指南[M].北京:北京大学医学出版社,2010.

[12]王兰兰.医学检验项目选择与临床应用[M].北京:人民卫生出版社,2010.

[13]张秀明,兰海丽,卢兰芬.临床微生物检验质量管理与标准操作程序[M].北京:人民军医出版社,2010.

[14]杨有业,张秀明.临床检验方法学评价[M].北京:人民卫生出版社,2009.

[15]郭积燕.微生物检验技术[M].北京:人民卫生出版社,2008.

[16]黄华.新编实用临床检验指南[M].北京:人民军医出版社,2009.

[17]童明庆.临床检验标本采集送检手册[M].北京:人民卫生出版社,2010.

[18]张时民,陈静,丛玉隆,等.检验与临床诊断全科医师分册[M].北京:人民军医出版社,2009.

[19]张书霞,王建国,雷秋香.临床基础检验[M].北京:军事医学科学出版社,2009.

[20]吴佳学.临床医学检验[M].天津:天津科学技术出版社,2008.

[21]李雅江.医学检验实验室基本技术[M].哈尔滨:黑龙江科学技术出版社,2010.

[22]王景阳.临床医学检验技术[M].天津:天津科学技术出版社,2010.

[23]赵久斌.实用临床医学检验[M].天津:天津科学技术出版社,2008.

[24]刘金福.临床微生物学检验技术[M].石家庄:河北科学技术出版社,2007.

[25]吴春健.临床医学检验与技术[M].天津:天津科学技术出版社,2010.

[26]张展.临床检验名医解读[M].郑州:河南科学技术出版社,2010.

[27]宿振国.新编临床检验学[M].上海:第二军医大学出版社,2010.

[28]邓建平,熊传银,向环英,等.医学检验与临床速查手册[M].武汉:湖北科学技术出版社,2009.

[29]贺仆.医学检验技术与临床[M].济南:济南出版社,2009.

[30]中国医学创新杂志社编.实用临床诊疗技术(4)医学检验分册[M].北京:中国科学技术出版社,2009.

[31]卢晓.现代医学检验与临床医学应用的最新进展[M].赤峰:内蒙古科学技术出版社,2009.

[32]万腊根,郑晓丰,李俊明.现代检验人员基本素质与技能[M].南昌:江西科学技术出版社,2009.

[33]陆金春,李春德,黄宇烽.临床检验报告速查手册[M].上海:第二军医大学出版社,2009.

[34]李雅江.新编医学检验学[M].哈尔滨:黑龙江科学技术出版社,2008.

[35]赵惠彦,杨菁,马春明,等.实用临床检验技术[M].西安:第四军医大学出版社,2008.

[36]陈惠中.临床检验指标速查手册[M].北京:金盾出版社,2008.